音乐治疗临床应用研究

高　天◎主编

中央音乐学院出版资助项目

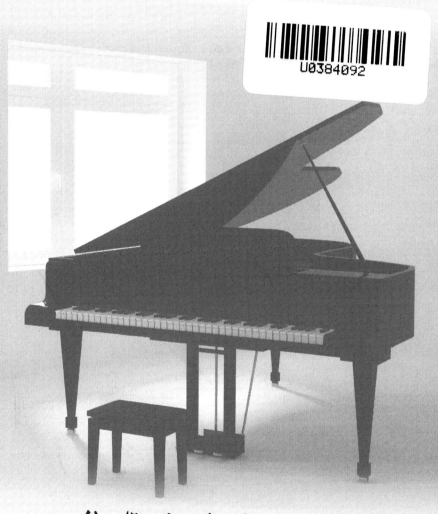

科学出版社

北　京

内 容 简 介

本书汇集了 10 年来音乐治疗在精神科的抑郁症、精神创伤、精神分裂症，老年科的老年痴呆症、脑卒中，特殊教育儿童领域的儿童孤独症、脑瘫，综合医院中的癌症、烧伤、分娩、内窥镜手术，以及运动员临场紧张、中学生考试紧张等不同领域中的应用研究成果共 17 篇，既有实验研究，也有个案报告。

本书适用于大学音乐治疗、音乐治疗学、临床医学、心理咨询、心理治疗专业的学生，对音乐治疗感兴趣的医护人员和心理工作者等。

图书在版编目(CIP)数据

音乐治疗临床应用研究/高天主编.—北京:科学出版社,2015.9
ISBN 978-7-03-045075-3

Ⅰ.音… Ⅱ.高… Ⅲ.①音乐疗法-研究 Ⅳ.R454.3

中国版本图书馆 CIP 数据核字(2015)第 132159 号

责任编辑:李小娟 赵丽艳 / 责任制作:魏 谨
责任印制:徐晓晨 / 封面设计:铭轩堂
北京东方科龙图文有限公司 制作
http://www.okbook.com.cn

科 学 出 版 社 出版
北京东黄城根北街 16 号
邮政编码:100717
http://www.sciencep.com

北京凌奇印刷有限责任公司 印刷
科学出版社发行 各地新华书店经销
*
2015 年 9 月第 一 版 开本:720×1000 1/16
2015 年 9 月第一次印刷 印张:26
字数:573 000
POD定价: 68.00元
(如有印装质量问题，我社负责调换)

前　言

我于 1997 年回国,把美国音乐治疗的课程全面引入中国,1999 年在中央音乐学院开始招收研究生,2003 年开始招收本科生,目前已经毕业的硕士研究生有 28 名,他们有的在大学里面任教,其中一些人已经成为讲师、副教授,有的在医疗机构工作,成为在临床一线上活跃的音乐治疗师。当然也有人正在家里忙着哺育祖国的未来。

现在回想这 13 年和研究生们所共同度过的岁月,心中真是感慨万千。由于我的个性,也由于受到我在美国的教授的影响,平时跟学生们,特别是研究生们在一起的时候,并无做老师的尊严,嘻嘻哈哈,"胡说八道",就像朋友一样,所以她们也并不惧怕我,甚至在课堂上可以"肆无忌惮"地拿我开涮,让我下不来台。但是每当学生的论文进入关键阶段的时候,这时我们的关系就陡然紧张起来,彼此都觉得相处很困难。也许是我太较真,平时和蔼可亲的面目荡然无存,我会失去耐心,向她们发脾气。多少次我们吵得面红耳赤,学生流着泪夺门而去……直到论文通过答辩,皆大欢喜之时,我依然能从某些学生的笑容里看出隐隐作痛的表情。但是毕竟学生和老师共同的心血有了结果,我的这些学生最后也没有记恨我。

中央音乐学院的副院长周海宏是一位非常苛刻的学者,每次论文答辩的时候他都会提出非常尖刻的问题,直叫人担心论文不能够通过。所以每一年的论文答辩会上学生最害怕的就是他。然而周副院长在其他很多场合中却对我们学生的论文给予了很高的评价。有一次他对我提出建议,应当把这些年来我的学生的硕士论文汇集一下,出一本书,不要让它们静静地躺在学校的图书馆里。于是我开始思考选择一部分汇编成书。经过挑选,我选择了其中 18 篇论文,对内容再次进行了修改和浓缩,形成了这本著作。按照常规,学生作为第一作者,导师作为第二作者。

我对论文按照临床领域做了一些归类,而这些领域恰恰是世界音乐治疗最常见的工作领域。对于这些论文的学术水平,平心而论,它们虽然存在着一定的缺陷和局限性,如大多数研究样本量较小、实验设计相对简单等,但是在中国的音乐治疗业内,还是能够代表目前国内较高水平的。

目前中国虽然已经有了不少关于音乐治疗的基本理论和方法的专著,但是还没有一本专门介绍音乐治疗在不同医学领域如何应用的专著,所以很多学生在完成了基础的专业学习,走上临床实际工作的时候依然不知道如何工作,心中一片茫然。相信本书的出版,将会帮助即将走向临床,以及刚刚开始临床工作的年轻音乐治疗师们了解如何具体地进行工作。当然,临床上可能使用的技术和方法很多,并不局限于本书中作者所使用的这些方法或技术,但是其中毕竟介绍了一些非常具体的临床操作方法可供借鉴,还是非常有益的。读者可以借鉴一些操作性的思路,在有了一定经验之后再增加更多的方法或创造属于自己的新的方法。另外,我觉得本书为读者提供的另一个有价值的内容是每一篇文章中的论文综述部分,为读者汇集了大量国内外音乐治疗研究成果的介绍,读者(特别是英语不好的读者)可以从中了解到国际上音乐治疗的大致情况和较新的信息。所以,我可以大言不惭地说,这本书应该会成为中国音乐治疗发展史上一个新的推动力。

下面是本书作者的简单信息:

高天,中央音乐学院教授,1994 年毕业于美国 Temple 大学,硕士学位。

王冰,中央民族大学副教授,2003 年毕业于中央音乐学院,硕士学位。

韩璐,黑龙江中医药大学讲师,2009 年毕业于中央音乐学院,硕士学位。

刘丽纯,江西中医药大学讲师,2009 年毕业于中央音乐学院,硕士学位。

李华钰,中国康复中心音乐治疗师,2009 年毕业于中央音乐学院,硕士学位。

唐瑶瑶,北京市残疾人康复服务中心音乐治疗师,2011 年毕业于中央音乐学院,硕士学位。

王茜茹,云南艺术学院讲师,2008 年毕业于中央音乐学院,硕士学位。

费红,北京现代音乐学院讲师,2008 年毕业于中央音乐学院,硕士学位。

赵鑫,北京安定医院音乐治疗师,2007 年毕业于中央音乐学院,硕士学位。

周平,上海音乐学院讲师,2006 年毕业于中央音乐学院,硕士学位。

张晓颖,中国康复中心音乐治疗师,2009 年毕业于中央音乐学院,硕士学位。

谷德芳,北京高天音乐心理健康研究中心音乐治疗师,2008 年毕业于中央音乐学院,硕士学位。

魏琪洁,北京宝岛妇产医院音乐治疗师,2011 年毕业于中央音乐学院,硕士学位。

王露洁,四川音乐学院讲师,2009 年毕业于中央音乐学院,硕士学位。

李艳,北京高天音乐心理健康研究中心音乐治疗师,2010 年毕业于中央音乐学院,硕士学位。

谢丽娟,北京高天音乐心理健康研究中心音乐治疗师,2013 年毕业于中央音乐学院,硕士学位。

王晨琛,秦皇岛市第一医院音乐治疗师,2013 年毕业于中央音乐学院,硕士学位。

宋娜,海南医学院讲师,2009 年毕业于中央音乐学院,硕士学位。

吕继辉,主任医师,北京市老年医院老年痴呆症病区主任。

高 天
2013 年于北京中央音乐学院

目　录

第一章

音乐治疗在儿童领域的应用研究

多重感官刺激的音乐治疗方法对儿童孤独症的疗效研究

韩璐　高天

一、孤独症的定义、病因及流行病学研究

(一) 孤独症的定义

孤独症(又称自闭症)由美国心理学会定义(1994),由美国医生 Kanner 最早发现,并将此类疾病症状的儿童诊断为孤独症,这是一种发生于儿童早期的严重的精神疾病,属于广泛性发展障碍。儿童孤独症最早被称为婴儿孤独症。

DSM-IV-TR(《美国精神疾病与统计手册》)中列出了自闭性心理障碍的 3 条主要特征:社会交往功能受损,交流功能受损以及行为、兴趣、活动受限(American Psychiatric Association,2000)。其他还包括感知觉异常、智力和认知缺陷等。孤独症主要特征的具体表现如下。

1. 社会交往功能受损

孤独症儿童的重要特征之一是他们没有发展出与他们年龄相匹配的社会人际关系(Durand,2004),包括他们的父母。随着儿童年龄的增长,这种社会意识问题变得更加严重。社会发展障碍被认为是最难治疗的。有社会发展障碍的儿童与同伴或同龄人交往异常困难,很难建立正常的友伴关系。同样,他们也无法建立与父母的关系。在童年,就会暴露出他们缺少建立这些关系的兴趣。成年后,他们虽然有建立关系的要求,但是却无法掌握如何建立关系的方法,沮丧与缺乏自信心,导致他们无法从同龄人中获得友谊和赞赏。

社会理解能力的缺乏,在于这些儿童不能理解他人的情绪以及与人正常交往的方式。在非语言的交流情况下,他们对眼神接触、面部表情、语音感应等也不适应。由于不能整合这些信息,导致他们社会理解能力的缺乏。甚至当这些患者对那些非语言的交流有所了解时,他们也不能正确作出评估和应对(Baron-Cohen et al.,1986)。

社会技能缺失,表现在人生的每一个阶段,以及社会接触的各个方面。正处于成长期的孤独症儿童缺乏许多应有的社会技能。这些患儿无法从他人身上理解无语言的社会信息和情绪信号(Mike,2002)。

2. 交流功能的受损

孤独症的语言障碍是一种质的全面的损害,几乎所有孤独症患者都有严重的交流方面的问题(Mundy et al.,1990),有 50% 的患者从来没有进行过有效的语言交流(Rutter,1978;Volkmar et al.,1994)。主要表现为以下三种情况。

(1)一些患儿倾向于以手势或其他方式来表达他们的愿望和要求,在极少的情况

下使用极为有限的语言。

（2）还有一些患儿，虽然可以说话，但是不能或者不愿意与其他人进行交流。表现为：他们常常自顾自地说话，毫不在意对方听不听，也不顾及周围的环境或者别人正在谈话的主题。

（3）另外一些患儿，虽然可以说话，但由于对语言的掌握程度不够，如不会或不当使用词汇、言语缺失声调等，从而无法正确表达自己的想法，以致无法与其他人进行交流。

3. 兴趣、活动受限以及刻板的行为方式

孤独症患儿常常对某些特殊的物件或活动，而非一般儿童喜欢的玩具和游戏产生迷恋，例如某些不是作为玩具的物品及游戏活动，尤其是圆形或可以旋转的物品，如车轮、旋转的电扇等，他们会终日拿着这些喜欢的物件，拒绝更换。

患儿倾向于要求环境保持不变，如若变更就会出现烦躁不安、吵闹、乃至拒绝的反应。这些患儿经常用很长时间玩弄某个特殊的物体，刻板地重复某一动作，如左右摇摆身体或头部，绕圈走，有的甚至带自伤、自残性质。

4. 感知觉的异常

表现为感知觉过弱、过强或不寻常。有的患儿对疼痛刺激（如注射、自残）没有反应或反应迟钝，如上文提到的咬自己手指的患儿，有的对声音、光线特别敏感或特别迟钝，例如患儿遇到一点小声就捂上耳朵或斜眼皱着眉看光线。

5. 智力和认知缺陷

Kanner 最初认为孤独症儿童的智力是正常的，后来的研究表明，约 3/4 的患儿智力落后（李雪荣，1994）。孤独症的患者 IQ 成绩是连续分布的。大约有一半患者有严重的精神发展、发育迟滞（IQ 低于 50），大约 1/4 为轻度到中度（IQ 50 ~70），其余的患儿为边缘之上到平均智力水平（IQ 高于 70）。

（二）孤独症的病因学研究

孤独症是一种先天脑部功能受损伤而引起的发展障碍，通常在 3 岁以前就可以被发现，孤独症状在患儿出生 18 个月的时候就能查出。儿童孤独症的发病原因目前还不十分清楚。

早期理论认为，父母的特殊人格特质或精神病态，无力提供适当教养，致使儿童缺乏亲情关怀，造成社会性退缩（张乃文，2005）。有自闭性心理障碍孩子的父母为完美主义者、冷淡、淡漠（Kanner，1949），有相对高的社会经济地位（Allen et al.，1971），这些描述引发了那些认为父母应该对孩子的异常行为负责的理论。这些理论影响了整整一代父母，他们认为应该对自己孩子产生的问题负责。后来的理论研究推翻了这种说法，认为多项人格测验表明，患有自闭性心理障碍儿童的父母，与那些没有自闭性心理障碍儿童的父母相比没有什么实质性的不同（Koegel et al.，1983；McAdoo and DeMyer，1978）。在此之后，一些研究学者发现，孤独症患者与其他人最主要的区别在

于他们有社会性缺陷。到目前为止,很少有研究者会认为是心理的或者社会的因素在这种精神障碍的发病过程中起主要作用(Barlow and Durand,2006)。

自 20 世纪 60 年代起,另一理论把研究焦点放在遗传及生物因素上(张乃文,2003)。从临床和实验室研究报告可以看出,首先是对遗传因素,如对染色体的脆位点的研究发现,孤独症儿童的脆位点明显高于精神发育迟滞及正常儿童的对照组。还有一些不同的生物学因素被认为与自闭性心理障碍有关,包括先天性风疹病(德国麻疹)、快速性心律不齐、结节性硬化病、巨细胞病毒感染以及怀孕和分娩过程中种种不顺利的情况。在怀孕期间感染风疹的母亲中,虽然有一部分孩子患有自闭性心理障碍,但是绝大多数人的孩子没有患上孤独症。我们仍然不知道为什么这些生物学因素仅仅在有些时候,而不总是会引发孤独症(Barlow and Durand,2006)。

Cook 在 2001 年指出自闭性心理障碍有遗传因素的影响。那些已有一个孩子患上孤独症的家庭,另一个孩子患上孤独症的可能性有 3%~5%,而与一般人群中孤独症 0.0002%~0.0005% 的发病率相比,这个数字足以说明遗传在孤独症的发病中起了一定的作用。与孤独症发病有关的特异性遗传基因尚未找到。有些证据表明第 15 对染色体可能与之有关。也有人认为至少有 10 个基因与这个复杂的精神障碍有关(Barlow and Durand,2006)。

大量的研究认为孤独症是一种脑功能发展障碍,表现在理解、认知和行为方面的迟滞和异常(Baumann and Kemper,1994)。Ornitz(1987)认为,孤独症主要表现在理解与行为的失调,而所有不正常的行为都能被解释为是感官信息输入错误的结果。错误的感官模式导致了理解上的不连续性,这样可能导致孩子对身边的感觉刺激过于敏感或无反应,对环境不能有稳定的感觉,所以产生异常行为。另有研究发现,四分之一孤独症孩子的脑半球结构异常,主要表现在大脑皮层和边缘系统范围(Baumann and Kemper,1994),研究者发现感官模式和认知能力正好受这些系统的控制。现代的大脑成像以及影像技术可以轻易地发现孤独症患者可能存在的神经生物学功能异常(Peterson,1995)。研究人员运用 CT 已经成功发现了不少孤独症患者大脑的异常之处,包括体积的缩小。到目前为止,这是关于大脑与孤独症障碍关系的最有意义的发现之一(Courchesne,1991)。

直到目前为止,仍然没有找到真正具有说服力的孤独症病因,因为上述一些理论都只能单一地说明行为异常的某一方面的原因,而孤独症的症状体现在多方面,并且每个孩子的表现都有不同之处(Thaut,1999)。关于孤独症病因的研究是一个新兴的领域,目前还缺乏一种完整的理论(Barlow and Durand,2006)。

(三) 流行病学研究

疾病防治与控制中心针对近 3 万名 4 岁到 17 岁的学龄儿童和青少年进行几组调查后发现,2003 年到 2004 年间,4 岁到 17 岁的孤独症患者被认为相对较罕见,但较近的估计表明,其患病率呈上升趋势。根据美国精神疾病与统计手册报告,每 10 000 个儿童中就有 2~5 个患有孤独症(美国心理学会,1994)。最近的研究认为,加上其他普遍性发展、发育障碍,发病率高达 1/500(Durand and Mapstone,1999),这可能是由于现在专业人士能将发展性障碍与智力迟滞区别开来。而孤独症的性别差异取决于 IQ 的水平,在 IQ 低于 35 的人群中,孤独症在女性中多见;在更高的 IQ 水平上,男性中孤独症多见(Volkmar et al.,1993)。

美国卫生部官员于 2007 年 2 月 8 日表示,每 150 个美国儿童中就会有一人患有孤独症,这样的高比例远远超过人们原来的估计,为此美国卫生部呼吁公众加大对这种病症的关注(彭玉磊,2007)。资料显示,我国自从 1982 年首次在南京报道了 4 例孤独症以来,国内孤独症比例上升至万分之二十左右,也就是说,1000 名儿童就有 2 个孤独症患者。据最新统计,我国患有孤独症的儿童至少有 50 万人(王洪亮,2006)。

孤独症基本上是终生性的精神残疾,如果没有专业的干预,孤独症患者带给国家、社会和家庭的负担要比其他各种残疾更大、更长久。与盲、聋、肢体障碍等其他残疾相比,孤独症更需要全社会的关注和帮助。

2005 年年底,孤独症才被列入《中国残疾人》目录。2006 年 6 月,国务院同意并批转的《中国残疾人事业"十一五"发展纲要(2006－2010 年)》,把孤独症儿童的康复纳入了工作计划之中。

二、孤独症的治疗方法

几乎所有的孤独症文献都强调对孤独症早期发现和早期治疗的极端重要性。一般说来,人的大脑在其发育的早期具有较强的可塑性,具体到儿童孤独症的治疗,越来越多的文献与报告确认治疗的早期开始与否是决定疗效的重要因素(中国心理网,2007)。

(一)国内所采用的治疗方法

1. 医学治疗

①防止孤独症的出现,包括遗传学上的指导。②辅助性治疗:及早诊断,诊断生理因素而加以治疗。目前这两种方法都尚未有突破性进展(和平,2007)。③药物治疗:目前药物治疗尚无法改变孤独症的病程,但可能在某种程度上控制某些症状。使用的药物有抗精神病药、中枢神经兴奋剂、抗组织胺类药、抗抑郁制剂、锂盐和维生素等,但疗效均无定论。其中一些药物还有不良的副作用。

在大部分情况下,药物治疗只是辅助性质,分析要处理的问题的功能及事件的前因后果并加以适当的处理才是最主要的。对孤独症儿童来说,这些药物都有强烈的副作用(李雪荣,1994)。由于儿童孤独症的发病原理和机制尚未明了,医学界尚无有效的治疗手段,当前唯一的治疗手段是在发病早期给予特殊的教育和训练。

2. 教育治疗

教育治疗是孤独症的主要治疗方法之一。教育的目标重点应该是教会他们有用的社会技能,如正常生活的自助能力、与人交往方式和技巧、与周围环境协调配合及行为规范、公共设施的利用等最基本的生存技能。孤独症的教育属于特殊教育,与精神发育迟滞的特殊教育有共同点,也有不同点。在孤独症儿童交流交往的训练中,注视和注意力的训练是最基本的,也是最重要的,要及早进行(李雪荣,1994)。

当前在我国从事自闭症儿童训练的师资十分紧缺。受过专业训练的老师全国大约只有 500 人,其中具有较高水平的就更少了。而全国大约有自闭症患儿 100 万人,这些患儿大多需要一个专门的老师进行"一对一"训练,也就是说需要数十万经特别培训的自闭症儿童训练师,师资紧缺程度可想而知,大多数自闭症儿童得不到及时而有效的训练错失康复良机(自闭症辅导手册,2006)。

(二) 国外通常采用的治疗方法

1. 心理社会治疗

早期的心理动力学治疗基于孤独症是由不适当的父母养育方式引起的这一理论,其重点在于鼓励自我的发展(Bettelheim,1967)。而基于现在对自闭性心理障碍的本质的了解,人们对这种仅仅强调自我发展的治疗方法对孤独症患者没有疗效的结果并不感到惊讶(Kanner and Eisenberg,1955)。

2. 认知学派治疗

认知学派的教育与治疗着重于孤独症儿童的认知特性,例如偏好视觉学习、时间与空间结构的理解不佳、抽象思考能力较差、较着重于细节而非整体的认知、感官知觉异常、学习迁移困难等认知上的特性。Eric Schopler 及其同事针对孤独症患者以上的认知特性设计了 TEACCH 的教育模式,其核心便是结构化教学,这一教育学模式的优点是可以避免孤独症者因其认知上的缺陷所导致的障碍,增进了他们独立自主的能力,对其职业能力的培养大有帮助,对其语言与沟通能力的发展也有助益。但对于孤独症者的想象能力、象征能力、抽象思考能力,及复杂的社会互动及人际关系能力的发展较难着力;此外,TEACCH 教育模式不是纯粹的认知取向,它也融合部分的行为理论,例如着重于工作分析(task-analysis)等。

Baron-Cohen 等学者在 1985 年发现孤独症者有着心智理论(theory of mind)上的缺陷存在,对于了解他人的心智状态有困难。Baron-Cohen 及其同事也曾针对孤独症者的心智理论缺陷,设计一些课程来教导孤独症儿童,教学效果颇佳,但效果仅限于实验情境及实验的课程。此外,亦有从孤独症者的执行功能困难的特征出发,设计自我管理的教育方案,教导孤独症儿童自行设定目标、自我监控、自我纪录,以改善他们的行为。但尚未探究自我管理策略是否可以用于社会互动、沟通、象征等能力的教育上。

3. 游戏治疗 (社会建构学派)

游戏是儿童的语言,游戏治疗以游戏为媒介,让儿童通过游戏自然地表达自己的感情,从中暴露问题,并解除困扰。儿童在游戏疗法中学会自我控制、自我指导、自由表达、接纳自我、更有创造性等。

游戏治疗的主要理论依据是以 Vygotsky 为代表的社会建构学派的观点。Vygotsky 认为游戏是发展的核心,强调社会与文化是高级心智能力发展的关键因素;社会性假装游戏可以协助儿童学会分享和掌握适当社会知识的策略;同时,游戏也是学会象征能力、人际技巧及社会知识最重要的社会文化活动(大连晚报,2007)。

箱庭疗法是游戏疗法的一种形式,儿童在治疗者所创造的"自由和受保护"的空间内利用沙、水和玩具模型游戏,有利于儿童自由地表达情感、有利于引发儿童的想象和唤醒他们的自我治愈潜能(寇延,2006)。

4. 行为治疗

行为治疗是孤独症矫治最重要的疗法之一,因为孤独症尚无任何有效的根治方法,所以只能以勤补拙。目前,现代行为治疗学在孤独症的治疗应用中取得了良好的效果,它是由美国加州大学洛杉矶校区心理学博士 Luovas 教授在 20 世纪 70 年代开始提倡,并逐渐发展完善起来的。Luovas 等 1976 年总结了用行为疗法治疗孤独症的原则。第一,由于患儿的缺陷及家庭环境的个体差异比较大,因此,治疗方案应个别化。第二,由于孤独症儿童的缺陷在环境之间泛化,因此设计治疗方案的关键是安排的措施,保证有步骤地鼓励行为改善的泛化,帮助他们尽量能把在医院或学校习得的行为技能移植到家里或其他场合。第三,治疗的另一目的是促进儿童的社会化发育,故不宜长期住院,以家庭为基地的措施可以取得家庭成员的密切合作,共同解决家中的问题,通过训练父母和当地的特殊教育老师去共同实施行为治疗,可取得最佳效果(李雪荣,1994)。

一般来说,对于孤独症儿童的行为疗法,治疗形式主要是采用治疗人员一对一的训练,因为每周时间可长达 30～40 个小时,故有强化疗法之称。其特点是先由治疗人员发出一个简短明确的指令,让孤独症儿童作出一个单一性的动作,如果孤独症儿童能根据指令完成这一动作则立即给以预选的奖励,此即正强化。否则的话,则由治疗人员给予适当的口头提示或必要的身体帮助,待其能自己完成该动作后再给以奖励。每一单元都应简短,并与下一单元有一定的时间间隔。这是一种结构性较强的治疗方法(黄伟合,2001)。

治疗师在进行治疗时需注意:①坚持与孩子目光交流;②经常召回其注意力;③连续重复指令,直到孩子有反应;④在活动中,不停地对孩子的行为给以鼓励(Thaut,1984)。

5. 特殊教育治疗

1974 年以后,美国对于孤独症的治疗理念已从精神医学模式转到教育或发展模式。孤独症儿童可以在公立学校的特殊课堂或常规课堂学习,并兼顾到其特殊的需要,学校或机构还设立了针对这些孩子特点的有结构的教育课程,为他们提供学习、认知、行为的训练。

最近 20 年,教育项目的课程设置主要在以下五个领域进行(Thaut,1999)。

(1) 社会行为能力方面:减少不正常行为,建立社会交往意识。

（2）独立生活能力方面：训练最基本的生活能力，如穿衣、饮食等方面。

（3）感觉运动的发展方面：提高总的运动机能，感觉统合训练，加强在感官上的理解。

（4）认知能力的发展方面：加强阅读、拼写能力，了解基本常识。

（5）语言发展方面：训练语言上的理解和表达能力，模仿语言，学会基本的交流方式。

6. 听觉脱敏训练

听觉脱敏训练（以下简称为听统训练）是法国耳鼻科医师 G. Berard 发明的，也称可以促进学习和行为正常的训练。它是通过让受试者聆听经过调制的音乐来矫正听觉系统对声音处理失调的现象，并刺激脑部活动，从而达到改善语言障碍、交往障碍、情绪失调和行为紊乱的目的。其依据的病因学观点是：滤去过度敏感的频率，使大脑听觉皮层重新组织，促进对所有频率的知觉，减少对听觉信号的歪曲。过滤掉某些超敏频率的声音，刺激的减少使对超敏声音的超敏减轻，刺激的增强使非超敏频率的声音感知增强。听觉脱敏治疗可训练和强化中耳的肌肉，使肌张力正常，使声音有效地传导，使受训者更清楚地接受声音，从而使其能够更好地学习声音与行为、物体、行动及事件的关系。

Berard 治疗过的 8000 个患者中，有 48 个是孤独症患者，其中只有《雨中起舞》一书的主人公乔琪，完全从孤独症中破茧而出，其他的人虽然多少有些改善，但还无人痊愈。Rimland 等人的研究采用个案对照法，每个接受听统训练的人有一个孤独症患者为对照组。听统训练组患者听到的是将病童敏感的声频加以修饰过的音乐，而对照组患者则是听到未经修饰的音乐。分析结果发现，听统训练组在训练之后并未减少其听觉的敏感反应，虽然听觉敏感没有改变，但是训练组在训练前后的行为分数改变却比对照组明显，即训练组的进步比较大。后续的研究大都不能证明听统训练对孤独症的疗效，既然听统训练不能改变听觉过敏，虽能改变患者的行为，但听统训练的理论却很难成立（自闭儿家长充电站，2007）。

7. 其他治疗

运动治疗是日本武藏学校所采用的生活治疗的一部分。在学校每天的例行活动中，孤独症学生早上的作息时间固定，及师生密切互动，这样教出来的学生自理能力很强。不论是感觉统合或运动治疗，基础都是：让孩子规则地有事情可以做。有事情可以做，孩子的情绪就会稳定；有事情可以做，孩子就有学习的机会，也就有进步的机会，这样也就可能减少不良行为。这是可以用行为治疗的学习原理来解释的。

高量的维他命治疗，所谓"高量"是用到平常人的几十倍，甚至上百倍，90～1200单位（一般只要 2～4 单位）维生素 B_6，可能对部分孤独症儿童能改善症状，但到目前为止尚缺乏长期实验资料（Barlow and Durand，2006）。另一种维生素叶酸，由于和 X 染色体脆弱症有关，也被使用于伴有 X 染色体脆弱症的孤独症患者，目前的实验能够证明这种维生素叶酸的有效性。

针灸治疗有许多人尝试过,可惜缺乏系统的、有对照组的研究报告。各种饮食治疗也是十分常见的,但还没有科学的理论证明,孤独症应该吃哪些食物或减少吃哪类食物(自闭症辅导手册,2006)。

(三) 音乐治疗

音乐治疗被认为是治疗孤独症儿童最有效的方法之一。音乐治疗是利用音乐的元素去达到治疗的目标,包括了重建、维持及促进生理、心理的健康。音乐治疗师针对个人的特殊情况,制定音乐治疗的计划,利用各类音乐活动如歌唱、乐器弹奏、节奏训练、音乐游戏、音乐聆听、即兴演奏等,配合心理治疗多种方法的运用来帮助和治疗有需要的人。

1. 音乐与孤独症儿童

台湾音乐治疗师彭嘉华认为(中国特殊教育网,2001),每一个人对音乐都有先天的爱好和反应,一项初生婴儿对声音反应的研究显示,初生婴儿最爱听的便是妈妈的声音,其次就是女性的声音和音乐声,由于初生婴儿对音乐的反应并没有经过学习的阶段,这显示出人对音乐的爱好是与生俱来的。另一项早产婴儿研究中发现,聆听音乐的一组婴儿比没有听音乐的一组康复得较快,出院的时间平均可以提早 5~6 天。这些研究都显示了婴儿对音乐的正性反应。

对于孤独症患者来说,他们天赋的音乐能力比正常的人往往有过之而无不及,其中一项研究(Applebaum et al.,1979)发现孤独症儿童的音乐模仿能力比一些有音乐天分的正常儿童还要高。美国孤独症研究院院长 Rimland 博士认为,孤独症患者的音乐能力差不多是普遍性的(Rimland,1964),他们有些拥有超凡的音乐感,辨音能力非常高。一些文献(O'Connell,1974)记载,一名孤独症儿童能知道隐藏在乐曲内和弦根音的改变,这种能力就是很多专业的音乐人士也未必能达到。还有一名孤独症儿童在一岁半时已能分辨出不同的交响曲及它们的作者。正因为孤独症患者一般对音乐的强烈反应及兴趣,适当的音乐活动可以加强他们的参与感,也可在治疗或训练的过程中大大地提高他们对治疗师的认同感。譬如当治疗师弹奏着一首患儿爱好的儿歌时,那首歌便可成为两人沟通的桥梁,加强认同感,继而可以促进治疗及训练的成效;若再善加利用,便可获得音乐对孤独症患者的强化效果(reinforcing effect),增强治疗师在进行治疗时的"筹码"(交换条件)。例如,治疗师要求患儿说出乐器名称后,才给予乐器进行音乐活动。又或者在弹奏钢琴时,钢琴的声音很自然地成为精细肌能训练的强化物。因此,利用音乐作为奖励之后加强了奖励的多元性。

音乐内蕴藏着重复的结构,如一首歌曲中有相同的旋律但有不同的歌词,又如歌曲内出现的副歌——歌词及旋律都经常重复的段落,这些重复的音乐结构很自然地给予孤独症患者"预知"的感觉,这种感觉既安全又新鲜。这种音乐活动的设计,可应用于很多不同的训练如言语、肌能、认知及社交训练等。孤独症患者的学习确实需要很多的重复练习,而善于利用音乐内重复结构,便可增强学习动机,使重复变得不沉闷。

例如,在一些发声的练习中,用歌唱的方法来重复地练习同一个元音,但将旋律及节奏加以变化,便可作重复的练习而不沉闷。亦提高了重复学习的兴趣。

音乐除了是一般孤独症患者较容易接受和处理的感官刺激外,音乐多重感官的特性,还可以协助他们加强专注力和记忆力,而这些都是学习的先决条件。加拿大的一项研究(Morton et al.,1990)显示,在工作前聆听音乐可以加强记忆力,并且可以提高不受外在环境干扰的能力;而另一项有关自闭症儿童上音乐课的研究发现,他们在上普通班的音乐课时所出现的行为问题如重复手部摆动、身体的摇动及缺乏参与等,比起他们上其他特殊班的时间都要少,这显示了音乐的特殊吸引力,可使他们较为专注;而在这项研究中亦同时发现,他们在聆听音乐时的表现最为专注,因此,音乐课被认为是可优先作为孤独症融合教育的学科,提高患者学习动机(Thaut,1999)。

许多文献记载,孤独症儿童对音乐有不同寻常的感受力和注意力。著名的研究学者 Bernard Rimland 1964 年曾列出一些特殊的音乐能力作为孤独症儿童的诊断标准。

1953 年,Sherwin 在对一个孤独症男孩的个案研究中发现,他对音乐有明显的反应,显示出在音调的记忆、古典音乐片断的识别方面有很强的能力,以及在演奏钢琴、歌唱、聆听音乐方面的强烈兴趣。

经过对 12 个孤独症儿童长达两年的观察,Pronovost(1961)发现他们对于音乐的反应与兴趣远远超过别的环境刺激。

O'Connell(1974)报道了一个低功能的孤独症男孩在演奏钢琴上的非凡能力。Blackstock(1978)做了一个孤独症儿童与正常儿童的对比研究。实验者给他们提供语言和音乐刺激让他们进行选择,结果发现正常儿童在两者间没有偏好,而孤独症儿童更偏好音乐。

Applebaum 等(1979)的实验表明,在模仿由噪音、钢琴和电子合成器发出的单音或音调时,孤独症儿童与同龄正常儿童的能力相当,甚至更强些。Koegel 等(1982)注意到音乐可以有效地激发孤独症儿童学习非音乐的信息,而且是减少他们自我刺激行为的积极的感觉强化物。

Thaut(1987)研究表明,对比视觉刺激(观看动物园的幻灯片)孤独症儿童更偏好听觉刺激(听儿童歌曲)。这与正常儿童恰好相反,他们更喜欢看幻灯片。在一个相关研究中(Thaut,1988),一组孤独症男孩,一组同龄的正常男孩,一组智障男孩,分别被要求在木琴上即兴演奏旋律。通过对他们演奏的音乐的分析显示,孤独症男孩演奏的旋律与正常男孩的演奏非常相似,而与智障组大不相同。Hairston(1990)也研究了智障儿童与孤独症儿童之间的音乐反应差别。

孤独症儿童对音乐的反应可以总结为以下三点。

(1)与他们在其他领域的行为相比较,甚至与正常儿童相比较,孤独症儿童在音乐领域有特殊才能。

(2)许多孤独症儿童对音乐的反应,比对其他听觉刺激的反应更频繁和恰当。

(3)孤独症儿童对音乐的反应的原因尚不清楚,然而最有可能的解释是与孤独症儿童的脑功能障碍和感知觉过程有关(Thaut,1999)。

2. 音乐治疗在治疗孤独症儿童领域的应用

对于孤独症儿童来说,音乐治疗的价值在于使他们成功地参与音乐活动。早在20世纪40年代,Sherwin 等就报道了孤独症儿童拥有准确的记忆音乐的能力、完美的音高感及强烈的听觉兴趣等(Stevens and Clark,1969)。许多研究支持了音乐刺激物或音乐治疗方法对孤独症儿童的疗效(Thaut,1999)。

Goldstein(1964),Stevens 和 Clark(1969),Mahlberg(1973),Hollander 和 Juhrs(1974),Saperston(1973),Schmidt 和 Edwards(1976),Michael H. Thaut(1984)和Warwick(1995)等的研究表明,通过音乐治疗,孤独症的儿童在社会行为和人际关系上都有所改善,动作协调性和身体意象(body image)方面也有所提高(Goldstein,1964;Mahlberg,1973;Saperston,1973)。而且,也有治疗师发现沟通行为有所提高(Diane A. Toigo,1992;Edgerton,1994),语言技巧也有改善(Litchman,1976;Mahlberg,1973;Saperston,1973),认知方面有所提高(Thaut,1984),音乐治疗与其他元素相结合的方法,使记忆力有所提高,刺激了交流。

Temple Grandin 博士的亲身感受,更加说明了音乐治疗在治疗孤独症方面的良好效果。Temple Grandin 博士是一位孤独症人士,她在著作(Grandin,1988)中讲述童年时的感官经验时提及音乐的经验,她的思考主要是图像的思维方法,她凭听觉处理声音资料时有很大困难,甚至无法记忆别人所说的话,而旋律就是她唯一可以记忆的非图像的资料(Toigo,1992)。

这些对孤独症儿童的音乐治疗研究主要集中在以下领域:

(1)改善精细和粗大动作的协调性;

(2)增加注意力时间;

(3)发展身体意识;

(4)发展自我概念;

(5)发展社会技巧;

(6)发展语言和非语言沟通;

(7)促进学习基本的学科和学前知识;

(8)消除刻板行为;

(9)减少焦虑、发脾气和多动;

(10)训练感知觉和感觉运动统合(听觉、视觉、触觉、肌肉运动觉)。

为完成这些目标使用的技术有:

(1)发声训练(运用呼吸支持唱单音或字母组合);

(2)歌唱,常伴随敲击身体部位(body percussion);

(3)运动,包括舞蹈、创造性动作、律动和模仿;

(4)音乐游戏;

(5)乐器演奏,在小组或个体治疗中使用模仿或即兴演奏技术;

(6)音乐聆听(Thaut,1999)。

在音乐治疗的实施中,每一层次很少是单独治疗的,基本上是采用组合形式。针对孤独症儿童的五大特征,运用以下的干预方法。

(1)互动乐器演奏:用各种乐器促进社会互动或患儿与治疗师/同伴的互动。

(2)音乐的乐器演奏方法:有结构地教授一个或更多的基本音乐元素,如节奏、旋律、动机等。

(3)互动演唱歌曲:用演唱歌曲促进社会互动或患儿与治疗师或同伴的互动。

(4)乐器选择:给患儿机会选择喜欢的乐器。

(5)歌曲选择:给患儿机会选择喜欢的音乐。

根据治疗目标,干预方法的组合方式也有所不同,如治疗首要目标是行为方面的治疗,其安排则通常是互动乐器演奏、乐器选择、互动歌曲演唱以及模仿乐器演奏。音乐治疗的治疗方案的格局,主要基于以下四点。

(1)以活动为基础(Activity-based):一次治疗,治疗师根据患者行为、语言、感知觉、认知和音乐方面的需要采用一系列说明性的音乐活动(如唱歌、演奏乐器、运动或创作)。音乐治疗干预为系统化的多样活动所组成。

(2)患者引导式的(Client-led/shadow):一个自由的治疗,涉及这样的治疗的目的是为了鼓励建立治疗师与患者之间的关系,允许患者以他舒服的方式探索音乐,这为治疗师提供了尊重患者的强度,治疗师跟着患者的方向走。

(3)小组治疗(Ensemble/combo):这是一个有特殊音乐结构的小组治疗,在这样的治疗中,每个患者演奏已经选好的乐器,演唱即兴创作或已经创作好的歌曲,每一个体对整个小组来说都是重要的。

(4)以课程为基础(Lesson-based):着重强调音乐技能的发展,如演奏乐器技术或唱歌发声的传统方法。

其中,以活动为基础的方法占比例最大,占68%,其次是以课程为基础的方法。

许多孤独症患者有严重的语言障碍,伴随着行为冲动和缺乏自我控制。因此,针对语言/交流方面和行为方面的治疗就成为治疗师首选的治疗目标。音乐治疗首要治疗目标是语言/交流方面占41%,行为方面占39%,认知方面占8%,音乐能力方面占7%,感知觉方面占5%。

3. 多重感官刺激——歌曲活动中加入肢体动作

多重感官刺激 Dorita的研究提出,多重感官统合的音乐治疗较单纯的音乐治疗,在治疗自闭症儿童方面有更明显的疗效,多重感官刺激是指融合听觉、视觉、动觉等于一体的多项感官刺激的集合,包括听觉与视觉的整合,听觉与动觉的整合,身体活动的协调(2002)。本论文的多重感官刺激是指在歌曲活动中加入肢体动作,孤独症儿童可以边唱边活动身体,并且在模仿治疗师的动作时达到集中注意力的目的。音乐本身就是多重感官的刺激,并突出表现在听觉刺激上,加入肢体动作后即融合了视觉刺激,包括眼手的配合、协调。用听、看的形式指导身体完成相应的动作。

歌曲活动中加入肢体动作 在加强记忆、提高注意力方面,通过参考大量文献,在歌曲中加入肢体动作的形式是这方面很好的一项治疗技术。从刺激聋儿获得语言的主流技术中,发现同步交流的方法对于治疗智力迟滞、孤独症和语言障碍的儿童是非常可行的(Fristoe and Lloyd,1978;Layton,1988;Reich,1978)。大量的实验报告说明,这项技术本身融合了肢体动作,相对于单纯的语言训练,这种同步交流更为优越,它使严重的语言障碍儿童更加自发和更快地掌握靶语言交流的初步能力(Clarke et al.,1988;Reich,1978;Schaeffer et al.,1977)。

随着认知和逻辑学的发展,研究人员很早就发现与正常儿童相比,孤独症儿童有严重的记忆和其他认知发展方面的障碍。这种记忆障碍来源于两种可能性:第一,孤独症儿童不能利用各种记忆策略,即使是在有外力帮助下也无法完成;第二,即使可以利用这些策略,孤独症儿童也无法使用它完成记忆(Butterfield and Wambold,1973)。

关于短期记忆和手势-语言技术方面,在 Morris(1975)和 Reid(1984)的报告中提到,一些智力有残疾的患者更倾向于记住手势,而不是语言。音乐是联系记忆与注意力的纽带,它对正常人群的影响是无限的,无论是产生令人放松的效果,还是提高记忆能力等方面都有独特的魔力。

与此同时,这种演唱歌曲时加入肢体动作的方法可以使患儿提高模仿能力,改善身体和运动意识(如弯腰、伸腿、伸展左右手、触摸自己的五官、点头等),进而加强儿童的联想和想象力。如《小星星》,这是几乎所有孤独症儿童都喜爱的歌曲,在增加了肢体动作之后,不仅增加了歌曲的趣味、生动性,同时也提高了儿童的粗大肌肉的运动频率。

Michael(1984)在有关音乐治疗技术中论述了视觉-运动记忆(Visual-movement memory)的方法。治疗师边唱歌曲边做动作,在重复几遍之后,治疗师只与患儿一起演唱歌曲,并说出简单的要求及提示,让患儿自己做相应的手势动作。这样,患儿可以记住歌词以及正确的身体动作。

在以上这些文献中,大多数是长期的治疗,并采取个体治疗的形式,即治疗师与患儿一对一的治疗,很少见到小组治疗的文献,而小组治疗对建立孤独症儿童社会交往方面,提高与伙伴的互动有非常大的益处。在小组活动中,儿童不仅可以与治疗师互动,更重要的是小组成员之间的互动、身体之间的接触及在活动中的配合。因此,在本次实验中,希望能够根据儿童的实际情况和适应水平,采取小组治疗的形式,使儿童在短期内获益。

4. 本研究的目的及问题的提出

本研究的目的是探索对多重感官刺激理论的实施——在歌曲活动中加入肢体动作相结合的音乐治疗方法,是否能达到延长目光对视、提高注意力集中时间、增加主动语言、听从指令和减少刻板/冲动行为的目标。这种音乐治疗的方法是否能够应用在小组治疗中,更好地来建立孤独症儿童与他人的互动、配合和加强人际关系。

5. 本研究的假设

假设1:加入肢体动作的音乐治疗比无肢体动作的方法能够更明显地提高孤独症儿童的目光对视。

假设2：加入肢体动作的音乐治疗比无肢体动作的方法能够更明显地提高孤独症儿童的注意力集中。

假设3：加入肢体动作的音乐治疗比无肢体动作的方法能够更明显地提高孤独症儿童的主动语言。

假设4：加入肢体动作的音乐治疗比无肢体动作的方法能够更明显地减少孤独症儿童的刻板/冲动行为。

假设5：加入肢体动作的音乐治疗比无肢体动作的方法能够使孤独症儿童在听从指令方面有更明显的提高。

(四) 研究方法

1. 研究对象

参加本次实验的被试者共18名,分别为北京市启华康复中心的8名年龄在6～7岁的孤独症儿童;深圳市早期教育干预中心的10名年龄在5～6岁的孤独症儿童。随机分配成为实验组和对照组,其中北京市启华康复中心实验组4人,对照组4人;深圳市早期教育干预中心实验组5人,对照组5人。

2. 研究工具

本研究不采用标准的孤独症量表,而是针对孤独症儿童的某些典型的症状行为进行观察,以这些行为发生的频率变化作为实验的客观数据,这些行为如下。

目光对视　无论是哪一流派的治疗方法,尤其是音乐治疗,治疗师首先要做的就是建立目光对视,吸引孤独症儿童注意力(Emily and Frank,1969;Bruce,1973;Cindy,1994;Morris,1975)。在孤独症儿童交流交往的训练中,注视和注意力的训练是最基本的,也是最重要的,要及早进行。这是达到语言/交流、行为改善等目标的基础(李雪荣,1993)。

注意力集中　注意力是否集中,是决定被试者能否参与活动、学习到技能的基础。反之,是否参与活动,能够体现出儿童注意力是否集中。专家提出音乐-诱导能力,即音乐能够帮助有学习障碍的成人或儿童减少分散注意力的概率。

主动语言　对孤独症儿童来说,主动语言一般会集中体现在与治疗师打招呼、互相问好、说再见的过程中。但是,由于孤独症儿童的语言水平有所不同,有的较低、有的较高,某些孤独症儿童甚至完全或暂时没有语言。因此,在治疗中,许多肢体动作及行为就代表了语言,如握手、挥手、拥抱、拍手等。主动语言/行为是孤独症儿童社会交往的基础,也是标志与治疗师建立治疗关系的开始。学龄前儿童的这种主动性语言的发展程度,可以预示其今后的其他功能的发展水平(Cindy,1994)。

听从指令　是否能够正确完成指令,反映了儿童接收语言的水平,如治疗师发出"坐下",诸如此类的指令,这也是生活在社会中,是否能够遵守正常秩序的初步表现。

刻板/冲动行为　孤独症儿童某些典型的症状,如左右摇摆、咬手指、乱叫等皆属于孤独症儿童的刻板行为。刻板行为也是区别孤独症与其他有相似特征疾病的主要症状之一。

3．场地和设备

（1）场地：

① 北京市启华康复中心12米×8米的音乐活动室。

② 深圳市早期教育干预中心10米×7米的儿童活动室。

（2）设备：

① 钢琴一台。

② 各种奥尔夫乐器,包括手鼓、小鼓、三角铁、沙锤等。

③ 椅子若干。

④ JVC摄像机一部。

⑤ 宏基Aspire5500笔记本电脑一台。

4．研究程序

（1）音乐材料：

① 歌词简单易懂的儿童歌曲,如《小星星》、《幸福歌》等。

② 轻快的奥尔夫音乐,如"do re mi fa sol"。

（2）实验步骤：

① 基础水平评估:对两组被试者的目光对视、注意力集中、主动语言、刻板/冲动行为和听从指令行为进行实验前测评。

② 对实验组实施在歌曲活动中加入肢体动作的音乐治疗干预,具体如下。

第一阶段,《你好歌》:儿童在和治疗师共同完成这首互动歌曲时,治疗师要求被试者要在演唱时看着治疗师眼睛,主动和治疗师握手问好。这样设计的目的是帮助被试者建立、延长目光对视时间。

第二阶段,各种音乐活动:选择的歌曲都具备一定的灵活性,如在歌词中"拍手",可以自由替换成"跺脚"、"拍肩"等其他动作、表情类词语。通过这类音乐活动,充分调动被试者参与活动的积极性,增加小组成员之间、小组成员与治疗师之间的互动,建立人际关系,促进人际交往能力。

第三阶段,《再见歌》:与《你好歌》步骤相同,首先,治疗师会面对所有小组成员,要求大家一起拍手齐唱一遍,起到复习与提示作用。之后,治疗师依次走到每一位小组成员面前,与其握手,分别再唱一遍。在此过程中,要求被试者与治疗师有目光对视,并主动和治疗师挥手再见。

每次治疗都以《你好歌》开始,以《再见歌》结束。中间的内容由各个阶段的不同要求构成。

③ 对照组的活动与实验组相同,但不加入肢体动作。

④ 实验干预为7周,每周两次,每次30分钟。

⑤ 对所有治疗过程进行录像,在治疗干预之后,通过录像对被试儿童的有关行为进行观察记录。

⑥ 使用 SPSS 统计软件对数据进行统计分析。

(五) 结果与分析

1. 实施干预效果的组间比较

(1) 比较两组目光对视的前后测结果(表 1)。

表 1　两组目光对视平均数前后测比较

	对照组	实验组	组间差	T	P
N	9	9			
前测平均数	6±7.1	8.33±13.02	2.33	−0.404	0.69
后测平均数	6.88±7.42	22.77±12.81			
平均数	0.88±1.45	14.44±12.57	13.56	−3.343	0.01**

** $P \leqslant 0.01$。

① 两组前测目光对视平均数比较。

从表 1 可以看出,两组的前测平均数有些差异。进一步将两组的前测评分经过 T 检验,$P > 0.05$。这说明两组前测目光对视差异不显著,两组目光对视水平基本一样,具有可比性。

② 两组后测目光对视平均数比较。

从表 1 可以看出,在对实验组和对照组分别实施了不同干预后,实验组目光对视平均数与对照组相比有很大提高。实验组目光对视提高了 14.44,而对照组只提高了 0.88,实验组较对照组多提高了 13.56($P = 0.01$),差异非常显著,见图 1。

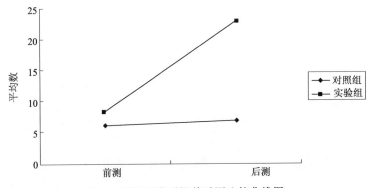

图 1　两组目光对视前后测比较曲线图

(2) 两组注意力集中前后测结果比较(表 2)。

表 2　两组注意力集中平均数前后测比较

	对照组	实验组	组间差	T	P
N	9	9			
前测平均数	1.55 ± 1.42	1.22 ± 2.06	-0.33	-0.266	0.79
后测平均数	2.44 ± 1.81	10.33 ± 10.12	7.89		
平均数	0.89 ± 1.53	9.11 ± 8.55	8.22	-2.762	0.01^{**}

** $P\leqslant0.01$。

① 两组前测平均数比较。

从表 2 中可以看出两组前测注意力集中平均数有些差异,经过 T 检验对两组前测数据进行分析,$P>0.05$。两组前测没有显著差异,具有可比性。

② 两组后测平均数比较。

从表 2 中可以看到,在实施了不同的音乐治疗干预后,实验组提高了 9.11,对照组提高了 0.89,实验组较对照组多提高了 8.22($P=0.01$),差异非常显著,见图 2。

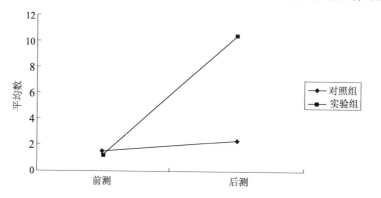

图 2　两组注意力集中平均数前后测比较曲线图

(3)两组主动语言前后测比较(表 3)。

表 3　两组主动语言平均数前后测比较

	对照组	实验组	组间差	T	P
N	9	9			
前测平均数	1.22 ± 0.83	1.88 ± 2.43	0.66	-0.64	0.53
后测平均数	1.66 ± 1.22	4.44 ± 1.78	2.78		
平均数	0.44 ± 1.23	2.56 ± 1.94	2.12	-2.60	0.02^{*}

* $P\leqslant0.05$。

① 两组主动语言前测平均数比较。

从表 3 中,可以看出两组前测分数有一些差异,经过 T 检验,发现对两组前测数据进行分析,$P>0.05$。两组数据没有明显差异。

② 主动语言后测平均数比较。

从表3中可以看到,在实施了不同干预后,实验组提高了2.56,对照组提高了0.44,实验组较对照组多提高了2.12($P<0.05$),差异显著,见图3。

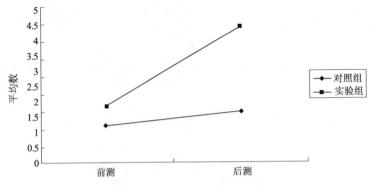

图3 两组主动语言平均数前后测比较曲线图

(4)两组刻板/冲动行为前后测结果比较。

从表4中可以看到两组前测平均数有差异,经过T检验对两组前测数据进行分析,结果为:$P<0.05$。两组有显著差异,不具有可比性。而从后测的差异来看,也没有统计学上的显著性($P>0.05$)。

表4 两组刻板/冲动行为平均数前后测比较

	对照组	实验组	组间差	T	P
N	9	9			
前测平均数	8.88±4.93	9.44±5.56	0.56	2.24	0.02*
后测平均数	8.55±5.05	4.44±4.21	−4		
平均数	−0.33±0.86	−4.89±4.54	−4.56	1.17	0.06

* $P \leqslant 0.05$。

(5)两组听从指导前后测结果比较(表5)。

表5 两组听从指令平均数前后测比较

	对照组	实验组	组间差	T	P
N	9	9			
前测平均数	1.11±1.16	2.33±5.47	1.22	−2.32	0.38
后测平均数	2.66±1.22	7.22±6.57	4.56		
平均数	1.55±1.33	4.89±3.00	3.34	−0.91	0.03*

* $P \leqslant 0.05$。

① 两组前测听从指导平均数比较。

从表5中可以看到两组前测平均数有些差异,经过T检验对两组前测数据进行分析,结果为:$P>0.05$。两组没有显著差异,有可比性。

② 后测听从指导平均数比较。

从表5中可以看到两组在实施了不同干预后，后测比前测提高了4.89，对照组提高了1.55。从图4中可以看到实验组比对照组有显著提高，经过 T 检验，两组有显著差异：$P < 0.05$。不同干预方法对两组平均数造成显著差异。

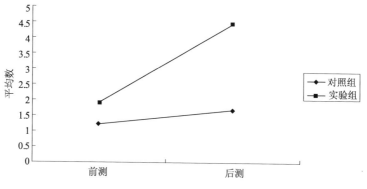

图4 两组听从指导前后测比较曲线图

（六）结论与讨论

1. 结　论

本研究运用多重感官刺激的理论，采用在歌曲活动中加入肢体动作的音乐治疗法对孤独症儿童进行实验干预，结果如下。

（1）实验组在歌曲活动中加入肢体动作的干预后，目光对视经统计学检验有显著提高。所以本研究的第一个假设"在歌曲活动中加入肢体动作的方法可以提高孤独症儿童的目光对视"得到支持。

（2）对注意力集中方面的提高这一结果，与前人做过的类似研究结果相吻合。表明了加入肢体动作的音乐治疗对于提高注意力方面的作用。所以本研究的第二个假设"在歌曲活动中加入肢体动作的方法可以提高孤独症儿童的注意力集中"得到支持。

（3）实验组在歌曲活动中加入肢体动作的干预后，主动语言经统计学检验有显著提高。所以本研究的第三个假设"在歌曲活动中加入肢体动作的方法可以提高孤独症儿童的主动语言"得到支持。

（4）由于对照组与实验组在刻板/冲动行为的前测平均分上有显著差异，本研究对这一项的评估没有办法进行组间比较。但是，在表4中可以看到对照组和实验组后测与前测相比均有不同程度的提高，仍显示出一些疗效的倾向。

（5）由于听从指令前后测经统计学检验没有显著差异，所以第二个假设"在音乐互动中加入肢体动作的方法可以改善孤独症儿童与治疗师的互动关系"得到支持。

2. 实验干预效果的讨论

（1）多重感官刺激对孤独症儿童行为的改善。

本研究中实验组在四项行为测评中与对照组相比都有较大程度的提高，这说明多重感官刺激比歌曲的单纯听觉刺激有更好的治疗倾向性。

本研究中接受多重感官刺激的实验组在目光对视、注意力集中、主动语言、听从指令这四项行为经统计检验与对照组相比均有显著升高。而刻板/冲动行为经统计学检验，没有显著效果。但是，加入肢体动作的音乐治疗对实验组儿童的刻板行为评分有一定的降低，显示出这种方法对孤独症儿童的刻板行为产生了一定的影响。这可能是由以下原因造成的：①干预次数较少，由于本次研究是在两个城市分别进行的，考虑到现实的困难，分别对两地被试者只进行了各7周共14次干预；②样本量小，本次实验只对9名被试者采用此方法的干预，被试人数还应增大。

在研究过程中，实验者发现歌曲活动中加入肢体动作的多重感官刺激方法比较容易吸引孤独症儿童的注意力。一边唱歌，一边做出相对应的手部及肢体动作，以及实验者要求的某些面部表情，使整体活动更加生动，令小组成员更加有兴趣地完成30分钟的治疗。实验结束后，比较视频中对照组与实验组的目光对视部分，发现实验组成员在接受4～5次的治疗后，注意力集中时间有了明显的延长，这应该是活动中音乐歌唱与动作贯穿始终、三重刺激同步进行的影响。

在干预进行中，《洋娃娃和小熊跳舞》、《拉个圈圈走走》、"Do Re Mi Fa Sol"，这样的互动活动受到被试成员的喜爱，有些成员会主动向实验者要求多进行几遍这样的活动。在歌曲开始时，被试成员会主动与相邻成员挽手、握手，互相击掌。孤独症儿童这样的主动表达令实验者十分高兴，也说明了选择、设计当前的音乐活动对保证治疗进行的重要性。同时验证了Watson和Paul所提出的，在音乐中的积极情绪反应能够帮助孤独症儿童达到提高语言功能和参与社会活动的目标。

（2）两城市的前测存在明显差异。

从以上表格中可以看出，两地实验组的前测平均数有较大程度差异，除刻板动作平均数，深圳高于北京外（刻板评分越高，说明孤独症儿童功能水平越低），其他四项深圳前测平均数均低于北京。这就说明，深圳被试者的功能水平均低于北京。

研究者认为，这可能是不同学习环境造成的影响。据研究者观察，两地学校均设置了音乐课。北京启华康复中心的音乐课次数较为频繁，音乐活动也比较多，很多歌曲，实验者只唱一次，被试者基本就都学会了。而深圳早教中心虽然也设置了音乐课，但大部分是让小朋友坐成一圈看视频听歌，音乐活动进行得比较少，这与启华中心的音乐课程设置有很大不同。这说明学校传统的音乐活动对孤独症儿童的目光对视、注意力集中等方面产生积极的影响。

另外，家长的关注程度也可能是造成两地差异的原因。实验者在与家长交流中发现，启华中心的家长大都会在家中放音乐CD给被试者听，并且十分关注培养这些儿童在音乐方面的天赋。而深圳地区的部分家长是在开展音乐治疗后，才开始意识到被试者对音乐的喜爱，逐渐在其音乐方面投入精力。

以上是实验者在实验中发现的造成这样差异的可能性原因，是否还有其他原因，需要进一步研究。

（3）本次实验的其他收获。

众所周知,孤独症儿童最缺乏的就是社会交往功能,即人与人之间的交往能力,而小组治疗则是帮助他们改善这项能力的有效方法之一。在实验者与这些儿童家长的沟通中,发现家长们最大的心愿就是他们可以上正常幼儿园及正常小学,一位被试儿童曾经就读过正常幼儿园,由于无法配合幼儿园老师教学,总是沉浸在自己的世界里,与其他小朋友无法共同学习,幼儿园只能将其退学。所以,在这样的现实情况下,实验者希望通过小组的音乐治疗改善他们的社会功能,在音乐中学习从遵守活动规则做起,建立基本人际交往沟通规则。在几次实验后,可以看到被试成员与同伴的配合能力有所提高,被试成员可以在互动活动中,按照实验者要求,两人一组共同配合完成活动。

在北京市启华康复中心进行实验时,有一位家长十分担心被试者无法入组,原因是这名儿童从来不喜欢听音乐,更不必说唱歌,在中心的音乐课堂上他也从来不配合,总是说"不听,不唱"。在最初的两次干预中,这名被试者都是从开始哭到结束,虽然没有特别影响其他成员,但也从不配合。在第三次干预开始时,实验者发现,他可以与实验者进行交互轮唱完成《你好歌》。此时,还有其他两名成员不能完成《你好歌》的指令。其家长也突然发现,这名被试者有时在家里自己边拍手边唱出实验中所学习到的歌曲。

在深圳市早期教育干预中心进行实验时,当实验进行了近 4 周时,一名被试者的家长反映,在被试者参与到音乐治疗之后的这几周里,被试者的睡眠有了明显改善,可以由原来的四五个小时提高到八九个小时。实验者并没有从其他文献中发现有这样的报道,希望以后的有关实验可以对此类现象进行更确切的研究。

在两所中心,有一个共同的现象,到音乐治疗时间时,有些被试者会主动向班主任要求"该上韩老师的课了"。在深圳,其中两名实验组被试者经常在午休时间,一个唱,一个做治疗时学到的肢体动作,中心老师都很惊讶,他们入校已 1 年,从来没有听过他们唱歌,更别说有这样的"组合"。这再次说明这种方法可以提高孤独症儿童的主动语言的倾向。

参考文献

大连晚报. 2007. http://www.tianzhibaby.com/bbs/ShowPost.asp? ThreadID=155.

和平. 2007. 雅虎知识堂. http://ks.cn.yahoo.com/question/1307062202909.html.

黄伟云. 2001. 上海心理咨询网. http://www.xlzx.cn/html/counselling/children_subject/Autism/ 2007/0419/4122.html.

寇延. 2006. 发展与教育心理研究所. http://xinli.hbu.edu.cn/asp/n1/show.asp? id=381.

李雪荣. 1994. 现代儿童精神医学. 长沙:湖南科学技术出版社,13:174-184.

彭嘉华. 2001. 中国特殊教育网. http://www.spe-edu.net/Html/gudujiaoxue/2332.htm.

彭玉磊. 2007. 上海心理咨询——紫客网. http://www.zker.cn/Group/Article/4203.

王洪亮. 2006. 黑龙江东北网. http://heilongjiang.northeast.cn/ system/2006/09/11/050545153. shtml.

魏宇. 2007. 央视国际. http://big5. cctv. com/gate/big5/news. cctv. com/society/20070403/. 103538
_1. shtml.

杨宗仁等. 2006. 自闭症儿童早期疗育到宅服务师资培育之规划. 台北:国立台北教育大学出版社.

张乃文. 2005. 儿童音乐治疗——台湾临床实作经验. 台北:心理出版社股份有限公司:188-190.

中国心理网. 2007. http://www. psych. org. cn/Article_Show. asp? ArticleID=1059.

自闭儿家长充电站. 2007. http://www. asatonline. org/about_autism/index. html.

自闭症辅导手册. 2006. 中国孤独症网. http://www. cautism. com/2006/4-14/10394399572. html.

Allen J,DeMyer M,Norton J,et al. 1971. Intellectuality parents of psychotic,subnormal,and normal
children. Journal of Autism and Childhood Schizophrenia,1:311-326.

American Psychiatric Association. 2000. Diagnostic and statiscal manual of mental disorders. 4th ed.
Washington D C:Author.

Applebaum E,Egel A,Koegel R,et al. 1979. Measuring musical abilities of autistic children. Journal
of Autism and Developmental Disorders,9:279-285.

Barlow D H,Durand M. 2006. Abnormal psychology:An intergrative approach. Fourth Edition.
Belmont:Thomson,14:563-568.

Baron-Cohen S,Leslie Frith U. 1986. Mechanical,behavioral and intentional understanding of picture
storis in autistic children. British Journal of Developmental Psychology,4:113-125.

Baumann M L,Kemper T L. 1994. Neuroanatomic observations of the brain in autism//Bauman M
L,Kemper T L. The neurobiology of autism. Baltimore:Johns Hopkins University Press:119-145.

Blackstock E G. 1978. Cerebral asymmetry and the development of early infantile autism. Journal of
Autism and Childhood Schiaophrenia,8:339-353.

Biklen S K. 1990. Qualitative research for education:An introduction to theory and methods. Boston:
Allyn & Bacon.

Bruce Saperston. 1973. The use of music in stabling communication with a autistic mentally retarded
child. Journal of Music Therapy,4:184-188.

Butterfield E C,Wambold S E. 1973. On the theory and practice of improving short-term memory.
American Journal of Mental Deficiency,77:654-669.

Carol Goldstein. 1974. Music and creative arts therapy for an autistic child. Journal of Music Therapy,4:
135-138.

Clark S,Rimington B,Light P. 1988. The role of referential speech in sign mentally retarded children:
A comparison of total communication and signed alone training. Journal of Applied Behavior
Analysis,21:419-426.

Cindy Lu Edgerton. 1994. The effect of improvisational music therapy on the communicative
behaviors of autistic children. Journal of Music Therapy,1:31-62.

Courchesne E. 1991. Neuroanatomic imagng in autism. Pediatrics,87:781-790.

David H , Barlow V , Mark Durand . 2 0 0 6 . Abnormal psychology : An integrative approach . Fourth
Edition. Stamford:Thomson Learning.

Diane A Toigo. 1992. Autism:Integrating a personal perspective with music therapy practice. Journal
of Music Therapy,1:13-20.

Dorita S Berger. 2002. Music therapy sensory integration and the autistic child. 4th ed. London:
Jessica Kingsley Publishers.

Durand V M. 2004. Past, present and emerging directions in education//Zager D. Autism:
Identification,Education,and Treatment. 3rd ed. Hillsdale N J:Erlbaum.

Durand V M, Mapstone E. 1999. Pervasive developmental disorders//Silverman W K, Ollendick T H. Developmental issues in the clinical treatment of children. Needham Heights M A: Allyn, Bacon: 307-317.

Edgerton C. 1994. The effect of improvisational music therapy on the communication behaviors of autistic children. Journal of Music Therapy, 31:31-62.

Emily Stevens, Frank Clark. 1969. Georgia mental health institute. Journal of Music Therapy, 4:98-104.

Evelyn M Buday. 1995. The effects of signed and spoken words taught with music on sign and speech imitation by children with autism. Journal of Music Therapy, 3:189-205.

Fristoe M, Lloyd L L. 1978. A survey of the use of non-speech systems with severly Communications impaired. Mental Retardation, 16(2):99-103.

Grandin T. 1988. My experiences as a autistic child and review of selected literature. Journal of Ortho-molecular Psychiatry, 13(3):144-174.

Goldstein C. 1964. Music and creative arts therapy for an autistic child. Journal of Music Therapy, 1: 135-138.

Hairston M J. 1990. Analyses of responses of mentally retarded autistic children and mentally retarded nonautistic children to art therapy and music therapy. Journal of Music Therapy, 27: 137-150.

Hollander F M, Juhrs P D. 1974. Orff-Schulwerk, an effective treatment tool with autistic children. Journal of Music Therapy, 11:1-12.

Kanner L. 1943. Autistic disturbances of affective contact. Nervous Child, 2(2):217-250.

Kanner L. 1949. Problems of nosology and psychodynamics of early infantile autism. American Journal of Orthopsychiatry, 19:416-426.

Kern P, Aldridge D. 2006. Using embedded music therapy interventions to support outdoor play of young children with autism in an inclusive community-based child care program. Journal of Music Therapy, 4:270-294.

Koegel R L, Schreibman L, O'Neill R E, et al. 1983. The personality and family interaction characteristics of autistic children. Journal of Consulting and Clinical Psychology, 51:683-692.

Koegel R L, Rincover A, Egel AL. 1982. Educating and understanding autistic children. San Diege: College Hill.

Layton T. 1988. Language training with autistic children using four different modes of presentation. Journal of Communication Disorders, 21:333-350.

Litchman M D. 1976. The use of music in establishing a learning environment for language instruction with autistic children. Ph. D. diss. State University of New York at Buffalo. Dissertation Abstracts International, 38:4992A.

Mahlberg M. 1973. Music therapy in the treatment of an autistic child. Journal of Music Therapy, 10: 189-193.

McAdoo W G, DeMyer M K. 1978. Research related family factors in autism. Journal of Pediatric Psychology, 2:162-166.

Mike D Brownell. 2002. Musically adapted social stories to modify behaviors in students with autism: Four case studies. Journal of Music Therapy, 39:117-144.

Morris G P. 1975. Language and memory in the severly retarded//O'Conner N. Language cognitive deficits and retardation. London: Butterworths: 143-150.

Mundy P, Sigman M, Kasari C. 1990. A longitudinal study of joint attention and language development in autistic children. Journal of Autism and Development Disoreder, 20:115-128.

Myra J Staum, Patricia J Flowers. 1984. The use of simulated training and music lessons in teaching appropriate shopping skills to an autistic child. Journal of Music Therapy, 4:14-17.

Nordoff P, Robbins C. 1977. Creative music therapy. New York: Harper and Row Publishers.

O'Connell T. 1974. The musical life of an autistic boy. Journal of Autism and Childhood Schizophrenia, 4:223-229.

Ornitz E M. 1974. The modulation of sensory input and motor output in autistic children. Journal of Autism and Childhood Shizophrenia, 4:197-216.

Ornitz E M. 1987. Autism//Adelman G. Encyclopedia of neuroscience. Boston: Birkhaeusers: 92-93G.

Peterson B S. 1995. Neuroimaging in child and adolescent neuropsychiatric disorders. Journal of the American Acdemy of Child and Adolescent Psychiatry, 34:1560-1576.

Pronovost W. 1961. The speech behavior and language comprehension of autistic children. Journal of Chronic Diseases, 13:228-233.

Rimland B. 1964. Infantile autism. Journal of Music Therapy, 11:135-138.

Ronna S Kaplan. 2005. An analysis of music therapy program goals and outcomes for clients with diagnoses on the autism spectrum. Journal of Music Therapy, 1:2-19.

Rutter M. 1978. Diagnosis and definition of childhood autism. Journal of Autism and Childhood Schizophrenia, 8:139-161.

Reich R. 1978. Gestrul facilitation of expressive language in moderately/severly retarded preschoolers. Mental Retardation, 4:113-117.

Saperston B. 1973. The use of music in establishing communication with an autistic mentally retarded child. Journal of Music Threapy, 10:184-188.

Sherwin A. 1953. Reactions to music of autistic children. American Journal of Psychiatry, 109:823-831.

Schaeffer B, Musil A, Kollinzas G, et al. 1977. Spontaneous language for autistic children through signed speech. Journal of Music Threapy, 17:287-328.

Schmidt D, Edwards J. 1976. Reinforcement of autistic children's response music. Psychological Reports, 39:571-577.

Stevens E, Clark F. 1969. Music therapy in the treatment of autistic children. Master's thesis, Michigan State University, East Lansing, MI. Journal of Music Threapy Winter: 98-104.

Schopler E, Mesibov G B. 1984. The effects of autism on the family. New York: Plenum Press.

Thaut M H. 1984. A music therapy treatment model for autistic children. Music Therapy Perspectives, 1(4):7-13.

Thaut M H. 1999. An introduction to music therapy theory and practice. Music Therapy with Autistic Children, 8:163-178.

Thaut M H. 1987. Visual vs. auditory (musical) stimulus preferences in autistic children: A pilot study. Journal of Autism and Developmental Disorders, 17:425-432.

Thaut M H. 1988. Measuring musical responsiveness in autistic children: Comparative analysis of improvised musical tone sequences of autistic, normal, and mentally retarded individuals. Journal of Autism and Developmental Disorders, 18:561-571.

Volkmar F R, Klim A, Siegel B, et al. 1994. Field trial for autistic disorder in DSM-IV. American Journal of Psychiatry, 151:1361-1367.

Volkmar F R, Szatmari P, Sparrow S S. 1993. Sex differences in pervasive development orders. Journal of Autim and Developmental Disorders, 23:579-591.

William B Davis, Kate E Gfeller, Thaut M H. 1999. An introduction to music therapy: Theory and practice. Dubuque I A: McGraw-Hill: 163-178.

Warwick A. 1995. Music therapy in the education service//Wigram T, Saperson B, West R. Research, with autistic children and their mothers. The art and science of music therapy: handbook. Chur, Switzerland: Harwood Academic, 209-225.

奥尔夫音乐治疗方法对孤独症
儿童的个案研究

王冰　高天

1943 年由 Kanner 提出了儿童自闭症,并对其进行了定义。儿童自闭症是一组广泛性发育障碍,症状一般在 1 或 2 周岁时显现。但是自闭症又与一般的发育障碍不同,它有一些异乎寻常的行为。他们拒绝与人接触,极端孤僻,与人没有正常的交流关系,缺乏与亲人的依恋行为;对环境要求固定,不允许变化;行为刻板,常重复简单的游戏,并有恋物的特征;言语发育迟滞,在表达能力上有困难,并有刻板和无意义语言。这些患儿往往无视于人的存在,但对物体却有异常的偏好。虽然大部分自闭症患儿说话很早,但有一半或三分之一的患儿在两至三岁时停止说话,甚至缄默(Kanner,1949)。

归纳其症状,主要表现为以下几个方面。

(1) 语言发展障碍:研究显示有 50% 的自闭症儿童没有正常的语言交流,有的甚至没有语言。即使有语言也是自言自语,无交流目的,常有刻板语言出现。

(2) 社会交往障碍:自闭症儿童往往从婴儿时期就表现出与人的不亲近,对父母没有表现出应有的依恋,面部也无情感表示,缺乏对周围人的意识,不与同龄小朋友一起玩耍,而对一些特殊的物体却有很强的依恋性。

(3) 认知障碍:自闭症儿童对具体的一些事物,没有获得在他相应的年龄所应有的概念。比如对颜色、数字、声音的辨别等等。

(4) 感知觉障碍:对听觉、视觉、触觉、味觉,以及整体与局部的区别,左右空间的概念,四肢的协调性,都有不同程度上的障碍。

关于自闭症的病因,在早期曾经被认为是患儿缺乏亲情关怀,或者是曾经受到某些事情的惊吓,导致自闭症。由于这些理论缺乏确切的根据,所以现在对病因的解释逐渐转移到病因学的角度。自 1960 年起,大量的研究认为自闭症是一种脑功能发育障碍,这些症状表现在理解、认知和行为方面的迟滞和异常上(Baumann and Kemper, 1994)。Ornitz(1974)则认为,自闭症的症状主要表现在理解与行为的失调,他们的所有不正常行为都能被解释为是感官信息输入错误的结果。这些错误的感官模式导致了理解上的不连续性,这样可能令患儿对身边的感觉刺激过于敏感或无反应,对环境不能有稳定的感觉,所以产生异常行为。另有研究发现,四分之一自闭症患儿的脑半球结构异常,主要表现在大脑皮层和边缘系统范围。同时,研究者发现感官系统和认知能力正好受这些系统的控制(Baumann and Kemper,1994)。但直到目前为止,还是没有找到真正具有说服力的自闭症病因,因为这些理论都只能单一地说明行为异常的某一方面,但是自闭症的症状是体现在多方面的。

美国从 1974 年开始,对自闭症的治疗理念已从精神医学模式转到教育或发展模式。自闭症患者可以在公立学校的特殊课堂或常规课堂学习,并且兼顾到他们的特殊需要,学校和机构设立了针对这些患儿特点的有结构的教育课程,为他们提供学习、认知、行为的训练。最近 20 年教育项目的课程设置主要在以下五个领域进行。①在社会行为能力方面:减少不正常行为,建立社会交往意识。②在独立生活能力方面:进行最基本的生活能力训练,如穿衣、饮食等等。③在感觉运动的发展方面:进行感觉统和训练,提高患儿总的运动机能,加强他们在感官上的理解。④在认知能力的发展方面:加强阅读能力,练习拼写,了解基本常识。⑤在语言发展方面:训练理解和表达能力,模仿语言,学会基本的交流方式(Thaut,1980)。

虽然自闭症患儿在认知、社会情感和人际交往方面的发展有很大障碍,但他们在某些方面,如记忆力、运动能力、音乐能力或空间概念上都显示出非凡的能力(William,1999)。大量的研究已经表明,自闭症儿童对音乐有不同寻常的兴趣,并显示出不同寻常的感受力和注意力,其中有些甚至是音乐天才。而音乐用于自闭症的治疗已经取得了显著的效果。以下一些研究者对自闭症儿童在音乐上的反应做了大量的研究。Sherwin 在 1953 年就已经发现了自闭症儿童对音乐有明显的反应。比如在音调的记忆,古典音乐片断的认知,演奏乐器、歌唱、聆听音乐上都显示出强烈的兴趣与能力(Thaut,1980)。Pronvost(1961)观察 12 个自闭症儿童达两年之久,发现他们对于音乐的反应与兴趣远远超过别的声音。O'Connell(1974)曾经报道低功能的自闭症患儿在钢琴的演奏上有非凡的能力。Blackstock(1978)发现在语言和音乐之间,自闭症儿童比正常儿童更偏好于音乐。Koegel(1982)注意到音乐在加强运动感官的刺激方面有积极的作用,并能减少自我刺激行为。Thaut(1987)的研究表明自闭症患儿对音乐听觉的刺激的反应强过给予视觉上的刺激所产生的反应。Bergman 和 Escalona(1949)的研究显示,30 个自闭症儿童中,只有一个对音乐没有表现出极大的兴趣。Tanguay(1976)的有关大脑半球电生理研究的资料显示:尽管自闭症儿童的人际反应严重受损,但他们对一定的音乐形式和音乐刺激的反应却显示出他们的音乐功能并没有受损。

Goldstein(1964)、Stevens 和 Clark(1969)、Mahlberg(1973)、Hollander 和 Juhrs(1974)、Saperston(1973)、Schmidt 和 Edwards(1976)及 Warwick(1995)这些治疗师的研究表明自闭症患儿通过音乐治疗,在社会行为和人际关系上都有所改善。运动机能和肢体运用的想象方面也有所提高(Goldstein,1964;Mahlberg,1973;Saperston,1973)。而且,也有治疗师发现自闭症患者在交流能力上有所提高(Edgerton,1994),语言功能也有改善(Litchman,1976;Mahlberg,1973;Saperston,1973)。这些研究主要集中在以下几个领域进行:① 提高总的运动机能;② 增加集中注意力时间;③ 发展对身体的意识;④ 发展对自我的概念;⑤ 发展社会技巧;⑥ 发展言语和非言语的交流;⑦ 学习基本知识与概念;⑧ 消除刻板行为;⑨ 减少情绪上的焦虑和不稳定性;⑩ 训练感官的反应(听觉、视觉、触觉等)。运用的技巧有:①发声练习;②歌唱,并伴随身体运动;③ 舞蹈,律动和模仿技巧;④ 音乐游戏;⑤ 乐器演奏(即兴或模仿);⑥音乐聆听(Thaut,1980)。

音乐是多重领域的体验,它能影响人们的思想、身体和行为。对演奏者和聆听者都能带来行为上的变化。它能发展人对环境的意识,不管这个个体是正常的,还是有障碍的。音乐也有很大的灵活性,能适应人们受教育程度的不同以及不同的文化背景。一些实验表明,音乐可以创造不同的交流渠道,适应不同的障碍。所以,在自闭症的治疗上,音乐显示了异乎寻常的效果。一些资料显示,在自闭症的音乐治疗中,奥尔夫的方法有着很好的作用(Bruscia,1987),但国内目前有关奥尔夫音乐教育的方法运用在自闭症治疗上的详细资料并不很多。

奥尔夫音乐教育体系是当今世界最著名、影响最广泛的三大音乐教育体系之一。奥尔夫深受达尔克罗兹体系的影响,并在此基础上创造了他的音乐教育理念和全新的教育体系。奥尔夫的音乐教育原理也可以说是"原本性的音乐教育"。原本的(ele-mentarius),即属于基本元素的、原本素材、原始起点,适合于开端的。原本的音乐不只是单独的音乐,它和动作、舞蹈、语言紧密结合在一起,是人们必须自己参与的音乐。在这里人们不是作为听众,而是作为演奏者参与。这种原本的音乐是自然的,每个人都能学会和体验,尤其适合于儿童。托马斯说,奥尔夫的思想是建立在人类学的基础上,从儿童的生理特点和兴趣爱好出发而产生的,儿童经过奥尔夫音乐教育体系训练后,获得了最初的社会交际能力(李妲娜,2000)。

奥尔夫原本性音乐教育的目的是在人"唯一起决定性作用的早期,去发展想象和体验的能力。儿童在早期所体验的开始,在他身上得以被唤起和培养的一切,对其毕生是起决定性作用的,有很多能力可能在这些年头被搁浅而得不到发展。"对于在人的发展中来说,接触自然的、原本性的东西能起到一种协调的作用,也具有一种对心灵亏损病症的疗效作用(李妲娜,2000)。

奥尔夫音乐治疗方法是在奥尔夫音乐教育体系的基础上建立的。Gertrude Orff,Carol Bitcon 和 Iemgard Lehrer-Carle 根据卡尔·奥尔夫(Carl Orff)的音乐教育思想,发展了系统的奥尔夫音乐治疗方法。在音乐治疗多年的临床实践中,取得了很好的效果(Bruscia,1987)。

奥尔夫音乐治疗的活动方式有声音(或口头)练习;乐器的应用;肢体运动;语言的练习(Bruscia,1987)。

声音练习:发声,唱歌,合唱。它可以是有声或无声的,有音高或无音高的,言语或非言语的,有意义语言或无意义语言,节奏或非节奏的。通过这些练习能引发患儿触觉、神经觉和听觉的反馈。

乐器:运用乐器的方式有敲、打、摇、拉、吹、弹。患者可随意地操纵乐器令其出声,如随意敲打,并不强调乐曲的旋律或节奏,更多的是在于参与。通过这些活动,可引起触觉、神经觉和听觉的反馈。

肢体运动:身体不同部位的运动。活动由手势符号、表达运动、舞蹈构成。通过拍击、跺脚、捻指等多种方式达到运动。它能引起触觉、神经觉的刺激与反馈。

语言:运用诗歌、戏剧、故事来进行练习。

其他艺术方面:绘画、写作、雕塑、捏泥等一些艺术形式。

格特鲁德认为音乐治疗的目标是"给患者创造一个很好的音乐环境。在这个环境里,他们能表达自我的情感,拥有正常人的体验,并获得与他人一起演奏音乐的机会"。在这里,人们要达到三种基本体验:①有能力去发扬自己的个性,发展基本意识(辨别能力、相互联系、敏感度、感觉对比);②体验社会生活的能力(发展聆听他人的技巧、对他人的容忍能力、反应能力);③体验物质世界的能力,理解并能控制物质世界(对物体、时间和空间的概念)。Schulberg 分析出了奥尔夫方法通常能达到以下一些目标:节奏意识的加强;身体的应用;相互交流能力的提高;小组成员之间相互反应的能力;相互合作的能力;集体参与意识的加强和娱乐的能力(Bruscia,1987)。

本实验的目的在于,观察奥尔夫音乐治疗方法在提高两名自闭症儿童社会交往方面的作用。

本研究的假设为:

(1)奥尔夫音乐治疗方法可以明显改善两位自闭症儿童在治疗中的社会交往能力;

(2)奥尔夫音乐治疗方法可以有效改善两位自闭症儿童日常生活中的社会交往能力。

本次研究中可使用的奥尔夫音乐治疗方法包括:语言交流技能练习、乐器演奏、肢体运动。本次研究中由于样本小($n=2$),所以采用单一系统研究方法,对两个被试者做个案报告。

一、被试背景

在这个小组中,我选了两个自闭症儿童作为被试者。这两个被试者的问题主要都集中体现在社会交往上,无法与同龄小朋友正常交流。下面简单介绍被试者的具体症状。

刘强(化名),男,6岁,语言发音不清晰,缺乏交流性语言,与他人没有交往意识,不服从老师和家长的指导,存在刻板语言和行为。例如,经常无意义地哼唱,情绪不稳时常常自言自语,或反复模仿听过的故事。处于兴奋状态的时候,经常把双手举在眼前晃动。

张小伟(化名),男,5岁,1岁之前发育正常,活泼,喜欢与人打招呼。2岁以后,出现不爱与人交流、语言上鹦鹉学舌状;在集体生活中,不能与别的小朋友玩耍,不主动说话,注意力不能集中;在家中基本上不主动提要求,一天中烦躁的时间多,脾气急,哭闹频繁。

这两个被试者在其行为特点上都呈现出典型的自闭症症状,特别是社会交往障碍是他们的共同症状。在本研究前,我对张小伟曾进行过为期大约1年半的个体音乐治疗,治疗主要解决他的语言和合作交往方面的问题。运用的方法有演唱歌曲、演奏乐器、肢体运动等方式,并没有系统地采用奥尔夫音乐治疗方法。经过治疗后,患儿的症状得到了一定的改善。本研究的治疗目标主要集中在患儿的社会交往障碍方面,患儿的其他症状均不在本研究的目标之内。在本研究的过程中,患儿并没有接受其他的治疗方式。

二、方 法

本研究所使用的奥尔夫音乐治疗方法有:①语言交流技能练习;②乐器演奏;③肢体运动。

(一) 语言交流技能练习

语言交流是进行社会交往的主要方式。根据 Litchman、Mahlberg 和 Saperston 在1976 年的研究发现,通过音乐治疗,自闭症患者在交流能力上有所提高,语言功能也有改善。研究者通过训练被试者念唱儿歌、演唱简单的歌曲来提高他们的语言功能。

(二) 乐器演奏

在音乐中,乐器是他们表达情感和与环境产生联系的方式。朱莉特·阿尔文(Juliette Alvin)的研究显示,自闭症儿童更愿意与物体建立关系,演奏乐器对他们来说是很愉快的事情(Alvin,1991)。乐器的演奏方式有敲、打、摇、拉、吹、弹。患儿可随意地弹奏、敲击。在这里更多的是强调个体的参与,而不是音乐本身的审美价值。在乐器演奏的过程中,能让患儿体验集体参与的意识,从而达到互相交流的目的。在治疗中,患儿演奏的乐器主要有鼓、散响乐器、木琴、钢片琴等。

(三) 肢体运动

即患儿跟随音乐进行身体不同部位的运动。格特鲁德认为通过拍击、跺脚、捻指等多种方式的肢体运动,能提高患儿在触觉、神经觉的反馈,并提高自我表达能力,发展与外界的联系(Bruscia,1987)。活动方式有拍击、跺脚、捻指、跑、跳、摇摆身体等,通过这些方式来达到身体的运动。患儿在活动中,有互相身体的接触,以及相互的关注,通过这方面的活动,能发展对他人的意识以及相互合作的能力。

三、器　材

国产奥尔夫乐器一套,包括有固定音高乐器和无固定音高乐器。

(一) 无固定音高乐器

分为四大类。
(1) 皮革类:各种鼓击乐器。声音低沉,音量较大。
(2) 木质类:单、双响筒,木棒、木鱼等。声音清脆、明亮。
(3) 金属类:三角铁、碰铃。声音连绵,清脆。
(4) 散响类:沙锤、串铃。音量小,声音散,有延长音。

(二) 有固定音高乐器

音条琴(木质的高音、中音、低音木琴和金属的高音、中音、低音铝板琴,还有声音清脆的小钟琴);吹奏乐器(竖笛);钢琴;吉他。

四、操作过程

每堂课为 45 分钟,一周一次。每次两被试者同时参加。由一名助手对他们进行独立行为观察纪录。音乐活动包括:肢体动作;歌唱、歌谣卡农和乐器演奏。

(一) 肢体动作(音乐舞蹈和音乐游戏)

1. 音乐舞蹈

目的:启发身体自然律动的潜能,训练反应能力,提高注意力和相互的合作能力。

(1)《拍手舞》。

患儿先跟随治疗师做声势(拍手),等患儿比较熟悉音乐以后,逐渐发展为两人互相做不同动作。

(2)《一二三四五六七》。

患儿先与治疗师手拉手边唱边走;先向前走四拍,再向后走四拍。在乐曲结束时,马上找到一个好朋友,互相握手或拍手。

2. 音乐游戏

目的是发展被试者对他人的意识,提高相互的合作能力。

(1)听信号找朋友。

治疗师先播放一段音乐,停止的时候,发出指令让被试者做出动作。

(2)组字,即要求被试者用身体摆出不同的数字和汉字。

治疗师先示范一遍造型,被试者观察。在治疗师的帮助下,被试者用自己的身体摆出数字。最后治疗师鼓励被试者相互进行组合摆出更丰富的数字。

(3)《摇小船》。

两人一组,坐在地毯上,由一人抱着另一人。治疗师边念歌谣边晃动被试者的身体,并加上乐器的伴奏,演唱《摇小船》。最后,小组人员交替,鼓励被试者相互之间的交流。

(二) 歌唱歌谣《卡农》

本活动的目的是提高语言能力。格特鲁德认为语言的训练需要各方面的支持,创造一个良好的语言环境,如有想象力的、带有视觉支持和有节奏的语言训练。

1. 语言节奏训练《大西瓜》

大西瓜│圆又圆│切开　变成│两大　碗│你吃　一大　碗│我吃　一大　碗│留下空　碗│当小　船 —‖

2. 歌曲演唱《其多列》

治疗师先带领被试者念两遍歌词,并辅以声势动作。在被试者演唱的时候,治疗师加上简单的舞蹈动作。

(三) 乐器演奏

目的是以一种非语言的方式,鼓励儿童参加小组活动。

格特鲁德(1974)认为通过乐器的应用可以鼓励儿童加入小组活动,孤独症患儿通过乐器与他人发展关系,更能令他感到安全一些。

1.《你好歌》

该曲在每次开始治疗时演唱,演唱时治疗师要与孩子进行目光交流,并有适当的肢体接触。被试者在治疗师的帮助下,在乐器上演奏此曲的旋律。

2.《再见歌》

此曲同《你好歌》一样,也是前期治疗一直使用的乐曲,但是使用在治疗结束的时候。治疗师要求被试者在音条琴上演奏。

3.《名字歌》

治疗师先一对一地问唱被试者,演唱时要求对方有目光交流。在被试者已经能与治疗师对答后,加上乐器的演奏。最后治疗师要求被试者之间进行问唱,并发展到乐器上的问答。

4. 手指游戏

治疗师用3个手指代替3个音符(如大拇指—Do;食指—Re;中指—Mi)。治疗师示范几遍后,唱出音名,让学生来找音,指出是哪一个手指。被试者熟悉几个音名后,治疗师可以打乱顺序和变换不同节奏。最后用有音高的乐器演奏所编的儿歌。

五、观察评估方法

根据托特的研究显示,自闭症儿童的社会交往障碍表现在语言和社会情感两个方面(Thaut,1980)。

语言障碍:①缺乏社会性模仿(如与人招手说"再见");②不会组织语句;③人称代词混乱(不分"你、我");④缺乏主动语言。

社会情感障碍:

(1)情感淡漠,缺乏社会性的微笑,缺乏目光对视,对人特别是对亲人,没有依恋的表现。

(2)情绪障碍,经常无故发脾气或大笑。对环境的刺激,面部表情反应不适当。

(3)与同龄儿童交往障碍:与同龄人显出不同的兴趣。如对玩具没有兴趣,而宁愿独自不停地摆弄物体(如不停地转台灯,拧开关),重复无意义的行为。

(4)行为障碍:有刻板行为,不允许环境的改变。比如,房间的摆设不允许变化,走路要求固定的路线。

根据以上自闭症儿童所表现的社会交往的特征,笔者决定从以下几个方面对他们的靶症状行为进行评估。

(一) 语言障碍

(1)主动语言次数。在没有治疗师提示的情况下,患儿主动表达思想或提出要求(积极行为)。

（2）社会交往性语言次数。与他人进行社会交往过程中使用的礼节性语言（积极行为）。

（3）无意义语言的次数。患儿反复出现与当时环境无关的、没有任何意义的语言（消极行为）。

（二）情感障碍

（1）目光交流的次数。与他人进行持续2秒钟以上的对视为一次（积极行为）。

（2）不适当情绪反应的次数。没有原因的突然发脾气或大笑（消极行为）。

（3）微笑的次数。在治疗活动过程中，患儿情感的表达（积极行为）。

（三）社会适应能力

（1）听从指令的次数。在治疗师的指令下，患儿所进行的活动（积极行为）。

（2）参与活动的时间。在治疗活动过程中，患儿参加活动的时间（积极行为）。

（3）注意力集中的时间。在治疗过程中，患儿集中注意力的时间（积极行为）。

（4）肢体接触的次数。在治疗过程中，患儿与他人身体上接触的次数，如握手等（积极行为）。

（5）不适当情绪反应的次数。患儿突然大哭或大笑，或长时间地重复一个简单无意义的活动，如不停地转圈等（消极行为）。

评估的方法为：在每次治疗过程中追踪观察记录。最后用 T 检验的统计学方法检验被试者的变化与治疗次数之间的相关系数是否具有显著性意义。

本研究参考 Bitcon 的"奥尔夫治疗行为观察表"（Bitcon's Behaviol Checklist for Orff-Schulwerk），并结合本研究目的和治疗目标，特制定出行为观察量表一份，作为本研究对两个患儿行为变化的主要依据。另外，本研究使用北京大学医学院精神卫生研究所提供的《自闭症行为检查表》对两个患儿做前测和后测，分别由患者的家长亲自填写，作为行为观察结果的对照评价。并观察患儿在治疗室中的行为变化对其日常生活中行为的影响，即治疗效果的泛化作用。

六、结果和讨论

（一）刘强行为观察图表（图1至图4）

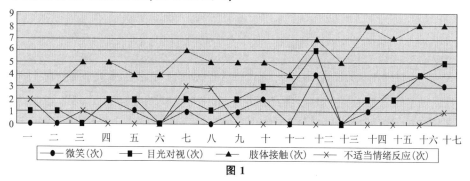

图 1

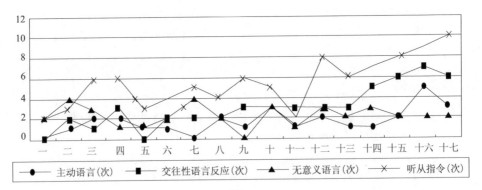

图 2

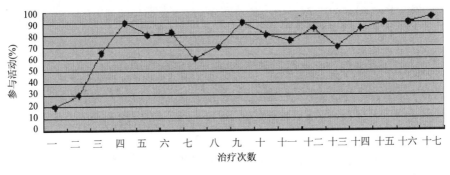

图 3

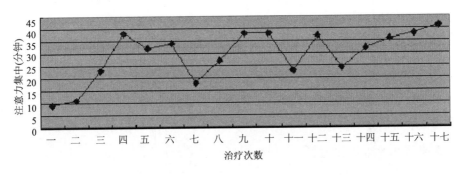

图 4

根据表 1 可知,刘强在交流性语言反应的次数、注意力集中的时间、参与活动、听从命令、微笑与肢体接触的次数,显示出与治疗次数的相关性极其显著($P<0.01$)。而主动语言和目光对视的次数与治疗的次数相关性也较显著($P<0.05$)。图 4 所示,随着治疗次数的增加,前面所提到的这几项都是呈上升趋势。交流性语言反应在前 6次波动很大,直到从第 10 次开始才趋于稳定,到 14 次的时候上升到一个新的高度。注意力集中这一项,在前 6 次都是一个明显上升的趋势,但是到第 7 次的时候又回到

低于第 3 次的水平(原因可能与被试者当日发烧有关)。而第 10 次与 13 次之间,上下的波动幅度也是相当大的,直到第 14 次开始趋于稳定上升。参与活动的时间从第 1 次到第 4 次直线上升,之后一直趋于稳定。听从指令和微笑的次数起伏一直是很大的,到了 14 次后开始稳定上升。由此可见,除了参与活动这一项,其他几项观察内容的上下波动幅度都比较大。并且这几项内容是紧密联系在一起的,其中一项的变化可能影响着另一项。该被试者基本上从第 10 次才开始趋于比较稳定的发展。但是该被试者的无意义语言和不适当情绪反应这两项没有显示出有显著性效果,以上所用的方法可能在这两项观察内容的干预效果有限。

表 1　刘强治疗效果分析

观测项目	治疗次数																	相关系数(r)及显著性
	1	2	3	4	5	6	7	8	9	10	11	12	13	14	15	16	17	
主动语言(次)	0	1	2	2	1	1	0	2	1	3	1	2	1	1	2	5	3	0.5369**
交流性语言反应(次)	0	2	1	3	0	2	2	2	3	3	3	3	5	6	7	6		0.8726***
无意义语言(次)	2	4	3	1	1	2	4	2	0	3	1	3	2	3	2	2	2	−0.0922
注意力集中(分钟)	9	11	23	38	32	34	18	27	38	38	23	37	24	32	36	38	41	0.6139***
参与活动(%)	20	30	65	90	80	82	60	70	90	80	75	85	70	85	90	90	95	0.6826***
听从命令(次)	2	3	6	6	3	4	5	4	6	5	2	6	7	8	9	10		0.7401***
微笑(次)	0	0	0	2	1	0	1	0	1	2	0	4	0	1	3	4	3	0.6241***
肢体接触(次)	3	3	5	5	4	4	6	5	4	5	4	7	5	8	7	8	8	0.8273***
目光对视(次)	1	1	0	2	2	0	2	1	2	3	3	6	0	2	4	5		0.5781**
不适当情绪反应(次)	2	0	1	0	0	0	3	3	0	0	0	0	0	0	0	0	1	0.2675

** P<0.02~0.05,相关性显著;*** P<0.01,相关性极显著;无 * 号表示不显著。

(二)张小伟行为观察图表(图 5 至图 8)

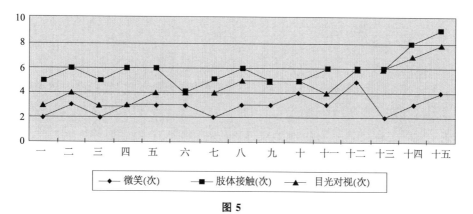

图 5

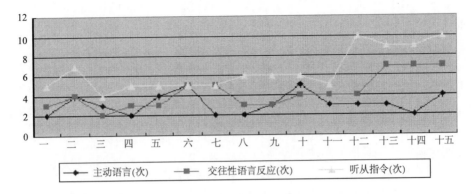

图 6

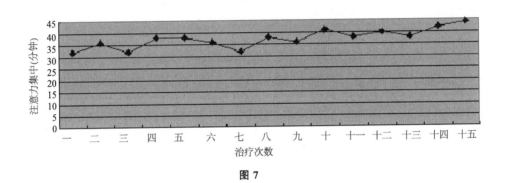

图 7

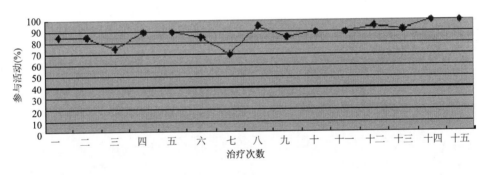

图 8

　　表2显示,张小伟的治疗次数是15次,他在交流性语言反应、注意力集中、听从指令和目光对视这几项与治疗次数都显示相关性极其显著($P < 0.01$)。参与活动和肢体接触这两项与治疗次数的相关性较显著($P < 0.05$)。微笑的相关性尚显著($P < 0.1$)。图6显示,主动语言次数的上下波动幅度比较大,而且没有显示有显著性效果。而其他几项都呈现稳定上升的趋势。

表 2　张小伟治疗效果分析

观测项目	治疗次数															相关系数(r)及显著性
	1	2	3	4	5	6	7	8	9	10	11	12	13	14	15	
主动语言(次)	2	4	3	2	4	5	2	2	3	5	3	3	3	2	4	0.0603
交流性语言反应(次)	3	4	2	3	5	5	3	3	4	4	4	7	7	7	7	0.7277***
注意力集中(分钟)	32	36	32	38	38	36	32	38	36	41	38	40	38	42	44	0.7370***
参与活动(%)	85	85	75	90	90	85	70	95	85	90	90	95	92	100	100	0.6322***
听从命令(次)	5	7	4	5	5	5	6	6	6	5	10	9	9	10		0.7472***
微笑(次)	2	3	2	3	4	3	3	4	3	4	3	5	2	3	4	0.4725*
肢体接触(次)	5	6	5	6	6	5	6	5	5	6	6	6	6	8	9	0.6025**
目光对视(次)	3	4	3	4	4	5	5	4	5	4	6	6	7	8		0.8918***

* 较显著;** 显著;*** 极显著。

相比较这两个被试,张小伟属于轻度的自闭症症状,见图 5 至图 8、表 2 显示,较刘强的症状轻,见图 1 至图 4、表 1 显示。图表显示张小伟的功能指标高于刘强。但是刘强的症状改变与治疗次数的相关性比张小伟显著。刘强达到极显著的项目有 6 个,而张小伟则有 4 个项目达到极显著。从刘强与张小伟的效果图来看,双方分别在交流性语言反应、注意力集中、听从指令这三项指数显示出相关性极其显著,而在其他几项,双方各有不同的显著性效果或无显著性。因此,本研究的第一个假设,即奥尔夫音乐治疗方法可以明显改善自闭症儿童在治疗环境中的社会交往能力,基本得到支持。

我们现在再通过《自闭症行为检查表》前测和后测的结果对比,来看看奥尔夫音乐治疗干预对被试者日常生活中的症状表现的影响。

在图 9 和图 10 中,被试者的分数越低,他的行为模式就越接近正常。刘强在治疗前各项相加的总分为 65,治疗后的总分为 37。张小伟在治疗前各项相加的总分为 36,治疗后的总分为 11。

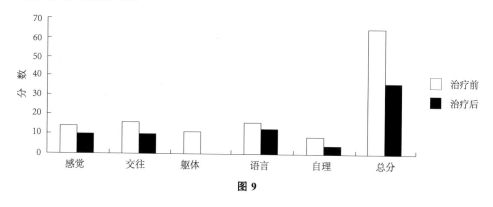

图 9

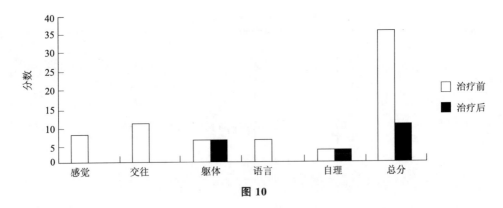

图 10

从《自闭症行为检查表》来看,两个患儿经过半年的治疗后,在感觉、交往、躯体、语言和自理这几个方面都有所改善。通过治疗前和治疗后的比较,刘强在躯体这一项上的变化尤为显著,患儿从治疗前 11 分,在治疗后降至 0 分;交往这一项从治疗前 16 分,在治疗后降至 10 分;语言、感觉和自理这三项也分别有所改善。对照前面的《治疗效果分析图》,刘强在交往性语言反应(语言)、注意力集中(交往)、参与活动(交往)、听从命令(交往)、微笑(交往)、肢体接触(躯体)这几项显示相关性极其显著。而主动语言(语言)和目光对视(感觉)显示相关性显著。由此可见,患儿在治疗室中的行为变化与治疗室外的行为变化基本上一致(表 3、表 4)。

表 3 刘强自闭症行为检查表

	感 觉	交 往	躯 体	语 言	自 理	总 分
治疗前	14	16	11	16	8	65
治疗后	10	10	0	13	4	37

表 4 张小伟自闭症行为检查表

	感 觉	交 往	躯 体	语 言	自 理	总 分
治疗前	7	11	7	7	4	36
治疗后	0	0	7	0	4	11

张小伟的《自闭症行为检查表》显示,被试者在语言、交往、感觉这三项的变化极其显著,但是在自理与躯体这两项上没有变化。他在《治疗效果分析表》中交流性语言性反应(语言)、注意力集中(交往)、听从命令(交往)、目光对视(感觉)这几项上显示相关性极其显著。肢体接触(躯体)和参与活动(交往)的相关性为显著。

通过比较这两个患儿的《自闭症行为检查表》和《治疗效果分析表》的观察结果,我们可以看出患者在治疗室里的治疗效果能直接泛化到生活中去。因此,本研究的第二个假设,即奥尔夫音乐治疗方法可以有效地改善这两名自闭症儿童在日常生活中的社会交往能力,也基本得到支持。

通过这次的研究显示，奥尔夫方法在两名自闭症儿童上的治疗效果是显著的，尤其是在改善交流性语言反应、注意力集中、听从指令、肢体接触、参与活动、目光对视这几项上都有非常显著的效果，这些对改善被试者的社会交往能力，都有相当意义。在微笑和主动语言这两项上，两个被试者的观察效果有差距。在微笑这项上，刘强的数据显示为极其显著（$P<0.01$），而张小伟的数据显示是尚显著（$P<0.1$）。主动语言这项，刘强的数据显示相关性显著（$P<0.05$），而张小伟的数据显示无显著性。由于两个被试者的数据有差距，所以对使用奥尔夫方法改善这两名自闭症患儿微笑和主动语言方面，还需要有更多的研究结果来确定，可能存在较大的个体差异。在治疗过程中，刘强的无意义语言一直没有得到很好的改善。患儿即使在集中注意力参与活动的时候，也会有无意义语言的出现，而在他情绪状态不稳定的时候，出现的频率更高。从治疗开始一直到结束，这方面一直未得到很好的改善。我们也曾与患儿的父母亲进行交流，他们表示这一直是患儿长期出现的主要症状，大概已经持续 3 年之久，症状时轻时重。在患儿出现无意义语言时，他们采取的方式一般是呵斥，严厉制止，虽然患儿在家长面前减少了无意义语言的次数，但并没有改变其症状，相反会在趁家长不注意的情况下，出现更多的无意义语言。研究者曾多次要求家长采取转移注意力的方式，而不是压制的方式，但是未得到很好的配合。所以，分析这项的观察结果有两个可能性。第一是奥尔夫的方法在这一方面的干预作用有限，不能很好地干预患儿的无意义语言。第二是由于患儿的家长态度过于严厉，压制了患儿的这方面需要，反而造成患儿更强烈的欲望。而治疗室是让患儿较安全的环境，所以成了他宣泄的一个场所。研究者认为对于这方面，需要做更进一步的研究。

参考文献

李姐娜. 2000. 奥尔夫音乐教育体系. 走向未来的音乐教育. 海口：海南出版社：159-161.

郭卜乐. 2002. 中国心理热线. http//www. zgxl. net.

Alvin J. 1991. Music therapy for the autistic child. Oxford：Oxford University Press：12.

American Psychiatric Association. 1994. Diagnostic and Statistical Manual of Mental Disorders Ⅳ (DSM Ⅳ). Washington D C：American Psychiatric Association.

Aonon. 1983. A music therapy treatment model for autistic children. Music Therapy Perspectives，1：7-13.

Aonon. 1987. Visual vs. Auditory (musical) stimulus preferences in autistic children：A pilot study. Journal of Autism and Development Disorder，17：425-432.

Benda C. 1952. Developmental Disorders of Mentation and Cerebral palsies. New York：Grune & Stratton.

Bruscia K. 1987. Improvisational models of music therapy. Springfield I L：Charles C Thomas Publisher：220-236.

Bergman P，Escalona S. 1949. Unusual sensitivities in very young children. Psychoanalytic Study of the Child，4：333-352.

Baumann M L，Kemper T L. 1994. Neuroanatomic observations of the brain in autism//Bauman M

L，Kemper T L. The neurobiology of autism. The acurobiology of autism. Baltimore：Johns Hopkins University Press：119-145.

Blackstock E G. 1978. Cerebral asymmetry and the development of early infantile autism. Journal Autism and Childhood Schizophrenia，8：339-353.

Edgerton C. 1994. The effect of improvisational music therapy on the communication behaviors of autistic children. Journal of Music Therapy，31：31-62.

Gatewood E L. 1921. The psychology of music in relation to anesthesia. American Journal of Surgery，Anesthesia Supplement，35：47-50.

Goldstein C. 1964. Music and creative arts therapy for an autistic child. Journal of Music Therapy，1：135-138.

Hollander F M，Juhrs P D. 1974. Orff-Schulwerk，an effectice treatment tool with autistic children. Journal of Music Therapy，11：1-12.

Kanner L. 1949. Problems of nosology and psychodynamics of early infantile autism. Amer J Ortho-psychiat，19：416-426.

Koegel R L，Rincover A，Egel A L. 1982. Educating and Understanding Autistic Children. San Diego：College Hill.

Lansing M，Schopler E. 1978. Individualized education：A public school model//Rutter M，Schopler E. Autism：A Reappraisal of Concepts and Treatment. New York：Plenum Press，439-452.

Litchman M D. 1976. The use of music in establishing a learning environment for language instruction with austic children. Ph. D. Diss. ，State University of New York at Buffalo. Dissertation Abstracts International 37：4992A. (University Microfilms no. 77-3557.)

Mahlberg M. 1973. Music therapy in the treatment of an autistic child. Journal of Music Therapy，10：189-193.

Mahler M，Furer M. ，Settlage C. 1959. Sever emotional disturbances in childhood：psychosis//Arieti S. American Handbook of Psychiatry. New York：Basic Books，Inc：816-839.

Orff G. 1974. The Orff Music Therapy. B. Schott's Sohne，Mainz Schott. New York：Music Corporation：38.

O'Connell T. 1974. The music life of an autistic boy. Journal of Autism and Childhood Schizophrenia，4：223-229.

Ornitz E M. 1974. The modulation of sensory input and motor output in austic children. Journal of Autism and Childhood Schizophrenia，4：197-216.

—. 1987. Autism//Adelman G. Encyclopedia of Neuroscience. Boston：Birkhaeuser.

Pronovost W. 1961. The speech behavior and language comprehension of autistic children. Journal of Chronic Diseases，13：228-223.

Rimland B. 1964. Infantile autism. New York：Appleton-Century-Crofts.

Saperston B. 1973. The use of music in establishing communication with an autistic mentally retarded child. Journal of Music Therapy，10：184-188.

Schmidt D，Edwards J. 1976. Reinforcement of autistic children's responses to music. Psychological Reports，39：571-577.

Schopler E，Mesibov G B. 1984. The Effect of Autism on the Family. New York：Plenum Press.

Stevens E，Clark F. 1969. Music therapy in the treatment of autistic children. Journal of Music Therapy，6：98-104.

Tanguay P. 1976. Clinical and electrophysiological research//Ritvo E R. Autism：Diagnosis，Current

Research and Management. New York: Spectrum Publishers.

Thaut M H. 1980. Music therapy as a treatment tool for austic children. Unpublished master's thesis, Michigan State University, East Lansing, MI.

Warwick A. 1995. Music therapy in the education service: research with autistic children and their mothers//Wigram T, Saperston B, West R. The Art and Science of Music Therapy: Handbook. Chur, Switzerland: Harwood Academic: 209-225.

William B, Kate D, Gfeller E, et al. 1999. An Introduction to Music Therapy. McGraw Will College: 163-171.

旋律音调治疗(MIT)和治疗性歌唱对脑瘫患儿语言功能的个案研究

李华钰 高天

一、脑瘫概述

(一) 脑瘫的定义

脑瘫的概念是 1862 年由英国矫形外科医师李德(Willin John Little)首次提出的,当时也称为李德病(Little 病)。其全面叙述了脑瘫的主要障碍、并发障碍、继发障碍的临床表现以及发病高危因素。此定义一直沿用了 20 余年(胡莹媛,2003)。

1988 年在佳木斯举行的我国第一届小儿脑瘫康复座谈会确定了我国的脑瘫定义:脑瘫是指从出生前到出生后 1 个月以内各种原因所致的非进行性脑损伤,主要表现为中枢性运动障碍及姿势异常,同时伴有其他如智力低下、语言障碍、癫痫等并发障碍(林庆,1989)。

诊断脑瘫须具备以下三个条件。

(1) 时间上:病因出现在脑生长发育时期,即出生前到出生后 4 周之内;症状出现在婴儿期。

(2) 为永久的中枢性运动障碍,且病变部位在脑部。

(3) 脑瘫的症状是非进行性的,病变不会逐渐加重。

(二) 脑瘫的病因

大部分脑瘫病因明确,但仍有达 20% 的病例病因不详(张青竹,2006)。已明确的脑瘫病因多种多样,直接原因是脑损伤和脑发育缺陷(李树春,2000),危险因素对脑组织的作用可发生于从胎儿期至新生儿时期的任何时间之内(张素红,2007)。

早产、低出生体重是目前公认的最主要的脑瘫致病因素,且胎龄越小、出生体重越低,脑瘫患病率越高。早产、低出生体重儿使未成熟的胎儿对产时产后脑缺血更敏感(蒋涛涛等,2006),其生理解剖特点和各器官发育不成熟,极易发生各种并发症,如窒息、呼吸暂停、颅内出血、感染等,可直接导致或加重脑损害(余德兵等,2006)。早产儿脑瘫的发病率近年来呈上升趋势(Vincer et al.,2006)。

近年来关于脑瘫病因的研究有一些新进展,瑞典最新一项对脑瘫患儿病例资料的分析发现,遗传因素占到脑瘫病因的 40%(Costeff,2004);产前母体因素是造成脑瘫的主要因素(韩雪等,2007)。双胎也是脑瘫的高危因素之一,西方国家研究显示双胎儿脑瘫患病率为 6.7%~12.6%,约是单胎儿的 5~8 倍(刘建军等,2005)。

(三) 脑瘫的分类

脑瘫一般根据神经病理学、临床诊断及体征来分类,但因为脑瘫是由多种原因引

42 ◆ 音乐治疗临床应用研究 ◆

起,临床表现也很复杂,所以目前尚无世界公认的分类标准。美国脑瘫协会(Am. Academy for Cerebral Palsy,AACP)1956 年提出的分类及 1988 年佳木斯全国小儿脑瘫座谈会使用的分类方法同为:

(1) 根据临床表现分为痉挛型、手足徐动型、强直型、共济失调型、震颤型、张力低下型及混合型;

(2) 根据受累部位分为 7 种情况:单瘫、截瘫、偏瘫、三肢瘫、四肢瘫、双瘫及双重型瘫痪。

唐久来等(2006)根据脑瘫病因病理学,即脑瘫主要致病因素和发生时间将脑瘫分为脑损伤型(围生期及生后以脑损伤为主)、脑发育异常型、混合型、原因不明型四类新脑瘫类型。

二、脑瘫的语言障碍

语言障碍是指通过口语、书面、手势等形式来表达个人思想、感情、意见的能力出现缺陷,表现为听、说、读、写四个方面的各功能环节单独受损或两个以上环节共同受损(唐久来和吴德,2007),是脑瘫患儿常见的并发障碍。

脑常见的语言障碍包括声音异常、构音异常、言语异常、流畅度异常(卓大宏,2003),脑瘫患儿的口唇、舌、下颌、软腭、鼻咽腔等构音器官的运动障碍,均直接影响言语的流畅度及清晰度(李慧敏,2004),甚至导致智力、社交等方面障碍的加重。患儿在情绪上易焦虑、恐惧,年龄稍大的患者会因担心说话被人讥笑而情绪消沉、自卑孤僻,排斥与人说话及接触,社交方面多有退缩。由此,语言康复治疗对脑瘫患者的言语能力、不良情绪以及生活中等诸多方面的改善有着至关重要的意义。

(一) 脑瘫语言障碍的原因

(1) 脑部损伤部位的影响。窒息、早产等引起患儿脑组织变性坏死,病变累及到额、颞叶等与语言、言语表达和听觉理解相关的脑区;基底节、岛叶及颞叶背侧皮质与构音计划的形成、听觉反馈及构音调节关系密切;脑损伤所致的呼吸器官及发音器官的运动障碍和功能异常,导致构音障碍;脑瘫患儿口腔中残存的原始反射,如觅食、吸吮反射、咬合反射等,阻碍了进食功能的正常发育(方立珍,2003;Menguk,1986;Wise et al.,1999;倪晨曦,2006)。口腔、听觉、视觉等的刺激容易引发脑瘫患儿全身的过度紧张,从而引起异常姿势反射,影响发声和语言表达(郭新志,2007)。

(2) 智力发育迟缓。脑瘫患儿多伴有不同程度的智力障碍,这是由于广泛的大脑皮层障碍引起的(卫冬洁,1997);脑瘫患儿中约 2/3 以上患儿智力低下,其中约 50% 为轻度至中度智力低下,约 25% 为重度智力低下(张淑琴等,2002)。脑瘫患儿通常注意力不集中、多动。出生时已存在的神经心理学问题使语言的输入、输出和中枢处理过程受损,限制了正常模式的语言发育(Reilly et al.,1996)。

(3) 听力障碍。多见于手足徐动型患儿,大多数伴有高频障碍型的感音性耳聋,耳聋与智力障碍相同,不能认为对语言发育有决定性的作用(卫冬洁,1997)。

(4) 家庭、社会对患儿的忽视及不适当的补偿更促进语言障碍的发生(Reilly et al.,1996)。根据梁松等(2007)的研究,75%的脑瘫儿童的语言发育落后和自我表达受限不是生来就有的,而是与语言、周围环境有很大关系。

(二) 脑瘫语言障碍的分类

(1) 语言发育迟缓。指语言发育没有达到其生理年龄应有的水平,不包括听力障碍引起的语言发育迟缓以及构音障碍等其他语言障碍类型(卫冬洁,2001)。语言发育迟缓的脑瘫患儿在语言障碍脑瘫患儿中所占比例较高,我国语言发育迟缓的脑瘫患儿占语言障碍脑瘫患儿的 30%～70%,国外的比例甚至达到约 80%(林晓燕等,2008)。侯梅等(2003)提出,将口语理解和表达分项,按发育年龄折算为发育商。发育商≥70为正常,<70 为语言发育迟缓(50～69 为轻度异常,35～49 为中度异常,≤34 为中度异常)。

(2) 构音障碍。全身不自主的肌肉收缩使发声、构音器官受累,导致呼吸、发音出现异常以及构音器官运动出现障碍,从而影响了语言的流畅及清晰度(梁松等,2007)。构音障碍的临床表现为舌僵硬、伸缩、上抬、侧摆困难、下颌开闭困难等与构音有关的运动异常,往往伴有流涎、吞咽困难、饮水呛咳等(沈敏慧,2005)。其中,痉挛型四肢瘫、徐动型和共济失调型患儿构音障碍的发生率几乎为 100%,且脑瘫程度越重,构音障碍越重(侯梅等,1999;王振芳等,2003)。

脑瘫的构音障碍多为运动性构音障碍。运动性构音障碍是由于神经肌肉病变引起的构音器官运动障碍而导致患者发音及构音不清(唐久来和吴德,2007)。

三、现代医学对脑瘫语言障碍的康复治疗

我国现行的脑瘫语言障碍的医学治疗方法如下。

(1) 西医治疗。应用素高捷疗、思泰口服液促进脑瘫患儿的脑发育(魏黎明,1999)。

(2) 中医疗法。用于脑瘫语言障碍的中医疗法有:中药治疗、针灸(头针、体针)及穴位注射治疗,能有效调节大脑皮层功能,醒脑开窍、促进大脑发育、提高智力(鲍超,2002);对头部、面部、口部的中医推拿按摩,以及抵抗压舌板等针对口部器官运动的方法;功能性电刺激,防止肌肉萎缩和增加肌容量,利于发音器官运动;张举玲等(2006)根据音乐具有的缓解恐惧心理、镇痛的作用,在中医治疗中使用音乐背景,有一定效果。

(3) 物理治疗(physical therapy,PT)。构音器官的运动受全身状态的影响;物理治疗通过抑制异常姿势,促进患儿全身状态趋于放松,使下颌、口唇、舌正常运动,降低肌张力、减轻痉挛而正常发音。治疗中,低音量水平的舒缓音乐可用来帮助紧张僵硬和痉挛状态的肌肉放松(Cotton,2000),从而促进构音器官放松。

（4）言语治疗（speech therapy，ST）。语言治疗师对患儿进行一对一的语言康复训练，这种训练适用于具备言语接受能力，但不具备言语表达能力的患儿（王燕和张燕，2003）；可以根据脑瘫患儿的特殊情况采用进食训练、言语训练、构音训练、语言发育迟缓的训练、代偿性的交流手段，及特殊教育等具体的语言训练方式（徐艳杰等，2001）。

四、音乐治疗与脑瘫的语言康复治疗

美国音乐治疗先驱 Gaston 认为，音乐在本质上是一种交流手段；音乐作为有效的奖赏可鼓励和加强患儿的交际性行为（Clark and Chadwick，2000）。音乐治疗对脑瘫小儿的价值，就在于结构性的音乐对患儿的认知、身体、感情、语言表达和社会发展有着积极的贡献（Ford，1984）。

（一）音乐治疗用于语言康复的治疗方法

（1）旋律音调治疗（Melodic Intonation Therapy，MIT）。这一方法是 Sparks 和 Holland 在 1976 年首次发表的理论（Baker，2000），其机理在于融合患者未被损害的歌唱能力来促进本能的和自发的言语能力。这一方法在开始时，使用歌曲中乐句的声调和韵律来进行训练，然后融合为"言语的歌唱"，最终转化为日常语言特点的句子（Clair and Pasiali，2004）。

MIT 以歌唱形式加入夸张的语言韵律；Tricia 等（1982）的研究表明 MIT 在口头命名能力、回应句子长度、口头模仿能力和清晰度等方面有明显的改善。

MIT 广泛用于表达性失语的语言康复中，效果显著（Cohen，1993；Cohen，1995；Belin et al.，1996；Baker，2000；Monika，2005）；Tricia（1982）、Nicole（2003）在儿童言语失用症的研究中使用 MIT，促进患儿的正常语言；Carroll（1996）则对唐氏综合征患者进行了 MIT 的有效干预，同时 Carroll 认为唐氏综合征的 MIT 研究比 MIT 的一般研究有更多的限制。

（2）治疗性歌唱（Therapeutic Singing，TS）。这一方法可促进由于神经或言语发展障碍造成的语言功能不足的康复治疗；是用歌唱来刺激和发展语言，增加肌肉功能、呼吸功能，纠正身体姿态，提高语音清晰度（Thaut，1999）。Herbert 和 Galloway（1974）的研究表明了 TS 对于口吃患者语言流利程度的改善是有效的；Achiaug 等（2008）表明歌唱能促使表达性失语症的表达语言功能的康复；Jeanette（2008）将歌唱和声音训练用于构音障碍的研究中，而使语言清晰度改善，中断时间的长度减少；由于患者的练习情况有不确定因素，因此歌唱效果也不尽相同（Cohen，1992）。Decuir（1975）关于钢琴、吉他、管风琴、电子风琴作为歌唱的四种伴奏乐器的研究表明，钢琴更易于激发患者的歌唱表达；对于歌唱形式，Carla（1988）认为轮唱可提高语言迟滞患儿的表达性语言能力和语言回应的能力，这种小组形式的治疗价值正在很多案例中逐步被认证；Cohen（1993）、Jayne 和 James（1970）表明歌唱训练可有效改善语音清晰度。

(3) 口部运动和呼吸练习(Oral Motor and Respiratory Exercises, OMREX)。该方法使用吹奏乐器和口部练习,目的在于改善发声、增进言语清晰度、增强肺活量,以及改善言语的机制和功能。例如,吹奏乐器之类的口部运动练习可以增强口部肌肉的力量,同时还会改善呼吸能力(Clair and Pasiali, 2004)。

(4) 嗓音音调治疗(Vocal Intonation Therapy, VIT)。此方法的目的是对患者的嗓音进行音调变化,对音高、呼吸、音色和音量等因素的控制能力进行训练。VIT 与 MIT 有所不同,在 MIT 中,一开始使用音乐乐句的模式进行练习,最后逐渐转化为正常的语言模式。而 VIT 的训练中,直接使用歌曲本身乐句的模式来刺激正常语言的音调变化、韵律和速度。然后歌曲的乐句逐渐融入语言的句子中。这一方法通常被用来针对那些大脑损伤或嗓音障碍所造成的言语音调单调的患者的治疗(Clair and Pasiali, 2004)。

(5) 节奏言语指示信号(Rhythmic Speech Cueing, RSC)。这一方法有助于言语失用症、构音困难和语言流畅性障碍患儿的康复训练。该方法使用音乐节奏来控制言语的速度,例如在说话之前,先拍手或击鼓来配合适当速度的语言韵律,然后根据这个速度,开始加入语言,持续地拍手或击鼓的节奏为连续的言语提供语速的结构和控制(Clair and Pasiali, 2004)。Rosenbek 等(1984)建议构音障碍患者使用节拍器,来提高发音技巧、改变异常语速;Cohen(1988)指出不加旋律而仅使用节奏对语速的减慢效果明显;Flodmark(2004)已将节奏的技术成功用于口吃的语言障碍治疗中,有节奏地说话可提高表达流畅性。

(6) 言语刺激(Speech Stimulation, STIM)。此方法融合歌唱、念白、押韵、音乐乐句的特点来帮助患者完成或尝试完成语句,目的在于帮助失语症患者产生非主题的言语(高天,2007)。例如,当治疗师唱到一首患者耳熟能详的歌曲时,患者能够填补其中缺少的歌词(歌词填空),如歌曲《洪湖水浪打浪》,"洪湖水呀,浪呀嘛浪_____,洪湖___ _____是呀嘛是_____"。

(7) 音乐的言语和语言成长训练(Developmental Speech and Language Training through Music, DSLM)。这一方法通过歌唱、念白、演奏乐器、组合音乐、语言和运动的方式来发展早期的言语和语言等的功能(Thaut, 1999)。该方法在针对孤独症或其他的发展障碍的儿童的语言训练中显示出很好的效果。

(8) 音乐象征性交流训练(Symbolic Communication Training through Music, SYCOM)。该方法使用有组织的音乐表演或即兴音乐表演,包括乐器演奏、声乐表演来达到学习交流的目的,音乐的交流能力与日常生活中语言和非语言的社会交流是很接近的(Clair and Pasiali, 2004)。

(二) 音乐治疗用于脑瘫语言康复的治疗方法

(1) 歌唱能为患者提供一个"更加自发和自然地表达感情的方式"(Alvin, 1965)。因此当患儿用他们自己的乐器即嗓音时,能将感受和表达更紧密地联系在一起。而作为音乐治疗师,需要敏锐地感受到每名患儿的要求,让他们通过歌唱表达自己的感情,可以为每名患儿列一份曲目单。而通过发展音乐体验来扩展语言治疗更多的形式,由此 Well 和 Helmus(1965)列举了一些可用于音乐治疗语言康复的方法:

对于口唇机能障碍,可通过吹口琴、口哨、萨克斯管的乐器,以及用能保持 p、b 和 m 发音的歌曲来练习口唇;舌头的练习:以歌唱的方式,用包含 t、d、l、k、g、r 和 s、n 的单词发音的歌曲;腭的练习:以歌唱的方式,将 p、ch、sh 的发音插入词语中;调高:使音高与说话的语气相匹配;音量:通过唱歌来练习;气息的控制:以歌唱的方式,需保持调高,或增加每一次呼吸所能唱出的字和短语的数量;节奏的练习:做 Bingo,按顺序以强拍重读每一个字母以代替拍掌。Herron(1970)的研究也提到,脑瘫患儿在乐器训练中可通过保持一个音高,加强对呼吸的保持能力。

(2)Fran(1985)指出没有言语的脑瘫患儿可借助图形 Blissymbols 这种象征性交流的方法,如爸爸、妈妈、树、前、后等名词,甚至故事情节、心情等都可通过图形表示出来;治疗师使用由不同音乐类型、音色和歌曲动力来伴奏的歌曲,或者用人声、钢琴、吉他、不同的打击乐器或五音琴等即兴演奏,使音乐成为患儿肢体语言、情感和 blissymbols 之间的纽带,鼓励患儿表达自己的感情和想法,通过听音乐和回应音乐去跟随运动和表达自己的感情,提升他们表达语言和交流的意愿。

五、问题的提出

通过整理、分析音乐治疗各种语言康复方法的使用原理以及脑瘫及其语言障碍的病理,笔者使用 MIT 和 TS 于本次脑瘫语言康复治疗中。

首先,MIT 用言语歌唱的形式加上旋律的音调刺激右脑半球来激发语言,是音乐治疗师针对大脑损伤引起的交流障碍而使用的治疗性的方法(Carroll and Debbie, 1996);神经系统理论对旋律发音治疗(MIT)的解释是,唱歌可以激发未受损伤的大脑右半球来促进大脑左半球受损的运动语言功能;还有一些有关脑部图像的最近研究发现在完成旋律发音治疗训练后,可以重新激发大脑左半球的正常语言领域(Carroll and Debbie,1996;Belin et al.,1996;Cohen,1994)。MIT 融合患者未被损害的歌唱能力来促进本能的和自发的言语能力,通过"言语的歌唱",促进患者语言的日常表达模式。

其次,"歌唱"中的咬字、吐字、声调、语气、节奏是"说话"所必须的(傅瑶,2003);治疗性歌唱(TS)通过歌唱的形式,对患者的呼吸、歌唱姿势、自发语言、语音清晰度及脑瘫的运动性构音障碍等有改善作用。

以上方法均属于神经学音乐治疗的方法,通常应用于由于脑卒中造成的失语症,而对于脑卒中造成的失语症的干预本质上是恢复曾经已经获得的语言功能。脑瘫患者由于先天性的功能发育不全而造成语言功能发育障碍,与脑卒中造成的失语症有本质的不同。MIT 和 TS 的方法是否也能够适用于脑瘫病患的儿童?这是一个值得探讨和尝试的课题。

六、研究方法

(一) 研究对象

本研究采用的是个案研究的方法。研究对象是 2007 年 12 月至 2008 年 4 月在北京市启蕊康复学校的 4 名脑瘫患者,其特点为:

(1) 均被诊断为脑瘫,有不同程度的语言障碍;

(2) 日常语言都为普通话;

(3) 喜欢音乐,喜欢唱歌;

(4) 近些年均未接受其他的语言康复治疗;

(5) 个案 1 为北京生源,每周住校 5 天;个案 2 现住于北京;个案 3、个案 4 都来自外地、长期住校,与个案 2 同班。

(二) 方法步骤

研究者在治疗过程中使用的音乐治疗语言治疗方法是:旋律音调治疗(MIT)和治疗性歌唱(TS)。方法步骤如下。

首先,使用 TS 的方法。歌唱姿势,要求患者在歌唱中养成头正、颈直、脊柱挺直,肩自然放松的习惯。坐在椅子上的患儿双脚稍分开放稳于地面,脚掌要扣住地面,支撑身体;可以保持站姿的患儿膝与腿不弯曲,身体重量由两腿支撑,双脚稍分开站稳,重心向下,由髋关节通过膝关节传递到踝关节,落在两脚间。呼吸的训练,使呼吸始终以横膈膜、腹肌为支点;可以通过发单音时让患儿(者)抵住胳膊、腿等部位,向下用力,同时快读发声,使发音力量集中,加强呼吸力度;关于呼吸支点的问题,可引导患儿通过想象往下找支点的位置。口部运动的练习,对一些元音及歌词,以慢速、夸张的咬字、发音;通过元音,练习发音时的口型。

其次,使用 MIT 的方法,首先是治疗师和患儿齐唱;然后一问一答,治疗师逐渐把旋律向日常生活的语调靠近;最后患儿回到正常说话的语调模式。过程可分为几个阶段进行:先由治疗师哼出一个短句的节奏和音调,让患者试图跟上节奏和每句的重拍,与治疗师一同参与;随着患者节奏和强拍正确率的提高,治疗师参与逐渐减少,与患者以说话的节奏形式一问一答;逐渐形成介于歌唱和说话之间的诵唱,先保持一种持续的旋律音调,再转换为其他的调,旋律逐渐退出,直到形成正常的对话语言;再逐步尝试更复杂的短句和更长的句子。MIT 是一个逐渐递进的过程,每一阶段患者的回答尽可能得正确,再进到下一个难度的练习。

其中,在 MIT 过程中,针对出现的不好的歌唱习惯或不准确的发音,再结合 TS 的方法一起练习。

4 名被试每周参加 2 次本研究的治疗,每次 30 分钟,治疗地点在北京市启蕊康复学校音乐治疗室。

（三）测评工具

语言清晰度测评工具使用的是上海交通大学医学院附属第九人民医院与华东师范大学中文系共同开发的《汉语语音清晰度测试字表》（王国民，1995）。

评估者用标准普通话清晰发出字表中每一个字的音，患者跟读这个字的发音；评估者分别把听下来的内容与对应的标准字表对照，每表分别有 100 个字，每出现一个错误发音扣 1 分，统计读者正确的字的个数（包括同音字）即为患者的得分，每表得分从 0 到 100。多次测量对照分辨后，将 I、II 两表得分 A_1、A_2 算出；同样的步骤，再取第二次所测两表的 B_1、B_2 算出，然后求 A_1 与 A_2 的平均值 $A[(A_1+A_2)/2]$ 为表 I 的语音清晰度，B_1 与 B_2 平均值 $B[(B_1+B_2)/2]$ 作为表 II 的语音清晰度，最后将 A 与 B 的平均值 $(A+B)/2$，得到此次评估的语音清晰度得分。在正式治疗前、后，分别进行两次对患者的评估，各得出两次分数，2 次分数的平均值即为前测或后测患者语言清晰度的最后得分。

测量要求：室内、无任何干扰，一对一进行，患者以坐姿，治疗师与患者相隔 50 厘米，录音设备离被试 15 厘米。此表反映了语言障碍与语音清晰度上的密切关系（王国民，1995），如表 1 所示。

表 1　语言障碍与清晰度关系

	语言障碍程度
轻度	大部分会话内容容易理解；71%～96%
中度	大部分会话内容不容易理解；36%～70%
重度	会话内容要反复试问才能理解；0～35%

本研究使用的音乐评估表为自编量表，反应被试的音乐歌唱能力；由于 4 名被试情况各有不同，测评内容在表 2 的基础上略有改动或添加。

表 2　音乐评估表

	前　测	后　测
一口气发音能保持的最长时间(秒)		
节奏正确率(%)		
停顿的次数(次)		
一次治疗保持歌唱姿势的最长时间(分)		
每次歌唱姿势能坚持的最长时间(秒)		

歌曲：选用每名患者各自熟悉的歌曲。《东方红》（被试 1）；《洋娃娃和小熊跳舞》（被试 2、被试 3、被试 4）。

说明：在正式治疗前、后，分别进行两次评估，各得出两次分数，2 次分数的平均值即为前测或后测患者歌唱能力的各项得分。

（1）呼吸可通过音长体现：吸一口气后发音，所能保持的时间说明气息控制能力，时间越长,气息控制力越好。

(2) 节奏和旋律作为歌唱的基本要素,用于神经损伤患者的语言康复中(Alice and Fleming,1981),节奏可反映说话的节奏和速度。歌唱速度为每分钟 60 拍,正确小节数与总小节数的比值即为节奏正确率,用百分数表示。

(3) 将被试停顿的次数作为评估的内容之一,即被试整首歌曲演唱中非正常需要的中断次数(除换气、句间停顿等正常因素),反映了歌唱的连贯程度。

(4) 正确歌唱姿势的保持与呼吸、发音清晰度有直接关系。分别测一次 session 中保持歌唱姿势的最长时间及每次保持歌唱姿势能坚持的最长时间。以分或秒为单位,依照患者具体情况稍作调整。需要注意的是,有的患者只能坐姿,有的患者坐姿、站姿皆可,评估者要以头正,颈直,背、脊柱、腰的自然挺立及腿、脚对身体的支撑作为标准。

(5) 关于音域:歌唱的呼吸可通过发音的高低来调节(杨燕,1999)。鲍秀芹(1996)提出对脑瘫患儿语言障碍的康复训练,可由单音开始,由低下音阶上升至 2 个 8 度;Herbert 和 Galloway(1974)的实验表明,儿科患者的歌唱音域为小字组 e 到小字二组的 e 之间。在评估过程中,治疗师可根据被试的实际情况对此项进行测评。

(四) 个案报告

1. 个案一

1) 背景资料

晓林(化名),23 岁男孩,病因不明确型脑瘫,伴有语言、肢体、智力障碍,曾在北京儿童医院、友谊医院等三甲医院求医治疗。患者曾在北京某区培智学校读完 9 年级,但不认识数字、文字,语言理解和记忆力差,读、写能力差;能注意听别人讲话,但有时不能集中做一件事;表达方面可以用简单的语言和别人交流,但发音不清晰,超过 4 字的句子表达不易连贯。

患者有肢体障碍,两小臂习惯性向大臂方向弯曲,行走时平衡掌握不自如,走台阶或上下坡易摔倒,需要辅助;生活自理能力力差,日常起居需别人帮助。

晓林性格憨厚腼腆,待人友善,喜欢交流;但胆子较小,受到伤害时会发脾气;爱听表扬,不喜欢听批评,情绪有时爱激动;对新环境适应能力较强、喜欢集体活动;大多情况下听从指令,能按照老师的要求去做;上课听讲认真,学习态度端正。

该患者喜欢听儿歌歌谣、诗词;喜欢录音带、CD;非常喜欢音乐,听过很多流行歌曲,但都唱不清楚和唱不完整。

患者的扁桃体肥大,硬腭结构有器质性异常;上下颌咬合时不齐。

该患者非常喜欢唱歌曲《东方红》和《我有一个好爸爸》。治疗师使用歌曲《东方红》对其歌唱能力进行评估,患者主动参与歌唱的积极性非常高;患者发音不清,如"中国"会发成"dong duo";音准较差,但歌唱时会随旋律音调高低起伏;节奏速度方面,当与治疗师一起唱时,往往前一句没结束,他下句已唱至一半;歌唱中断句、停顿次数较多;歌唱时姿势多为不自觉的凹胸、低头、闭眼;歌唱时声音洪亮。

2) 治疗过程

该患者前 19 次与后 9 次治疗之间隔有 1 个半月,总的治疗次数为 28 次。

由于肢体障碍,该患者在治疗中多为坐姿。

第一阶段(第 1~8 次治疗):歌唱习惯

治疗方法为治疗性歌唱(以下简写为 TS)。

前 3 次治疗,每次分别对晓林进行 3 分钟的站姿练习——靠墙站直,治疗师纠正站姿;分别进行 2 分钟快速发音——"呼、儿、嘿、呦":可让该患者用手指往下抵住胳膊、大腿等部位,感受向下的力量,然后同步快速发声,使发音力量集中,强化多次,提高音的清晰度。

治疗师将《东方红》分为 5 句:

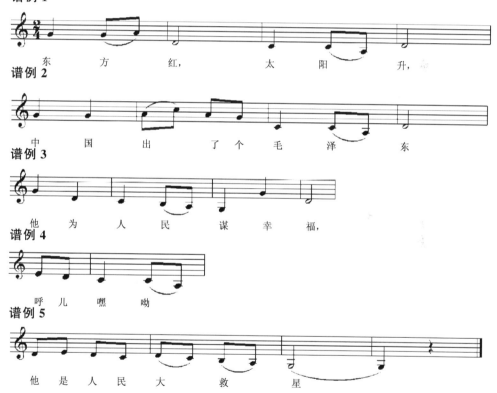

谱例 1

谱例 2

谱例 3

谱例 4

谱例 5

逐一练习以上 5 句,要求患者听准每一句的第一个重拍,每次由重拍开始;或治疗师先开始一句,在这句最后一个字前停,让患者接唱出这句的最后一个字。每唱一句时,患者最初会迫不及待地提前唱出前面的歌词,治疗师需要与其反复练习,直至他可以按照治疗师的要求与治疗师共同完成完整的一句。至第 8 次治疗中 4 句准确,5 句的准确率达到 80%。

歌曲《我有一个好爸爸》,由于最后一句每个音的时值均为八分音符,旋律级进进

行较平稳,容易掌握,因此治疗师对最后一句进行节奏训练:

谱例 6

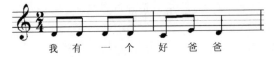

我 有 一 个 好 爸 爸

　　治疗师弹此句的速度为 50 拍/分钟,该患者平舌音、卷舌音混淆,de、ge 不分,"我有一个(de)好爸爸";歌唱时速度仍会无控制地加快。前 8 次治疗,因为治疗师的不断示范,晓林能有意识地要抬头挺胸。

　　第二阶段(第 9～14 次治疗):歌唱的新形式

　　第 9 次治疗,患者在谱例 6 中"个"错误发音为"ge"或"de"的次数减少,对错参半。

　　治疗师在第 10 次治疗中加入旋律音调治疗(以下简写为 MIT)的方法,把眉毛、耳朵、嘴巴、鼻子、眼睛等"两字"的词加到《东方红》的旋律中,每两小节唱出一个词(两字):

谱例 7

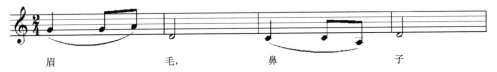

眉 毛, 鼻 子

　　患者边唱边做与歌词对应的指示动作,如唱到"鼻子",边指鼻子;很兴奋(伴尖叫)。发音不清的字词,治疗师对字词单独练习,如将耳朵的"朵"、"(鼻)子"往下快速发音,单音到两字词语交叉训练,两字词语需保持两字间的节奏平稳,治疗师需要控制好速度。

　　要求患者用"u、li、a、la"等单音分别随《东方红》的旋律发声,晓林往往没有耐心从头到尾只保持一个单音,有时还会发出其他不同音高的音。

　　第 12 次治疗,治疗师用《东方红》的旋律问患者名字,并将速度控制在 55 拍/分钟左右。

谱例 8

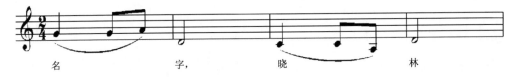

名 字, 晓 林

　　唱"晓林"这两个字时,如谱例 8,患者歌唱速度平稳,发音较清晰;但用谱例 2 旋律唱"我的名字叫晓林"的 7 字句子时,语音表达不清;只是唱到名字"晓林"两字,有意将速度放慢,发音也较清楚。

　　治疗仍使用《东方红》的旋律,加入"衣物"的两字词语,如"毛衣、裤子、外套、拖鞋、白鞋"等(谱例 9)。第 13 次治疗之后,晓林经常会主动要求练习说裤(ku),"老师老师,ku(gu)",示意治疗师一起做这个发音练习。

谱例 9

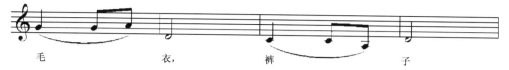

毛　　　　衣，　　　　裤　　　　　子

第三阶段(第 15～19 次治疗)：保持阶段

延续之前关于"衣物"词语的歌唱练习，将《东方红》第 3 句的唱词改为"还有一双白鞋"，患者第一次训练 6 个字的句子，很亢奋；但发音如囫囵吞枣，不清晰。

第 16 次治疗时晓林关于裤"ku"的发音，正确率达到 6/10；至 17 次治疗，个"ge"的发音正确率达到 7/10。对于如"g、k、h"这类舌根音的发音，正确率较之前提高明显。

假期前最后一次治疗以复习为主。患者《东方红》的节奏正确率为(55％)左右；歌唱时能有意识保持抬头、挺胸的姿势，但每次坚持时间最长为 15 秒；经过歌唱训练，患者对"guo、ku、ge"舌根音的发音有异常浓厚的兴趣，主动练习的积极性很高。

最后阶段(第 20～28 次治疗)：巩固和提高

第 20 次与第 19 次治疗间隔有一个半月，首先患者在歌曲《东方红》演唱中，节奏、歌唱姿势保持时间、字词的发音清晰度等未有明显退步；对于《东方红》的歌词，能在治疗师的提示下唱完整，"呼儿嘿呦"中的"嘿"，由最初的发音"he(英文 e)"到现在标准的"嘿"的发音；被问及名字时，该患者慢悠悠、逐字认真地说或唱出"晓林"；对"ku"的发音仍一如既往地偏爱；将歌曲《我有一个好爸爸》最后一句歌词中的称呼换为"我有一个好妈妈/爷爷/奶奶"的训练，节奏正确、发音较清晰。

MIT 和 TS 两种治疗方法在这 9 次治疗中依然交替使用。

发音清晰度的提高程度明显。治疗师仍使用《东方红》的旋律，对与"牙齿"的发音，晓林常发为"na chi"，治疗师对此的训练方法是将"牙齿"单独拿出来练习，尤其是"牙"的发音，将手指抵住腿部，快速发音"i:"，然后慢发音"ya"，期间治疗师可设计不同的音高，如"多－咪"的三度训练；"油条"发成"you tao"，治疗师要求患者用手抵住胳膊，先快速发出复韵母音"iao"，再快速发声母的舌尖中音 t，要求声音力量集中，再到"tao—tiao"的慢速拼读，也可设计两音的音高训练如"多－咪"、"多－哚"的三度、六度练习。

第 22 次治疗，患者关于《你好歌》"李老师你好"五个字，之前患者总会漏说；治疗师此时放慢速度，先唱前三个字"李老师"，让患者唱后两字"你好"，重复训练，患者节奏准确；将"爸爸、妈妈、哥哥、姐姐、叔叔、阿姨"等称呼的名字加入《东方红》，巩固之前的节奏训练，然后再增至三个字，"笔记本、录音机、电视机"、"还有一个录音机"6 个字的交叉练习，患者情绪又特别激动，伴有尖叫，但又能很快稳定情绪，放慢速度，认真唱每一个字。

在第 23 次治疗中，患者可以流利和清晰地说及唱出"还有一个笔记本"，同时又找到了新的兴趣，即对"笔记本"的发音，通常会边指着治疗师的笔记本，边不厌其烦地练习。治疗师加至"黑色笔记本"5个字的训练,到第25次治疗,"黑色笔记本"可以较流畅及清晰地被发音了。

以《东方红》的旋律加入"一架钢琴、一把椅子、一扇窗户、一张桌子、一扇窗"的四字发声练习。至第26次治疗,练习"晓林穿着白色旅游鞋"9字的句子,"旅游鞋"的发音对其而言比较困难,治疗师这时慢速歌唱,并加手势提示,引导患者通过《东方红》的旋律连贯唱出这个长句;"晓林爱吃红烧肉"(晓林钟爱的食物)、"我/晓林要去上学"、"晓林上周去了动物园"加到旋律歌唱中,治疗师把发音不清晰的字单独拿出来练习,然后再回到旋律歌唱中,第28次治疗晓林可以通过治疗师的手势提示将"晓林穿着白色旅游鞋"的9字句子连贯表达。

3) 小 结

(1) 晓林参与治疗的热情和主动积极性一贯非常高,情绪常处于兴奋和激动的状态。

(2) 一般脑瘫患者说话语速偏慢,而晓林例外,因情绪容易激动使说话或唱歌与一般脑瘫儿相比快而囫囵表达,语音不清,表达时句子虽很简单,但仍让听者很费解。

(3) 晓林是4名被试中最"用功"的一名。在开始几次治疗之后,晓林通常会主动练习发不清楚的音,尤其是较偏爱的"ku"、"笔记本"的发音;对单音的呼吸力量训练其语音清晰度的改善效果很好,归于:第一,该患者自身的气息力量较足但不集中,因此这种练习方法可使患者的呼吸力量较集中;第二,治疗师可灵活创作、使用关于节奏和旋律的练习,控制好歌唱速度和患者发音的速度,对"酷、国、牙、东"等字的发音清晰度提高。

2. 个案二

1) 背景资料

阳阳(化名),11岁男孩,痉挛型脑瘫,身体状况良好,无家族病史,无过敏物,父亲不吸烟,但有时喝酒,母亲在受孕、怀孕期间基本正常,由于早产,在生产过程中使用产钳、吸引助产,导致脑瘫。该患儿在家中为长子,下有两个弟弟,一个妹妹,2岁会坐,3岁会爬,因受脑瘫影响在粗大运动方面,患儿在控制头部、坐姿、四肢爬发展的能力弱,控制站姿、走、跑等能力受限;之前不能站立,现经过物理治疗,其在身体两侧有扶手的前提下可短时间站立,曾在北京启智特教学校接受教育以及物理治疗,曾服用并注射粗神经发育的药物。现在学校每天接受物理治疗。

2009年3月6号,学校根据《韦氏智商测试》表,对该患儿进行智商测试,成绩为:言语智商77(常识、类同、算术、词汇、理解);操作智商60(填图、排列、积木、拼图、译码);智商水平66(智力落后轻度)。

该患儿注意力的保持时间较长,转移速度较快,记忆力较好,对简单概念有一定的理解性,认识生活中常见的动植物以及各类物品,认识100个左右的汉字,有较少的拼音基础,对数前概念、数的认识较好,会进行10以内的加法。

根据学校的《学生语言能力调查表》显示,该患儿的语言理解及表达基较好。但由于身体的运动功能障碍,异常姿势反射,累及头部的控制和协调动作,影响了口语表达基础的吸吮、呼吸、构音和共鸣。发音器官结构与功能基本正常,口部肌肉、硬腭、舌、下颌的运动不灵活,发音较好,但呼吸浅,发声时间短,说话不清,并伴有流涎现象。

该患儿平时的姿势多是坐姿,由脑瘫引起肢体障碍,整个下肢和左手肌张力高。

该患儿的学习、训练的态度积极,无异常行为问题;但较少时间出现需求满足不了,会哭闹,属儿童正常表现范围,情绪正常。

治疗师通过《洋娃娃和小熊跳舞》对该患儿进行音乐评测。治疗师认为该患儿能较好理解治疗师的指令,注意力连续集中时间可达 5 分钟以上,对铃声、音乐的反应好,能分辨出常见乐器的音色;发音较标准,但不清晰。歌唱时经常不自主地低头;歌唱时的力量很弱,音量大时下肢、双手随肢体上举,口唇力量弱,口式呼吸,伴有流涎。

2) 治疗过程

该患儿前 13 次治疗与后 9 次治疗之间隔了 1 个半月,总的治疗次数为 22 次。

由于肢体障碍,该患儿在治疗中为坐姿。

第一阶段(第 1～7 次治疗):歌唱

歌唱时,口部构音动作缓慢且费力;对治疗师的一些指令回答"是、行、好",很配合;《鼓铃歌》"咚咚咚"和"铃铃铃"的音准较好,节奏感较好;当有意识大音量时,下肢、双手必定会随着往上一颤;口唇力量弱,歌唱时总张不开嘴,治疗师做的动作很夸张,让其模仿治疗师。

第 1 至 7 次的治疗,治疗师使用的方法是治疗性歌唱,歌曲是《洋娃娃和小熊跳舞》、《动物歌》、《鼓铃歌》、《数鸭子》、《东方红》、《我和你》和《音阶歌》,要求患儿歌唱时尽可能地张开嘴巴,夸张咬字;治疗师的速度尽可能得慢,40 拍/分钟;先用单音发音的力量练习,用手指抵住大腿,让患儿感受往下的力量,节奏和发音同步,快慢速结合;歌唱时,治疗师在患儿能运用自如的音域范围进行,避免高音;为他准备了镜子,以便于其观察口型。关于歌曲《动物歌》(谱例 10～13),治疗师与患儿形成互动,起先是治疗师问"×××",对方回答"×××",治疗师要纠正该患儿"喵、汪"的开口音及"哞、噜"的闭口音的发音口型:

谱例 10

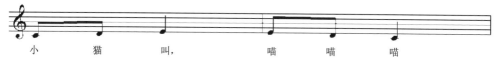

小　　猫　　叫,　　　喵　　喵　　喵

谱例 11

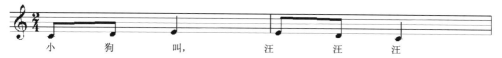

小　　狗　　叫,　　　汪　　汪　　汪

谱例 12

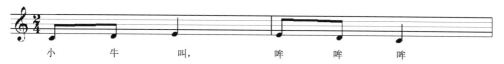

小　　牛　　叫,　　　哞　　哞　　哞

谱例 13

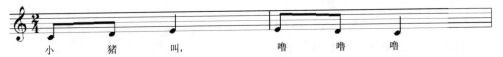

小　　猪　　叫，　　　噜　　噜　　噜

　　治疗师与患儿可以互换角色,让患儿更多地参与进来。通过《音阶歌》,治疗师教其准确地在键盘上找到"4、7"两个音在每个音区的位置;阳阳能流利地唱出"1 2 3 4 5 6 7"及其下行音阶。

第二阶段(第8～13次治疗):自由歌唱

　　这个阶段用到的歌曲有《音阶歌》、《小雪花》、《洋娃娃和小熊跳舞》。方法是治疗性歌唱和旋律音调相结合。

　　第8次治疗,治疗师在《小雪花》示唱中,最后一句(第4句)无意将"冬天来到了"错唱成"春天来到了",阳阳马上提醒治疗师,"小雪花不是冬天来到了吗? 怎么春天来到了",对于其纠正治疗师错词的鼓励,治疗师送给他一把16孔口琴,希望能多加练习。第9次治疗我们第一次加入旋律音调的方法,用《小雪花》问其一些常识性问题。治疗师先用歌唱描述校园里插着各色彩旗;然后问他关于"家中几口人,家人有谁"的小问题,患儿不知道该怎么唱,每句要唱几个字,担心唱错;治疗师于是带着患儿一起练习,随心所欲,一个字可唱成1拍,可唱成2拍、3拍、4拍,歌词可以随着旋律随意增减字数。

　　至第10节课,阳阳由起初很不自信的表达到逐渐地适应;只是发声力量较弱。

　　从第8次治疗开始,该患儿与治疗师的主动交流多起来,在治疗前,经常和治疗师分享同学、弟弟、妹妹的那些好玩的事情。

第三阶段(第14～22次治疗):歌唱的体验

　　之前的练习是让患儿体会歌唱的愉悦和自由表达、自然的歌唱。这个过程中,治疗师会调整其歌唱姿势,做一些短时(10秒)的练习。

　　第14次的课上,对之前的治疗内容进行回顾。虽然隔了1个半月,治疗师认为该患儿在速度、节奏、旋律及音准方面未有明显退步。治疗师教阳阳关于钢琴的黑键数、白键数及整个键总数的音乐常识,并对"键(Jian)"进行气息力度练习;从第16次治疗开始,主要使用旋律音调治疗(MIT)的方法,用《小雪花》、《我和你》、《洋娃娃和小熊跳舞》、《歌声与微笑》及关于颜色、喜欢的食物、上课科目、作息时间、弟弟妹妹、喜欢的电视节目、理想、玉渊潭游玩、动物园活动等话题,使患儿与治疗师互动问答。中间穿插对"i a ya u lu li la ao"等音的发声训练,如:

谱例 14

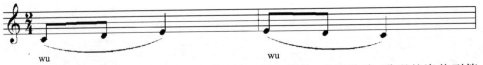

wu　　　　　　　　　　　　wu

《你好歌》、《再见歌》的气息力量较起初要好,旋律、节奏准确,歌唱的姿势到第20

次治疗时有意识去保持,只是时间较短。关于"谱例14"的发声练习,音域由小字组的 a 到小字二组的 e。

该患儿能通过歌曲表达自己的想法,治疗师通过歌唱训练给予他及时的反馈。例如,其提到周末同家人去玉渊潭公园途中,关于"买糖葫芦"的事情表达自己的看法,治疗师对他的想法给予支持,然后将事情通过歌曲唱出来,让患儿感受到治疗师对他的支持。

3) 小　结

小阳的发音较好,对于一般脑瘫患儿容易发不清的尖前音 z、c 和舌尖中音的 n、l 的发音较准确;歌唱、语言的局限性就在于歌唱姿势、气息力量弱、口部肌肉运动控制力差三大问题。

另外,小阳的母亲每天陪读,其所受的重视程度和家长理智型、鼓励型的教育,对其各方面的康复有积极作用。

3. 个案三

1) 背景资料

小雨(化名),11 岁女孩,痉挛型脑瘫,母亲在怀孕期间服过药物,并有过重的心理压力;生产过程中,采用剖腹产,患儿出生时脑缺氧,导致缺氧性脑瘫;该患儿曾做过心脏手术。

2009 年 2 月 18 日,学校根据《韦氏智商测试表》,对该患儿进行了智商测试,成绩为言语智商 55(常识、类同、算术、词汇、理解);操作智商<46(填图、排列、积木、拼图、译码);智商水平 46,属于中度智力落后。

根据学校的《学生语言能力测查表》报告为:个别音发音不准,如平舌音发成翘舌音,d 发成 g 等;语言理解能力较好,但在语言运用方面对情景的理解及语言具体应用仍需训练。

该患儿情绪方面基本正常;学习态度积极,能够很好地配合各种训练;但容易依赖他人;性格内向,有时会耍小聪明;注意力的保持时间较长,但记忆力差。

该患儿能够控制自己的头部、坐姿、站姿等,但脑瘫导致走路不稳,在控制蹲姿、跪行、上下台阶等方面能力一般;现在学校每天进行物理治疗康复;口部肌肉、硬腭、舌、下颌的运动不灵活;下颌骨较下颌稍有前突。

治疗师使用该患儿熟悉的《数鸭子》对其进行音乐评测:注意力集中时间为总时间 1/2;歌唱时口式呼吸,声音小、力量弱;通过《字母歌》《声母歌》,声母发音较准,但与韵母结合时,有的声母,如平舌音、翘舌音混淆,d 发成 g,g 有时也会发成 d;音准和节奏的能力较好,准确率较高。

2) 治疗过程

最初 3 次治疗后,该患儿被家长提前接走回家过春节,中断 2 个半月后开始后 8 次治疗,总的治疗次数为 11 次。该患儿对站姿、坐姿有一定控制能力,因此治疗中歌唱姿势为站姿和坐姿交替。

第一阶段(第1～3次治疗):认识阶段

歌唱《数鸭子》《两只老虎》时,音准和节奏好,但身体易僵硬;唱《鼓铃歌》时,对"咚咚咚"、"铃铃铃"的发音中,"咚"正确,"铃"发为"ying"。

该患儿对《动物歌》的音乐游戏发声很感兴趣,将小猫叫"喵喵喵"、小狗叫"汪汪汪"、小猪叫"噜噜噜"、小牛叫"哞哞哞"(谱2～9至谱例2～12)通过音阶依次上行和下行练习,音区保持在小字一组的c到小字二组的c,其注意力集中时间可达90%以上。

第3次治疗是寒假前的最后一次。在《鼓铃歌》中发音不准确,"铃"发为"ying",用力量集中的练习,治疗师发现只是"铃"发音力量较之前增强,语音清晰;对发音本身的准确无改善。

前3次治疗,主要用的是治疗性歌唱(TS)的方法。

第二阶段(第4～11次治疗):训练阶段

① 语音清晰度。对于小雨的歌唱训练要点为:不清晰的发音,用呼吸能力的改善;对构音的错误发音纠正,在歌唱中注意口型;以及正确歌唱姿势的保持。

第4次治疗,复习《动物歌》,要求其发"喵"音时的口型是由小渐大,下巴下拉;"汪"的发音时,嘴巴打开;"噜"和"哞"的发音时,嘴唇前撅。治疗师使用较多的声音力量练习。

第7次治疗,以《小雪花》为旋律唱"两节治疗课",该患儿发音"yang jie zhi yao ke"。第9次治疗,通过声音的力量训练,治疗师将"两节治疗课"逐字、分解练习,再通过改变音调(如谱例15～17),可以让患儿自己随意起调,治疗师跟着她唱,慢慢可以清晰发成"liang jie zhi liao ke"至11次治疗。

谱例15

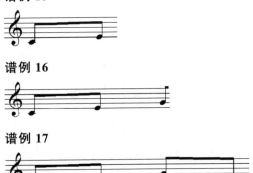

谱例16

谱例17

② 呼吸能力。第6次治疗,"lu、li、la"的音阶发声练习,按照谱18至谱例20的音阶进行:

谱例18

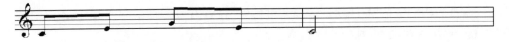

谱例 19

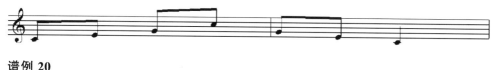

谱例 20

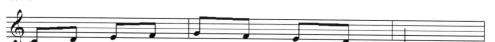

整个治疗中,该患儿同样在《你好歌》和《再见歌》节奏、旋律和声音音色是最好的;患儿有意识地在唱高音时往下用气,对于"好、再"等开口音发音时,嘴巴打开,下颌放下,但需要治疗师提示。

③流畅的表达。MIT 以《我和你》旋律为基础,患儿与治疗师形成互动,一般是治疗师问一,患儿答一;第 7 次治疗时的情景如下:

治疗师:"周末都去哪玩了?"

患儿答:"去公园玩了。"

治疗师:"谁带着你去公园玩?"

患儿答:"老师带我去公园玩。"

治疗师:"公园里有什么植物?"

患儿答:"公园里有花"、"公园里还有小草和树"……

与治疗师的 MIT 问答,患儿用连续的几个句子回答,这在之前治疗中是没有过的。

治疗师又以歌曲《歌声与微笑》、《洋娃娃和小熊跳舞》和《音阶歌》的旋律,关于其作息时间、喜欢的读物、节目等日常问题与患儿形成问答,小雨可以在旋律、节奏较准确的前提下简单地回答,但是回答模式固定刻板。

该患儿的音准好,第 10 次治疗发音练习"u",治疗师无意弹错了一个音高,其也跟着唱到弹错的音高上,治疗师发现后有意识地弹回正确的音高,该患儿也随之回到此音高。

使用的方法是治疗性歌唱(TS)与旋律音调治疗(MIT)方法结合。

3)小　结

小雨的声音很好,放开声音歌唱时,音色很亮;短短 11 次治疗,小雨气息力量、发音清晰度有一定程度的改善。但由于时间较短,其构音器官运动的改善不明显。

4. 个案四

1)背景资料

小龙(化名),10 岁男孩,曾在北京儿童医院诊断为缺氧性轻微痉挛型脑瘫。

该患儿是龙凤胎的长子,母亲在怀孕期间 4 次休克,营养不良,分娩时产程过长,导致小龙缺氧而成脑瘫;同时还伴有肢体、行为、语言、情绪、心理等方面轻微障碍。

西方国家的研究显示双胎妊娠发生脑瘫的患病率为 6.7‰～12.6‰,约是单胎妊娠的 5～8 倍。北京市启蕊康复学校即有双胞胎姐妹均为脑瘫的案例。

在小龙 3 岁到 5 岁期间,家长发现孩子有智力问题,但到研究者的评估之时,该患儿未进行智商及智力测评,因此没有相关具体数据。据家长提供的资料及学校对其行为表现、语言能力、理解能力、记忆能力、认知能力、动手能力、想象能力、解决问题能力、情绪特点、喜好等提供的资料评估小龙的智力水平低于同龄儿童。

学校的《学生语言能力测查表》报告是:该生的语言理解能力表现在听觉能力和语言反应能力较好;语言表达能力较弱;语言运用方面发音器官结构与功能正常,能够仿说全部音节、句子,但是运用语言的意愿微弱,不敢主动与他人说话;对说话的对象、场合气氛有一定的理解,但还处于较低水平。平时不爱讲话,即便在他人引导下,也不能表述清楚自己想法,说话声音小。

该患儿的情绪易激动,激动时手舞足蹈;在家中会乱发脾气,也会骂熟悉的人,尤其是妈妈;经常打妹妹,家中常是妹妹让哥哥;胆小,偶尔有梦游的行为;学习态度较积极,唱歌或课堂回答问题声音明亮,在宿舍或家里喜欢拿东西当话筒当主持人主持节目。

在肢体粗大运动方面,该患儿头部控制能力较好,站姿、坐姿的控制能力一般,受轻微脑瘫影响,四肢爬、跪走、蹲的能力受限,不能单腿跳,激动时走路、跑步易尖足;精细动作方面,拧瓶盖、剥果皮、握笔能力发展一般,折纸、系鞋带能力较弱。

患儿资料显示,母亲在其入学时曾给予他的期望之一是希望他在音乐尤其是歌唱方面有所提高。

治疗师以该患儿熟悉的《洋娃娃与小熊跳舞》为音乐评测工具。该患儿歌唱时注意力时间为总时间的 1/2;说话口部肌肉力量弱、声音小、发音不清;可以在治疗师示意下做到音量增大和减弱;讲话速度为 3~5 字/秒;在治疗师的鼓励和提示下歌唱,胆怯;虽会唱很多歌,但都小声嘟囔;对所知道的乐器的音色能分辨清。

2)治疗过程

初次的 5 次治疗后,被家长提前接回家过春节,2 个半月后开始再 7 次治疗,总的治疗次数为 12 次。

小龙对站姿、坐姿有一定控制能力,因此治疗中为站姿和坐姿交替。

第一阶段(第 1~5 次治疗):治疗关系的建立

治疗师弹唱歌曲《我和你》,该患儿的最初反应是对着治疗师一直笑,然后小声跟唱,声音很弱,表情腼腆、扭捏。歌曲《洋娃娃和小熊跳舞》,小龙最初小声跟唱,到"小洋娃娃笑起来啊,笑起来啊,哈哈哈",主动把手放在脸颊做"笑"的动作,其间音量时大时小。结束时唱《再见歌》,纠正了其由"老师:lao si"为"lao shi"的发音。

治疗师用《动物歌》提问"小猫叫、小狗叫、小猪叫",该患儿的回答声音很小。小龙主动要求唱儿歌《两只老虎》,于是治疗师弹了 3 遍,其边唱边做动作,如"跑得快"作跑步状;《洋娃娃和小熊跳舞》在第 4 次治疗时唱了 3 遍,一些偏高的音如"跳、哈"能够把声音放出来。第 4 次治疗,小龙主动提出唱《世上只有妈妈好》,发"妈妈"的音时嘴巴打开,音量较大;治疗师在表扬他时,小龙特别害羞。

第 5 次治疗,开始时治疗师感觉到小龙当天的情绪有些低落;10 分钟后当唱到

《我和你》时,其边耍小脾气,边哭了起来;稳定了10多分钟后,治疗师与患者一起唱《我和你》,小龙的表情看起来放松。前5次治疗,治疗师发现小龙会有一个习惯性动作,即常把身体(左/右)侧一边,斜视看人,同时发出"嗯?"的一声。

第二阶段(第6~12次治疗)

把小龙治疗重点放在对他自信心的提高方面,作为语言和歌唱训练的主要目标。

① 享受于自我表达。治疗师使用 MIT 的方法,以《洋娃娃和小熊跳舞》为背景旋律,将钢琴的白键数、黑键数及总数"52,36,88"3个数字变成歌曲问答,小龙适应 MIT 比较快,但由于记忆力较差,数字间混淆记不准;治疗师将歌唱问答的话题换成治疗室里的乐器,问答练习,小龙在受到治疗师表扬时很高兴。第7次治疗,治疗师教其歌曲《小雪花》,小龙之前并未学过此歌,又由于记忆能力差,2遍后旋律和歌词、节奏仍未记清多少,治疗师直接用 MIT 来问小龙,他却只用一遍就可以把旋律和节奏在问答中准确表现出来。

第10次治疗,治疗师以《洋娃娃和小熊跳舞》的旋律,与其展开"周六的一天"的话题。小龙从头到尾主动为自己安排活动,去公园、吃面包等;治疗师中间不停顿,歌曲重复了2遍后结束,该患儿意犹未尽。关于"课程"的歌唱对话举例如下:

治疗师:"今天上午上了什么课,上了什么课,哪些课?"

患儿:"第一节是语文课,第二节是数学课,第三节是生活课,第四节是美工课。"

治疗师:"美工课上学了什么?"

患儿:"美工课上画了老虎。""我最喜欢老虎。""除了老虎,我还画了兔子。""还有猴子和大树。""除了兔子和大树,我还画了草地和蝴蝶。"……

② 呼吸和语音。《你好歌》、《再见歌》会有意识地往下用气发音。

第11次治疗中,小龙在歌唱中将"车"发为"chi",治疗师在歌唱中纠正其口型和进行气息控制训练,其扭捏的行为也有所改善。

依照谱例15至谱例17的音阶发声练习,治疗师用音高的变化来带动呼吸的变化,小龙通常唱到高音时很兴奋、激动,很享受这种高峰的体验。

3)小 结

小龙性格内向,害羞,胆小,不敢在别人面前表现和表达自己,治疗师通过歌唱方式鼓励他,增强他的自信心,是非常必要的。

小龙在治疗前后最明显的进步是自我表达的意愿增强,表达时的愉悦感增强。这归因于在 MIT 中的自如表达,虽然小龙句子较简单,但自己设想的很多情节,都能够通过歌曲表达出来,MIT 对其主动表达自己提供了很好的机会。

七、结果与讨论

(一)结 果

1. 个案一(表3)

语音清晰度:语音清晰度提高了 28.5%,由 35%(语言障碍重度)提高到 63.5%

（语言障碍中度）。

表 3　个案一音乐评估表

	前　测	后　测
一口气发音保持的最长时间（秒）	1.5	3.5
节奏正确率（%）	11%	66%
停顿次数（次）	6	2
一次治疗保持歌唱姿势的最长时间（分）	9	14.5
每次歌唱姿势能保持的最长时间（秒）	24	114.5

　　根据《汉语语音清晰度测试字表》，个案一的语音清晰度提高了 28.5%（语言障碍从重度到中度）；根据音乐评估，其一口气发音保持的最长时间由 1.5 秒提高到 3.5 秒；歌曲《东方红》共 18 个小节，由正确 2 个小节提高到正确 12 个小节，因此，节奏准确率由 11% 提高到 66%；停顿次数由 6 次减少到 2 次；一次治疗保持歌唱姿势的最长时间由 9 分增加到 14.5 分；每次歌唱姿势能保持的最长时间由 24 秒增加到 114.5 秒。

　　2. 个案二（表 4）

　　语音清晰度：语音清晰度提高了 8%，由 76.5%（语言障碍轻度）提高到 84.5%（语言障碍轻度）。

表 4　个案二音乐评估表

	前　测	后　测
一口气发音保持的最长时间（秒）	1	2
节奏正确率（%）	56%	87%
停顿次数（次）	4	2
一次治疗保持歌唱姿势的最长时间（分）	6.5	10
每次歌唱姿势能坚持的最长时间（秒）	11	25

　　根据《汉语语音清晰度测试字表》，个案二的语音清晰度提高了 8%（语言障碍轻度到轻度）；根据音乐评估表，其一口气发音保持的最长时间由 1 秒提高到 2 秒；歌曲《洋娃娃和小熊跳舞》共 16 个小节，由正确 9 小节提高到正确 14 个小节，因此，节奏准确率由 56%～87%；停顿次数由 4 次减少到 2 次；一次治疗保持歌唱姿势的最长时间由 6.5 分钟增加到 10 分钟；每次歌唱姿势能保持的最长时间由 11 秒增加到 25 秒。

　　3. 个案三（表 5）

　　语音清晰度：语音清晰度提高了 9.5%，由 66%（语言障碍中度）提高到 75.5%（语言障碍轻度）。

表 5　个案三音乐评估表

	前　测	后　测
一口气发音保持的最长时间(秒)	1.5	2.5
节奏正确率(%)	62%	87%
停顿次数(次)	3	2
一次治疗保持歌唱姿势的最长时间(分)	15.5	20
每次歌唱姿势能坚持的最长时间(分)	7	13
音　域	小字组 a 到小字二组♯c	小字组 a 到小字二组 e

　　根据《汉语语音清晰度测试字表》,个案三的语音清晰度提高了 9.5%(语言障碍中度到轻度);根据音乐评估表,其一口气发音保持的最长时间由 1.5 秒提高到 2.5 秒;歌曲《洋娃娃和小熊跳舞》共 16 个小节,由正确 10 小节提高到正确 14 小节,因此,节奏准确率由 62% 提高到 87%;停顿次数由 3 次减少到 2 次;一次治疗保持歌唱姿势的最长时间由 15.5 分钟提高到 20 分钟;每次歌唱姿势能保持的最长时间由 7 分钟提高到 13 分钟;音域由"小字组 a 至小字二组 c"扩大至"小字组 a 至小字二组 e"。

4. 个案四(表 6)

　　语音清晰度:语音清晰度提高了 16%,由 59%(语言障碍中度)提高到 75%(语言障碍轻度)。

表 6　个案四音乐评估表

	前　测	后　测
一口气发音保持的最长时间(秒)	1.5	2.5
节奏正确率(%)	69%	87.5%
停顿次数(次)	9	2
一次治疗保持歌唱姿势的最长时间(分)	13	19.5
每次歌唱姿势能坚持的最长时间(分)	6	11
音　域	小字组 a 至小字二组 c	小字组 g 至小字二组 e

　　根据《汉语语音清晰度测试字表》,个案四的语音清晰度提高了 16%(语言障碍中度到轻度);根据音乐评估表,其一口气发音保持的最长时间由 1.5 秒提高到 2.5 秒;歌曲《洋娃娃和小熊跳舞》共 16 个小节,由正确 11 个小节提高到 14 个小节,因此,节奏准确率由 69% 提高到 87.5%;停顿次数由 9 次减少到 2 次;一次治疗保持歌唱姿势的最长时间由 13 分钟增加到 19.5 分钟;每次歌唱姿势能保持的最长时间由 6 分钟增加到 11 分钟;音域由"小字组 a 至小字二组 c"至"小字组 g 至小字二组 e"。

(二) 讨　论

　　(1) 从实验结果来看,4 名被试的语音清晰度分别提高了 28.5%、8%、9.5% 和 16%;歌唱能力中的呼吸、歌唱姿势、音域等均有不同程度的改善和提高。这些结果显示出 MIT 和 TS 的音乐治疗方法对 4 名被试的语音清晰度和歌唱能力的干预有效。

（2）MIT 和 TS 对于脑瘫患儿的语言康复有效。这是因为：首先，MIT 用言语歌唱的形式加上旋律的音调刺激右脑半球来激发语言，是音乐治疗师针对于大脑损伤引起的交流障碍而使用的治疗性的方法（Carroll and Debbie,1996）；神经系统理论对旋律发音治疗（MIT）的解释是，唱歌可以激发未受损伤的大脑右半球来促进大脑左半球受损的运动语言功能；还有一些有关脑部图像的最近研究发现在完成旋律发音治疗训练后，可以重新激发大脑左半球的正常语言领域（Carroll and Debbie,1996;Belin et al. ,1996;Cohen,1994）。脑瘫患者脑部损伤，MIT 融合脑瘫患者未被损害的歌唱能力来促进本能的和自发的言语能力，通过"言语的歌唱"，促进脑瘫患者日常语言的表达模式；另外，治疗师与患者之间的问答对话，本身就是一种交流，实验显示 MIT 对于改善患儿的自发性语言是很有效的。其次，"歌唱"中的咬字、吐字、声调、语气、节奏是"说话"所必须的（傅瑶,2003）；治疗性歌唱（TS）通过歌唱的形式，对患者的呼吸、歌唱姿势、语音清晰度以及对构音障碍等都有改善作用；通过歌唱，使患者能主动地表达自己的感受，以及提高了自发性语言的表达，同时改善患儿的情绪。

（3）从实验结果来看，有的被试提高明显，有的被试在某些方面提高不明显，被试间康复治疗的结果存在差异，这是由于被试本身也存在差异性（由于音乐评估的工具不统一，因此从语音清晰度来比较差异）：

① 年龄和性别差异。被试 2、3、4 为同班，年龄相当；三者均比被试 1 小 13 岁左右。从 4 名被试的语音清晰度的前测、后测数据来看，年龄大小与清晰度水平高低、年龄大小与语音清晰度改善率之间均无直接的联系；4 名被试中有 3 男 1 女，仅参照被试的性别与实验结果，可显示出性别与治疗过程及实验结果无直接的联系。

② 治疗次数差异及治疗中断的影响。从治疗次数来看，被试 1、被试 2 多于被试 3、被试 4，且前两者相当，后两者相当。首先，被试 1 与被试 2 的治疗次数仅相差 6 次，差异不大，但被试 1 语音清晰度的改善率远高于被试 2；其次，被试 2 比被试 3、4 的治疗次数各多 10 次左右，但语音清晰度改善率均低于被试 3、4；从这两组的比较说明，治疗次数与清晰度改善与否及改善的程度并无直接的联系；再次，被试 3 比被试 4 的治疗次数少 1 次，而清晰度改善率也略小于被试 4；且需要说明的是，两被试的语言表达、语言运用能力差异不大。若被试间语言能力相当，治疗次数与实验结果之间可能有一定的联系。

除此之外，4 名被试在治疗过程中均有 1 个半到 2 个半月时间的非主观原因导致的治疗中断。对于中断后开始的第一次治疗，从 4 名被试在这次治疗的表现来看，语音能力及音乐歌唱能力未有明显退步，但无法说明中断的时间长短与被试的保持语音能力和音乐歌唱能力有何必然联系。被试表现出的能力未退步，可能与被试当时其他因素的影响有关，如心情等。

③ 智力差异。被试 2 言语智商和智商水平得分分别为 77 分、66 分，高于被试 3 的 55 分、46 分；而即便在被试 2 治疗次数多于被试 3 的前提下，被试 2 的语音清晰度改善率仍低于被试 3；另外，被试 1 不认识文字数字、不会读写，语言能力很差，虽年长

于被试 2 十三岁左右,但在智力、语言方面均明显差于被试 2,但被试 1 的语音清晰度改善率仍要高于被试 2。因此这两组差异比较,说明语音清晰度的改善程度与智力水平之间并无直接联系。

(4) 其他因素的讨论。

① MIT 可促进言语的日常表达能力。从 4 名被试的语言能力(语言理解、表达、运用)来看,4 名被试听觉正常,对简单的词汇、对话和故事情节的反应有一定的理解能力;其中,被试 2 的言语智商为 77,语言理解、表达和运用的综合能力明显好于其他被试,由此本能和自发的言语能力可提高的空间可能很小,所以被试 2 在言语表达及流畅程度的改善效果不明显。由此,MIT 的干预效果与患儿自身的语言表达和语言运用能力有一定关系。被试 1 与被试 2 在最初治疗阶段都存在歌唱姿势影响发音的问题;但被试 1 的身体情况可以对头、颈、躯干进行控制;而被试 2 由于肢体障碍,头抬不起来,躯干无力,难以保持上身挺立的歌唱姿势,对于被试 2 的语音清晰度改善率低于其他被试,还可能与 TS 的歌唱姿势控制差有关,语音清晰度改善与保持正确的歌唱姿势密切相关。

② 很多文献显示,脑瘫患儿的语言治疗最好在 4 岁以下进行,因为这时正处于语言发育和生长发育时期,利于语言康复。Mark 和 James(1986)曾对一名 20 岁的女性脑瘫患者的神经生理学治疗研究表明,患者自发性语言能力提高表明了语言能力的改善;而研究者本次研究的 4 名被试,年龄均在 10 岁以上,且都有智力障碍,远超出医学上的最佳语言康复年龄的时期,虽然语音清晰度和歌唱能力在原有的基础上得到了一定提高,但是并不意味着语言能够彻底康复,与正常人无异。

本次实验的结果肯定了 MIT、TS 对脑瘫语言康复的作用;而且,即使是大龄的脑瘫患者,只要有一定的语言理解能力,MIT 仍可以针对其表达不流畅和不敢于表达自己感受的问题,起到语言正常化表达的康复效果;而 TS 可以用于能够发音的各年龄患者,研究者认为,从时间结果来看,TS 对脑瘫的运动性构音障碍的康复也有很好的效果。

③ 治疗关系与主试态度。治疗关系对治疗极为重要。被试 1 能很快融入新环境的性格特点,在很快建立治疗关系中得到很好的体现;其语音清晰度以及音乐歌唱能力,在 4 名被试中提高最明显。4 名被试在试验中态度积极,自身并未有迎合于治疗师对实验的期望和依附治疗师的态度影响自己对待治疗的态度。但作为主试,不排除在试验中无意识地鼓励或提醒的指导语、表情、手势、语气等对被试产生微妙的心理影响,由此不排除试验中的因变量发生变化的可能性。

④ 歌曲的选择。在 4 名被试的音乐能力评估中,研究者使用了 2 首歌曲,其中被试 2、3、4 歌曲相同,选取歌曲标准是被试所喜欢或熟悉的,因此在评估中可以较准确地反应被试的歌唱能力。若使用统一的歌曲,很可能要花大量时间熟悉和练习,拖延时间;而且易对被试造成挫败感。

治疗过程中运用的歌曲,多为旋律流畅或结构短小的歌曲,既有被试熟悉的、也有不熟悉的;歌曲类型多样,有革命、传统歌曲,现代流行歌曲,也有儿童歌谣;对于被试不熟悉的短小的歌曲,研究者认为避免教唱,可尝试作为 MIT 的旋律直接使用。

⑤ 异常行为。被试 1 在高兴时常伴尖叫,或出现撩衣服异常反应和行为。治疗师认为这涉及行为的处理过程,因此未加以干预。然而,该行为总在治疗中间断地发生,但是对治疗的进程、被试对治疗的参与无干扰。

而假设治疗师对其异常行为加以干预,是否会强化该行为,或干扰治疗的进程,影响本次试验结果;或被试的情绪是否会受干扰,对其参与积极性是否有影响,治疗效果又有何改变、其他的情绪替代行为是否会出现等。因此对治疗师与异常行为的干预与否,可在今后的试验中深入来研究。

(5) 局限性。中途的治疗中断,以及有的被试的治疗次数较短,在一定程度上影响了实验的连贯性和实验结果以及对结果的分析。

进一步验证 MIT 和 TS 于脑瘫语言康复的有效性,还需要更大的被试量而进一步的深入研究。

八、结　论

本研究运用旋律音调治疗(MIT)和治疗性歌唱(TS)这两种音乐治疗的语言治疗方法,对 4 名被试进行脑瘫语言康复。结果为:根据《汉语语音清晰度测试字表》,4 名被试的语音清晰度分别改善了 28.5%、8%、9.5% 和 16%;音乐的歌唱能力,如歌唱姿势、节奏、呼吸等均有一定程度的提高。除此之外,被试主动表达的意愿、自发性语言也明显地增多。结果显示出 MIT 和 TS 的音乐治疗方法对被试的语音清晰度和歌唱能力的干预有效。

国外临床有大量将音乐治疗用于表达性失语症、言语失用症、脑中风、帕金森、阿尔茨海默症、孤独症等神经系统疾病语言康复的实验研究;而用于脑瘫语言康复的音乐治疗文献相对较少;通过查阅文献,研究者暂未查到关于 MIT 与 TS 用于脑瘫语言康复的实验研究。

65%~95% 的脑瘫患者有不同程度的语言障碍,给他们的生活带来诸多不便。关于脑瘫的语言康复治疗,国内外的文献均提出音乐治疗对于脑瘫语言康复治疗的优越性和可操作性。而本研究的意义就在于,对脑瘫的语言康复进行了一次全新的尝试性研究,将音乐治疗的语言治疗方法 MIT 和 TS 运用在脑瘫的语言康复中,并取得明显的实验效果;而这种方法的运用就目前国内而言尚属首例,因此具有一定的研究价值。

参考文献

鲍超.2002.头针配合穴位注射治疗小儿脑瘫 40 例疗效观察.针灸临床杂志,18(4):5-6.

鲍秀芹,李影,慕德英.1997.脑瘫患儿语言障碍的康复训练.中国康复,(1):7.

方立珍.2003.小儿脑瘫家庭康复训练.长沙:湖南科学技术出版社.

高天.2007.音乐治疗学基础理论.北京:世界图书出版公司.

郭新志.2007.儿童脑性瘫痪综合诊治与康复.北京:科学出版社.

韩雪,尚清,马彩云,等.2007.小儿脑性瘫痪高危因素的调查与分析.中国实用神经疾病杂志,10(3):7-10.

侯敏,于荣,赵荣安,等.2003.脑瘫儿童的语言特征初探.中华物理医学与康复杂志,25(4):232-234.

侯梅,赵安荣,李玉华.1999.脑瘫患儿构音障碍特点与言语治疗.中国康复,14(2):86-87.

胡莹媛.2003.脑性瘫痪定义的历史沿革.中国康复理论与实践,9(5):257-258.

蒋涛涛,洪琦,卓秀慧,等.2006.96 例脑性瘫痪临床特点及高危因素的研究.医学临床研究,23(6):899-910.

李树春.2000.小儿脑性瘫痪.郑州:河南科学技术出版社.

李慧敏.2004.针刺加口腔功能训练促进小儿脑性瘫痪语言障碍恢复.中国临床康复,21(8):4353.

梁松,朱国琼,吴兆芳,等.2007.脑性瘫痪患儿语言训练临床疗效观察 43 例.医学创新研究,4(5):34-35.

林庆,李松.2000.小儿脑性瘫痪.北京:北京大学医学出版社.

林庆.1989.小儿脑性瘫痪的定义、诊断条件及分型.中华儿科杂志,(27):162-163.

林晓燕,梁艳苓,陈翔,等.2008.脑性瘫痪患儿语言发育水平极其与动物、应物、应人功能发育的相关性分析.中国康复医学杂志,23(1):66-67.

刘建军,李旭,胡莹媛,等.2005.双胎儿童脑瘫发生状况的分析.2005 中日脑瘫学术交流大会暨康复新技术论坛:158-159.

倪晨曦.2006.浅谈脑性瘫痪儿童的语言康复.Chinese Scientific Journal of Hearing and Speech Rehabilitation,(6):39-41.

沈敏慧.2005.外伤后运动性构音障碍病人的早期康复训练.护理研究,19(8):1563-1564.

唐久来,吴德.2007.小儿脑瘫引导式教育疗法.北京:人民卫生出版社.

唐久来,吴德,李海华,等.2006.小儿脑性瘫痪病因病理学分型方法的建立.实用儿科临床杂志,21(11):707-708.

王燕,张燕.2003.小儿脑性瘫痪的语言治疗方法.中国临床医生,(4):6-8.

王国民,朱川,袁文化,等.1995.汉语语音清晰度测试字表的建立和临床应用研究.上海口腔医学,(3):125-127.

王振芳,温晓刚,董志云.2003.头面部按摩辅助治疗痉挛型脑瘫患儿构音障碍.中华物理医学与康复杂志,25(5):304-305.

魏黎明.1999.脑瘫伴语言障碍 30 例.实用儿科临床杂志,(4):200-202.

卫冬洁.1997.浅谈脑性瘫痪儿童的语言障碍.现代康复,1(1):10-12.

卫冬洁.2001.儿童语言发育迟缓的语言治疗.现代康复,8(8):24-25.

徐和秀,夏梓红,胡璐.2008.脑瘫儿童语言障碍康复治疗 102 例分析.遵义医学院学报,31(1):73-75.

徐艳杰,刘晓红,王心崇.2001.小儿脑性瘫痪的语言训练.现代康复,5(5):11-12.

杨燕.1999.浅谈歌唱中的呼吸.黔西南民族师专学报,6(2):34-35.

余德兵,饶钒,张明泉,等.2006.150 例脑性瘫痪临床分析.现代医药卫生,22(21):3313.

张淑琴,娄彦,王娟.2002.小儿脑瘫诊疗手册.北京:人民出版社.

张竹青.2006.脑性瘫痪小儿健康生活.北京:化学工业出版社.

张素红.2007.小儿脑性瘫痪病因分析.医药论坛杂志,28(11):90-91.

张举玲,程立红,刘丹.2006.音乐对针灸治疗小儿脑瘫作用的思考.实用中西医结合临床,6(3):63.

Alice Rogers,Fleming P L.1981.Rhythm and melody in speech therapy for the neurologically impired.Music Therapy,(1):33-38.

Alvin J.1965.Music for the Handicapped Child.London:Oxford University Press.

Baker F A. 2000. Modifying the Melodic Intonation Therapy Program for Adults with Severe Non-fluent Aphasia. Sandane Sogn og Fjordane College.

Belin P,Eeckhout P V,Zibovicius M,et al. 1996. Recovery from nonfluent aphasia after melodic in tonation therapy:A pet study. Neurology,(12):1504-1511.

Carla Hoskins. 1988. Use of music to increase verbal response and improve expressive language abilities of preschool language delayed children. Journal of music Therapy,XXV(2):73-84.

Carroll Debbie. 1996. A study of the effectiveness of an adaptation of melodic intonation therapy in increasing the communicative speech of young children with down syndrome. Montreal:McGill University.

Clark C,Chadwick D. 2000. Clinically Adapted Instruments for the Multiply Handicapped. St. Louis M O:Magnamusic-Baton.

Clair A A,Pasiali V. 2004. Neurologic music therapy//Darrow A A. Introduction to Approaches in Music Therapy. M D:American Music Therapy Association (AMTA),Inc.

Costeff H. 2004. Eestimated frequented of genetic and nongenetic causes of congenital idiopathic cerebral palsy in west Sweden. Ann Hum Genet,68(5):515-520.

Cotton E. 2000. Improvement in motor function with the use of conductive education. Developmental Medicine and Child Neurology,(16):637-643.

Cohen N S. 1994. Speech and song:Implication for therapy. Music Therapy Perspectives,(1):8-13.

Cohen N S. 1993. The application of singing and rhythmic instruction as a therapeutic intervention for persons with neurogenic communication disorders. Journal of Music Therapy,XXX(2):81-89.

Cohen N S. 1995. The effect of musical cues on the nonpurposive speech of persons with aphasia. Journal of Music Therapy,XXXI(1):46-57.

Cohen N S. 1992. The effect of singing instruction on the speech production of neurologically impaired persons. Journal of Music Therapy,XXIX(2):87-102.

Cohen N S. 1995. The effect of vocal instruction and visi-pitch feedback on the speech of persons with neurogenic communication disorder:Two case studies. Music Therapy,(2):70-75.

Cohen N S. 1988. The use of superimposed rhythm to decrease the rate of speech in a brain-damaged adolescent. Music Therapy,XXV(2):85-93.

Decuir A A. 1975. Vocal response of mentally retarded subjects to four musical instruments. Journal of Music Therapy,(1):40-43.

Flodmark A. 2004. Augmented auditory feedback as an aid in gait training of the cerebral palsied child. Developmental Medicine and Child Neurology,(28):147-155.

Fran Herman. 1985. Music therapy for the young child with cerebral palsy who uses blissymbols. Music Therapy,5(1):28-36.

Ford S C. 1984. Music therapy for cerebral palsied children. Music Therapy Perspectives,(3):10-15.

Gottfried Achiaug,Sarah Marchina,Andrea Norton. 2008. From singing may lead to recovery of expressive language function in patients with Broca's aphasia. Music Perception,25(4):315-324.

Herron C J. 1970. Some effects of instrument music training on cerebral palsies children. Journal of Music Therapy,(7):55-58.

Herbert F,Galloway J R. 1974. Stuttering and the myth of therapeutic singing. Journal of Music Therapy,(4):202-207.

Jayne Marse,James Fitch. 1970. The effect of singing on the speech articulation of egro disadvantaged children. Journal of Music Therapy,(3):88-94.

Jeanette Tamplin. 2008. A pilot study into the effect of vocal exercises and singing on dysarthric speech. Neuro Rehabilitation,23:207-216.

Mark R, James M S. 1986. Neurophysiological treatment of cerebral palsy. Music Therapy Perspectives,(3):5-8.

Marshal Noel,Pat Holtzapple. 1976. Melodic intonation therapy:Variations on a theme. Minneapolis:Clinical Aphasiology Conference.

Menguk P. 1986. Language development in a social context. J Pediatr,109:217-224.

Monika Jungblut. 2005. Music therapy for people with chronic aphasia:A controlled study. David Aldridge Music Therapy and Neurological Rehabilitation. London:Jessica Kingsley Publishers.

Nicole Roper. 2003. Melodic intonation therapy with young children with apraxia. Bridges Practice-Based Research Syntheses—Research and Training Centre Early Childhood Development (May),1(1):1-7.

Rosenbek J C, Kent R D, LaPointe L L. 1984. Apraxia of speech:An overview and some perspectives//Rosenbek J C,Mcneil M R, Aronson A E. Apraxia of Speech:Physiology Acoustic Linguistics Management. San Diego:College-Hill Press:1-72.

Reilly S,Skuse D,Poblete X. 1996. Prevalence of feeding problems and oral motor dysfunction in children with cerebral palsy:A community survey. J Pediatr,129:877-882.

Thaut M H. 1999. Training Manual Neurologic Music Therapy. Colorado State University:Center for Biomedical Research in Music.

Tricia Krauss. 1982. Melodic intonation therapy with language delayed apraxia children. Journal of Music Therapy,XIX(2):102-113.

Thaut M H. 1999. Music therapy in neurological rehabilitation//William B Davis,Kate E Gfeller, Michael H Thaut,et al. An Introduction to Music Therapy—Theory and Practice. New York:McGraw-Hill Companies.

Vincer M J,Alexander C Allen,K S Joseph,et al. 2006. Increasing prevalence of cerebral palsy among very preterm infants:A Population-Based Study. Pediatrics,118(6):1621-1626.

Wells K E, Helmus N. 1968. Music therapy for severe speech disorders//Gaston E T. Music in Therapy. New York:The Macmillan Company:159-161.

Wise R J S,Greene J,Buchel C,et al. Brain regions involved in articulation. Lancet,353:1057-1061.

第二章

音乐治疗在老年病领域的应用

音乐聆听及记忆力训练对老年痴呆症患者记忆力的干预效果研究

王茜茹　高天

一、老年痴呆

(一) 老年痴呆的定义和分类

DSM-Ⅳ(American Psychiatric Association,1994)定义老年痴呆(Dementia)是一组临床综合征,包括认识功能的短期记忆、长期记忆、抽象思维的丧失,判断能力的损伤,以及语言(失语症)和人格的改变。该病常可以严重影响患者的工作,社交活动和人际关系。目前该病尚无有效方法在生前得到明确诊断,亦无法完全治愈。

老年痴呆的类型

根据 OCD-10,老年痴呆主要分为三大类:① 脑变性疾病引起的痴呆-阿尔茨海默症 (占痴呆患者的 60%);② 血管性痴呆(占痴呆患者的 30%);③ 躯体疾患所致的老年痴呆(占痴呆患者的 10%)。

1) 阿尔茨海默症

阿尔茨海默症是一种中枢神经系统的原发性退行性变性疾病。主要临床表现为痴呆综合征。本病起病徐缓,呈进行性进展,而病因迄今未明。

Alois Alzheimer(1906)首次报道了一例 51 岁的女性患者。该患者患有记忆力减退,言语错乱,藏匿物品,人格改变和定向障碍,并伴有嫉妒和被害妄想。其病程进行性加重,导致该患者在 4 年半后死亡。在 1911 年,又有 4 个相类似的病例被报道。此后,克雷丕林将该病命名为阿尔茨海默症(Alzheimer disease)。阿尔茨海默症的特点多在 65 岁以后起病,女性多于男性,起病隐袭和进展缓慢。

阿尔茨海默症的临床病程大致可分为三个阶段:第一阶段(病程约 1~3 年):为轻度痴呆期。表现为记忆力减退,近事遗忘,判断能力下降,不能进行逻辑分析和判断思考,亦不能处理复杂的问题,如单独购物和处理经济事务;虽然可以做些熟悉的日常事情,但对新的事物则疑惑难解;患者常常表现情感淡漠、多疑和定向障碍,对时间、所处的场所和人物常不能作出相应的定向反应。对复杂结构的视空能力亦差;言语词汇减少,命名困难;核磁共振检查显示海马萎缩;PET/SPECT 显示两侧后顶叶代谢水平低下。而运动系统、脑电图和头颅 CT 检查则多无异常。

第二阶段(病程约 2~10 年):为中度痴呆期。表现为远期和近期的记忆严重受损;简单结构视空间能力差,对时间和地点定向障碍;在处理问题、辨别事物的相似点和差异点方面有严重损害;不能单独室外活动,穿衣、个人卫生以及保持个人仪表方面常需要帮助;不能计算;出现流畅性失语、观念运动性失用和失认以及其他的认知缺陷症状;情感由淡漠变为急躁不安;脑电图显示背景节律缓慢;头颅 CT 和核磁共振检查显示有脑室扩大,脑沟回增宽;PET/SPECT 显示双顶和额叶代谢水平低下。

第三阶段(病程约 8～12 年):为重度痴呆期。表现为严重的痴呆和运动系统障碍。记忆力严重丧失,仅存片段的记忆;智力严重衰退;个人生活不能自理,大小便失禁。运动系统障碍表现为肢体强直和屈曲体位。脑电图显示有弥漫性的慢波;头颅 CT 和核磁共振检查显示脑室扩大,脑沟回增宽;PET/SPECT 显示双顶和额叶代谢水平低下。阿尔茨海默症是由于大脑皮质的弥漫性萎缩而造成了高级神经系统的功能障碍,从而导致记忆力、言语、认识功能、计算能力、理解力、判断力、情感、性格和意志力等功能障碍,严重影响患者的生活质量。目前对该病尚无确切的治疗方法,而早期发现和及时的治疗具有很重要的意义。

2) 血管性痴呆

血管性痴呆是由脑血管疾病引起的,以痴呆为主要临床表现的脑功能衰退性疾病。发病年龄多在 50～60 岁,男性多见,半数以上患者有高血压、高脂血症和动脉粥样硬化的病史。血管性痴呆多发生在心脑血管疾病之后。本病病情进展迅速,常伴有中风的反复发作,最终则导致痴呆。该病的病程有时表现出明显的波动性、有时则以阶梯性为特点。在该病的病程中,部分患者可产生精神病性症状,如偏执症状、被害妄想、关系妄想和疑病妄想等。随着痴呆症状的加重,患者在行为及人格方面也逐渐发生相应的改变。

3) 躯体疾患引发的老年痴呆

某些躯体疾患病,如帕金森氏病、正常压力性脑积水、颅内占位性病变、药物中毒、代谢障碍和维生素 B_{12} 缺乏等,也可以导致老年痴呆。

(二) 老年期痴呆的临床表现

1. 认知功能减退

1) 记忆障碍

常为痴呆早期的突出症状。最初主要累及近期记忆,记忆保存困难和学习新知识困难。表现为好忘事,刚用过的东西随手即忘,日常用品丢三落四。刚说过的话或做过的事转眼即忘,吃饭不久又要求进餐,不能记住新近接触的人名或地名,反复说同样的话或问同样的问题。东西常放错或丢失,购物忘记付款或多次付款。凡事需要别人提醒或依赖"备忘录",常忘记赴重要约会。随着病程进展,远期记忆也受损,不能回忆自己的工作和生活经历。严重时连家中有几口人、自己的姓名、年龄和职业都不能准确回忆。为了弥补记忆方面的缺陷,有的患者以虚构或错误来填充记忆的空白。

2) 视空间障碍

也是痴呆较早出现的症状之一,表现为在熟悉的环境中迷路,找不到自己的家门,甚至在自己家中走错房间或找不到厕所。在简单绘图试验时,患者不能准确临摹立方体图,也常不能临摹简单的图形。

3）抽象思维障碍

痴呆患者的理解、推理、判断、概括和计算等认知功能受损。首先是计算困难，不能进行复杂运算，甚至两位数以内的加减运算也不能完成。患者逐渐出现思维迟钝，抽象思维能力下降，不能区分事物的异同，不能进行分析归纳。看不懂小说和电影等，听不懂他人谈话。不能完成胜任已熟悉的工作和技术，最后完全丧失生活能力。

4）语言障碍

语言改变是大脑皮层功能障碍较敏感的指标，语言障碍的特殊模式有助于本病的诊断。在痴呆患者，最早的语言异常是言语空洞，找词困难，用词不当，赘述，不得要领，不能列出同类物品的名称。也可出现阅读困难，继之不能命名。在命名测验中对少见物品的命名能力首先丧失，随后对常见物品命名亦困难。之后出现感觉性失语，不能进行交谈，可有重复言语、模仿言语、刻板言语。最后患者仅能发出不可理解的声音，或者缄默不语。

5）失认症

痴呆患者的失认症状以及面容认识不能最常见，患者不能根据面容辨别人物，不认识自己的亲属和朋友，甚至丧失对自己的辨认能力。

6）失用症

痴呆的失用表现为不能正确地作出连续的复杂动作，如做刷牙动作。穿衣时将里外、前后、左右顺序穿错。进食不会使用筷勺，常用手抓食或用嘴舔食。

7）人格改变

最初的人格改变表现为主动性不足，活动减少，孤独，对新环境难以适应，自私，对周围环境兴趣减少，对人缺乏热情。以后兴趣越来越窄，对人冷淡，甚至对亲人漠不关心，不负责任，情绪不稳，易激惹，因小事而暴怒，训斥或骂人，言语粗俗，殴打家人等。进而缺乏羞耻及伦理感，行为不顾社会规范，不修边幅，不讲卫生，拾捡破烂，乱取他人之物据为己有，争吃抢喝。可表现为本能活动亢进，当众裸体，甚至出现性行为异常等。

2. 生活能力下降

痴呆患者由于记忆、判断、思维等能力的衰退而造成日常生活能力明显下降，逐渐需要他人照顾，对他人的依赖性不断增强。最初患者可能表现为不能独立理财、购物；逐渐地，可能无法完成即已熟悉的活动，如洗衣、下厨、穿衣等；严重者个人生活完全不能自理。

3. 精神与行为症状

包括幻觉、妄想、错认、抑郁、类躁狂、激越、无目的漫游、徘徊、躯体和言语性攻击、喊叫、随地大小便及睡眠障碍等。这些症状中的许多是以认知症状为基础的。同样，因人物定向障碍，不认识家人或配偶，而认为他们是骗子，是冒名顶替者。有些症状继发于人格改变，如表现退缩、古怪、纠缠他人、藏匿及破坏行为等。睡眠障碍颇为常见，患者表现为睡眠倒错，夜间不睡，到处乱走，或做些无目的动作，白天则精神萎靡、瞌睡。

(三) 老年痴呆患者的心理行为问题

老年痴呆患者常表现有 3 个方面的症状:① 认知功能损害;② 心理行为异常;③ 工作学习及社会生活能力下降。大多数老年痴呆患者都患有心理行为异常,常导致诸多的不良后果。

痴呆早期的记忆力下降,工作和学习能力减低常会给患者带来严重的心理创伤,并引发一系列的心理反应,如失眠、焦虑、抑郁、情绪不稳、易怒。痴呆严重时,患者常出现活动减少、呆坐、攻击行为、无目的徘徊,等等。而上述心理行为异常不但严重影响患者的生活质量,还给家属或护理人员带来诸多的烦恼和痛苦。而该病的早期发现和治疗则有助于上述心理行为异常的改善。

二、间隔提取技术(Spaced Retrieval Technique,SR)在老年痴呆 领域的相关研究和应用

SR 技术由 Landauer 和 Bjore 在 1978 年提出,是一个可以用以改善记忆的技术。该技术是"一个互相联系的方法,比如看到熟悉的面孔可以想起名字,在不断延长时间的间隔时反复使用某刺激物,尽量延长被试的记忆时间"(Camp and Stevens,1990)。SR 技术可以帮助患者在不断延长的时间内回忆出以往的事情。其目的是帮助患者在较长的时间内能够记住重要的信息、计划、饮食、日常活动和学会新的技能。治疗师常可以通过 SR 技术达到治疗目的。该技术还可以被用来教会患者某些安全救护技能。而告知患者答案则可以减少患者在反复被提问时的焦虑。SR 技术是一项简单可行的技术。护理人员、治疗师和医务工作者均可将其应用于诸多的领域并使患者获益。

很多研究证实 SR 技术可以带来许多积极的干预效果。SR 技术是以参与者的实际能力为基础而进行提高的训练。每次测试的时间间隔根据每一个被试的能力而设定。通过不断重复的累积而达到长期的训练目的(Camp and Stevens,1990)。被试学习的课程一般都非常简单,不费力就可以学会(Camp and Schaller,1989)。该训练最重要的目标就是把所学到的知识在更长的时间内得以记忆储存(Abrahams and Camp,1993)。

面孔-名字识别对正常人来说是一个最基本的能力(Camp and Stevens,1990)。而该能力在老年痴呆患者的病程早期就已开始减退(Krishner et al.,1984)。有研究比较了痴呆被试和正常人群(控制组)间面孔-名字识别能力间的差别(Larrabee and Youngjohn,1993;Shirman,1992;Shuttleworth and Huber,1988)。结果发现两组间在面孔—名字识别能力上有着显著差别。Larrabee 和 Youngjohn(1993)发现阿尔茨海默症被试的遗忘率远超过正常年龄配对的控制组。很明显,痴呆患者在记忆能力方面有明显的障碍。Shirman(1992)阐述阿尔茨海默症患者大脑的损伤并非是区域性的,而是来自更为弥漫的神经退化。对于这些患者来说,更重要的则是利用患者尚保留的能力来代偿那些已经丧失的能力。研究表明 SR 技术可以改善老年人的面孔—

名字识别能力（Abrahams and Camp，1993；Camp and Schaller，1989；Came and Stevens，1990；McKitrick and Camp，1993；McKitrick et al. ，1992；Moffat，1989）。Came 和 Stevens(1990)研究用 SR 技术训练被试记住工作人员的名字。在最初阶段，被试可以在 20 秒回忆出目标人物的名字，4 个星期之后，被试可以在 7 分钟后回忆出目标人物的名字，而在 7 个星期之后，被试则可以在两次治疗间回忆出目标人物的名字。Abrahams 和 Camp(1993)的研究亦证实了上述结果。他们在研究中用护理人员作为测试者，这样也促进了护理人员和被试间的积极互动。Camp 和 Schaller(1989)发现 SR 技术不但可以促进被试和工作人员间的互动，还可以使被试学会一些新的技能。

三、音乐治疗在改善老年痴呆记忆力方面的相关研究

近年来，用音乐治疗作为老年痴呆治疗的辅助手段已产生了许多有意义的结果。研究表明，音乐可以有效地刺激和强化老年痴呆患者的记忆力。国外音乐治疗的临床实践发现，痴呆患者虽然记忆力受到严重的损坏，但是他们对音乐的记忆力基本保存完好。老年痴呆患者对于音乐的干预常有着明显的反应。音乐治疗师利用这一特点，使用患者年轻时代所喜爱的老歌，常常可以激发患者对当年生活的诸多回忆。研究还发现，让患者学习新的歌曲，可以刺激和改善患者的短时记忆力。

尽管老年痴呆患者常有严重的记忆力障碍，但却仍可以唱出她(他)们熟悉的歌曲，并能伴着熟悉的乐曲起舞。该现象提示音乐的确有助于记忆力的改善（Geula，1986；McCloskey，1990）。音乐常常可以使患者回忆起已经忘却了的事情和人物（Lord and Garner，1993）。Crystal 等(1989)报道了这样一个现象：有一位语言能力和记忆能力严重退化的音乐家，但他的音乐才能并未受到影响。他虽然叫不出曲名和作曲家的名字，但却可以熟练地演奏这些曲目。Prickett 等(1991)认为音乐治疗通过演唱歌曲可以改善记忆力，患者在演唱时所能够记住的歌词量超过了日常说话的词汇量，并且随着一定程度的重复，患者常能学会新内容的歌曲。

Smith(1986)的研究比较了三种治疗方法的效果：通过音乐的提示追忆往事，通过口头语言的提示追忆往事，单独使用音乐。被试是 12 位女性阿尔茨海默症患者。结果显示，音乐提示和口头语言提示追忆往事对语言的次领域分值有显著提高，单独使用音乐活动在全面分值上有显著提高。

Sambandham 和 Schirm (1995)观察了音乐治疗对老年痴呆患者的交流、社交技能和回忆能力的效果。研究发现被试在治疗中说话比治疗前后都少，但在治疗后与他人的互动则有显著地增加，并且治疗后记忆力的改善达到了统计学上的显著差异（$P < 0.05$）。

另一个研究里发现疑似阿尔茨海默症患者在音乐治疗中能更好地回忆起个人历史。Pollack 和 Namazi(1992)发现当患者在音乐治疗的回忆往事过程中能增加语言对话的流畅性。音乐治疗不但可以改变痴呆患者的认知行为，同时还有心理治疗的作用，可以改

善和维持患者的认知、生理情感、主动性、自我表达和交流(Bright,1981),引发记忆、感觉、获得成功感,舒适感(Smith,1990),改善人际关系、运动能力和短期记忆(Hennessey,1986)。此外,音乐还可以使老年痴呆患者的行为和情绪得到改善(Bonder,1994;Bright,1986)。Sacks 和 Tomaino(1991)认为音乐可以帮助老年痴呆患者"唤起记忆和改善情绪",使患者能够再次进入已被遗忘的情绪、记忆和思维世界。研究资料表明音乐可以成为治疗痴呆患者的一种独特而有效的手段,即使是晚期的老年痴呆患者,其与音乐有关的认知功能仍然保留(Aldridge,1993;Christie,1992)。

Collins(1999)的研究指出,音乐放松的技术与认知策略的方法相结合对于改善老年人的记忆作业能力是有效的。焦虑可以干扰老年痴呆的注意力和记忆力。而音乐则可以减轻患者的焦虑,从而可以改善记忆力。

Carruth(1997)研究了演唱和 SR 技术对提高记忆力丧失患者的面孔-名字识别能力的效果。结果显示其中 4 名被试在有音乐条件下的正确反应率超过了没有音乐条件的正确反应率。该结果提示音乐对这 4 名被试是有益的。该研究还发现有 5 名被试在音乐条件下,能在较长的时间内回忆起目标人物的名字(超过了 1 天)。

SR 技术已被证明是一种可以有效塑造老年痴呆人群行为的方法,今后的研究注重的是扩展和改进该技术。而近年来,由于对音乐的普遍认可也影响了那些从不接受音乐治疗的人,特别是针对老年人群,音乐治疗被认为是一种有效果可行的治疗方式。Zatorre(1984)认为"对音乐功能的研究具有很大的潜在价值,它可以帮助我们更好地理解认知与神经机理间的联系"。Campbell(1986)认为信息是在大脑的不同部位被以不同的方式处理的。而这些信息处理的过程则与音乐的记忆有关。

四、研究目的和研究假设

(一) 研究目的

本研究是在 Carruth 的研究基础上,进一步探讨音乐治疗(聆听歌曲和 MMT 技术)与 SR 技术结合对于国内老年痴呆记忆力受损患者面孔－名字识别能力的改善效果。

(二) 研究假设

假设 1:使用聆听歌曲结合 SR 技术较单独的 SR 技术能够更有效地改善被试的面孔－名字识别能力。

假设 2:使用音乐记忆力训练(Musical Mnemonics Training,MMT)结合 SR 技术较单独的 SR 技术能够更有效地改善被试面孔－名字识别能力。

假设 3:使用 MMT 技术结合 SR 技术较聆听歌曲结合 SR 技术能够更有效地改善被试的面孔－名字识别能力。

五、研究方法

(一) 研究对象及对照组的选择

研究对象为北京市安定医院老年痴呆住院患者。患者的主要临床诊断包括阿尔茨海默症和血管性痴呆。被试的选择标准：① 中期和晚期的老年痴呆患者；② 记忆力明显受损；③ 对熟悉的人的名字有明显记忆障碍；④ 视力良好（能看清楚目标人物的照片）；⑤ 听力良好；⑥ 有回答简单问题的能力，并能按要求说话，参与或就坐；⑦ 通过间隔提取技术（Spaced Retrieval，SR）的评估筛选表格（Spaced Retrieval Screening Form，Brush and Camp，1998）筛选。该评估筛选通过测试患者的记忆力水平来决定该患者是否适于 SR 技术训练。评估表分为三个时间标准（即刻回忆，10 秒，20 秒）。每个时间标准被试有 3 次机会，当被试在任何一个时间标准上连错 3 次时，则该被试不适合 SR 技术的训练。

本研究有 9 名被试参加了试验。其中 5 名被试完成了全部试验（有 2 名被试在试验开始 1 周后因病情反复而退出试验；另有 2 名被试试验期间因转院而退出试验）。被试的年龄介于 70～84 岁之间，平均年龄为 77 岁（SD＝4.98），受教育程度从小学到大学不等。被试的住院时间为 6 个月到 4 年，平均在院时间为 1 年零 6 个月（表 1）。其中有 3 名被试缺乏自理能力，需要 24 小时护理陪伴。这 3 名患者平时大多数时间在睡觉或者呆坐，其中 ♯4 被试表现最为严重。

对照组的选择：本研究用患者在采用 SR 技术的干预所得数据作为对照组（自身对照组）（表 1）。

表 1　被试基本情况表

被　试	性　别	年　龄	临床诊断	住院时间	教育程度
♯1	女	78	阿尔茨海默症	1 年零 6 个月	初中
♯2	女	70	血管性痴呆	6 个月	中专
♯3	女	80	血管性痴呆	1 年	初中
♯4	女	81	血管性痴呆	1 年零 6 个月	高小
♯5	女	84	晚发性阿尔茨海默症	4 年	大学

(二) 材料和设备

1）歌曲选择

本研究选择了被试所熟悉的乐曲和旋律片段。在条件 B（MMT 技术结合 SR 技术）中选用了被试熟悉的《红河谷》的旋律片段，并填词。条件 C（聆听歌曲结合 SR 技术）中选用被试熟悉的 20 世纪 50 年代歌曲《洪湖水浪打浪》。

2）作为刺激物的人物照片

本研究选择病区护士长的照片作为试验的刺激物。

3）吉　它

4）秒表一个

5）时钟一个

（三）研究环境

所有的 15 次试验均在北京市安定医院老年病区中被试的病房内完成。

（四）研究程序

全部试验历时 5 周。每周 3 次，共 15 次。试验采用一对一的方式。每次操作均在被试的病房内完成。被试在试验中与试验者相对而坐，保持直接的目光接触。

试验者每次进入被试的病房时向被试问好，与被试握手，坐在被试的对面，然后开始当天的试验。

试验条件：试验的自变量为 3 种不同的方法，条件 A：SR 技术；条件 B：MMT 技术结合 SR 技术；条件 C：聆听歌曲结合 SR 技术；为排除顺序效应，试验顺序采用ABC、ACB、BAC、BCA、CAB 和 CBA。

条件 A：SR 技术。

SR 技术的基本原理是通过反复的信息重复，以延长对该信息所能记忆的时间间隔。该技术的具体步骤为：① 试验者先向被试呈现作为刺激物的照片，告知被试照片人物的名字，并要求被试即刻重复；② 如果被试不能正确回答，试验者再次告知被试照片人物的名字，并再次要求被试即刻回答；如果被试能正确回答，试验者语言鼓励被试；③ 然后，试验者开始计时，间隔 5 秒后，再次向被试呈现照片并提问。之后的间隔时间标准为：10 秒、20 秒、40 秒、60 秒、90 秒、120 秒、180 秒、270 秒、420 秒、600 秒、15分钟、25 分钟、40 分钟、60 分钟。按照以上的步骤持续地训练被试，每个时间标准被试有 3 次机会，如果 3 次都回答错误，当天的试验结束。

在每次试验开始的时候，即在 SR 技术训练之前，试验者都会先询问被试是否能回忆起照片人物的名字。如果被试能正确回忆照片人物的名字，当天的试验就结束了。如果被试不能正确回忆照片人物的名字，试验者告知被试正确的答案，并要求被试即刻回忆，然后回到上次试验结束时的时间标准。如果被试回答正确，继续进行到下一个时间标准，如果被试回答错误，再回到前一个时间标准，如果其回答仍是错误，回到 10 秒，重新开始。在测试间隔时间内，试验者可以和被试聊天，也可以为被试提供杂志阅读。

条件 B：音乐治疗的音乐记忆力训练（musical mnemonics training，MMT）结合SR 技术。

试验者选择被试熟悉的歌曲旋律《红河谷》，并填上照片人物的名字（见谱例 1）。试验者邀请被试一起演唱。然后使用 SR 技术对被试进行测试。

谱例1 《红河谷》的旋律片断和填词

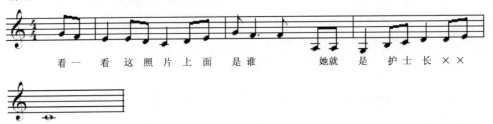

看一　看　这　照　片　上　面　是　谁　　　她就　是　护　士　长　××

　　　　　　　　　　　　　　　　　××

条件C：音乐治疗的聆听歌曲与SR技术相结合。

由治疗师为被试演唱歌曲《洪湖水浪打浪》。在歌曲结束后使用SR技术对被试进行测试。

（五）数据收集和统计处理

1. 数据收集

试验者给被试呈现刺激物的照片并告知被试照片人物的名字。然后试验者使用秒表开始计时，间隔5秒再次呈现照片，并要求被试陈述照片人物的名字。如果被试能正确回答，间隔时间按照如下标准逐步延长（10秒、20秒、40秒、60秒、90秒、120秒、180秒、270秒、420秒、600秒、15分钟、25分钟、40分钟、60分钟）。每个标准测试3次。如果被试3次仍不能回忆起目标人物的名字，试验者停止数据收集。

2. 统计处理

使用SPSS(15.0)统计学软件，对ABC三个条件刺激后因变量差异进行统计学显著性差异分析。

六、研究结果

聆听歌曲结合SR技术对被试的面孔－名字识别能力的干预效果（均值）高于单独的SR技术（均值）（表2、图1）。但两条件间的数据比较（条件C与条件A）未达到统计学上的显著差异（配对 T 检验，$P > 0.05$）。由图2显示♯1、♯2、♯3被试则在歌曲聆听结合SR技术对被试的面孔－名字识别能力的干预效果高于SR技术。

MMT结合SR技术对被试的面孔－名字识别能力的干预效果（均值）高于单独的SR技术（均值）（表2、图1）。但两条件间的数据比较（条件B与条件A）未达到统计学上的显著差异（配对 T 检验，$P > 0.05$）。从图2中可以看出，被试♯1、♯2、♯3和♯5在MMT技术结合SR技术下面孔－名字识别能力的干预效果高于单独的SR技术。

表 2 三种不同的条件对 5 名被试面孔-名字的识别能力的改善结果均值(秒)间的比较

被 试	条件 A (对照组)	条件 B	条件 C
♯1	114	276	227.5
♯2	111.25	741	308.75
♯3	426	450	652.5
♯4	48	20	22
♯5	57	108	53
Mean±SD	151.25±126 秒	319±218 秒	252.75±226 秒

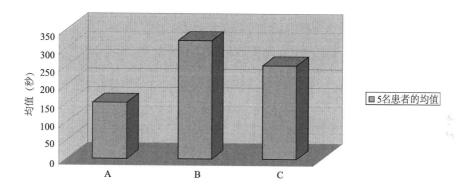

图 1 三种不同的技术对 5 名被试面孔-名字识别能力的改善结果均值间的比较

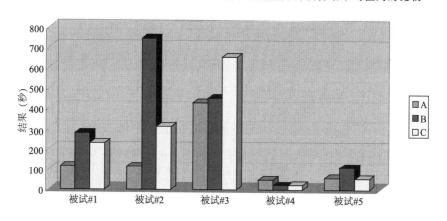

图 2 三种不同的技术对 5 名患者面孔-名字识别能力的改善结果比较

MMT 技术结合 SR 技术对被试的面孔-名字识别能力的干预效果(均值)高于歌曲聆听结合 SR 技术(均值)(表 2、图 1)。两条件间的数据比较(条件 C 与条件 B)未达到统计学上的显著差异(配对 T 检验,$P > 0.05$)。

被试♯1、♯2、♯3 在 MMT 技术结合 SR 技术(条件 B)和聆听歌曲结合 SR 技术(条件 C)干预后经过 24 小时仍可以回忆出照片人物名字的百分数(条件 B 为 13.3%,条件 C 为 13.3%)高于单独的 SR 技术(条件 A 为 6.7%)(表 3)。

表 3　不同技术干预 24 小时后回忆次数百分数表

被试	♯1	♯2	♯3	♯4	♯5	总　数	回忆次数百分数
条件 A	1/5	0/5	0/5	0/5	0/5	1/15	6.7%
条件 B	0/5	1/5	1/5	0/5	0/5	2/15	13.3%
条件 C	0/5	1/5	1/5	0/5	0/5	2/15	13.3%

注：表中显示出每个被试在三个不同条件下出现 24 小时后仍能成功回忆照片人物名字的次数。

七、讨　论

近年来国外有学者研究用 SR 技术和音乐治疗的技术来改善老年痴呆的病状,发现有肯定的效果。此方面的研究结果有希望为老年痴呆的治疗指出新的方向。而国内在使用音乐治疗来改善老年痴呆病状方面的研究尚属空白。本论文选用音乐治疗结合 SR 技术改善老年痴呆的记忆力作为研究课题,希望能够为音乐治疗改善国内老年痴呆方面的研究提供有意义的资料。

本研究使用了条件 A:SR 技术;条件 B:音乐治疗的 MMT 技术与 SR 技术相结合;条件 C:聆听歌曲与 SR 技术相结合,用以观察音乐治疗的技术结合 SR 技术对于改善老年痴呆患者面孔—名字识别能力的效果,并比较了不同条件间的干预差异。

根据统计学的分析结果,本论文的三个假设均未能获得统计学上的支持,表明本次研究中音乐治疗技术结合 SR 技术未能显示出达到统计学意义上的疗效。其可能的解释是:① 被试样本量小;② 部分被试痴呆程度过重,如被试♯4、♯5 的测试结果直接在整体上影响了总体的统计结果;③ 试验时间相对较短,每个条件下的数据偏少。

根据图 2,♯4 和♯5 被试在三个条件下的试验干预效果均不理想。尤其是♯4 被试。♯4 被试在单独的 SR 技术(条件 A)中显示出的面孔-名字识别能力测试值高于 MMT 技术结合 SR 技术(条件 B)和聆听歌曲结合 SR 技术(条件 C);♯5 被试在单独的 SR 技术(条件 A)显示出面孔—名字识别能力也高于聆听歌曲结合 SR 技术(条件 C)。该现象可能与下列因素有关:① 这两名被试的记忆力都有更为严重的障碍;② 两名被试的试验是在大病房中进行,诸多外界因素常常分散被试的注意力,从而影响了测试结果;③ ♯5 被试病情和情绪时常反复,有时拒绝配合;④ 也可能三种方法均不适于认知功能水平较低的患者,特别是缺乏集中注意能力的被试。

需要指出的是,虽然本研究的三个假设未得到统计学的支持,但数据结果提示 MMT 技术结合 SR 技术(条件 B)的干预效果高于单独的 SR 技术(条件 A),亦高于聆听歌曲结合 SR 技术(条件 C)(表 2 和图 1)。MMT 技术有可能通过音乐刺激大脑的编码和解码功能来达到改善记忆力的效果。以往研究认为,歌曲、节奏或念白可以被用来为非音乐信息提供呈现的框架。在这个音乐的框架结构中,非音乐信息被音乐的组织进行"组块",帮助大脑对非音乐的信息处理、编码和储存,从而改善大脑的记忆能力(高天,2007)。试验者在研究中也有类似的感受:当用语言询问被试照片人物的名字时,被试时常不能正确的回忆,而改用唱歌的方式提问时,被试(♯1、♯2 和♯5)常能准确地唱出照片人物的名字。

根据数据结果还提示使用聆听歌曲结合 SR 技术(条件 C)的干预效果高于单独的 SR 技术(条件 A)(图 1)。这可能是由于聆听歌曲有助于减少被试的紧张焦虑而使现场气氛更加融洽,使被试感到愉快和放松,使被试的表达能力和与试验者之间的互动亦有所改善。这些均使被试的注意力专注,使记忆能力有所改善。

此外,有 3 名被试(♯1、♯2、♯3)在试验后的 24 小时时间间隔仍可以回忆起照片人物的名字(表 3)。其中 MMT 技术结合 SR 技术(条件 B)为 13.3%;聆听歌曲结合 SR 技术(条件 C)为 13.3%,而非音乐条件 SR 技术(条件 A)则为 6.7%。该结果提示在音乐的条件后,部分被试在 24 小时间隔后正确回忆照片人物名字的百分率高于非音乐条件。这一点也和 Carruth(1997)的研究结果相一致:部分被试在经音乐治疗后的面孔－名字识别能力的测试值保持的时间可以长达 24 小时。

本研究的临床意义:数据结果提示老年痴呆患者的记忆力可以在治疗后得到不同程度的提高的倾向性,最长时间可达 24 小时。该数据如获后续研究所证实则具有十分重要的临床意义。这意味着部分痴呆患者可能在适当的音乐治疗后通过记忆力的改善而能够学会某些重要的技能,从而有可能照顾好自己,减轻家庭和社会的负担。

本研究所用的方法简单易行,不需要高昂的设备,医院、老年护理中心和家庭均可推广使用。本研究中刺激照片的选择,试验者首先考虑使用家属的照片,但由于被试的家属都身处外地,无法获取,并且家属名字的难易程度不一,故没有选择家属照片;其次也曾考虑使用护工的照片,但每名被试对护工称呼不一,并且护工人员相对不固定,加之护工名字的难易程度不一,试验者也没有选取被试的护工照片作为刺激物。最后经过再三考虑,由于全部被试均熟悉该病区护士长,并且所有人对护士长都有相对统一的称呼,故本研究选用了病区护士长的照片作为试验刺激物,为试验提供了一个相对统一的刺激物。

选用适合于患者熟悉的音乐对于能否达到治疗目标非常重要。而了解患者的音乐喜好并选择恰当音乐则是有效音乐治疗的前提(Moore et al.,1992)。有研究指出演唱方式的效果要优于其他的方式,可以有效地引发重度老年痴呆患者的反应。试验者在预试验时向被试演唱了多个不同的歌曲和旋律,根据全部被试的反应和偏爱度而最后选定了《红河谷》旋律片段以及《洪湖水浪打浪》作为本研究的使用音乐,将这些音乐用于 MMT 技术与 SR 技术相结合(条件 B)和聆听歌曲与 SR 技术相结合(条件 C)中,并选用演唱的方式来表现音乐的介入刺激。

本研究显示,即使是中度或重度的痴呆患者仍能够参加音乐治疗。被试均表示非常喜欢试验者为他们演唱的歌曲,并向试验者表示感谢。

本研究的局限性在于被试样本量小,试验周期相对较短,部分患者的病情较重以及试验环境不能够人为地控制。虽然♯1、♯2、♯3 被试的干预值有所提高,但♯4、♯5被试的测试结果直接在整体上影响了总体的统计结果。为了得出较为可靠的研究结论,在未来的后续研究中则有必要进行个案随访观察,适当增加被试的样本量,选择痴呆程度相对在同一水平的被试和进行较长时间的干预研究。

　　虽然本研究中音乐治疗未能显示出统计学上显著差异的疗效,但数据结果仍提示音乐治疗结合 SR 技术对于改善痴呆患者面孔—名字识别能力有一定的干预倾向性。因此提高干预倾向性对于老年痴呆患者具有重要的现实和临床意义。为了得出更为可靠的研究结论,未来的后续研究中有必要进行个案随访观察,适当增加被试的样本量,选择痴呆程度相对同一水平的被试和进行较长时间的干预研究。

　　随着我国步入老年化的社会时代,老年痴呆的发病率也随之明显提高。许多老年痴呆患者由于缺乏日常生活自理能力,常常需要专人护理。老年痴呆不但困扰患者的家庭生活,同时也给国家带来了严重的社会问题。值得一提的是,老年痴呆患者并非不能够再学会某些新的知识和技能,而帮助老年痴呆患者学会和掌握某些代偿性的技能常可以有效地改善这些患者的日常生活自理能力。近年国外兴起的 SR 技术和音乐治疗则有可能为改善老年痴呆患者的记忆力提供新的治疗手段,使某些老年痴呆患者的日常生活得以改善。但此方面的国外研究尚属起步阶段,而国内目前尚未见有类似的文献报导。希望通过更加深入的研究和广泛应用以及方法学上的日益完善,SR技术和音乐治疗能够使众多的老年痴呆患者在晚年获益。

参考文献

高天.2005.接受式音乐治疗方法.中央音乐学院音乐治疗研究中心.

高天.2007.音乐治疗学基础理论.北京:世界图书出版公司.

高天.2007.音乐治疗导论.北京:军事医学科学出版社:232.

高天,王茜茹.2007.国外音乐治疗在老年痴呆症中的研究与应用.医学与哲学,(28):17-21.

静进.2005.神经心理学.北京:中国医药科技出版社.

沈渔邨.2002.精神病学.第四版.北京:人民卫生出版社.

杨治良.1991.内隐记忆的初步试验研究.心理学报,(2):113-119.

杨治良.2004.记忆心理学.华东师范大学.

张美增.2007.老年神经病学.北京:科学出版社.

张明圆.2007.老年期痴呆防治指南.北京:北京大学医学出版社.

WHO. 1993. ICD-10,精神与行为障碍分类.北京:人民卫生出版社:41-51.

Abrahams J P,Camp C J. 1993. Mantenance and generalization of object naming in anomia associated with degenerative dementia. Clinical Gerontologist,12(3): 57-72.

Aldridge D. 1992. The needs of individual patients in clinical research. Advances,8(4): 58-65.

Aldridge D. 1993. Musicand Alzheimer's disease-assessment and therpy:A discussion paper. Journal of the Royal Society of Medicine,86:93-95.

Aldridge D. 1998. Music therapy and the treament of Alzheimer's disease. Journal of Clinical Geropsychology,4(1):17-30.

Aldridge D. 2000. Music therapy in dementia care more new voices. London and Philadelphia:Jessica Kingsley Publishers.

Alzheimer's Disease and Related Disorders Association. 1998. Alzheimer's disease fact sheet. Chicago:Alzheimer's Disease and Related Disorders Association,Inc.

American Psychiatric Association. 1994. Diagnostic and statistical manual of mental disorder. 4th ed. Washington：Task Force on DSM-IV.

Appell J，Kertesz A，Fisman M. 1982. A study of language functioning in Alzheimer patients. Brain and Lanuage，(17)：73-91.

Ashida S. 2000. The effect of reminiscence music therapy sessions on changes in depressive symptoms in elderly persons with dementia. Journal of Music Therapy，37：170-182.

Beatty W，Zavadil K，Bailly R，et al. 1988. Preserved music skill in a severely demented patient. Internationl Journal of Clinical Neuropsychology，10(4)：158-164.

Beilin A M. 1985. The effects of a song prompt on increasing short-term memory in nursing home residents. Florida State University Tallahassee.

Bonder B. 1994. Psychotherapy for individuals with Alzheimer's disease. Alzheimer Disease and Associated Disorders，8(3)：75-81.

Braswell C，Maranto C，Decuin A. 1979. A survey of clinical practice in music therapy part II：Clinical practice，educational，and clinical training. The Journal of Music Therapy，(16) ；50-69.

Bright R. 1981. Practical planning in music therapy for the aged. New York：Musicgraphics.

Bright R. 1986. The use of music therapy and activities with demented patients who are deemed "difficult to manage." special：The elderly uncooperative patient. Clinical Gerontologist，6 (2)：131-144.

Bright R. 1997. Music therapy and the dementias：Improving the quality of life. St. Louis M O：EEB Musice Inc.

Brotons M，Koger S，Pickett-Cooper P. 1996. The effect of music therapy intervention on agitation behaviours of Alzheimer's disease patients. Journal of Music Therapy，33(1)：2-18.

Butler R N. 1961. The life review：An interpretation of reminiscence in the aged. Psychiatry，26：65-76.

Campbell D G. 1986. Introduction to the musical brain. St. Louis. MO：MMB Music，Inc.

Camp C J，Schaller J R. 1989. Epilogue：Spaced-retrieval memory training in an adult day care center. Educational Gerontology，15：641-648.

Camp C J，Stevens A B. 1990. Spaced-retrieval：bA memory intervention for dementia of the Alzheimer's type. Clinical Gerontologist，10(1)：58-61.

Carruth E K. 1997. The effects of singing and spaced retrieval technique on improving Face-Name recognition in nursing home residents with memory loss. Journal of Music Therapy，34：165-186.

Casby J，Holm M. 1994. The effect of music on repetitive disruptive vocalizations of persons with dementia. American Journal of Occupational Therapy，48(10)：883-889.

Cevasco A M，Grant R E. 2006. Value of musical instruments used by the therapist to elicit responses from individuals in various stages of Alzheimer's disease. Journal of Music Therapy，XLIII(23)：226-246.

Christie M. 1992. Music therapy applications in a skilled and intermediate care nursing home facility：A clinical study. Activities，Adaptation and Aging，16(4)：69-87.

Clair A. 1990. The need for supervision to manage behaviour in the elderly care home resident and the implications for music therapy practice. Music Therapy Perspectives，8：72-75.

Clair A. 1991. Music therapy for a severely regressed person with a probable diagnosis of Alzheimer's disease//Bruscia K. Case studies in music therapy. Phoenixville P A：Barcelona Press.

Clair A. 1996. Therapeutic uses of music for older adults. Baltimore M D：Health Professions Press.

Clair A. 1996. The effect of singing on alert responses in persons with late stage dementia. Journal of Music Therapy,33:234-247.

Clair A,Bernstein B. 1990. A preliminary study of music therapy programming for severely regressed persons with Alzheimer's-type dementia. Journal of Applied Gerontology,9(3):299-311.

Clair A, Bernstein B. 1990. A comparison of singing, vibrotactile and nonvibrotactile instrumental playing responses in severely regressed persons with dementia of the Alzheimer's type. Journal of Music Therapy,27(3):119-125.

Clair A,Tebb S,Bernstein B. 1993. The effects of socialization and music therapy intervention on self-esteem and loneliness in spouse caregivers of those diagnosed with dementia of the Alzheimer's type:A pilot study. American Journal of Alzheimer's Disease and Related Disorders and Research, 1:24-32.

Clair A, Bernstein B. 1994. The effect of no music, stimulative background music and sedative background music on agitation behaviours in persons with severe dementia. Activities, Adaptation and Aging,19(1):61-70.

Clair A, Bernstein B, Johnson G. 1995. Rhythm playing characteristics in persons with severe dementia including those with probable Alzheimer's type. Journal of Music Therapy,32:113-131.

Clark M E,Lipe A W,Bilbrey M. 1998. Use of music to decrease aggressive behaviours in people with dementia. Journal of Gerontological Nursing,24(7):10-17.

Clendaniel B P,Fleishell A. 1989. Alzheimer day-care center for nursing home patients. American Journal of Nursing,89:944-945.

Cohen-Mansfield J, Marx M. Rosenthal A. 1990. Dementia and agitation: How are they related. Psychology and Aging,5(1):3-8.

Cohen N, Masse R. 1993. The application of singing and rhythmic instruction as a therapeutic intervention for persons with neurogenic communication disorders. Journal of Music Therapy,30: 81-99.

Collins M W. 1999. Cognitive retraining in the elderly: The role of depression on subjective and objective improvement following intervention. Dissertation Abstracts International. Doctoral dissertation. Michigan State University,59:5573.

Crowder RG. 1976. Principles of learning and memory. Hillsdale N J:Erlbaum.

Crystal H,Grober E,Masur D. 1989. Preservation of music memory in Alzheimer's disease. Journal of Neurology,Neurosurgery,and Psychiatry,52:1415-1416.

Cummings J L,Benson D F. 1983. Dementia:A clinical approach. Boston:Butterworths.

Dalton A J,Janicki M P. 1999. Aging and dementia//Janicki M P, Dalton A J. Dementia,aging,and intellectual disabilities:A handbook. Philadelphia: Brunner/Mazel:5-31.

Davis L, Buckwalter K, Burgio L. 1977. Measuring problem behaviours in dementia: Developing a methodological approach. Advances in Nursing Science,20(1):40-56.

Denney A. 1997. Quiet music:An intervention for mealtime agitation. Journal of Gerontolotical Nursing,23(7):16-23.

Fitzgerald-Cloutier M. 1993. The use of music therapy to decrease wandering:An alternative to restraints. Music Therapy Perspectives,11(1):32-36.

Forsell Y,Corder E H,Basum H,et al. 1997. Depression and dementia in relation to apolipoprotein E polymorphism in a population sample age 75+. Biological Psychiatry,42(10):859-968.

Gaebler H,Hemsley D. 1991. The assessment and short-term manipulation of affect in the severely demented. Behavioural Psychotherapy,19:145-156.

Gerdner L,Swanson E. 1993. Effects of individualized music on confused and agitated elderly patients. Archives of Psychiatric Nursing,7(5):284-291.

Geula M. 1986. Activities for AD:music encourages self-expression. Alzheimer's Disease and Related Disorders Newsletter,6(2):7.

Goddaer J,Abraham I. 1994. Effects of relaxing music on agitation during meals among nursing home residents with severe cognitive impairment. Archives of Psychiatric Nursing,8(3):150-158.

Goldwasser A N,Auerbach S M,Harkins S W. 1987. Cognitive,affective,and behavioral effects of reminiscence group therapy on demented elderly. International Journal of Aging and Human Development,25(3):202-222.

Grant R. 1995. Music therapy assessment for developmentally disabled clients//Wigram T, Saperston B,West R. The art and science of music therapy. Langhorne,PA,England:Harwood Academic Publisher/Gordon:273-287.

Groene R. 1993. Effectiveness of music therapy intervention with individuals having senile dementia of the Alzheimer's type. Journal of Music Therapy,30(3),138-157.

Gutt C. 1996. Health and wellness in the community//Cookfair J M. Nursing care in the community. S. Louis M O:Mosby.

Hennessey M J. 1986. Music therapy//Burnside I M. Working with the elderly:Croup process and techniques. 3rd ed. Boston M A:Jones and Bartlett Publishers:192-202.

Jacome D. 1984. Aphasia with elation,hypermusia,musicophilia and compulsive whistling. Journal of Neurology Neurosurgeryand Psychiatry,47(3) 308-310.

Jennifer A,Brush M A,Cameron J Camp. 1998. A therapy technique for improving memory:Spaced retrieval.

Johnson C,Lahey P,Shore A. 1992. An exploration of creative arts therapeutic group work on an Alzheimer's unit. The Arts in Psychotherapy,19:269-277.

Kemp B,Mitchell J M. 1992. Functional assessment in geriatric mental health//Birren J E, Sloane R B,Gohen G D. Handbook of mental health and aging. 2nd ed. San Diego G A:Academic Press.

Krishner H S,Webb W G,Kelly M P. 1984. The naming disorder of dementia. Neuropsychologia,22 (1):23-30.

Kneafsey R. 1977. The therapeutic use of music in a care of the elderly setting:A literature review. Journal of Clinical Nursing,6:342-346.

Larrabee G J,Youngjohn J R. 1993. Accelerated forgetting in Alzheimertype dementia. Journal of Clinical and Experimental Neuropsychology,15(5):701-712.

Landauer T K,Bjork R A. 1978. Optimum rehearsal patterns and name learning//Gruneberg M M, Morris P E,Sykes R N. Practical aspects of memory. London:Academic Press:625-633.

Lindenmuth G,Patel M,Chang P. 1992. Effects of music on sleep in healthy elderly and subjects with senile dementia of the Alzheimer's type. American Journal of Alzheimer's Care and Related Disorders and Research,2:13-20.

Lobo,Saz P,Marcos G, et al. 1995. The prevalence of dementia and depression in the elderly community in a southern European population. The Zaragoza study. Archives of General Psychiatry,52(6):497-506.

Lord T,Garner J. 1993. Effects of music on Alzheimer's patients. Perceptual and Motor Skills,76: 451-455.

McCloskey L. 1990. The silent heart sings. Special issue: Counseling and therapy for elder. Generations,14(1):63-65.

McKitrickL A,Camp G J,Black F W. 1992. Prospective memory intervention in Alzheimer's disease. Journal of Gerontoloty:Psychological Sciences,47(5):337-343.

McKitrick L A,Camp G J. 1993. Relearning the names of things:The spaced retrieval intervention implemented by a caregiver. Clinical Gerontologist,14(2):60-62.

Moffat N J. 1989. Home-based cognitive rehabilitation//Poon L W, Rubin D C, Wilson B A. Everyday cognition in adulthood and late life. Cambridge:Cambridge University Press.

Morgan O,Tilluckdharry R. 1982. Presentation of singing function in severe aphasia. West Indian Medical Journal,31:159-161.

MooreR,Staum M,Brotons M. 1992. Music preferences of the elderly:Repertoire, vocal ranges, tempos and accompaniments for singing. Journal of Music Therapy,29:236-252.

Murdoch B E,Chenery H J. 1987. Language disorders in dementia of the Alzheimer type. Brain and Language,31:122-137.

Aldridge D. 2000. Music therapy in dementia care more new voices. London:Jessica Kingsley Publishers.

Newman S,Ward C. 1993. An observational study of intergenerational activities and behaviour change in dementing elders at adult day care centers. International Journal of Aging and Human Development,36(4):321-333.

Nielson K A,Jensen R A. 1994. Beta-adrenergic receptor antihypertensive medications impair arousal-induced modulation of working memory in elderly humans. Behavioral and Neural Biology, 62: 190-200.

Norberg A,Melin E,Asplund K. 1986. Reactions to music,touch,and object presentation in the final stage of dementia. An exploratory study. International Journal of Nursing Studies,23(4):315-323.

O'Callaghan C C. 1993. Communicating with brain-impaired palliative care patients through music therapy. Journal of Palliative Care,9:53-55.

Olderog-Millard K A, Smith J M. 1989. The influence of group singing on the behaviour of Alzheimer's disease patients. Journal of Music Therapy,26:58-70.

Palencia B. 1994. Language function in Alzheimer's disease:Possible correlation with vascular aphasia [CD-ROM]. ProQuest File:Dissertation Abstracts Item:AAC 1357397.

Pearson J M,Schlettwein-Gsell D, Brozozowska A, et al. 2001. Life style characteristics associated with nutritional risk in elderly subjects aged 80-85 years. Journal of Nutrition, Health and Aging, 5:278-283.

Pollack N,Namazi K. 1992. The effect of music participation on the social behaviour of Alzheimer disease patients. Journal of Music Therapy,29(1): 54-67.

Prickett C,Moore R. 1991. The use of music to aid memory of Alzheimer's patients. Journal of Music Therapy,28(2):101-110.

Prinsley D. 1986. Music therapy in geriatric care. Australian Nurses Journal,15(9): 48-49.

Ragneskog H,Kihlgren M,Karlsson I,et al. 1996. Dinner music for demented patients:Analysis of video-recorded observations. Clinical Nursing Research,5(3):262-282.

Riegler J. 1980. Comparison of a reality orientation program for geriatric patients with and without music. Journal of Music Therapy,(14):190-197.

Rowe J W,Kahn R L. 1997. Successful aging. The Gerontologist,(37): 433-440.

Sacks O, Tomaino C. 1991. Music and neurological disorder. International Journal of Arts Medicine, 1 (1):10-12.

Sambandham M, Schirm V. 1995. Music and nursing intervention for residents with Alzheimer's disease in long-term care. Geriatric Nursing, 16(2):79-83.

Schafer W. 1992. Stress management for wellness. 2nd ed. Fort Worth T X: Harcourt Brace.

Scheikh J I, Hill R D, Yesavage J A. 1986. Long-term efficacy of cognitive training for age-associated memory impairment: A six-month follow-up study. Developmental Neuropsychology, 2:413-421.

Schramke C J. 1990. Arousal and memory: Effect of aging. Dissertation Abstracts International, 52:531.

SchwabM, Rader J, Doan J. 1985. Relieving anxiety and fear in dementia. Journal of Gerontological Nursing, 11(5):8-11, 14-15.

Scruggs S. 1991. The effects of structured music activities versus contingent music listening with verbal prompt on wandering behavior and cognition in geriatric patients with Alzheimer's disease. Unpublished Master's thesis. Florida State University, Tallahassee.

Shirman E. 1992. Confrontation naming in Alzheimer's disease patients (semantic memory) [CD-ROM].

Shively C, Henkin L. 1986. Music and movement therapy with Alzheimer's victims. Music Therapy Perspectives, 3:56-58.

Shuttleworth E C, Huber S J. 1988. The naming disorder of dementia of Alzheimer type. Brain and Language, 34:222-234.

Smith D. 1990. Therapeutic treatment effectiveness as documented in the gerontology literature: Implications for music therapy. Music Therapy Perspectives, 8:36-40.

Smith S. 1990. The unique power of music therapy benefits Alzheimer's patients. Activities, Adaptation and Aging, 14(4):59-63.

Smith G. 1986. A comparison of the effects of three treatment interventions on cognitive functioning of Alzheimer patients. Music Therapy, 6A(1):41-56.

Tabloski P, McKinnon-Howe L, Remington R. 1995. Effects of calming music on the level of agitation in cognitively impaired nursing home residents. American Journal of Alzheimer's Care and Related Disorder and Research, Jan./Feb:10-15.

Thomas D, Heitman R, Alexander T. 1997. The effects of music on bathing cooperation for residents with dementia. Journal of Music Therapy, 34:246-259.

Villa K, Abeles N. 2000. Broad spectrum intervention and the remediation of prospective memory declines in the able elderly. Aging and Mental Health, 4:21-29.

Voelkl J, Fries B, Galecki A. 1995. Predictors of nursing home residents'participation in activity programs. The Gerontologist, 35:44-51.

Waldstein S R. 2000. Health effects on cognitive aging//Stern P C, Cartensen L L. The aging mind: Opportunities in cognitive research. Washington D C: National Academies Press:189-217.

West R, Murphy K J, Armilio M I, et al. 2002. Effects of time of day on age differences in working memory. Journal of Gerontology: Psychological Sciences and Social Sciences, 57B:3-10.

Winograd C. 1995. Assessment of geriatric patients//Dale D, Federman D. Scientific american medicine. New York: Scientific American, 8(8):1-6.

Wolfe J R. 1983. The use of music in a group sensory training program for regressed geriatric patients. Activities, Adaptation & Aging, 4:49-62.

Wragg R E, Jeste D V. 1989. Overview of depression and psychosis in Alzheimer's disease. American Journal of Psychiatry, 146:577-587.

Yessavage J A. 1984. Relaxation and memory training in 39 elderly patients. American Journal of Psychiatry, 141:778-781.

Yesavage J A, Jacob R. 1984. Effects of relaxation and mnemonics on memory, attention and anxiety in the elderly. Experimental Aging Research, 10:211-214.

Zatorre R J. 1984. Musical perception and cerebral function: A critical review. Music Perception, 2 (2):196-221.

Zhang Z X, Zahner G E P, Roman G C, et al. 2005. Dementia subtypes in China: prevalence in Beijing, Chengdu, Shanghai, and Xian. Arch Neurol, 62:447-453.

节奏听觉刺激对脑卒中后患者步态训练的影响

刘丽纯　　高天

一、概　述

脑卒中(stroke)是指起病迅速的、有脑血管疾病引起的局灶性脑功能障碍、并且持续 24 小时或引起死亡的临床症候群。由于它是一组由脑血管病变引起的突然发作性疾病,所以又被称为脑血管病(Cerebro Vascular Disease,CVD)或者脑血管意外(Cerebro Vascular Accident,CVA)。脑卒中分为由脑血管破裂出血所致的出血性卒中,如脑梗死和脑血栓;和由脑血管阻塞后局灶性脑缺血坏死所致的缺血性卒中,如脑出血和蛛网膜下腔出血(王茂斌,2006)。

脑卒中以其高发病率、高病死率、高致残率引起人们的普遍关注。据流行病学调查资料,全国脑卒中发病率在 0.12%～0.18%,每年新发病例在 150 万以上。患病率在 0.4%～0.7%,全国脑卒中存活患者达到 600 万～700 万人(夏秋欣,2007),但生存的患者中至少有一半留有不同程度的残疾,因此脑卒中已成为最严重的致残疾病。

对脑卒中后患者进行有效地康复能够提高患者康复速度,减轻残疾的程度。由于脑卒中患者在康复过程中会面临情感、身体、社交和认知方面的问题。因此脑卒中的康复治疗通常是由神经专科医师、护士、物理治疗师、心理医师、语言康复师和社会工作者共同组成,他们共同对脑卒中患者进行全面的药物治疗、肢体功能的康复、语言训练、心理康复。

脑卒中后患者会出现各种各样的障碍,包括运动障碍、认知障碍、交流障碍,其中最主要的是运动障碍。

二、脑卒中后患者的运动障碍

躯体运动分为反射性运动、形式化运动、意向性运动。脑卒中后的运动功能障碍主要是瘫痪及肌张力障碍,它是因为皮质运动区及其下行的锥体束损害导致的。它可引起脑神经周围性瘫痪和痉挛性瘫痪。由于脑卒中后患者快速传递的皮质脊髓神经源受到损伤(Hauptmann,1996),因此患者会表现出运动缓慢、难以维持肢体的姿势。这种异常运动模式包括联合反应、共同运动、紧张性反射。对脑卒中后患者来说,一般上肢比下肢瘫痪重,远端比近端重,上肢伸肌比屈肌重,下肢屈肌比伸肌重,精细的、后天获得的运动比粗大运动受损重。

据报道,只有 7% 的脑卒中后康复出院的患者能够达到社区行走能力的标准,即以一定的速度连续行走 500m(Hill,1997)。因此步态训练成为了偏瘫训练的重要内容。

由于个人步行的习惯及步行时重力线的不同,步态的模式也会因人而异。一般来说正常成年人的步行是有周期的、有节奏的、省力的系列运动。在行走过程中,头部端正、躯干直立,两臂轻悬于身体的两侧,并与对侧的腿同时有节奏地进行向前的运动。在这个过程中,要求步幅均匀,两足沿直线两侧向前前进。

步行的基本构成的成分包括:① 站位相。髋关节在运动过程中始终伸展;躯干和骨盆水平侧移 4～5 厘米;当一腿跨出后,足跟着地引发另一腿膝关节的屈曲,然后膝关节伸展,脚尖离地前再屈曲至摆动相;② 初始位膝关节屈曲。髋关节伸展,当趾离地时,盆骨在水平面上向下倾斜约 5 度,然后髋关节屈曲,摆动腿侧骨盆向前旋转 3 度至 4 度,之后在足跟着地前瞬间膝关节伸展,同时踝背屈。

脑卒中后患者由于一侧的椎体束损害,并伴有椎体外系损害,因此导致同侧上下肢体的瘫痪。偏瘫患者步行障碍的两个主要即时因素:一是在行走时力量减弱或主动肌收缩不能达到足够的强度;二是肌肉活动的时间和时程发生了差错。因此偏瘫患者会出现步长短和步行速度慢的情况。步长短的主要原因是患侧摆动期起始时地面的推动力不够、患侧足趾离地时和摆动早期髋关节屈肌力量不够、患侧摆动晚期减速过快、健侧支撑期健侧髋关节伸肌的过度活动(王茂斌,2006)。步长短同时也会影响步行速度,Nakamura 教授的研究指出,步行速度在 0.33 米/秒以下时,速度与步频呈线性关系,速度的增加主要依靠增加步频。而当步行速度大于 0.33 米/秒时,速度的增加主要依靠步长的增加(Nakamura,1988)。步行速度慢的原因是双侧支撑期延长。步行中主要依靠摆动期向前行走,但偏瘫患者的双侧支撑期占到步行周期的 50%～60%,将大量时间浪费在双侧支撑期,影响了步行速度。脑卒中后患者室内运动一般平均速度为 0.58 米/秒,社区活动为 0.68 米/秒,穿过交通灯为 0.77 米/秒,而同期年龄组正常人平均步行速度约为 1.2 米/秒。因此,步态训练的重点是增加步长,提高步行速度。

三、步态训练

人体步行是一个持续的、有节律的周期性运动。在步态分析中,一般将脚接触地面的瞬间作为周期运动的起点。将一侧足跟着地到同侧足跟再次着地的这段时间称为一个步态周期,一个步行周期分为支撑期和摇摆期。

在传统的步态分析中,人们常用一些易于测量的量表来对步行进行分析和评价。主要包括步长、步频、步行速度等。步长(Step Length)是指步行时迈出一步的长度。它是从一侧足跟着地至另一侧足跟着地时,两点之间的距离。步幅(Stride Length)是指步行时一侧腿跨出的一步的长度称为步幅,也称跨步长度。它是指一侧足跟触地到同侧足跟再次触地后的足跟之间的距离。步幅和步长的单位都用厘米来表示。一个步幅长度等于双侧步长之和。步频(Cadence)是指步行时每分钟的步数。成年人的步频通常为 70～120 步/分。步行速度(Velocity)是指单位时间内步行走过的距离,单位用米/分来表示。步长、步频和步行速度共同表示了行走能力的结果。

在进行步态训练之前,先要进行步态分析。步态分析(Gait Analysis,GA)是指在康复治疗中,全面、客观、定量地评定人体步行的功能,从而能反映出康复的水平,以便能更好地指导下一步的治疗。步态分析的内容包括:下肢残疾及运动功能残存的评定。康复治疗前后步态中存在的问题、异常步态模式及下肢肌张力、肌力改善的评定。对步长、步频、步速、时相进行定量分析。

步态分析的评估方法包括观察分析和定量分析。观察分析是指在步态训练的前、中、后阶段进行全面的步态分析,可采用观察的分析方法,详细地观察患者在行走时身体各个部分的变化。例如,头、颈、患侧肩带、肩胛骨、患侧盆骨、患侧下肢、足部的变化。定量分析常采用步态分析系统。使用计算机进行三维步态分析,对步态分析的基础参数(步速、步频、步长)、时相与周期、站立相力矩及下肢关节角度等多种步态指标进行定量分析,以便提供客观、准确的数据,指导步态训练。当前,比较全面的用于步态分析和研究的三维步态分析系统主要由红外高速摄影、三维力台和动态肌电图三个部分构成的。三维步态分析系统能够在三维空间内准确地对患者步行的运动规律,例如关节运动、重心转移、位移、速度、加速度等,以及患者步行时受到的动态力和力矩,步行中的患者肌肉活动进行定量的测量和分析,从而对患者步态进行高精度的、定量的、客观测量和准确评价。但是,由于整套系统成本高、技术复杂程度高、对操作人员要求高等诸多原因,很多医院的康复中心并没有应用这种高技术。

对偏瘫患者进行步态分析和评估的目的,是为了指导步行训练,增强患者的步行能力。因此对患者进行步态评估,要在认识正常步态的基础之上,对患者训练前后的步态进行对比。步行的特征包括步行时的形态和姿势,患者的步行特征不仅受到神经肌肉系统和肌肉骨骼系统结构的影响,而且也受到关节韧带和关节囊结构的影响。因此步行的首要任务是患者用有效的能量来移动由头、躯干和四肢构成的身体。这需要患者有稳定的"关节链"和身体各节段的协同运动。特别是支撑着躯干的下肢和盆骨。

脑卒中后患者的步态类型取决于脑卒中所发生的部位和所累积的系统,脑卒中后患者的异常步态主要表现为提髋型、瘸拐型、划圈型、膝过伸伴髋后突型。这是由于患者在行走时膝关节屈曲不充分,患侧产生提髋,下肢外旋、外展"划圈"所致,导致患者走路时费时、费力且不易保持平衡。

对步态进行全面的评估和分析后,治疗师需要确定不同模式下的缺陷,如关节活动降低或肌肉力量减弱,确定运动能力和自主控制的缺陷,并采用不同的治疗性训练。

四、音乐治疗对脑卒中后患者的步态训练

有一些关于脑卒中后患者如何支配他们的时间的研究显示,患者一天中很大一部分的时间是花费于被动的追求上,而不是主动的身体活动。与工作日相比,周末的身体活动更加少,而且几乎没有证据显示有独立的练习。他们发现患者长时间内是孤独寂寞和不积极活动的,只是看看其他人或在看窗子外面。虽然在治疗室里进行的是躯体的活动,但治疗只占一天时间中的一小部分,在这些跨度达两个年代的研究中,令人

失望的是脑卒中后患者用于躯体活动的时间几乎没有什么变化（Keith，1980；Keith，1987，；Lincoln，1989；Tinson，1989；Mackey，1996；Esmonde，1997）。而音乐治疗可以提供一系列专业化的技术和活动，同时音乐训练也可以提供一个安全的、大范围的、有组织的集体治疗环境，患者在这个环境中拥有充分的自由选择权利的。在这里，音乐活动的设计可适合每一个患者的功能水平，并且产生一种有意义的音乐集体体验。而对于音乐治疗来说，一个康复性的音乐治疗师通常会是小组的一名成员，在患者治疗中，音乐治疗师与其他成员合作，共同促进了患者积极地参与。

音乐治疗是把运动和音乐相结合，为患者提供了安全的、具有目标的、有组织的治疗活动，它有利于身体功能性的康复，因此在国外，常常把音乐治疗用于脑卒中的康复治疗。音乐治疗师可以通过把音乐和运动技术相结合来提高脑卒中后患者的康复。节奏听觉刺激为运动提供节奏、速度、重音和肌肉信号。使我们身体上的肌肉可以跟随着正确时值来运动，让患者能够掌握正确的时值从而能协调运动。音乐是由节奏组成的，由于节奏的重音和乐句是以相同的次序和具有可预期的时值有规律的组成，节奏又是通过有规律的强弱变化的律动形式表现出来的，乐音符号的强弱关系到达下丘脑时，已经变成电脉冲的动作电位的数量关系，4/4节拍的节奏组织关系是强—弱—强—弱，在这里形成动作电位密度的多—少—多—少的关系。因此节奏的重音和乐句可以作为脑卒中后患者步态训练的时值指标。

音乐是通过听觉感觉察觉到的，运动系统对于来自于听觉系统的时间信息非常敏感，听觉系统的时值信号能够非常快和准确的进入运动反应（Thaut，1998）。研究表明，在动作发生之前以及运动过程中就会出现姿势变化（Eng，1992）。这种预先的或行动前的姿势变化可以减少完成运动引起的预期的身体不稳定性（Zattara，1988）。当运动频率和模仿顺序变成固定听觉的节奏刺激顺序和模式时，就会产生节奏的进入，这就成为节奏听觉刺激，例如音乐中节拍的敲击或拍子和节奏模式。节奏听觉刺激（Rhythmic Auditory Stimulation，RAS）是一种通过固有的节奏反复的特性来促进行走运动的方式，这种方法是把音乐作为一种外部的时间指示信号来调整身体的准确运动。外部的节奏指示信号可以是运动反应规律化，使患者的运动功能得到明显的提高（Thaut，1999）。它主要是利用运动系统对听觉刺激的反应非常灵敏这一原理，通过兴奋运动神经元来调节肌肉的运动。许多学者认为人体内存在节拍器（Internal Timekeepers），它可以控制机体进行有节律的运动，例如行走、跑步、跳舞或奏乐等。当外部的节拍（External Timekeepers）如节奏听觉刺激出现时，内部和外部节拍能快速的协调一致，并且使动作的节律性大大增强，协调运动（李靖，2006）。最近的观察研究已显示：当一个人与一种节奏敲击同时运动时，大脑基本的同步策略并不是运动反应与节奏的拍子同步，而是运动的间隔时间与拍子之间的间隔时间同步（Thaut，1998）。这就是说，在治疗性的节奏同步训练的临床使用中，听觉的节奏是在整个运动的过程中，通过增强大脑中对运动反应计划和实施，以及时间的稳定感，来控制身体对整个动作的可预见性。例如，当我们把腿配合着一种节奏的拍子从地面的某一点移动到另一点时，大脑是通过测量腿从一点到另一点的运动时间与两个拍子之间的间隔时间,进行同步来完成这个动作的。因此使用节奏听觉来引导运动的节奏的过程中,不仅仅是使运动与节奏的拍子吻合,而是对整个运动给出时间稳定的指示(高天,2007)。这就可以理解在治疗中,为什么节奏听觉不仅仅是一个运动过程的终点和拍子相吻合,而是通过改善整个运动模式中的速度、空间和力度等各方面,来改善患者对运动的控制能力,让动作控制的感觉输入与动作和环境的特定方式相协调。因此,当节奏听觉刺激存在时,偏瘫患者运动的稳定性并不是通过学习逐渐达到的,而是节奏听觉刺激直接改善了患者的运动功能。在某些系统功能不全时,感觉系统会过度代偿(Winter,1990)。然而,视觉输出在平衡控制时表现得特别重要,它提供了与人体所处为之相关的环境信息,使人体能预料到即将出现的变化。例如,在我们即将到达路边时,它使我们能够判断调整步幅放在适当的地方(Patla,1997)。在一项研究中表明,使用音乐治疗的节奏能促进提高脑卒中后患者的康复训练,提高他们的速度、节奏、步伐的距离、整齐方面的能力(Staum,1983;Thaut et al.,1997)。研究人员发现,每天在音乐的节拍下进行 20 分钟的步态练习,3 周后患者的步幅、步速及对称性等指标比无音乐的运动疗法组相比均明显提高(李靖,2006)。

声音能激活中枢神经系统的运动中枢。当听觉系统中的神经细胞活动起来后,它接受到一个声音,通过脑干中的网状神经组织结构,到达脊椎中的运动系统神经细胞,为运动产生兴奋力做好准备。因此声音可以引起大脑中的运动中枢的兴奋,并通过脊髓引起外周肌肉的反应。例如惊跳反应,当声音水平低于惊跳反应的强度水平并且按节奏模式组织时,听觉就会促进功能运动功能系统有效地工作,肌肉与节奏同步活动,一起帮助肌肉动作的预期过程和正确的运动时间控制(Rossigno,Melvil-Jones,1976)。一项研究表明脑卒中后患者的步伐与 TBI 患者的步伐相似,下肢都有不均匀,都与肌肉活动能力有很强的关系,都显示出补充机能的不足(Thaut McIntosh Prassa,Rice,1993)。在 Prassas 的研究中,表明节奏指示可以减少步伐的变动,增强步伐的整齐,减少腓肌肠在偏瘫部位的活动可变性,可以促进上肢更多的平衡(Prassas,1997)。

音乐治疗师在临床实践中使用以上讨论的治疗机制,合理的科学的发展正确有效的治疗技术。音乐治疗师可以提供节奏听觉刺激来改善患者的行走方式或者伴随着合适的音乐进行躯体的治疗训练。利用节奏听觉刺激(Rhythmic Auditory Stimulation,RAS)促进人本身固有的生物节奏的运动功能的恢复。在这些节奏性运动中最重要的特点之一是步伐,特别是脑卒中后患者的步伐训练。K-H Mauritz 的研究中证实了对脑卒中后偏瘫患者使用音乐听觉节奏作为信号,可以明显地增强患侧的准确时间感(Mauritz,2004)。Park 等对 20 名脑卒中后患者把音乐听觉节奏刺激加入到偏瘫的步伐训练中,3 周治疗后,结果显示把音乐听觉节奏加入步伐训练中,取得良好的效果(Park et al.,2001)。Jeong 和 Kim 对 37 名脑卒中后患者进行了 8 周的训练,采用节奏听觉刺激(Rhythmic Auditory Stimulation,RAS),他将 33 名患者分为两组,试验组 16 名,控制组 17 名。结果显示试验组成员获得更多的积极的情绪,增强了人际交往的能力,活动力和肌肉控制力方面也有很大增强。

五、本文的研究目的和假设

目前,尽管我国在医疗领域对脑卒中后患者的步态训练已经有了全面的临床研究,但尚未有关于音乐治疗在此领域的应用。而欧美国家,在此领域的研究已有了较系统和成熟的理论。本研究是以节奏听觉刺激为理论依据,结合前人的研究,目的在于探索节奏听觉刺激对脑卒中后患者的行走能力的影响。为此提出以下三个研究假设:

假设1:节奏听觉刺激能增加脑卒中后患者的患侧跨步长。

假设2:节奏听觉刺激能减少脑卒中后患者健侧与患侧的步长差。

假设3:节奏听觉刺激能提高脑卒中后患者的行走速度。

六、研究方法

被试入组标准,2008年3月至2009年3月在北京市西城区银龄老人院住院的30例脑卒中后患者。入组标准如下:

(1) 所有患者符合1995年全国第四届脑血管病的诊断标准,经颅脑CT或MRI确诊初次发病的脑卒中者。

(2) 病程在3个月以上,已获得步行能力,并实际行走1个月以上,偏瘫后未经专业康复训练,步态异常较明显。

(3) 年龄在40～80岁,无严重的心肝肾等脏器疾病。

(4) 自愿签署知情同意书。

(5) 认知功能正常,无精神障碍,无小脑功能障碍,四肢骨关节正常。

将患者按计算机产生的随机序列表,将30例被试分为实验组和对照组。实验组患者在住院期间接受10次音乐治疗,对照组患者除不接受音乐治疗外,其余条件均与实验组基本匹配。两组患者的基本情况见表1。

表1 实验组和对照组患者一般状况

组 别	人数(n)	性 别		平均年龄(周岁)		患侧(人数)		平均病程(月份)		病 因	
		男	女	男	女	左	右	男	女	脑血栓	脑出血
实验组	15	5	10	67	66.3	9	6	8	7.7	7	8
对照组	15	4	11	67.25	68.64	7	8	8.75	8.36	8	7

七、器材设备与评估标准

(一) 器材设备

卷尺、秒表以及能保留下足印的滑石粉、粉笔,"Seiko"牌电子节拍器,治疗师伴奏乐器为"红棉"牌吉他,"OPPO"牌MP3音乐播放器。

测量道:直线距离为10米长的直线走道。

（二）评估标准

采用足印法测定的定量分析法：患者听到"开始"的口令后尽可能快地自起点步行至终点。共测量 3 次，取其最好成绩作为统计指标。

1. 跨步长（Stride Length，SL）

测量同侧足跟或足尖两次着地点间的垂直距离。跨步长增加，提示步行能力改善。测量单位为厘米。

2. 步速（Maximum Walking Speed，MWS）

是指单位时间内步行走过的距离。让患者用最快的速度走完 10 米。步速＝路程÷时间。步速越快，步行能力越好。测量单位米/分。

3. 步　频

是指步行时每分钟的步数，平均步数（步/分）。步频和步速的同时增长，表示步行能力的提高。

4. 健侧与患侧的步长差

分别测量行走时左右足跟或足尖先后着地时，两点间的垂直距离。步长差值越小，步态的对称性越好。测量单位为厘米。

步长、步频和步行速度共同表示了行走能力的结果。

经实验处理后，比较实验组与对照组在跨步长、健侧与患侧的步长差、步频和最大步行速度方面有无显著差异；比较实验组在进行了音乐治疗之后与之前在各项指标上有无显著差异，其中实验组与对照组的比较是组间设计，实验组接受音乐治疗之后与之前的比较是组内设计。

八、方法与技术

音乐治疗干预前：收集患者的一般情况，包括性别、年龄、病程、发病情况、行走能力等。采用足印法测定的定量分析法，测量患者跨步长、步速、步频、健侧与患侧的步长差，这些数据将作为基础水平。

音乐治疗干预期：实验组，对患者进行一对一的音乐治疗。实施 10 次治疗，每周2 次，每次 30 分钟，共进行 5 周的治疗。根据患者行走的速度，治疗师演唱 4/4 拍子的歌曲加入到平常的行走训练中，用节奏听觉刺激技术增强大脑对运动反应计划和实施，促进患者步行能力的提高。对照组，患者在相应的时期仅接受常规行走训练。

音乐治疗干预后：用卷尺、秒表以及能保留下足印的滑石粉、粉笔，测量患者在 10米直线行走内的跨步长、步速、步频以及健侧与患侧的步长差。

九、操作步骤

实验组与对照组的每个被试，在参与之前，分别进行患侧跨步长、健侧与患侧步长差、步频和最大步行速度的检测,为前测,作为基础水平。

对实验组进行每周 2 次,每次 30 分钟,10 次的治疗,共 5 周。

对照组在相应的时间内接受常规行走训练。

对实验组的第一次治疗,先用节拍器配合患者的行走速度,然后治疗师用吉他伴奏,使用节拍器所测速度,演唱歌曲《歌唱祖国》,作为节奏指示信号来促进患者的行走节奏。要求患者听着音乐节奏进行行走练习。如有平衡困难的患者,可以使用助行架。行走 10 分钟后,休息 2 分钟,反复 3 次。治疗后,用节拍器再次测量患者的行走速度,作为下次治疗的基础速度。

对实验组的第二次治疗,使用前一次的最后速度,演唱歌曲《歌唱祖国》,用吉他伴奏,重复两遍。在第一次治疗最后速度的基础上,提高 2%,使用节拍器,并用吉他伴奏,演唱歌曲《歌唱祖国》,让患者跟随音乐行走,每行走 10 分钟后,休息 2 分钟,可使用助行架。治疗后,用节拍器再次测量患者的行走速度,作为下次治疗的基础速度。

对实验组的第三次治疗,使用前一次的最后速度,演唱歌曲《歌唱祖国》,用吉他伴奏,重复两遍。在第二次治疗最后速度的基础上,提高 2%,使用节拍器,并用吉他伴奏,演唱歌曲《歌唱祖国》,让患者跟随音乐行走,每行走 10 分钟后,休息 2 分钟,可使用助行架。治疗后,用节拍器再次测量患者的行走速度,作为下次治疗的基础速度。

对实验组的第四次治疗,使用前一次的最后速度,演唱歌曲《歌唱祖国》,用吉他伴奏,重复两遍。在第三次治疗最后的速度基础上,提高 2%,使用节拍器,并用吉他伴奏,演唱歌曲《歌唱祖国》,让患者跟随音乐行走,每行走 10 分钟后,休息 2 分钟,可使用助行架。治疗后,用节拍器再次测量患者的行走速度,作为下次治疗的基础速度。

对实验组的第五次治疗,使用前一次的最后速度,演唱歌曲《歌唱祖国》,用吉他伴奏,重复两遍。在第四次治疗最后速度的基础上,提高 2%,使用节拍器,并用吉他伴奏,演唱歌曲《歌唱祖国》,让患者跟随音乐行走,每行走 10 分钟后,休息 2 分钟,可使用助行架。治疗后,用节拍器再次测量患者的行走速度,作为下次治疗的基础速度。

五次治疗后,对实验组和对照组分别进行患侧跨步长、健侧与患侧步长差、步频和最大步行速度进行测量,作为中测。

对实验组的第六次治疗,使用前一次的最后速度,演唱歌曲《歌唱祖国》,用吉他伴奏,重复两遍。在第五次治疗最后速度的基础上,提高 2%,使用节拍器,并用吉他伴奏,演唱歌曲《歌唱祖国》,让患者跟随音乐行走,每行走 10 分钟后,休息 2 分钟,可使用助行架。治疗后,用节拍器再次测量患者的行走速度,作为下次治疗的基础速度。

对实验组的第七次治疗,使用前一次的最后速度,演唱歌曲《歌唱祖国》,用吉他伴奏,重复两遍。在第六次治疗最后速度的基础上,提高 2%,使用节拍器,并用吉他伴奏,演唱歌曲《歌唱祖国》,让患者跟随音乐行走,每行走 10 分钟后,休息 2 分钟,可使用助行架。治疗后,用节拍器再次测量患者的行走速度,作为下次治疗的基础速度。

对实验组的第八次治疗,使用前一次的最后速度,演唱歌曲《歌唱祖国》,用吉他伴奏,重复两遍。在第七次治疗最后速度的基础上,提高 2%,使用节拍器,并用吉他伴奏,演唱歌曲《歌唱祖国》,让患者跟随音乐行走,每行走 10 分钟后,休息 2 分钟,可使用助行架。治疗后,用节拍器再次测量患者的行走速度,作为下次治疗的基础速度。

对实验组的第九次治疗,使用前一次的最后速度,演唱歌曲《歌唱祖国》,用吉他伴奏,重复两遍。在第八次治疗最后的速度的基础上,提高 2%,使用节拍器,并用吉他伴奏,演唱歌曲《歌唱祖国》,让患者跟随音乐行走,每行走 10 分钟后,休息 2 分钟,可使用助行架。治疗后,用节拍器再次测量患者的行走速度,作为下次治疗的基础速度。

对实验组的第十次治疗,使用前一次的最后速度,演唱歌曲《歌唱祖国》,用吉他伴奏,重复两遍。在第九次治疗速度的基础上,提高 2%,使用节拍器,并用吉他伴奏,演唱歌曲《歌唱祖国》,让患者跟随音乐行走,每行走 10 分钟后,休息 2 分钟,可使用助行架。

10 次治疗后,对实验组和对照组分别进行患侧跨步长、健侧与患侧步长差、步频和最大步行速度进行测量,作为后测。

十、统计分析

在治疗前,对患者进行综合测量(前测),5 次治疗后,对患者进行综合测量(中测),10 次治疗后,对患者进行综合测量(后测)。治疗完成后,分别对以上三个阶段的实验结果进行统计分析。用 EXCEL 软件录入数据,并列出图表。最后选取前测和后测的数值,用 SPSS16.0 软件进行数据处理与统计分析。

十一、结　果

(一)实验组和对照组的基础水平比较

对本研究中脑卒中后患者实验组和对照组的患侧跨步长、健侧与患侧步长差、步频和最大步行速度平均值的基础水平进行比较,结果见表 2。

表 2　实验组和对照组的基础水平比较

	患侧跨步长(厘米)	健侧与患侧步长差(厘米)	步频(步/分)	最大步行速度(米/分)
实验组($n=15$)	20.2 ± 2.597	21 ± 4.123	65.07 ± 3.24	32.53 ± 1.727
对照组($n=15$)	20.13 ± 2.446	20.67 ± 3.922	65 ± 1.604	32.73 ± 1.58
T 值	0.072	0.227	0.071	0.331
P 值	0.943	0.822	0.944	0.743

从表 2 中可以看出,在音乐治疗干预前的基础水平测量中,实验组的被试与对照组的被试在患侧跨步长、健侧与患侧步长差、步频和最大步行速度在同一水平上,并无显著性差异,说明两组被试在患侧跨步长、健侧与患侧步长差、步频和最大步行速度的基础水平一致,具有可比性。

(二)实验组和对照组干预前后测的患侧跨步长平均值水平变化的比较

对实验组和对照组的患侧跨步长平均值前后测差值进行 T 检验分析,结果见表 3。

表 3　实验组和对照组患侧跨步长平均值比较　　（单位：厘米）

	N	前　测	后　测	组内差	T 检验	P
实验组	15	20.2±2.597	27.8±6.483	7.6±6.895	4.269	0.001
对照组	15	20.13±2.446	20.47±3.137	0.333±2.225	0.58	0.571
组间差		0.07±2.103	7.33±2.375	7.267±2.031	3.944	0.001 **

** $P<0.01$。

　　从表 3 可以看出，治疗前，实验组的平均值是 20.2 厘米，对照组的平均值是 20.13 厘米。两组的基础水平一致（$P>0.05$），而治疗后，实验组的平均值为 27.8 厘米，对照组的平均值是 20.47 厘米，实验组的平均提高值为 7.6 厘米，对照组的平均提高值为 0.333 厘米。实验组和对照组的患侧跨步长在节奏听觉刺激干预后呈现不同程度的提高，在统计学上呈现极显著差异（$P<0.01$）。由主观报告得出的实验结果可以看出，接受节奏听觉刺激干预的实验组比没有接受节奏听觉刺激干预的对照组，在患侧跨步长的水平上有明显的提高，见图 1。

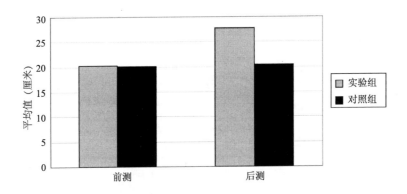

图 1　实验组和对照组患侧跨步长平均值比较

（三）干预前后测两组健侧与患侧步长差平均值水平变化的比较

　　对实验组和对照组的健侧与患侧步长差平均值前后测进行 T 检验分析，结果见表 4。

表 4　实验组和对照组健侧与患侧步长差平均值比较　　（单位：厘米）

	N	前　测	后　测	组内差	T 检验	P
实验组	15	21±4.123	17.07±4.949	−3.933±4.527	3.365	0.005
对照组	15	20.67±3.922	20.8±3.212	−0.133±2.642	0.195	0.848
组间差		0.33±3.428	−3.73±3.017	−3.767±2.513	2.273	0.032 *

* $P<0.05$。

从表 4 可以看出,治疗前,实验组的平均值是 21 厘米,对照组的平均值是 20.67 厘米。两组的基础水平一致($P>0.05$),而治疗后,实验组的平均值为 17.07 厘米,对照组的平均值是 20.8 厘米,实验组的平均降低值为 3.933 厘米,对照组的平均降低值为 0.133 厘米。实验组和对照组的步长差在节奏听觉刺激干预后呈现不同程度的降低,在统计学上呈现显著差异($P<0.05$)。在由主观报告得出的实验结果可以看出,接受节奏听觉刺激干预的实验组比没有接受节奏听觉刺激干预的对照组,在健侧与患侧步长差的水平上有明显的降低,见图 2。

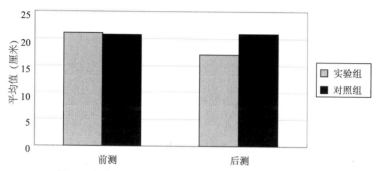

图 2 实验组和对照组健侧与患侧步长差平均值比较

(四) 实验组和对照组干预前后测步频平均值水平变化的比较

对实验组和对照组的步频(步/分)平均值前后测进行 T 检验分析,结果见表 5。

表 5 实验组和对照组步频平均值比较 (单位:步/分)

	N	前 测	后 测	组内差	T 检验	P
实验组	15	65.07±3.24	68.93±6.541	3.867±6.675	2.244	0.042
对照组	15	65±1.604	65.07±1.751	0.067±2.12	0.122	0.905
组间差		0.07±2.011	3.86±1.064	7.267±2.031	3.739	0.014*

* $P<0.05$。

从表 5 可以看出,治疗前,实验组的平均值 65.07 步/分,对照组的平均值 65 步/分。两组的基础水平一致($P>0.05$),而治疗后,实验组的平均值为 68.93 步/分,对照组的平均值 65.07 步/分,实验组的平均提高值为 3.867 步/分,对照组的平均提高值为 0.067 步/分。实验组和对照组的步频在节奏听觉刺激干预后呈现不同程度的提高,在统计学上呈现显著差异($P<0.05$)。由主观报告得出的实验结果可以看出,接受节奏听觉刺激干预的实验组比没有接受节奏听觉刺激干预的对照组,在步频的水平上有明显的提高,见图 3。

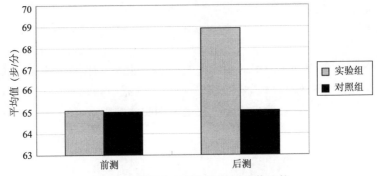

图 3 实验组和对照组步频平均值比较

(五)实验组和对照组干预前后测最大步行速度平均值水平变化的比较

对实验组和对照组的最大步行速度(米/分)平均值前后测进行 T 检验分析,结果见表 6。

表 6 实验组和对照组最大步行速度平均值比较 （单位:米/分）

	N	前 测	后 测	组内差	T 检验	P
实验组	15	32.53±1.727	47.27±1.163	14.74±1.245	3.432	0.000
对照组	15	32.73±1.58	32.47±1.506	0.267±0.594	1.74	0.104
组间差		0.2±0.835	14.8±0.784	14.473±1.624	30.131	0.000**

** $P<0.01$。

从表 6 可以看出,治疗前,实验组的平均值 32.53 米/分,对照组的平均值32.73米/分。两组的基础水平一致($P>0.05$),而治疗后,实验组的平均值为47.27米/分,对照组的平均值 32.47米/分,实验组的平均提高值为 14.74 米/分,对照组的平均提高值为 0.267(米/分)。实验组和对照组最大步行速度在节奏听觉刺激干预后呈现出不同程度的提高,在统计学上呈现出极显著差异($P<0.01$)。由主观报告得出的实验结果可以看出,接受节奏听觉刺激干预的实验组比没有接受节奏听觉刺激干预的对照组,在最大步行速度的水平上有明显的提高,见图 4。

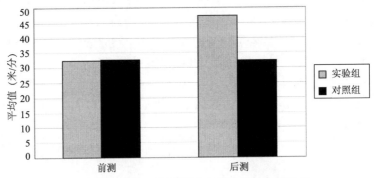

图 4 实验组和对照组最大步行速度平均值比较

十二、分析与讨论

（一）节奏听觉刺激对患侧跨步长的影响

从表3患侧跨步长的数据结果可以看出，经过节奏听觉刺激的干预，患侧跨步长提高7.6厘米（$P<0.01$），差异极显著。由表1的前测基础水平看出，两组前测的基础水平基本相同。后测实验组的患侧跨步长增长值明显高于对照组。由此可以看出，经过节奏听觉刺激的干预后，实验组比对照组在脑卒中后患者的患侧跨步长方面有明显的提高，支持了本文的第一个假设，即节奏听觉刺激能增加脑卒中后患者的患侧跨步长。这与前人研究如"音乐治疗的节奏能促进提高脑卒中后患者的步伐距离"的结论是一致的（Staum，1983；Thaut，1997）。跨步长的增加，也提示行走能力的改善。步长短同时也会影响步行速度，Nakamura教授的研究指出，步行速度在0.33米/秒以下时，速度与步频呈线性关系，及速度的增加主要依靠增加步频。而当步行速度大于0.33米/秒时，速度的增加主要依靠步长的增加（Nakamura，1988）。步行速度慢的原因是双侧支撑期延长。步行中主要依靠摆动期向前行走，但偏瘫患者的双侧支撑期占到步行周期的50%～60%，将大量时间浪费在双侧支撑期，影响了步行速度。因此，当患者的跨步长增加后，也会提高患者的步行速度。

（二）节奏听觉刺激对健侧与患侧步长差的影响

从表4健侧与患侧步长差的数据结果可以看出，经过节奏听觉刺激的干预，健侧与患侧步长差降低3.933厘米（$P<0.05$），差异显著。由表2的前测基础水平看出，两组前测的基础水平基本相同。后测实验组的健侧与患侧步长差降低值明显高于对照组。由此可以看出，经过节奏听觉刺激的干预后，实验组比对照组在脑卒中后患者的健侧与患侧步长差方面有明显的降低，支持了本文的第二个假设，即节奏听觉刺激能减少脑卒中后患者的健侧与患侧步长差。步长差越小，就表明步伐的对称性越好，患者的平衡性越好。研究人员认为改善步态的对称性，同时就能改善步行能力和地面行走速度（周皓和姜亚芳，2005），以及平衡感（曾育山和陈其强，2005）。健侧与患侧的步长差实验结果与Prassas的研究"节奏指示可以增强步伐的整齐"（Prassas，1997）的结论和Staum的研究"音乐治疗的节奏能提高脑卒中后患者步伐的整齐方面的能力"（Staum，1983；Thaut，1997）的结论是一致的。

（三）节奏听觉刺激对步频的影响

从表5步频的数据结果可以看出，经过节奏听觉刺激的干预，步频提高3.867步/分（$P<0.05$），差异显著。由表2的前测基础水平看出，两组前测的基础水平基本相同。后测实验组的步频增长值明显高于对照组。由此可以看出，经过节奏听觉刺激的干预后，实验组比对照组在脑卒中后患者的步频方面有明显的提高，支持了本文的第三个假设，即节奏听觉刺激能提高脑卒中后患者的行走速度。

(四) 节奏听觉刺激对最大步行速度的影响

从表 6 最大步行速度的数据结果可以看出，经过节奏听觉刺激的干预，最大步行速度提高 14.74 米/分（$P<0.01$），差异极显著。由表 2 的前测基础水平看出，两组前测的基础水平基本相同。后测实验组的最大步行速度增长值明显高于对照组。由此可以看出，经过节奏听觉刺激的干预后，实验组比对照组在脑卒中后患者的最大步行速度的方面有明显的提高，支持了本文的第三个假设，即节奏听觉刺激能提高脑卒中后患者的行走速度。跨步长、步长差、步频和最大步行速度，共同显示患者的步行能力。跨步长越长，显示患者的步行能力的增长。步长差越小，表示患者的步态对称性越好。步行速度表示了人体步行时每分钟直线移动的距离，是衡量步行能力的一个重要指标，步行速度的提高，就表示步行能力的增长。这一结果与 Staum 的研究"音乐治疗的节奏能提高脑卒中后患者的步行速度"的结论一致（Staum，1983）。研究者认为，节奏听觉刺激的方法在促进脑卒中后患者的步伐行走能力方面是非常适用的。这种方法可以帮助患者增长跨步长，提高步频，增加步行速度，从而能促进步行的能力。研究人员认为外部的节奏指示信号可以使运动反应规律化，使患者的运动功能得到明显的提高（Thaut，1999）。听觉系统的时值信号能够非常快和准确的进入运动反应（Thaut，1998）。患者认为音乐的节奏拍点，能给他们提供一个信号的指示，在固定的节拍下行走，要比没有节奏的情况下行走，更好控制自己行走的平衡。同时，患者还认为加入音乐的节奏，要比不加音乐，单纯用节拍器的行走，效果更好，认为在熟悉的音乐下，节奏的把握会更加准确。肌肉与节奏同步活动，一起帮助肌肉动作的预期过程和正确的运动时间控制（Rossigno and Melvill-Jones，1976）。Mauritz 的研究中证实了，对脑卒中后偏瘫患者使用音乐听觉节奏，作为信号，可以明显地增强患侧的准确时间感（Mauritz，2004）。

(五) 本研究的局限性和经验得失总结

研究者通过分析患侧跨步长、健侧与患侧的步长差、步频和最大的步行速度的标准差发现对于相同曲子，不同患者的主观报告结果会不同。患者对于自己熟悉的曲子，在跨步长、步长差、步频和最大步行速度方面，效果表现会更加突出。造成这种现象的原因还有待进一步的研究。如果治疗时的伴奏乐器由吉他换为其他的乐器，效果是否又会有不同，这些都为今后提供了一个新的可待研究的课题。

研究者也发现在步态训练中加入音乐，对患者的情绪方面也起着很大的影响。在整个治疗阶段，使用节奏听觉刺激配合脑卒中后患者的步态训练，用音乐节奏来配合身体行走训练。所有实验组的患者都认为用吉他伴奏配合节拍器，能使他们行走中更加受益，因为治疗师使用音乐，加入在步态训练中，为患者提供了愉悦的环境。节奏听觉刺激能减轻患者运动疲劳的作用原理可以归结为注意受限理论（the theory of narrowed attention）及选择性感觉过滤理论（the filter theory of selective perception），认为感觉转化为意识的处理过程受中枢神经系统传递感觉能力的限制，愉悦的听觉节奏刺激的传入相对于中枢及外周疲劳刺激的传入更占有优势。有研究表明,患者在音乐伴奏下进行运动,其呼吸困难程度及主观疲劳感觉等级(Rating of Perceived Exertion,RPE)均显著降低,并且运动时间比无音乐组延长了22%,并且有60%的患者表示听音乐能使运动时心情更加愉快(李靖,2006)。其理论根源可以追溯到音乐的生理功能,音乐刺激可以作用于脑干网状结构及大脑边缘系统,并在大脑皮质音乐处理中枢的调节下对人的生理功能及心理状态产生影响,例如能促进内啡肽的产生、抑制下丘脑促肾上腺皮质激素的释放,从而产生放松和愉悦感。并且降低交感神经系统的兴奋性,使心率及呼吸频率减慢等,从而减轻主观疲劳感觉,增强运动的耐受力。Jeong 和 Kim 对 33 名脑卒中后患者进行了 8 周的训练,采用节奏听觉刺激(Rhythmic Auditory Stimulation,RAS),他将 33 名患者分为两组,试验组 16 名,控制组 17 名。结果显示试验组成员获得更多的积极的情绪,增强了人际交往的能力(Park et al.,2001)。

此实验是在老人院中选择被试,他们没有接受其他治疗干预,可以排除其他康复技术的影响,但由于老人院中患者年龄较大,造成被试选择的局限性。因此,实验只能采取小样本的方式。这可能对实验的普遍性意义有一定的影响。研究者认为本实验样本虽小,但实验的结果显示出有意义的倾向,尚待进一步大样本的研究。综上所述,节奏听觉刺激对于脑卒中后患者的步态训练的研究是研究者参阅了大量国外的研究文献,在国内运用节奏听觉刺激的方法帮助脑卒中后患者的步态训练的初步尝试。虽然实验的数据显示出了较高的显著性,并且实验过程中证明了实验的假设。但未使用计算机进行三维步态分析,对步态分析的基础参数、时相与周期、站立相力矩及下肢关节角度等多种步态指标进行定量分析,没有提供更客观、准确的数据,这些尚待进一步的研究。

十三、结　论

本研究采用节奏听觉刺激音乐治疗方法,对脑卒中患者进行干预。经对照研究,结果如下:

(1)实验组被试的患侧跨步长的提高与节奏听觉刺激相关。本研究的第一个假设得到支持,显示节奏听觉刺激可能增加脑卒中后患者的患侧跨步长。

(2)实验组被试的步长差的降低与节奏听觉刺激相关。本研究的第二个假设得到支持,显示节奏听觉刺激可能减少脑卒中后患者健侧与患侧的步长差。

(3)实验组被试的行走速度的提高与节奏听觉刺激相关。本研究的第三个假设得到支持,显示节奏听觉刺激可能提高脑卒中后患者的行走速度。

参考文献

高天.2007.音乐治疗学基础理论.北京:军事医学科学出版社:110-113.
贾子善.2006.脑卒中康复.石家庄:河北科学技术出版社:17-18,76-80.

焦保华.2007.脑卒中.北京:军事医学科学出版社:9-13.

池明宇.2008.出血性脑卒中治疗学.北京:人民军医出版社:5-7.

夏秋欣.2007.卒中单元护理与药物治疗.北京:人民军医出版社:1.

王茂斌.2007.脑卒中的康复医疗.北京:中国科学技术出版社:5-7,134-149.

陈尚康,关晨霞.2003.减重踩车训练对脑卒中偏瘫患者步态的影响.中国临床康复,(7):65-67.

陈晓红,余秋群.2005.床上体操配合音乐疗法对脑卒中患者早期肢体功能影响.现代护理,(11):
    1771-1772.

陈兆聪,黄真.2007."运动再学习"疗法在脑卒中康复治疗中的应用.中国康复医学杂志,(22):
    1053-1056.

董瑛.1994.YL-3、YL-4型中风康复音乐电疗机治疗脑中风康复期的疗效观察.实用护理杂志,
    (10):25-26.

高圣海,倪朝民.2006.早期分离与抗阻运动训练对脑卒中膝过伸和偏瘫步态的防治作用.中国临床
    康复,(10):33-35.

郭晓琳.2005.浅议针刺对脑卒中后偏瘫步态的影响.福建中医药,(3):56-57.

侯来永,谢欲晓.2007.脑卒中患者偏瘫步态矫正训练的临床疗效分析.中国康复医学杂志,(22):
    155-157.

励建安.2005.脑卒中的步态异常和治疗对策.医师杂志,(12):6-7.

李靖,王旭东.2006.国外音乐运动疗法的研究现状.中华物理医学与康复杂志,(3):204-206.

乔艳梅.2008.音乐运动疗法对脑卒中早期康复及生活质量的影响.当代护士,(6):16-17.

荣湘江,姚鸿恩.2004.偏瘫步态中时相与周期的定量研究.天津体育学院学报,(19):56-58.

闫彦宁,赵斌.2008.运动想象在脑卒中偏瘫患者步态恢复中的应用.中国康复医学杂志,(23):
    57-59.

单述刚,高美华.2003.急性脑卒中患者基本步态测验.国外医学·物理医学与康复学,(23):26-28.

宋兰欣,魏国荣.2006.早期康复对脑卒中患者偏瘫步态的影响.临床神经电生理学杂志,(15):
    32-33.

王斌.2003.不同牵伸方法对脑卒中患者关节活动范围和步态的影响.国外医学·物理医学与康复
    学分册,(23):17-18.

王亚泉.2004.步态分析在偏瘫康复中的应用.中国临床康复,(9):5332-5333.

王丽,唐锁成.2002.运动康复疗法防治脑卒中偏瘫步态的临床观察.吉林医学信息,(19):4-6.

王伟,钱开林.2003.运动平板对偏瘫患者步行能力改善的临床分析.中华今日医学杂志,(3):7-9.

王卫强,王卫平.2003.偏瘫步态的研究进展.中国运动医学杂志,(22):630-632.

王健,袁萍.2003.音乐电疗机改善脑卒中患者下肢肌力.中国临床康复,(7):2383.

王爱东,肖红.2006.早期步态训练对急性脑卒中患者步行能力的影响.中国临床康复,(10):
    115-116.

吴玉玲,王水平.2006.调制中频电疗加功能强化训练治疗脑卒中偏瘫患者踝背屈障碍的临床观察.
    中华物理医学与康复杂志,(2):142-144.

徐文翠,成秀芳.2007."踝关节矫正板"对脑卒中步态影响的临床观察.医学理论与实践,(20):
    313-314.

徐光青,黄东锋.2004.脑卒中患者下肢关节运动对步行能力影响的三维运动学研究.中国临床康
    复,(11):31-33.

肖红,王爱东.2005.悬吊技术在脑卒中患者早期步态训练中的应用.中华当代医学,(4):67-69.

谢财忠.1999.脑卒中偏瘫患者步行训练的临床体验.现代康复,(3):1119-1120.

杨雅琴,张通.2004.减重步行训练对脑卒中后偏瘫步态康复的影响.中国康复医学杂志,(19):

731-733.

杨年懿.2008.PNF 技术用于偏瘫患者步态训练的疗效观察.中国实用医学,(3):162-163.

姚红华,向群.2001.改善偏瘫步态的抗阻训练及其疗效观察.中国康复学杂志,(16):284-285.

姚红华,刘利辉.2003.肌力训练对偏瘫步态的影响及下肢功能评定步态分析间的相关性.中华物理
医学与康复杂志,(25):34-35.

俞明德,俞铬一.2004.头针结合自创"吊带式扶助步态训练"治疗偏瘫步态.中国康复学杂志,(23):
22-24.

恽晓平,刘永斌.1996.股四头肌与腘绳肌在痉挛性偏瘫步态中拮抗收缩的动态肌电图研究.中国康
复理论与实践,(2):70-71.

周皓,姜亚芳.2005.减重踏车训练改善脑卒中偏瘫患者步态的康复研究现状.中国康复医学杂志,
(20):159-161.

曾育山,陈其强.2005.减重支持系统训练对脑卒中偏瘫患者步态的影响.海南医学,(16):70.

赵春华.2007.计算机辅助步态分析系统在偏瘫患者行走功能康复中的作用.中国康复理论与实践,
(3):291-293.

晁志军,朱振莉.2008.减重步行训练在老年脑卒中偏瘫患者康复期的应用.山东医药,(48):43-46.

张荣国.2004.脑卒中后肢体运动功能障碍的康复治疗.中国民康医学杂志,(10):641.

赵永光.2003.应用自控机动步态训练机提高脑卒中偏瘫患者行走能力.中国临床康复,(7):
1953-1955.

郑舒畅,朱士文.2005.早期减重平板步行训练对脑卒中偏瘫患者的影响.中国康复理论与实践,
(11):463-465.

张文献,郑小林等.2001.运动类病症的音乐疗法.国外医学:生物医学工程分册,(1):245-247.

张宇,郝智秀.2008.基于步态质量指数和雷达图的患者步态评定方法.清华大学学报,(48):
785-787.

Beer R F,Given J D,Dewald J P A. 1999. Task-dependent weakness at the elbow in patients with
hemiparesis. Arch Phys Med Rehabil,80:766-772.

Blanton S,Wolf S. 1999. An application of upper-extremity constraint-induced therapy in a patient
with subacute stroke. Phys Ther,79:847-853.

Bohannon RW,Walsh S,Joseph MC. 1993. Ordinal and timed balance measurements:reliability and
validity in patients with stroke. Clin Rehabil,7:9-13.

Bohannon R W. 1988. Muscle strength changes in hemiparetic stroke patients during in patient reha-
bilitation. J Nurol Rehabil,2:163-166.

Buchner D M,Larson E B,Wagner E H. 1996. Evidence for a non-linear relationship between leg
strength and gait speed. Age Ageing,25:384-391.

Butrefisch C,Hummelsheim H,Mauritz K H. 1995. Repetitive training of isolated movements
improves the outcome of motor rehabilitation of the centrally paretic hand. J Neurol Sci,130:
59-68.

Burdett R G,Borello-France D,Blatchly C. 1988. Gait comparison of subjects with hemiplegia walking
unbraced,with ankle-foot orthosis,and with Air-Stirrup Brace. Phys Ther,68:1197-1203.

Cirstea M C,Levin M F. 2000. Compensatory strategies for reaching in stroke. Brain,123:940-953.

Coote S,Stokes E K. 2001. Physiotherapy for upper extremity dysfunction following stroke. Phys
Ther Rev,6:63-69.

Dean C M,Richards C L,Malouin F. 2000. Task-related training improves performance of locomotor
tasks in chronic stroke. A randomized controlled pilot trial. Arch Phys Med Rehabi,81:409-417.

Duncan P,Richards L,Wallace D. 1998. A randomized controlled pilot study of a home-based exercise programe for individuals with mild and moderate stroke. Stroke,29:2055-2060.

Elbert T,Pantev C,Wienbruch C. 1995. Increased cortical representation of the fingers of the left hand in string players. Science,270:305-307.

Finley F R, Cody K A. 1970. Locomotive characteristics of urban pedestrians. Arch Phys Med Rehabil,51:423-426.

Fisher S V,Gullickson G Jr. 1978. Energy cost of ambulation in health and disability:a literature review. Arch Phys Med Rehabil,59:124-133.

Forssberg H. 1982. Spinal locomotion functions and descending control//Sjolund B, Bjorklund A. Brain stem control of spinal mechanisms New York:Elsevier Biomedical Press:12.

Glanz M,Klawansky S,Stason W. 1996. Functional electrostimulation in poststroke rehabilitation:A meta-analysis of the randomized controlled trials. Arch Phys Med Rehabil,77:549-553.

Grimby G. 1983. On the energy cost of achieving mobility. Scand J Rehabil Med Suppl,9:49-54.

Hazlewood M E,Brown J K,Rowe P J. 1994. The use of therapeutic electrical stimulation in the treatment of hemiplegic cerebral palsy. Dev Med Child Neurol,36:661-673.

Hesse S,Bertelt C,Jahnak MT. 1995. Treadmill training with partial body weight support compared with physiotherapy in nonambulatory hemiparetic patients. Stroke,26:976-981.

Hesse S,Helm B,Krajnik J. 1997. Treadmill training with partial body weight support:Influence of body weight release on the gait of hemiparetic patients. J Neurol Rehabil,11:15-20.

Hill K,Ellis P,Berhardt J. 1997. Balance and mobility outcomes for stroke patients:A comprehensive audit. Aust J Physiother,43:173-180.

Holden M K,Gill K M,Magliozzi M R. 1986. Gait assessment for neurologically impaired patients: Standards for outcome assessment. Phys Ther,66:1530-1539.

Jeong S,Kim M. 2003. Effects of a theory-driven music and movement program for stroke survivors in a community setting. Applied Nursing Research,3:125-131.

Kunkel A, Kopp B, Muller G. 1999. Constraint-induced movement therapy for motor recovery in chronic stroke patients. Arch Phys Med Rehabil,80:624-628.

Lehman J F,Condon S M,Price R. 1987. Gait abnormalities in hemiplegia:Their correction by ankle-foot orthoses. Arch Phys Med Rehabil,68:763-771.

Liepert J,Miltner W H R,Bauder H. 1998. Motor cortex plasticity during constraint-induced movement therapy in stroke patients. Neurosci Lett,250:5-8.

Lipert J,Bauder H,Miltner W. 2000. Treatment-induced cortical reorganization after stroke in humans. Stroke,31:1210-1216.

Liepert J,Uhde I,Graf S. 2001. Motor cortex plasticity during forced-use therapy in stroke patients:A preliminary study. J Neurol,248:315-321.

Mauritz K H. 2004. Gait training in hemiplegia. www. interscience. wilty. com.

Malouin F,Picard L,Bonneau C. 1994. Evaluating motor recovery early after stroke:Comparison of the Fugl-Meyer assessment and the motor assessment scale. Arch Phys Med Rehabil, 75: 1206-1212.

Mercier C,Bourbonnais D,Bilodeau S. 1999. Description of a new motor re-education programme for the paretic lower limb aimed at improving the mobility of stroke patients. Clin Rehabil, 13: 199-206.

Nelles G,Jentzen W,Jueptner M. 2001. Arm training induced plasticity in stroke studied with serial positron emission tomography. NeuroImage,13:1146-1154.

Olney S J,Monga T N,Costigan P A. 1986. Mechanical energy of walking of stroke patients. Arch Phys Med Renabil,67:92-98.

Olney S J,Richards C. 1996. Hemiparetic gait following stroke. Part 1:characterstics. Gait Posture,4: 136-148.

Patla A E. 1993. Age-related changes in visually guided locomotion over different terrains: Major issues// Strlmack G E,Homberg V. Sensorimotor impariments in the elderly. Dordrecht:Kluwer: 231-252.

Park S W,Lee K H,Jang S J,et al. 2001. Effect of rhythmic stimulation of music on hemiplegic gait. J Korean Acad Rehabil Med,25:34-38.

Pennisi G,Rapisarda G,Bella R. 1999. Absence of response to early transcranial magnetic stimulation in ischaemic stroke patients:Prognostic value for hand motor recovery. Stroke,30:2666-2670.

Pohl M,Mehrholz J,Ritschel C. 2002. Speed-dependent treadmill training in ambulatory hemiparetic patient. A randomized controlled trial. Stroke,33:553-558.

Prassas S G,Thaut M H,McIntosh G C,et al. 1997. Effect of auditory rhythmic cuing on gait parameters in hemiparetic gait of stroke patients. Gait and Posture,6:218-223.

Richards C L,Malouin F,Dean C. 1999. Gait in stroke:Assessment and rehabilitation. Clin Geriatr Med,15:833-855.

Scarborough D M,Krebs D F,Harris B A. 1999. Quadriceps muscle strength and dynamic stability in elderly person. Gait Posture,10:10-20.

Shea C H,Wulf G,Whitacre C. 1999. Enhancing training efficiency and effectiveness through the use of dyad trsining. J Motor Behav,31:119-125.

Sharp S A, Brouwer B J. 1997. Isokinetic strength training of the hemiparetic knee: Effects on function and spasticity. Arch Phys Med Rehabil,78:1231-1236.

Skilbeck C E, Wade D T, Hewer R L, et al. 1983. Recovery after stroke. J Neurol Neurosurg Psychiatry,46:5-8.

Taut M H, McIntosh G C, Prassas S G, et al. 1993. Effect of rhythmic cuing on temporal stride parameters and EMG patterns in hemiparetic gait of stroke patients. Journal of Neurologic Rehabilitation,6:185-190.

Taut M H, McIntosh G C, Prassas S G, et al. 1996. Rhythmic facilitation of gait training in hemiparetic stroke rehabilitation. Journal of Neurologic Rehabilitation,151:7-12.

Taut M H. Training manual of Neurologic Music Therapy Colorado State University. Center for Biomedical Research in Music.

Teixeira-Salmela L F,Olney S J,Nadeau S. 1999. Muscle strengthening and physical conditioning to reduce impairment and disability in chronic stroke surivivors. Arch Phys Med Rehabil, 80: 1211-1218.

Teixeira-Salmela L F, Nadeau S, McBride I. 2001. Effect of muscle strengthening and physical conditioning training on temoral,kinematic and kinetic variables during gait in chronic stroke survivous. J Rehabil Med,33:53-60.

Van der Lee J H,Wagenaar R C,Lankhorst G J. 1999. Forced use of the upper extremity in chronic stroke patients:results from a single-blind randomized clinical trial. Stroke,30:2369-2375.

Van Vliet P,Kerwin D G,Sheridan M. 1995. The influence of goals on the kinematics of reaching following stroke. Neurol Rep,19:11-16.

Visintin M,Barbeau H,Korner-Bitensky N. 1998. A new approach to retrain gain in stroke patients through body weight support and treadmill stimulation. Stroke,29:1122-1128.

Wade D T,Wood V A,Heller A. 1987. Walking after stroke. Scand J Rehabil Med,19:25-30.

Whitall J,Waller S M,Silver K H C. 2002. Repetitive bilateral arm training with rhythmic auditory cueing improves motor function in chronic hemiparetic stroke. Stroke,31:2390-2395.

Williams P E,Catanese T,Lucey E G. 1988. The importance of stretch and contractile activity in the prevention of connective tissue accumulation in muscle. J Anat,158:109-114.

Winter D A,McFadyen B J,Dickey J P. 1991. Adaptability of the CNS in human walking// Patla A E. Adaptability of human gait. Amsterdam:Elsevier Science:127-143.

Wu C,Trombly C A,Lin K. 2000. A kinematic study of contextual effects on reaching performance in persons with and without stroke:Influtences of object availability. Arch Phys Med Rehabil,81: 95-101.

学唱歌曲的方法对阿尔茨海默病患者记忆力的影响研究

谢丽娟　吕继辉　高天

一、阿尔茨海默病的定义

阿尔茨海默病(Alzheimer's Disease,AD),是老年痴呆症最常见的形式,它是由多种因素造成的神经退变性疾病,一般发生在老年期或老年前期。这类患者多以进行性大脑认知功能障碍为主要特征,记忆力、抽象思维能力、学习和计算能力、分析判断力、视空间辨认、语言功能都有明显的降低,并伴随人格和行为的改变,生活和工作能力逐渐丧失,对他们的生活造成很大的影响(ICD -10,1992)。

阿尔茨海默病特征性病理变化为大脑皮层萎缩,并伴有 β-淀粉样蛋白沉积,神经纤维缠结,大脑体积萎缩、沟回增宽、大量记忆性神经元数目减少,神经组织结构和功能发生严重破坏。阿尔茨海默病在老年期痴呆中所占比例最高,约为 50%～60%,发病徐缓,病因至今未明,目前尚无特效治疗或逆转疾病进展的治疗药物(王军,2009)。

二、阿尔茨海默病的临床表现

阿尔茨海默病的临床表现主要包括认知功能障碍和精神行为症状两个方面。随着认知功能障碍和精神行为症状的发展,会逐渐影响到患者的工作能力、学习能力和日常生活能力,造成这些能力的丧失。

(一) 认知功能障碍

阿尔茨海默病患者的认知功能障碍中常以记忆力障碍为首发症状,最开始患者常常表现为注意力不集中、计算能力减退、思考问题的速度减慢、时间定向力障碍等。随着病情的发展,记忆力障碍会变得越来越严重,同时患者的语言能力、计算能力和判断能力也进一步减退,慢慢出现失用、失认等症状。认知功能障碍对诊断阿尔茨海默病有决定意义根据美国 DSM-IV 介绍症状如下。

1. 记忆障碍

记忆障碍通常为痴呆疾病的核心症状,常发生在痴呆早期。患者在痴呆早期主要以近期记忆下降为主,表现为对几小时甚至数分钟前发生的事不能记忆、刚做过的事情或说过的话不能回忆,经常忘记熟悉的人名或地名、用过的东西随手即忘、东西常放错位置或丢失、忘记约会等。随着病情的发展,远期记忆也会受累,想不起来自己曾经的工作和生活经历、严重时甚至连姓名、生日、职业及家人都完全遗忘,最终远近记忆力均有障碍。

2. 语言障碍

语言障碍有助于本病的诊断,因为语言的改变是大脑皮层功能障碍较敏感的指标。在阿尔茨海默病中,找词困难是最早出现的语言障碍,随后会出现用词不当、对物品或亲属的名字不能命名、错语、流利性失语、经常会说出冗赘的自发语言,让人很难听懂。随着病情的发展,患者的听觉理解力也出现障碍,听不懂别人说的话,不能和别人进行语言交流,同时还会出现模仿语言、重复语言、刻板语言,最后出现构音障碍(不可理解的声音),甚至缄默不语,完全与外面的世界隔绝。

3. 视、空间障碍

表现为患者在回家时走错方向或迷路,穿衣服的时候不能判断前后和上下,经常穿错,不能准确地描述和判断物品的位置,在熟悉的环境中迷失方向,甚至在家里找不到洗手间而随地大小便,不能精确地临摹立体图、摆积木、拼图等。

4. 抽象思维障碍

是指患者的学习、理解、概括、推理、判断和计算力等认知功能受到了损害。不能进行复杂运算,甚至有些简单的运算也不能完成,思维比较迟钝缓慢,抽象思维能力下降,对事物不能区分,不能进行分析归纳,听不懂他人谈话,看不懂小说和电影等。

5. 失认及失用

患者以视觉失认较常见,如视物失认、颜面失认,对周围的事物以及事物的颜色等辨别起来有困难。失用多见于观念失用及观念运动性失用,患者只能做一些简单的动作,不能做稍微复杂或技巧性的动作,如刷牙和穿衣等,动作会显得笨拙和不连贯。随着病情的发展,患者会将以前熟练掌握的技能慢慢遗忘,不会使用任何工具,甚至连筷子和勺子都不会使用,用手抓或直接用嘴去吃。

6. 性格改变

患者变得敏感多疑、暴躁、固执、恐惧等,和以前的性格判若两人,大喜大悲,无缘无故乱发脾气,大吵大闹,变得不可理喻,令家人感到很痛苦。

(二) 精神行为障碍

患者以自我为中心,妄想,抑郁,躁狂,易激惹,情感淡漠,会发生异常的语言行为、暴力攻击行为、徘徊游走行为、不洁行为等,常常出走迷失、狂喊大叫、使家人无法安睡、无时无刻不需要家人的呵护。睡眠也发生障碍,睡不着或时间倒错,白天精神萎靡、打瞌睡,夜间常常不睡,到处乱走,做些无目的动作,阿尔茨海默病的这些精神行为障碍常被误认为是精神病而误送入精神病院治疗。

三、流行病学

随着全世界人口老龄化的进一步发展,包括阿尔茨海默在内的老年痴呆症现已作为一种常见的老年期疾病受到越来越多人的关注了,它已经是继肿瘤、心脏病、脑血管病之后引起老年人死亡的第四大病因(张均田,2002)。阿尔茨海默病的患病率随着年龄的增长而成倍上升,患者年龄每增长 5～10 岁,其患病率增长 1 倍,65 岁以上的老年人中,阿尔茨海默病的患病率约为 5%;超过 85 岁的老年人,患病率增加到 25% 以上;在 95 岁以上的老年人中其患病率高达 60%(王军,2009)。

我国从 20 世纪 90 年代起,已提前进入人口老龄化的行列。据统计,全国 60 岁以上的老人已达到 1.26 亿,占全国总人口的 10%,并以年均 3.3% 的速度在上升。根据官方数据估计,到 2025 年,老年人口可达到 2.8 亿,将占全国总人口的 18.4%。随着我国人口逐渐老龄化,阿尔茨海默病的患病率也呈逐渐上升的趋势(黄悦勤,2010)。第二次全国残疾人调查的数据显示,所有致残疾病中,痴呆是老年人群发生精神残疾的主要原因(占 43.5%),并主要引起一级精神残疾(陈曦,2009)。张振馨的研究显示,我国痴呆发病率与西方国家大致相同,65 岁以上老年人达到 10%～15% 左右。从目前的统计来看,我国 60～69 岁人群中阿尔茨海默病的患病率为 2.3%,70～79 岁为 3.97%,80 岁以上为 20%～32%,全国阿尔茨海默病患者的人数已达 600 万,预计 2050 年可达到 2500 万(盛树力,2006)。

四、阿尔茨海默病的病因

(一) 遗传因素

虽然阿尔茨海默病的病因至今尚不明确,但遗传因素在病因学中能起到重要的作用。我国学者张明园对国内 100 例阿尔茨海默病的父母和同胞进行调查,调查发现≥55 岁患者的患病率为 15.4%,≥65 岁为 20.1%,≥75 岁为 26.4%,平均遗传率为 73.5%(张明园,1998)。同年,邬烈铭等对 100 例阿尔茨海默病家属进行同病率调查,发现 100 例阿尔茨海默病中有阳性家族史 52 例,一级亲属 446 人中有阿尔茨海默病 56 例,为普通老年人群的 4.4～5.9 倍,加权平均遗传率为 73.5%,说明阿尔茨海默病具有明显的家族聚集性,该类人群为患阿尔茨海默病的高危人群(邬烈铭,1998)。Kallman(1956)对 108 对双生子的同病率进行调查研究,研究发现,单卵双生为 42.8%,双卵双生为 8%,单卵双生和双卵双生同病率估计为 42%,即双生子之一患阿尔茨海默病,另一同胞患阿尔茨海默病的概率大约为 40%。有研究用分析染色体基因的方法对一些阿尔茨海默病多发家族进行调查研究,研究发现,在这些家族中,细胞内的第 21 对染色体上有控制产生一种淀粉样蛋白的基因,使大脑内分泌过量的 β2 淀粉样蛋白,这些蛋白沉积在神经细胞表面,妨碍神经细胞的正常生长和传导,最终导致其死亡(何祥,2006)。

(二) 神经病理学

阿尔茨海默病患者通过病理解剖发现,在大脑皮质区和海马区的神经细胞外有大量的 β 淀粉样蛋白沉积,并且出现大量的神经纤维缠结和老年斑,老年斑分布于颞顶叶皮质、海马和杏仁核,海马是胆碱能神经回路的重要部位,与学习记忆、尤其近期记忆有关。

患者大脑体积明显萎缩,脑重量减轻,大脑皮质半球出现弥漫性萎缩,脑沟回增宽,脑室扩大,神经组织结构和功能发生严重破坏。阿尔茨海默病除皮层明显病变外,皮质下神经核如迈内特基底核、蓝斑和缝际核神经细胞也有广泛变性,迈内特基底核是胆碱能神经元所在地,与学习、记忆和注意有关。蓝斑(肾上腺素能神经元)有纤维投射到海马和皮层,其病变也可解释阿尔茨海默病病人认知功能障碍特别是记忆力低下,缝际核(5-HT能神经元所在地),病变可能与患者抑郁状态和攻击行为有关(沈渔邨,2002)。

(三) 心理及社会因素

阿尔茨海默病患者的心理社会因素主要有不良环境暴露史、经济状况差、兴趣贫乏、有重大不良生活事件等(熊嵘,2007)。张新凯等人的研究发现,在100余项心理社会因素中初步筛选出与阿尔茨海默病有关的危险因素主要有健康感不良、情绪不良、孤独感、睡眠不多、不参加运动、不照顾家人、不访亲问友、不工作、不参加闲暇活动和缺乏教育等10项(张新凯,1998)。生活模式,如饮食结构、运动以及心理应激,均与心血管系统的疾病有关,从而与血管性痴呆也有关联(Barlow,2006)。

五、阿尔茨海默病的治疗

(一) 药物治疗

阿尔茨海默病的一个主要原因是胆碱不足,从而导致患者的记忆减退、定向力丧失、行为和个性改变等。因此,具有增强胆碱能作用的药物在阿尔茨海默病的治疗方面发挥了重要作用。胆碱酯酶抑制剂能抑制脑子胆碱能神经细胞突触前膜和后膜间突触裂隙处的胆碱酯酶,延缓乙酰胆碱降解,增加可用的乙酰胆碱含量,刺激、提高尚存乙酰胆碱受体的功能,从而起到治疗作用,目前临床上应用的乙酰胆碱酯酶抑制剂,包括他克林(Cognex,通用名 Tacrine,哌可致)、安理申(Aricept,通用名 Donepezil HCI,多奈哌齐,又名 E2020)、艾斯能(Exelon,通用名重酒石酸卡巴拉汀 Rivastigmine Hydrogen Tartrate,又名 ENA-713)、加兰他敏(Galantamine,庚基毒扁豆碱)、石杉碱甲,谷氨酸能拮抗剂如美金刚。阿尔茨海默病患者同时也存在糖、蛋白、核酸、脂质等代谢障碍,脑复康、都可喜、喜得镇、己酮可可碱、脑通等成为阿尔茨海默病治疗的一大类可供选用的药物。还有如维生素 E、雌激素替代疗法、阿司匹林以及其他的非甾体类抗炎药也被证明可以延缓阿尔茨海默病的发病。虽然增强胆碱能作用对延缓阿尔茨海默病能有一定的疗效,但胆碱能治疗方法也有其自身的局限性,只有当乙酰胆碱受体基本正常,或当它仍能接受乙酰胆碱信息时才有效,这个方法只能提高乙酰胆碱含量,并不能根本解决乙酰胆碱受体的破坏和功能减退的问题,只能起到对症治疗作用,而不能起到根治性的作用,并且随着阿尔茨海默病患者病情的加重,乙酰胆碱受体破坏加重,其治疗效果也逐渐降低(许贤豪,2009)。

阿尔茨海默病属于大脑进行性退化性疾病,随着年龄的增长和病情的加重,其症状很难逆转与治愈。针对阿尔茨海默病患者认知和记忆力方面的药物治疗中,目前只有两类药物属于标准的处方药,即针对胆碱能的药物和抗兴奋性氨基酸的药物,而且这类药物也只能部分改善患者的症状,无法阻止或延缓该病的进展(陈子晟,2001)。临床上虽然已经应用一些针对机制的药物,但目前仍缺乏有效的特异性方法(吴思纱,2009),在药物无法有效缓解病情的情况下,可以考虑引入非药物治疗的方法,来延缓阿尔茨海默病的病情发展,提高患者生活质量。

(二)社会心理治疗

阿尔茨海默病患者的社会心理治疗应该主要放在现在,着眼于现实问题的解决,帮助这些患者适应目前的生活状态,从现在的生活中寻找快乐,让他们过得开心、舒适。在治疗过程中要与患者和家属建立良好的合作关系,对患者的诊断、痴呆严重程度、精神症状、躯体健康状况及药物治疗情况进行详细的评价。社会心理治疗的理论、着眼点和方法有很多,但根本的目的是希望提高患者的生活质量和残存的认知及生活功能。这些治疗方法可以概括为:指向行为的心理治疗;指向情感的心理治疗;指向认知的心理治疗和以激励为主的心理治疗(马永兴,2008)。

六、音乐治疗在阿尔茨海默病认知和记忆力方面的研究

(一)国外研究

在许多欧美国家中,音乐治疗应用于老年领域的时间比较长,发展较为成熟。在美国及其他发达国家,音乐治疗已经被视为老年病治疗中一个不可缺少的重要部分。美国国会甚至通过了一项法律,规定所有的"护理之家"(nursing home,在美国的一种最常见的老年机构,其功能集治疗与养老为一体)必须配备专业的音乐治疗师。音乐治疗可以增进老年患者的生活质量,防止、延缓生理和精神功能的恶化,音乐能改善医院单调枯燥的生活环境、能促进老年患者的人际交流、减少压迫感,紧张感和孤独感(高天,2007)。

音乐治疗对阿尔茨海默病的有利影响已被大量研究所证实,国外大量的针对阿尔茨海默病的音乐治疗实践也已经证明音乐治疗在这一领域有着重要的、不可替代的价值。

阿尔茨海默病患者随着病情的发展,各方面的功能都会有所下降,但他们对音乐的干预有着显著的反应,即使在其他认知功能都已经退化的情况下,却还保留了对音乐的反应能力,能在音乐的刺激下对音乐做出反应(Crystal et al.,1989)。Rangneskog 等(1996)的研究发现,虽然阿尔茨海默病患者的认知功能受到了损害,功能相比患病前有所减退,但他们对音乐仍然有反应,有较好的感知,他们发现在患者进食时如果播放一些 19 世纪二三十年代的流行歌曲,可以增加他们的进食欲望,相比没有音乐的情况下进食的数量要增加一些。Clair 等(1995)对阿尔茨海默病患者通过击鼓训练的方法来进行节奏模仿练习,增强其认知功能。

有许多研究提示,音乐可以有效地刺激和强化阿尔茨海默病患者的记忆力。在临

床实践中,音乐治疗常被用来唤醒痴呆患者的记忆力和情感,引发长时记忆力和短时记忆力(Hennessey,1986)。音乐治疗师让患者聆听年轻时代所喜爱的老歌来激发患者对当年生活的回忆、让患者学习新的歌曲来刺激和改善患者的短时记忆力。Geula(1986)的研究发现,阿尔茨海默病患者虽然有严重的记忆力障碍,但当听到音乐的时候,仍然可以唱出这些熟悉的歌曲,并跟随熟悉的歌曲舞蹈。Sacks 和 Tomaino(1991)的研究发现聆听音乐可以帮助阿尔茨海默病患者"唤起记忆和改善情绪"。Prickett(2000)的研究也发现了聆听音乐能增强痴呆患者语言回忆的能力,通过音乐聆听的方法,痴呆患者不仅能记住以前老的歌曲,对新学的歌曲也能较好的记住。Foster 和 Valentine(2001)、Lord 和 Garner(1993)的研究也分别证明了播放患者熟悉的老歌能有效增强患者的记忆力水平。

关于国外音乐治疗在阿尔茨海默病患者认知和记忆力方面的研究,从我们搜集到的资料来看,主要有以下几篇。

Brotons 和 Koger(2000)的研究比较了歌曲讨论和谈话治疗对于阿尔茨海默病患者语言功能恢复的效果。20 位平均年龄在 81 岁的阿尔茨海默病患者参加了为期 3个月、每周 2 次的实验研究。并使用简易智力状态检查量表(MMSE)对被试进行认知功能的评估,和西部失语症检查量表(WAB)进行语言能力的评估。研究结果显示,被试语言内容和流畅性在音乐治疗中的平均得分比谈话治疗的得分高 0.83 分($P<0.05$),研究者认为,被试的语言内容和流畅性在歌曲讨论中比在谈话治疗中有所提高。

Smith(1986)对 12 位女性阿尔茨海默病患者用通过音乐的提示追忆往事、通过口头语言的提示追忆往事、单独使用音乐这三种方法进行了比较研究。并使用简易智力状态问卷(MMSQ)对被试进行前后评测。结果显示,音乐提示追忆往事方法的总分较干预前提高了 1.2($P<0.05$),口头语言提示追忆往事方法的总分较干预前提高了1.1($P<0.05$),这两种方法对被试的语言都有明显的提高。研究提示,音乐对促进阿尔茨海默病患者的认知功能有一定的帮助。

Kaye(1984)通过音乐聆听的方法对 11 名阿尔茨海默病患者进行为期 3 周的干预研究,整个研究共分为 5 次,每次播放 4 首钢琴音乐,每次播放完音乐后研究者都会问同样的四个问题(① 你知道这首音乐吗? ② 你听到这首音乐让你想到了什么呢? ③ 你喜欢或不喜欢这首音乐吗? 为什么? ④ 这首音乐给你什么感觉?),并记录每次观测的结果,结果发现,通过聆听钢琴音乐,能找回被试 40% 的青少年和成年生活经历的回忆。研究者认为聆听音乐对促进被试长时记忆有一定的帮助。

Millard 和 Smith(1989)用小组演唱的方式对 10 名阿尔茨海默病患者的行为进行研究。研究结果发现,通过音乐治疗,被试的生活功能有了很大的改善,他们在说话、唱歌、动作、微笑、触摸、哼唱、吹口哨等社交行为方面有明显的改善,同时,在聆听音乐的过程中,他们能够想起已经完全忘记的人物或事情,记忆力水平有所提高($P<0.05$)。

Smith(1990)做了对 10 名阿尔茨海默病患者进行了聆听熟悉的音乐和不熟悉的

音乐对记忆力影响的研究。研究者选用了 6 首 20 世纪 50 年代被试比较熟悉的歌曲和 6 首相对不熟悉的歌曲，并在播放每首歌曲的时候按照不同的时间段来观察被试对歌词回忆的反应，记录被试对歌词的记忆水平。结果显示，被试对熟悉歌曲歌词的记忆水平比不熟悉歌曲歌词的记忆水平高 15%（$P<0.05$）。研究提示，相对于不熟悉的歌曲，熟悉的歌曲对歌词以及与歌词相关的记忆效果更好一些。

Prickett 和 Moore(1991)比较了 10 名阿尔茨海默病患者记忆歌词和单独记忆诗词辞汇能力的区别。结果发现，被试演唱他们熟悉的歌曲时，记忆歌词的平均得分比单独记忆辞汇的平均分高 24.37，并且记忆新学歌词的平均得分比记忆新学诗词辞汇的平均分高 2.86，研究进一步指出，被试对熟悉歌曲记忆力的正确率比新学的歌曲高 29.2（$P<0.05$），研究者认为，熟悉的老的歌曲更能刺激被试的反应。

Collins(1999)的研究发现，将音乐放松的技术与认知策略的方法相结合能有效改善阿尔茨海默病患者的记忆力。研究同时还发现，焦虑等情绪可以干扰阿尔茨海默病患者的注意力和记忆力，而音乐则可以减轻他们的焦虑，从而改善他们的记忆力。

Carruth(1997)用演唱和间隔提取技术对 7 名平均年龄在 87 岁、记忆力丧失的阿尔茨海默病患者进行了研究，检验这种方法能否有效改善研究被试的面孔—名字识别能力。研究结果显示，在参与的被试中，有 4 名在有音乐条件下的正确反应率超过了没有音乐条件的正确反应率。研究者认为音乐对这 4 名被试是有益的。研究还发现，有 5 名被试在音乐条件下能在较长的时间内（超过了 1 天）回忆起目标人物的名字。

音乐治疗除了能改善阿尔茨海默病患者的认知和记忆力外，对患者的行为和情绪也能得到一定的改善(Bonder,1994;Bright,1986)。音乐治疗可以降低患者的攻击性行为、稳定情绪、减少抑郁症状等(Takiko,2006)。Olderog-Millard 和 Smith(1989)的研究发现，通过小组演唱，阿尔茨海默病患者口头语言的参与度得到了提高，离开凳子的次数得到了减少。Clair 和 Bernstein (1990)的研究发现，即使是病情严重的阿尔茨海默病患者，他们仍然可以参与音乐小组活动，并且认为音乐小组是提高患者社会接触的很好的一种形式。Brotons 等(1997)的研究发现，参与音乐体验能够增强阿尔茨海默病患者的社会技能、语言技能、情感表达、回忆往事、减少攻击性行为。Kumar (1999)认为，音乐治疗可以提高 AD 患者褪黑色素水平、改善注意力、增强社会互动能力，也能有效增强患者的动机功能、自我表达和交流的能力，增强身体活动的功能、提高成功感和舒适感(Smith,1990)。Takahashi(1997)的研究发现，让被试听比较怀旧的音乐对降低阿尔茨海默病患者的消极行为、增加他们的积极行为有很大的帮助，并且通过怀旧音乐治疗，被试脸上的笑容也比以前多了，能更多更好地用语言和别人进行交流，阅读报纸和看电视的行为也得到了有效地增加和保持。音乐和音乐活动对延缓阿尔茨海默病的恶化有很大的帮助，并能尽量维持患者高质量的生活(Geula,1986;Melvin and Ryder,1989;Olderog-Millard and Smith,1989;Whitcomb,1989)。

（二）国内研究

关于国内的音乐治疗在阿尔茨海默病认知和记忆力方面的研究，研究者通过网络搜索,仅搜索到一篇论文,是中央音乐学院音乐治疗专业的研究生王茜茹的硕士论文。

这篇文章主要是在 Carruth 的研究基础上,进一步探讨音乐治疗(聆听歌曲和音乐记忆力训练 Musical Memonics Training,MMT 技术)与间隔提取技术(Spaced Retrieval Technique,SR)结合对于国内老年痴呆记忆力受损患者面孔-名字识别能力的改善效果。被试为北京市安定医院 5 名老年痴呆住院患者。研究显示,聆听歌曲结合 SR 技术的平均值比单独的 SR 技术的平均值高 101.5,聆听歌曲结合 SR 技术对被试的面孔-名字识别能力的干预效果比单独使用 SR 技术要好,但未达到统计学上的显著差异($P>0.05$)。MMT 结合 SR 技术的平均值比单独的 SR 技术的平均值高 167.75,也未达到统计学上的显著差异($P>0.05$)。MMT 技术结合 SR 技术的平均值比歌曲聆听结合 SR 技术的平均值高 66.25,两组比较仍没有达到统计学意义($P>0.05$),虽然三个结果均未能获得统计学上的显著性,但 MMT 技术结合 SR 技术的干预效果高于单独的 SR 技术,亦高于聆听歌曲结合 SR 技术,并且部分被试在 24 小时间隔后正确回忆照片人物名字的百分率高于非音乐条件,经音乐治疗后的面孔-名字识别能力的测试值保持的时间可以长达 24 小时。

七、研究目的和假设

(一) 研究目的

本研究的目的在于研究学唱新的歌曲的方法是否能够提高阿尔茨海默病患者的记忆能力,其中包括:

(1) 研究学唱新的歌曲的方法对阿尔茨海默病患者记忆新的语言信息材料能力的影响;

(2) 研究学唱新的歌曲的方法对阿尔茨海默病患者 MMSE 量表总体得分的影响;

(3) 研究学唱新的歌曲的方法对阿尔茨海默病患者 MMSE 量表即刻记忆能力的影响;

(4) 研究学唱新的歌曲的方法对阿尔茨海默病患者 MMSE 量表短时记忆能力的影响。

(二) 研究假设

假设 1:学唱新的歌曲的方法能够提高阿尔茨海默病患者记忆新的语言信息材料的能力。

假设 2:学唱新的歌曲的方法能够提高阿尔茨海默病患者的 MMSE 量表的总体得分。

假设 3:学唱新的歌曲的方法能够提高阿尔茨海默病患者的 MMSE 量表的即刻记忆因子得分。

假设 4:学唱新的歌曲的方法能够提高阿尔茨海默病患者的 MMSE 量表的短时

记忆因子得分。

八、研究方法与程序

(一) 研究方法

1. 被 试

本研究的被试是北京老年医院老年痴呆病房被确诊为阿尔茨海默病中期的患者，一共 12 名，被试的年龄介于 73～87 岁之间，平均年龄为 82.2 岁（SD＝4.8），根据被试入院号将被试随机分为两个组，即实验组和对照组。被试的构成情况见表 1。

表 1　被试构成情况

组　别	人　数	男性(人)	女性(人)	平均年龄	SD
实验组	6	3	3	81.7	4.4
对照组	6	2	4	82.7	5.6
总计	12	5	7	82.2	4.8

所有被试记忆力均明显受损，有回答简单问题的能力，以及说话、唱歌和就坐的能力，听力正常、视力良好（能看清歌词）、小学以上文化程度，两组被试的病程和基本情况都大致相同，具有可比性。

2. 研究场地

所有研究均在北京老年医院老年痴呆病房内完成。

3. 研究材料

1) 测量工具

(1) 简易智能精神状态检查量表。

简易智能精神状态检查量表（Mini-mental State Examination，MMSE）：由美国 Folstein 等人于 1975 年设计的。该量表用于在临床上对老年痴呆进行筛查，是最具影响的标准化智力状态检查工具之一，其作为认知障碍检查方法，因具有使用方便、测量项目相对较多、记分简单等优点，被广泛用于老年痴呆的临床和流行病学调查。

MMSE 量表题目共分为 5 个部分：定向力、即刻记忆力、注意力和计算力、回忆力、语言能力，各部分测量目的和分数设置如下：

• 定向力：共 10 分，项目 1～5 是时间定向，6～10 为地点定向；

• 即刻记忆力：共 3 分，为语言即刻记忆；

• 注意力和计算力：共 5 分，检查连续运算及注意能力；

• 短时记忆力：共 3 分，要求被试回忆即刻记忆中复述的内容；

• 语言能力：共 9 分，分别为物体的命名、语言复述、三级命令、阅读理解、书写、图形描摹。

MMSE 量表共计 30 分，每项回答正确计 1 分，错误或不知道计 0 分，最高分为 30

分,分数在 27～30 分为正常,分数＜27 为认知功能障碍。痴呆严重程度分级方法:

- 27～30:正常;
- 21～26:轻度;
- 10～20:中度;
- 0～9:重度。

（2）歌词记忆得分表。

为了测试被试学习新的语言信息材料的记忆水平,研究者选择了一首少为人知的新歌,从这首歌曲中节选了四句歌词,每次干预结束后对被试歌词记忆情况进行评分,每句歌词 2 分,一共四句歌词,满分为 8 分。被试能够不经过提醒就可回答出来的得2 分、经过提醒后回答出来的得 1 分、完全不能回答出来的得 0 分。

本研究没有采用常用的记忆标准量表,因为中、晚期阿尔茨海默病患者的记忆力功能水平受到严重的损害,患者已经无法完成目前现存的记忆标准量表中的作业,所以现存的有关记忆测试的标准量表均不适用。

2）乐　器

吉他一把。

3）歌　曲

研究者选用了一首所有被试都不熟悉的歌曲:谭晶所演唱的《三德歌》(作词:林建宁,作曲:戚建波),《三德歌》歌词如下:

人人有爱心

相见满面春

走出小家进大家

都是一家人

4. 研究思路

本研究采用实验组和对照组的前后测设计,实验组通过学习演唱新歌的方法记忆新的语言信息材料,对对照组采用朗诵歌词的方法记忆新的语言信息材料。在实验前后检验两组被试歌词记忆水平的差异,通过对实验组和对照组歌词记忆水平的差异分析,可以判断学唱新歌的方法是否比仅朗诵歌词的方法更有助于被试记住新的信息。

实验组和对照组的自变量和因变量如下:

- 实验组:

自变量:学习演唱新的歌曲。

因变量:被试记忆歌词的能力。

- 对照组:

自变量:学习朗诵同样的歌曲的歌词。

因变量:被试记忆歌词的能力。

在实验前分别对实验组与对照组进行简易智能精神状态检查量表(MMSE)前测数据的收集,每次干预结束后对被试进行歌词记忆水平的测量,实验结束后再分别对实验组与对照组进行简易智能精神状态检查量表（MMSE）后测数据的收集，最后对实验数据进行整理和统计分析。

在 MMSE 量表中有两个与记忆力相关的因子，分别是"即刻记忆因子"和"短时记忆因子"。"即刻记忆因子"代表了瞬间记忆能力，"短时记忆因子"代表了 1 分钟内的记忆能力。本研究对这两个因子进行单独数据统计处理，以观察学习歌唱新歌曲对阿尔茨海默病患者的即刻记忆和短时记忆功能是否有影响。

（二）实验程序

1. 实验前阶段

1）与院方洽谈研究事宜

研究者与北京老年医院老年痴呆病房主任沟通讨论实验总体设想，确定实验方案和具体安排，由老年医院负责提供被试人员和实验场地，并负责相关量表的测试工作。

2）收集被试基础资料

（1）对被试进行 MMSE 量表前测（由医院医护人员负责操作）。

（2）研究者进入病房，向被试介绍自己以及研究目的和程序。

（3）询问被试的基本背景，包括被试的姓名、年龄、籍贯、过去的职业、入院时间、重大人生经历等。

（4）确认被试没有听过所要教唱的新歌。

3）确定实验时间安排

本研究采用一对一的个体治疗形式，实验时间为期 2 个月，每周干预 4 次，每次干预时间为 20 到 30 分钟，共干预 32 次。

2. 实验过程

1）实验组

（1）研究者单独演唱 3 遍选定的歌曲。

（2）研究者带领被试一起演唱 3 遍歌曲。

（3）要求被试独立演唱歌曲。

（4）歌曲演唱完毕，2 分钟后测试并记录被试对这四句歌词的记忆能力。每句歌词得分为 2 分，一共四句歌词，满分为 8 分。

2）对照组

（1）研究者单独朗诵 3 遍选定的歌曲的歌词。

（2）研究者带领被试一起朗诵 3 遍歌曲的歌词。

（3）要求被试单独背诵歌词。

（4）歌词朗诵完毕，2 分钟后测试并记录被试对这四句歌词的记忆能力。每句歌词得分为 2 分，一共四句歌词，满分为 8 分。

3. 实验后阶段

（1）对被试进行 MMSE 量表后测（由医院医护人员负责操作）。

（2）整理实验数据，使用 SPSS 11.5 软件进行统计学分析。

（三）结　果

1. 实验组与对照组干预前数据比较

在实验前对实验组和对照组进行了 MMSE 量表的测量，针对 MMSE 量表总体得分以及量表中的即刻记忆因子和短时记忆因子的得分进行分析统计，结果如下（表 2 至表 4）。

表 2　MMSE 量表总体得分前测水平比较

组　别	N	前测得分	组间差	T	P
实验组	6	10.50±5.61	0.17	0.210	0.842
对照组	6	10.33±8.55			

表 3　MMSE 即刻记忆因子得分前测水平比较

组　别	N	前测得分	组间差	T	P
实验组	6	2.50±0.84	0.00	0.000	1.000
对照组	6	2.50±0.84			

表 4　MMSE 短时记忆因子得分前测水平比较

组　别	N	前测得分	组间差	T	P
实验组	6	2.33±0.82	−0.67	−1.085	0.328
对照组	6	1.00±1.26			

对前测数据进行统计分析的结果显示：

① MMSE 量表总体得分，两组无显著性差异（$P>0.05$），具有可比性；

② 即刻记忆因子得分方面，两组无显著性差异（$P>0.05$），具有可比性；

③ 短时记忆得分方面，两组无显著性差异（$P>0.05$），具有可比性。

2. 实验组与对照组干预后数据比较

本次实验共进行了两个月，共 32 次干预。对 MMSE 量表采用前后测的方式，歌词记忆得分采用前三次平均值作为前测数据，最后三次平均值作为后测数据，结果如下。

（1）实验组和对照组 MMSE 量表总体得分差异。

对 MMSE 量表（表 5）总体得分情况进行统计分析的结果如下。

表 5　MMSE 量表总体得分前、后测的组内及组间差异比较

组　别	N	前　测	后　测	差　异	T	P
实验组	6	10.50±5.61	11.71±5.42	0.67	−2.000	0.102
对照组	6	10.33±8.55	10.83±7.83	0.50	−1.464	0.203
组间差		0.17	0.34	0.17	0.210	0.842

① 实验组前测分数为 10.50,后测分数为 11.17,后测分数高于前测分数 0.67,P > 0.05。无显著性差异。

② 对照组前测分数为 10.33,后测分数为 10.83,后测分数高于前测分数 0.50,P > 0.05。无显著性差异。

③ 实验组后测分数为 11.17,对照组后测分数为 10.83,实验组后测分数高于对照组后测分数 0.34,P > 0.05。无显著性差异。

(2)实验组和对照组 MMSE 量表中即刻记忆因子得分差异。

对 MMSE 量表(表 6)中即刻记忆因子得分情况进行统计分析的结果如下。

表 6　MMSE 即刻记忆因子得分前、后测的组内及组间差异比较

组　别	N	前　测	后　测	差　异	T	P
实验组	6	2.50±0.84	2.50±0.84	0.00	0.000	1.000
对照组	6	2.50±0.84	2.50±0.84	0.00	0.000	1.000
组间差		0.00	0.00	0.00	0.000	1.000

① 实验组前测分数为 2.50,后测分数为 2.50,后测分数等于前测分数,P > 0.05。无显著性差异。

② 对照组前测分数为 2.50,后测分数为 2.50,后测分数等于前测分数,P > 0.05。无显著性差异。

③ 实验组后测分数为 2.50,对照组后测分数为 2.50,实验组后测分数等于对照组后测分数,P > 0.05。无显著性差异。

以上分析结果表明,实验组和对照组在接受干预后,MMSE 量表中即刻记忆因子得分与干预前相比都没有发生变化。

(3)实验组和对照组 MMSE 量表(表 7)中短时记忆因子得分差异。

表 7　MMSE 短时记忆因子得分前、后测的组内及组间差异比较

组　别	N	前　测	后　测	差　异	T	P
实验组	6	0.33±0.82	0.33±0.82	0.00	0.000	1.000
对照组	6	1.00±1.26	1.00±1.26	0.00	0.000	1.000
组间差		−0.67	−0.67	0.00	−1.085	0.328

对 MMSE 量表中短时记忆因子得分情况进行统计分析的结果如下。

① 实验组前测分数为 0.33,后测分数为 0.33,后测分数等于前测分数,P > 0.05。

无显著性差异。

② 对照组前测分数为 1.00,后测分数为 1.00,后测分数等于前测分数,$P>0.05$。无显著性差异。

③ 实验组后测分数为 0.33,对照组后测分数为 1.00,实验组后测分数低于对照组后测分数 0.67,$P>0.05$。无显著性差异。

以上分析结果表明,实验组和对照组在接受干预后,MMSE 量表中短时记忆因子得分与干预前相比都没有发生变化。

(4) 实验组和对照组歌词记忆得分差异(表 8)。

表 8 实验组与对照组歌词记忆得分前、后测的组内及组间差异比较

组 别	N	前 测	后 测	差 异	T	P
实验组	6	0.50±0.18	7.17±0.69	6.67	−29.381	0.000**
对照组	6	0.44±0.17	4.67±1.86	4.23	−5.879	0.002**
组间差		0.06	2.50	2.45	4.343	0.007**

** $P<0.01$。

在歌词记忆能力分析中,取实验的前三次测试数据的均值作为前测数据,取实验最后三次测试数据的均值作为后测数据,以避免偶然因素(如患者身体因素或情绪因素造成记忆力的波动等)对测试结果的影响。

歌词记忆得分统计分析的结果如下。

① 实验组前测分数为 0.50,后测分数为 7.17,后测分数高于前测分数 6.67,$P<0.01$。差异极为显著。

② 对照组前测分数为 0.44,后测分数为 4.67,后测分数高于前测分数 4.23,$P<0.01$。差异极为显著。

③ 实验组后测分数为 7.17,对照组后测分数为 4.67,实验组后测分数高于对照组后测分数 2.50,$P<0.01$。差异极为显著。

以上分析结果表明,实验组和对照组在接受干预后,歌词记忆水平都有大幅提升,且实验组的记忆效果明显优于对照组(图 1)。

九、讨 论

(一) 对结果的讨论

记忆力障碍是阿尔茨海默病患者认知功能障碍中核心的症状,随着病情的发展,患者的记忆力障碍会变得越来越严重,远期记忆和近期记忆均会受累,对患者工作、日常生活能力和人际关系造成严重的影响,也会给患者家属带来沉重的负担。本研究通过学唱新歌的方式来探讨提升阿尔茨海默病患者记忆能力的可能性,希望对改善患者的生活质量提供一些帮助。

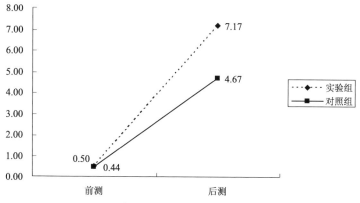

图1 歌词记忆得分前、后测均值比较

　　本研究从 MMSE 量表总体得分的数据分析结果来看,在实验干预后,实验组和对照组的 MMSE 量表得分均有所升高,但差异都不显著。实验组后测分数略高于对照组后测分数,差异不具备统计学显著性。结果显示,学唱新歌的方法对改善本次实验中的阿尔茨海默病患者的整体认知功能没有明显的作用,本研究的假设 2"学唱新的歌曲的方法能够提高阿尔茨海默病患者的 MMSE 量表的总体得分"在本次实验中没有得到支持。

　　从 MMSE 量表中对即刻记忆因子得分的数据进行单独分析,结果显示出在实验干预后,实验组和对照组的即刻记忆因子得分均未发生变化。实验组后测分数和对照组后测分数完全相同,没有任何差异。结果显示,学唱新歌的方法对于提升本次实验中的阿尔茨海默病患者的即刻记忆能力没有作用,本研究的假设 3"学唱新的歌曲的方法能够提高阿尔茨海默病患者的 MMSE 量表的即刻记忆因子得分"在本次实验中没有得到支持。

　　对 MMSE 量表中的短时记忆因子得分的数据进行单独分析,结果显示在实验干预后,实验组和对照组的短时记忆因子得分均未发生变化。实验组后测分数略低于对照组后测分数,差异不具备显著性。结果显示,学唱新歌的方法对于提升本次实验中的阿尔茨海默病患者的短时记忆能力没有明显作用,本研究的假设 4"学唱新的歌曲的方法能够提高阿尔茨海默病患者的 MMSE 量表的短时记忆因子得分"在本次实验中没有得到支持。

　　本研究从歌词记忆得分的数据分析结果来看,通过实验干预后,实验组和对照组的歌词记忆水平都有明显提升。实验组后测分数明显高于对照组后测分数,差异极为显著。结果显示出,实验组的阿尔茨海默病患者在记忆新的信息时,用学唱新歌的方法会比对照组的普通背诵记忆的方法效果更好,这也支持了本研究的假设 1"通过学唱新歌的方式能够提高本次实验中的阿尔茨海默病患者记忆新语言信息材料的能力"。

　　Melissa Brontons(2000)在总结了大量的文献研究之后提出,阿尔茨海默病患者保留的处理音乐的能力比为人熟知的语言机制更可能在大脑不同的部位发生。而且至少在一部分阿尔茨海默病患者中,这些区域是病程最后阶段才被破坏的。我们知道认知功能以及语言中枢是在大脑的左半球,而音乐中枢则是在大脑的右半球。阿尔茨海默病的主要症状之一就是认知功能的损害,与之相联系的包括语言功能和记忆力功能的损害。但是大量研究发现阿尔茨海默病患者的音乐中枢保存相对完好。

演唱歌曲的行为需要同时建立在右脑音乐中枢(旋律)和左脑的语言中枢(歌词)共同的协作才能完成,所以这就存在一个可能性,即通过歌唱歌曲的途径,用右脑的音乐中枢活动刺激或训练已经受到损害的、位于左脑的语言中枢,达到改善或延缓语言中枢功能恶化的过程。

同样,当阿尔茨海默病患者的记忆功能受到损害的情况下,利用学习新的歌曲的方式,通过音乐的作用帮助患者学习新的语言信息材料,也许是训练和刺激患者保持对语言信息材料的记忆和学习能力的很好的途径。Aldridge(1998)提出,"神经学研究认为,即使到了疾病的晚期,与音乐护理相关的认知处理能力依然可以保留下来。因此音乐可以作为锻炼和保持其他非音乐功能的催化剂。"他的这一观点在本研究学习新歌曲的结果中得到证实。研究者在实验过程中观察到,实验组中有几名被试,在前几次干预刚开始的时候会忘记所学过的歌曲,当听到研究者演唱的时候还会询问这是什么歌曲,就像从来没有学习过这首歌曲一样,但只要研究者哼唱出这首新歌的旋律,他们就会马上把整首歌的四句歌词全部演唱出来。这样的情景与Geula(1986)的描述完全一致。而在经过多次重复之后,这种现象就不会再出现了。这说明通过音乐的刺激,可以有效唤起被试的记忆,而伴随着音乐旋律的歌词记忆,可能会更加牢固。

Prickett和Moore(1991)在研究中发现,患者在治疗中记忆的歌词比讲话内容更多,对老歌回忆的百分率比新歌更高。这意味着只要足够多地重复,被试可以以歌曲的形式学习到新材料。在音乐提示回忆和语言提示回忆的治疗之后,MMSE量表中语言因子的得分有所提高,本研究在这一点上与Prickett的研究结论有一定相关。

本研究经过2个月32次的干预,未能在MMSE量表的总分和记忆力因子项的得分看到明显的变化。对于这一现象我们的理解是,虽然本实验已经显示出伴有音乐旋律的语言词汇学习的效果明显优于没有音乐旋律的歌词背诵,但这个作用仅限于对具体语言词汇的记忆,这种作用是否能够泛化到阿尔茨海默病患者一般性的记忆能力,还是个问题。当然本研究仅仅使用了12名被试,实验组仅6名,这样的样本量还不足以对这个问题做出任何结论,但是至少在MMSE总分和记忆因子项的得分上没有看到有这样的倾向性。

本实验的结果显示出,本次实验中的阿尔茨海默患者在MMSE量表中的即刻记忆和短时记忆因子得分虽然没有变化,但是对新的歌词的学习能力依然存在。因此我们可以认为,虽然阿尔茨海默病患者的记忆能力,特别是短时记忆能力受到了严重的损害,但是这并不意味着他们丧失了学习新的信息的能力。只要经过足够的重复练习,他们仍然具有一定的新信息的学习能力,而音乐旋律能够有效地帮助阿尔茨海默病患者提高对新的语言信息材料的记忆。这对阿尔茨海默病患者的护理以及维持,甚至改善他们的生活质量具有实际的临床价值。

虽然本研究的记忆力因子均没有明显的变化,但不能说明音乐对短期记忆力没有影响,因为在MMSE量表中记忆因子数据过于简单,只有三个词,如果有一个词的变化就意味着有30%的变化,低于30%的变化MMSE量表就不能反映,阿尔茨海默病患者的记忆力处于快速恶化过程中,所以MMSE量表的记忆力分值没有下降也许正是由于音乐干预的影响,而不能说音乐没有影响,但由于没有设空白对照组,所以无法澄清这一点(因为目前没有适用的针对阿尔茨海默病患者的记忆力量表,研究者在本实验中的主要数据搜集是采取对歌词的记忆多少得分,而这种数据无法从没有接触歌词的被试中取得,所以空白对照组的设计无法使用),在今后的研究中需要有更好的实验设计方法,并期待适合中、晚期阿尔茨海默病患者适用的记忆力量表的出现。

实验结果还提示,既然被试能够将与自己完全不相关的歌词记住,在以后的实验研究中,完全可以考虑将歌词换成患者生活中重要的信息内容,如本人姓名、家人姓名、重要的电话等。如果可以证明通过歌曲演唱的方式能够帮助被试记住这些重要信息,对阿尔茨海默病患者的生活质量改善将是非常有帮助的。

在实验过程中,研究者还观察到另外一个现象:如果被试本身喜欢音乐或演唱水平较好,学唱速度快,歌词记忆水平就会更好。比如实验组的丁某,原来就很喜欢唱歌,而且具备简谱识谱能力,在实验中,丁某就能够很快掌握新歌的旋律,然后根据旋律回忆起歌词。而实验组中的孙某,本身音乐基础就很弱,在学习新歌的过程中,需要花很长时间才能记住歌曲的旋律,在歌词记忆上花费的时间会比较长,孙某最后的歌词记忆得分也明显低于丁某。这是否提示使用音乐旋律帮助语言信息材料的记忆的作用,会受到对音乐喜爱程度的影响?即在过去生活中喜欢音乐的阿尔茨海默病患者借助音乐旋律来帮助记忆语言信息材料的效果会比过去生活中不喜欢音乐的患者更好一些?这也是未来值得进一步研究的一个方向。

(二) 本研究的不足与展望

1. 样本数量

本研究选择的被试均为北京老年医院老年痴呆病房患者,由于本研究要求患者具有一定的认知和行为能力,而病房里很多患者属于重度老年痴呆,还有不少患者患有其他严重影响认知和行为能力的老年疾病,如耳聋、卧床不起等,真正能够满足条件的被试相对较少,使得本研究的样本数量受到一定局限。样本较少的情况下,个体差异或者偶然因素可能会对实验数据造成影响。建议在今后的研究中,能够通过更多渠道,得到更多符合条件的样本,这样研究结果就会更具代表性和说服力。

2. 记忆量表

现存所有的记忆量表对中、晚期阿尔茨海默症患者均不适用,患者的记忆能力已经无法完成这些量表的问题,所以本次研究采用了研究者自行设计的歌词记忆得分的方法。希望能够有专业的机构设计出适合中、晚期阿尔茨海默症患者的具有足够信度和效度的记忆量表,以便让后续研究能够有权威的评测标准。

3. 干扰因素

影响本研究的干扰因素较多,且多为不可控因素。例如,家人的探望、护理人员工作态度的好坏、各种疾病和治疗手段所带来的痛苦,都会影响患者对实验的参与度。这些干扰因素作用在不同的被试身上,就会对实验效果和实验数据造成影响。建议在以后的研究中,尽可能控制其他干扰因素,保证实验数据的有效性。

4. 跟踪回访

由于时间关系,研究者没有能够对研究被试在实验结束后的情况进行跟踪回访,无法考察被试在更长时间内歌词记忆水平的变化,也就无法验证实验方法对被试记忆水平的长期影响。建议在以后的研究中,能够预留出实验后的跟踪回访时间,这样得到的研究结果会更有价值。

(三) 结 论

学唱新歌的方式能够有效提高本次实验中阿尔茨海默病患者记忆新语言信息材料的能力。

在本次研究中,学唱新歌的方法对于提高 MMSE 量表的总体得分没有明显作用。

在本次研究中,学唱新歌的方法对于提高 MMSE 量表的即刻记忆没有明显作用。

在本次研究中,学唱新歌的方法对于提高 MMSE 量表的短时记忆没有明显作用。

参考文献

David H,Barlow V,Mark Durand. 2006. 异常心理学. 北京:中国轻工业出版社.

马永兴,俞卓伟. 2008. 现代痴呆学. 北京:科技文献出版社.

沈渔邨. 2002. 精神病学. 北京:人民卫生出版社.

盛树力. 2006. 老年性痴呆及相关疾病. 北京:科学技术文献出版社.

王军. 2009. 关注老年期痴呆. 郑州:河南大学出版社.

许贤豪. 2009. 关注老年期痴呆. 郑州:河南大学出版社.

陈曦,黄东锋,林爱华等. 2009. 广东省成人精神残疾主要致残原因和对策分析. 中国康复医学杂志, (10):938-941.

陈子晟,罗焕敏. 2001. 治疗阿尔茨海默病的非胆碱能药物研究. 国外医学(药学分册),(28).

高天,王茜茹. 2007. 国外音乐治疗在老年痴呆症中的研究与应用. 医学与哲学(临床决策论坛版),28 (11):17-21.

黄悦勤. 2010. 老年期痴呆流行病学研究现状. 北京大学精神卫生研究所.

何祥. 2006. 老年痴呆病的临床表现及诊断. 中国实用乡村医生杂志,13(10):1-4.

汤哲,孟琛等. 2002. 北京城乡老年期痴呆患病率研究. 中国老年学杂志,22(4):244-246.

邬烈铭,金通观,张明园. 1998. 100 例 Alzheimer 病家属同病率调查报告. 上海精神医学,(40):55-56.

吴思缈,周黎明. 2009. 阿尔兹海默病的发病机制及药物治疗的进展. 四川生理科学杂志,(31):36-39.

熊嵘. 2007. 老年痴呆的病因及预防治疗. 临床和实验医学杂志,6(8):117-118.

张京立,张红红,陶国枢等. 1998. 北京海淀区 1390 名老年人老年期痴呆流行病学调查. 中华流行病学杂志,19(1):18-20.

张睿.2007.老年痴呆患者照顾者照顾感受的研究.中国协和医科大学护理学院硕士学位论文.

张新凯,张明园,何燕玲等.1998.老年期痴呆及 Alzheimer 病心理、社会危险因素初探.上海精神医学,(40):9-12.

张明园,翟光亚,王征宇等.1990.痴呆和 Alzheimer 病的患病率研究.中华医学杂志,70(8):424-428.

张均田.2002.老年痴呆的发病机制及防治药物.医药导报,21(8):469-711.

Aldridge D．1996．Music therapy and the treatment of Alzheimer's disease．Journal of Clinical Geropsychology,4:17-30.

Bonder B. 1994. Psychotherapy for individuals with Alzheimer's disease. Alzheimer Disease and Associated Disorders,8:75-81.

Bright R．1986．The use of music therapy and activities with demented patients who are deemed difficult to manage. Special:The elderly uncooperative patient. Clinical Gerontologist,6:131-144.

Brotons M,Koger S,Pickett-Cooper P. 1997. Music and dementias:A review of literature. Journal of Music Therapy,34:204-245.

Brotons M,Koger S. 2000. The impact of music therapy on language functioning in dementia. Journal of Music Therapy:183-195.

Clendaniel B P,Fleishell A. 1989. Alzheimer day-care center for nursing home patients:944-945.

Clair A，Bernstein B，Johnson G．1995．Rhythm playingcharacteristics in persons with severe dementia including those with probable Alzheimer's type. Journal of Music Therapy,113-131.

Collins M W．1999．Cognitive retraining in the elderly：The role of depression on subjective and objective improvement following intervention. Dissertation AbstractsInternational,(59):5573.

Carruth E K．1997．The effects of singing and spaced retrieval technique on improving face - name recognition in nursing home residents with memory loss. Journal of Music Therapy,(34):165-186.

Clair A A，Bernstein B．1990．A preliminary study of music therapy programming for severely regressed persons with Alzheimer's type dementia．Journal of Applied Gerontology，(9)：299-311.

Crystal H，Grober E，Masur D．1998．Preservation of music memory in Alzheimer's disease．Journal of Neurology,Neurosurgery and Psychiatry,52:1415-1416.

Foster N A，Valentine E R．2001．The effect of auditory stimulation on autobiographical recall in dementia. Experimental Aging Research,27:215-228.

Grant R. 1995. Music therapy assessment for developmentally disabled clients//Saperston B,West R. The art and science of music therapy:A handbook. London:Harwood Academic:273-287.

Geula M S. 1986. Activities for AD:Music encourages self-expression. ADRDA Newsletter,(6).

Hennessey M J. 1986. Music therapy//Working with the elderly:Group process and techniques:192-202.

Kayeolson. 1984. Player piano music as therapy for the elderly. Journal of Music Therapy,21(1):35-45.

Kumar A M．1999．Music therapy increases serum melatonin levels in patients with Alzheimer's disease. Alternative Therapy in Health and Medicine,5(6):49-57.

Lord T R,Garner J E. 1993. Effects of music on Alzheimer patients. Perceptual and Motor Skills,76:451-455.

Melissa Brotons．2000．An overview of the music therapy literature relating to elderly people //David Aldridge. Music therapy in dementia care. London:Jessica Kingsley Publishers:54.

Melvin C S，Ryder K H．1989．Among friends：An intergenerational program for Alzheimer's patients. Caring,8:26-28.

Olderog - Millard K A , Smith J M . 1 9 8 9 . The influence of group singing therapy onthe behavior of Alzheimer's disease patients. Journal of Music Therapy,(26):58-70.

Prickett C A. 2000. Music therapy for older people:Research comes of age across two decades//Effectiveness of music therapyprocedures: A documentation of research and clinical practice. American Music Therapy Association:297-322.

Prickett C,Moore R. 1991. The use of music to aid memory of Alzheimer's patients. Journal of Music Therapy,28(2):101-110.

Rangneskog H,Brane G,Karlsson I,et al. 1996. Influence of dinner music on food intake and symptoms common in dementia. Scandinavian Journal of Caring Science,10(1):11-17.

Sacks O,Tomaino C. 1991. Music and neurological disorder. International Journal of Arts Medicine,1 (1):10-12.

Smith G . 1 9 8 6 . A comparison of the effects of three treatment interventions on cognitive functioning of Alzheimer patients. Music Therapy, 6A(1):41-56.

Smith S. 1990. The unique power of music therapy benefits Alzheimer's patients. Activities, Adaptation and Aging,14(4):59-63.

Takiko Hiroko . 2 0 0 6 . Long - term effects of music therapy on elderly with moderate / severe dementia. Journal of Music Therapy,43(4):317-333.

Takahashi T . 1 9 9 7 . The effect and its retention of sessions for aged dementia using familiar songs method. The Journal of Japan Biomusic Association:185-195.

Whitcomb J B . 1 9 8 9 . Thanks for the memory . American Journal of Alzheimer's Care and Related Disorders and Research,(4):22-23.

第三章

音乐治疗在精神科领域中的应用

歌曲讨论方法对出院后精神分裂症患者
社交回避和苦恼及自信心受损的治疗研究

费虹　高天

近年来,我国在政治、经济、文化等方面发展十分迅速。随着社会的高速发展,人们的精神健康问题得到越来越多的关注。

世界卫生组织的资料显示,按照国际通用的衡量健康状况的指标——伤残调整年指标(DALY)评价,精神障碍在我国疾病总负担的排名已超过心脑血管、呼吸系统及恶性肿瘤等疾病而居于首位(WHO,1996)。据预测,进入 21 世纪后,我国各类精神卫生问题将更加突出。在 2020 年的疾病总负担预测中,精神卫生问题仍将排名第一。精神疾病给患者、家庭、社会造成了巨大的经济与精神负担。精神分裂症是一种最常见的精神疾病。在精神科临床工作中,精神分裂症患者的住院率最高、对长期治疗的依赖性最大,疾病明显损害了患者的社会功能(熊卫等,2006)。

精神分裂症作为精神病中最严重的一种疾病,受关注的程度越来越高。2005 年卫生部公布的数据显示,我国的重性精神病患者总数高达 1600 万,其中精神分裂症患者人数最多,达到 600 万人次,这相当于每 60 户居民中就有一例,且这个数字还正在以每年 10 万名的速度增加。在这样的形势下,如何有效地治疗精神疾病已成为当前医学界和社会普遍关注的问题。

精神分裂症的特点是复发率高,这给治疗工作带来了很大的困难。研究发现,在常规临床治疗情况下,50%的精神分裂症患者在治愈后的第一年内复发。80%的患者在 5 年内复发。精神分裂症患者的复发问题对患者本人及其家庭来说简直是灾难性的(张彤玲等,2000)。近年来,精神分裂症尽管在治疗方面取得长足进展,但精神分裂症患者完全康复的例子还很少。很多人在一次精神分裂症发作以后,过一段时间会再次出现症状。事实上,大多数精神分裂症患者在一生中,症状总是时轻时重,反复波动(Harrow et al.,1997)。Zubin 等(1992)作了一项关于精神分裂症病程进展的四组原型的研究,研究结果显示,约 22%的患者在一次精神分裂症发作后,病情有所恢复,没有造成终生损伤。但是,剩下的 78%的患者有数次发作,受损程度各不相同。在精神分裂症领域,复发是一个重要问题。对精神分裂症患者治疗即使成功,也很少能够完全康复(Barlow et al.,2006)。所以,精神分裂症患者一生都在和复发入院作斗争。因此,对出院后的精神分裂症患者的关注也是治疗中非常重要的一个环节。

精神分裂症可以发生在任何年龄,发病者表现为情绪、思维混乱,无现实感,不能与人交往。他们同时遭受着极度的恐惧、惊慌和强迫行为(Gfeller et al.,1999)。精神分裂症的复杂性使我们不能将其简单化。我们所见的患者症状表现迥异,但都被诊断为精神分裂症。一些人病程进展缓慢,但另一些患者则突然发病。精神分裂症一般是慢性病程,大多数患者在行使社会功能方面极为困难,尤其是人际关系方面。他们不能和其他人建立和维持重要的人际关系(Barlow et al.,2006)。精神分裂症的一个严重影响是损害了患者与其他人交往的能力,还对精神分裂症患者产生了很明显的破坏作用。它阻碍了患者得到工作或保持工作,阻碍了患者与朋友的交往。

人们经常对精神分裂症患者抱有歪曲的看法。例如,像"精神患者残杀家人"这样的标题出现在报纸上,会给每个人造成错误观念,以为精神分裂症患者非常危险,有暴力倾向。社会上流行的说法对这一误解也起到了推波助澜的作用。尽管精神分裂症患者并不比社会上的其他任何人更有暴力倾向,但电视节目中的精神分裂症角色中,70%以上被塑造成有暴力倾向,20%以上被描述成杀人犯(Wahl,1995)。就像人们常常错误地把精神分裂症当做"人格分裂"一样,流行出版物对变态心理学内容的错误解释,对这些脆弱的精神分裂症患者造成了进一步的伤害。(Barlow et al.,2006)。人们常将精神分裂症患者视为行为怪异、离奇、难以理解的疯子。患者通常受到社会的歧视,社会地位很低。而入院治疗的经历对于精神分裂症患者本身来说,自信心也受到不同程度的损伤。他们通常自我评价较低,缺乏自信心。

本研究关注出院后的精神分裂症患者,针对患者的社交回避及苦恼和缺乏自信心的问题,运用音乐治疗的歌曲讨论方法。

一、精神分裂症的概念

精神分裂症是一种严重的精神障碍,患者的思想、感知觉、情感(情绪表达)和行为被明显地改变了。按照 DSM-IV,为了诊断精神分裂,患者在一段时间内必须有以下两种或两种以上的症状:妄想,幻觉,语言无组织性或语无伦次,行为混乱僵硬,面无表情,少言寡语,社交极度退缩。精神分裂症常包含不止一个领域的功能损伤,所以症状往往也是多重的(Wilson et al.,1996)。精神健康工作人员习惯于将精神分裂症的症状分为阳性症状和阴性症状。第三组症状——紊乱症状,同样也是精神分裂症的一个重要方面(Black et al.,1999;Ho Black et al.,2003)。阳性症状一般是指导常行为比较主动的表现、正常活动的过量或扭曲的表现,包括妄想和幻觉(American Psychiatric Association,2000)。与精神分裂症中表现较为主动的阳性症状特点相比,阴性症状主要是指正常行为的缺乏或不足。他们包括情感冷漠、社会角色的丧失及思维和语言的贫乏(Ho Black et al.,2003;Malla et al.,2002)。紊乱症状则主要包括漫无边际的言语、不稳定的行为表现和不适当的情感(Ho Black et al.,2003)。

两个同被诊断为精神分裂的人可能具有不同症状。在病程的某些阶段,这些行为达到精神病的程度,这意味着患者完全丧失了与真实世界和自我感知觉的联系(Scully,1985)。总之,"精神分裂"是指"思维的分裂",是指思想、情感和行为的混乱(Gfeller et al.,1999)。

精神分裂症是一种复杂的综合征,它不可避免地对患者和其家属的生活造成毁灭性的影响。这种精神障碍分裂一个人的感知、思维、语言和行为等,几乎包括了日常功能的每一个方面。患者通常受到社会歧视(Barlow et al.,2006)。

二、精神分裂症的治疗

因为精神分裂症非常普遍,每 100 个人中就有一个人在生命的某一个阶段出现精神分裂症。而且因为它的后果非常严重,所以人们对精神分裂症的治疗研究越来越成为焦点(Barlow et al.,2006)。在美国精神病院的主要患者是精神分裂症患者(Wilson et al.,1996)。

20 世纪 50 年代,精神分裂症在治疗方面取得了重大突破,这就是治疗精神分裂症最重要的转变之一——抗精神病药物的发展。抗精神病药物,又称神经阻滞剂,能有效而迅速地控制急性、慢性精神分裂症的症状(Gfeller et al.,1999)。当神经抑制药物起效的时候,它能使患者思维更清晰,减少甚至消除幻觉和妄想。它们主要对阳性症状(幻觉、妄想和激惹)有效,对少数的阴性症状以及紊乱症状(如社会功能缺陷)起的作用相对较弱(Barlow and Durand,2006)。药物治疗并不能改善精神分裂症患者社会功能损伤。

在患上精神分裂症后,除了疾病症状的困扰,患者还可能面临其他问题。如职业问题、患者本人和亲属对疾病愈后的不切实际期望、如何处理日常生活中的各种麻烦、人际关系问题等。抗精神病药物难以有效地解决这类问题,而一种持久的、稳定的、有效的、支持的人际关系有助于患者应付这类问题。这正是心理治疗的努力之处。关于精神分裂症患者能否接受心理治疗,现在的观点是:精神分裂症患者肯定需要心理治疗;精神分裂症患者是可以接受心理治疗的,甚至是心理动力取向的心理治疗;可以针对疾病所处的不同阶段、存在的不同问题、患者的自我功能水平,选择不同形式的心理治疗方法;对精神分裂症患者进行心理治疗时,治疗师需要有更多的主动性、支持性和包容性(熊卫等,2006)。

许多临床研究表明,单纯药理治疗的疗效不如药物治疗与个体或小组心理治疗相结合的疗效。有助于精神病患者克服疾病带来的不良影响的其他治疗是各式各样的心理治疗(Smeltekop et al.,1990)。

三、音乐治疗在精神分裂症治疗中的临床应用

当 1950 年,音乐治疗第一次作为一个专门的治疗专业出现时,大部分音乐治疗师都是在成人的精神病院里工作的。根据 1978 年和 1980 年美国国家音乐治疗协会的调查,大部分音乐治疗师还是在精神病院里工作的。精神病是音乐治疗师最主要的工作领域(高天,2006)。

音乐治疗是消除或减少精神分裂症患者不适应行为的常用方法之一(Gfeller et al.,1999)。聆听和演唱歌曲并对歌曲进行讨论可以帮助患者正确地表达感情,并促使他们认知功能的改善。患者可以在集体的音乐活动中练习和提高自我行为的克制和控制能力,学习和提高与他人的合作能力和沟通交流能力。患者的病症以及长期的住院环境使他们的自信心和自我评价受到严重损伤,甚至丧失殆尽。而成功的音乐演奏和歌曲演唱可以提高患者的自我评价(高天,2006)。

由于音乐这种艺术形式的灵活性,它可以应用于各种治疗计划中。音乐对各年龄段的人都很有意义,体现了它广泛的社会功能。音乐具有多样的风格和复杂性,人们可以通过聆听音乐或直接参与音乐演奏得到娱乐。没有接受过任何音乐训练的人和有着较深音乐背景的人都可以从音乐中得到快乐。音乐可以作为一种独立的艺术形式,也可以与诗歌、舞蹈等相结合。音乐可以独自欣赏,也可以在集体中共同分享。音乐的这些特点使它成为一种灵活的治疗媒介,帮助患者达到人格的成长和行为的改变(Gfeller et al.,1999)。

(一)音乐治疗结合各理论流派的应用

在精神分裂症的治疗中有很多不同的心理理论流派,音乐治疗依据各理论流派发挥着独特的作用。

在心理动力学模式中,根据 Rund(1980)的观点,音乐可以作为一种非语言表达方式来发掘患者的潜意识。例如即兴演奏或音乐引导想象(用音乐激发想象)这样的音乐活动就可以用来发掘患者潜意识里的东西(Blake et al.,1994;Golberg,1989;Nolan,1994;Warja,1994;Wheeler,1983)。音乐还可以用来作为表达敌意或他人不可接受需要的发泄口。患者可以在乐器上演奏音乐表达不适当的矛盾想法和情感。患者通过参与成功的音乐活动,能够体验掌握和控制的感觉,这种感觉有助于增强患者自我价值感和强化自我感觉。音乐治疗师可以为患者选择一个具有现实挑战性的音乐任务(如学习一件新的乐器或者复习旧的音乐技能),在这一过程中,患者获得了自我控制的感觉,并发展了自我价值感(Rund,1980)。

在行为主义治疗中有许多东西可以作为强化物(Hall,1971)。因为音乐具有美妙的音响及音乐活动的趣味性,音乐治疗师可以把音乐作为一种特殊的强化物。这时,音乐成为促使患者的不良行为向积极方向改变的奖励(Gfeller et al.,1999)。

在认知模式中,音乐治疗师在集体或个体治疗中用诗歌或歌曲讨论的方法,从中探讨患者的病态思维及负面情绪(Maultsby,1977)。

在人本主义模式中认为,治疗师和患者之间的关系比任何技术更重要(Corey,1996)。音乐治疗师运用音乐活动(无论是歌曲讨论还是音乐演奏)建立治疗师和患者的治疗关系,并通过音乐活动使患者实现对个人生活的内省。一些治疗师强调,向音乐美的无限靠近有助于提高患者的生命质量。人本主义音乐治疗师正是用音乐体验来帮助他们提高生命质量,获得生命意义(Gfeller et al.,1999)。

(二)音乐治疗各种方法在精神分裂症治疗中的应用

目前,在音乐治疗的研究中,有关精神分裂症的研究占很大比重,且方法众多。大量的研究证明,音乐治疗对精神分裂症的治疗是有效的(Silverman,2003)。

聆听音乐可以引发人们的思想和情感,音乐成为促进情绪表达和自我了解的有力工具。演奏和创作音乐是指患者在音乐治疗师的帮助下,学习唱歌、演奏乐器和创作音乐。患者可以从中获得成就感,增强自信心。由于音乐历来与舞蹈或运动相辅相成，随着音乐运动，患者可以表达自我，提高自我意识。而结构性较强的社交舞蹈可以用来促进他们的社会交往。音乐不但可以与运动和舞蹈有效的结合，还可以与视觉和书法等艺术结合。这时的音乐可以作为绘画或文学中表达思想情感的催化剂。在高度紧张的社会生活中，很多患者从放松娱乐中也会受益(Gfeller et al.,1999)。娱乐性音乐活动可以为个人或集体提供一个消遣娱乐的健康方式。音乐放松是指音乐可以与各种肌肉放松训练结合使用，促进身体放松(Hanser,1985)。音乐想象是用音乐来唤起想象，这些想象能帮助患者减少紧张，将注意力集中在积极的想法和感受上(Scartelli,1989)。

许多研究报告表明，各种各样的音乐活动对精神分裂症患者有很大的帮助。(Cassidy,1976；Harris et al.,1992；Kahans et al.,1982；Williams et al.,1983)。这些各式各样的活动就是"音乐治疗"，音乐治疗活动鼓励了精神分裂症患者的语言和非语言的交流(Alvin,1975；Comte,1984；Lecourt,1987；Priestley,1975；Tyson,1981；Verdeau-Pailles et al.,1986；Vergez,1984)。

音乐治疗方法应用于精神分裂症患者中的具体实验研究包括：

在早期的音乐治疗研究中，Skelly 和 Haslerud (1952) 共选择被试 39 人，使用音乐聆听的方法进行实验，目的用来改善精神分裂症患者的运动障碍。实验研究结果显示，音乐聆听的音乐治疗方法有效地增强了精神分裂症患者的活动能力。

Cook 等(1973) 对一名 43 岁患精神分裂症的女患者使用即兴的音乐来消除精神分裂症患者的一些不良行为，这些不良行为包括患者的持续要求、重复问同样问题、自伤行为和抱怨等，尽管这只是一个案例的研究，但结果显示患者的不良行为有显著的改善($P<0.05$)。

Weissenberg(1974)对精神分裂症患者做实验研究，研究者共选被试 30 例，分为实验组和对照组。实验组被试用音乐聆听的方法进行干预，对照组不进行任何音乐治疗干预。实验结果表明了实验组和被试组的重要不同点，即实验组被试的记忆能力明显增强($P<0.05$)。

Cassity (1976) 在精神分裂症患者中采用集体吉他课的形式，主要是针对精神分裂症患者接受注视、团体合作、人际关系三方面内容进行实验。研究分为实验组和对照组，一共有 28 位精神分裂症志愿者，随机 14 人为一组。实验组被试在音乐治疗师的指导下，每天进行 1 小时的吉他课，一共持续十次课。结果显示了集体吉他课的方法在改善精神分裂症患者接受注视、团体合作、人际关系方面的有效性($P=0.01,P=0.01,P=0.03$)。

Margo 等(1981) 针对精神分裂症患者的幻听问题，使用音乐治疗中的音乐聆听的方法。研究者选择 7 名被试参与实验。实验结果显示音乐聆听方法有效降低了精神分裂症患者的幻听症状。Gallagher 等(1994) 也选择了 7 名被试，重做了这个实验。结果得出了相似的结论，再次证明了音乐聆听方法治疗精神分裂症患者幻听症状的有效性。

Steinberg 等(1985) 对 16 位精神分裂症患者做音乐治疗，在治疗中，针对患者的思维障碍(thought disorder),选择他们喜爱的音乐作为聆听内容。结果显示,选择患者喜欢的音乐的音乐聆听治疗方法可以有效的减轻了患者的思维障碍问题。Steinberg等(1991)作了相关的研究,被试增加到67人。分为对照组和实验组。实验结果再次证明了音乐治疗可以减轻精神分裂症患者的思维障碍。

Pfeiffer等(1987)针对14名精神分裂症患者做实验研究,探索音乐治疗的即兴演奏方法对精神分裂症患者的治疗作用。针对患者的自我评价较低的问题。研究者将被试分为试验和对照两组,每组7人。一共进行27次为期6个月的音乐即兴演奏治疗。研究的结果显示,参与音乐治疗的患者在自我评价方面有明显的改善。

Brotons (1987)在50位精神分裂症患者群中进行音乐治疗,采用让患者选择歌曲内容的方法,实验分为实验组和对照组,研究结果显示,参与音乐治疗的实验组比没有参与音乐治疗的对照组的不适当行为明显减少($P=0.01$)。

Thaut(1989)对在狱中的50例精神分裂症患者进行音乐治疗活动,目的是为了改善患者的洞察力和思考能力(insight,thought),研究结果表明参与音乐治疗的患者和没有音乐治疗的患者的不同,参与音乐治疗的患者的洞察力和思考能力均有明显改善($P<0.05$)。

Courtright等(1990)在音乐治疗中使用背景音乐的方法来提高精神分裂症患者的相互协作能力。参与此次研究的被试为109人。实验结果显示,精神分裂症患者之间的相互协作能力明显增强。

Mclnnis和Mark(1990)对一例精神分裂症患者的幻听问题做研究,该名患者的幻听具体症状是持续听到一个声音命令他自杀。实验人员给患者用随身听,采用音乐聆听的方法。实验结果表明,音乐聆听方法明显的减轻了该位患者的幻听问题。并在结束干预的15个月后疗效依旧保持($P=0.05$)。

Reker (1991)以30名精神分裂症患者为例,评价总结音乐治疗在精神分裂症患者中的作用。主要的结论为:① 患者对音乐治疗的接受度较高;② 音乐治疗没有副作用;③ 音乐治疗对患者积极的影响包括促进放松,增强活动性,减少焦虑,增进情绪表达;④ 训练有素的音乐治疗师对整个治疗过程起着重要的作用。

Pavlicevic等(1994)随机选择41名精神分裂症患者,采用即兴演奏方法。实验为每周一次的音乐治疗,共历时10周。研究结果显示即兴演奏建立了患者之间的非语言交流,鼓励和发展了患者之间的互动关系。音乐治疗的即兴演奏方法在精神分裂症患者的康复中扮演了重要的角色($P=0.001$)。

Chambliss等(1996)针对精神分裂症患者运动方面的能力,在34名被试中使用音乐聆听方法。研究结果显示,音乐治疗的音乐聆听方法有效地提高了精神分裂症患者的运动能力。Chambliss等(1996)作了相关的研究,选择19名被试,采用音乐聆听的方法针对精神分裂症患者的运动能力。研究人员对比激动的(frenetic)和柔和的(mellow)两种类型的音乐,研究结果发现,用激动的音乐比用柔和的音乐更能发挥改善患者运动能力的作用。

Leung等(1998)在两组慢性精神分裂症患者中进行对比实验,关注患者的情绪和社交问题。一组采用单一唱歌的方法,一组采用卡拉 OK 的方法治疗。实验一共历时 6 周。研究结果显示,采用卡拉 OK 治疗小组中的患者的焦虑情绪及人际交往改善更为明显。

Glickson 和 Cohen(2000)在 16 名精神分裂症被试中,针对精神分裂症患者的认知障碍问题,使用音乐聆听的音乐治疗方法进行治疗。研究者的结果显示,音乐治疗的音乐聆听方法可以改善精神分裂症患者的认知问题。

Hayashi 等(2002)探索团体音乐治疗对住院精神分裂症患者的影响。被试 75% 为女性,治疗选择合唱的治疗形式,一共持续 15 次。研究结果显示患者在人际关系和主观表达方面有明显改善。

Silverman(2003)使用歌曲写作的方法减少精神分裂症患者好斗和不合作的行为。研究者发现,服用药物对于患者不良行为的改变是不显著的,而参与音乐治疗的患者的好斗和不合作行为比没有参与音乐治疗的患者有所改善。甚至当只使用背景音乐,没有使用特定音乐做治疗的时候,患者的好斗和不合作行为也能被改变。最后,研究者得出结果,歌曲写作的方法明显改善了精神分裂症患者的好斗和不合作行为($P=0.05$)。

Talwar 等(2006)对急性精神分裂症的住院患者进行实验研究。随机选择 115 名患者中的 81 人(70%),被选择的患者每人至少参与 8 次音乐治疗中的 4 次。结果显示精神分裂症患者的一般性症状得到缓解。实验证明对急性精神分裂症患者采取音乐治疗的方法是可行且有效的,但有效性的程度需要进行进一步探索。

Ulrich 等(2007)探索集体音乐活动对住院中精神分裂症患者的影响。研究者将 37 名被试随机分为两组,两组患者均有药物控制。实验组($n=21$)被试参加集体音乐活动,对照组被试不进行任何音乐活动的干预。实验结果显示集体音乐活动对精神分裂症患者的病症有积极的影响。参与集体音乐活动治疗的精神分裂症患者的阴性症状减轻,人际关系有明显改善。集体音乐活动治疗使精神分裂症患者更容易被社会所接受。

音乐治疗关于精神分裂症众多的研究表明,音乐治疗给精神分裂症患者带来了很大的帮助。在这些研究中,研究者使用了不同的种方法。其中,采用音乐聆听方法的研究比较多。其他的方法为即兴演奏、歌曲写作、音乐活动、合唱等。尚未发现使用歌曲讨论方法的研究。

上述研究绝大多数都是针对住院中的精神分裂症患者,关注精神分裂症康复的研究相对比较少。

各个研究分别针对精神分裂症患者的各类问题,其中包括幻听、思维障碍、好斗不合作的行为、运动能力、自我评价等。有关社交方面的研究是针对人际关系的。关于社交苦恼和社交回避的音乐治疗研究尚未发现。

(三) 音乐治疗的歌曲讨论方法

歌曲讨论(song discussion)是接受式最常用的方法之一。歌曲讨论多用于集体治疗中。集体治疗的特点在于治疗为患者提供一个"小社会"的环境。患者在集体的音乐活动中与其他成员以及治疗师形成一个多层次的互动治疗关系。每个成员的行为及心理都受到其他成员的影响,并同时影响着其他成员。在这一集体环境中,有社会功能损伤的患者可以通过音乐活动和语言交流学习促进自己的社会交往和与人沟通的能力。学习理解和接受他人的情感和行为。患者可以在这一环境中逐渐调整自己的社会角色,建立起集体意识和社会现实感,强化社会所能接受的行为(高天,2005)。

歌曲讨论作为一种集体模式的治疗方法,有着诸多的优点。Corey(1995)提出,集体治疗过程本身有着独特的优越性。因为集体更有效率,可以让治疗师与更多的来访者一起工作。为共同目标而来的来访者聚在一起活动,可以节省大量的时间和精力。集体的形式提供了"和别人一样"的体验。当人们聚集在一起时就会发现,自己并不是独一无二的,许多人都有类似的想法和体验。无论他们在交流信息、解决问题、探索个人价值还是共同情感方面,集体中的人们都可以提供更多的观点。集体中的人们彼此认同,可以感到自己是整体的一部分。集体还提供了安全的场所,提供了间接学习的机会,类似于真实生活(Jacobs et al.,2000)。

在歌曲讨论中,一首歌会使我们想起以前在生活中发生的事情。因为音乐是一种可以引出思想和情感的情绪型语言,它成为促进情绪表达和自我了解的有力工具。音乐治疗师可以用音乐这种情绪性语言帮助患者更加了解他们的情感和思想,或者引起讨论、社会性互动或内省(Unkefer,1990)。歌曲讨论可以由治疗师或患者选择歌曲,在聆听之后对音乐以及歌词的含义进行讨论。此方法的目的在于:引发小组成员之间的语言和情感交流;帮助患者识别不正常的思维和行为;治疗师通过对患者提供的歌曲进行深入的分析、体验和探讨,了解发现患者的深层心理需要和问题(高天,2005)。

音乐治疗师使用音乐鼓励小组成员间的讨论(Bednarz et al.,1992)。音乐在集体治疗中创造了一个讨论的机会和更为自由的环境。由于歌曲讨论中选择的带有歌词的歌曲,更容易促进患者间的互动和语言的讨论(Butler,1996;Cyrus,1966;James,1988;Thaut,1987)。音乐治疗师在歌曲讨论中应引发互动和提供支持。治疗师还应对患者进行及时反馈,用以影响患者目前和未来的行为(Miller,1991;Murphy,1992;Nolan,1991)。

歌曲讨论的方法既可以在浅层次的支持层次干预中使用,即引导患者对歌曲的欣赏和体验进行简单的讨论;也可以在再教育、内省层次的干预中使用,即引导患者对歌曲中表达的思想内容进行讨论,以达到改变错误认知的目的;该方法也可以在心理分析的深层次干预中使用,即通过对音乐体验的讨论来发掘患者潜意识的情感矛盾(高天,2005)。

(四) 课题的提出

精神分裂症作为一种最常见的复杂的精神疾病,复发率高,患者需要长期治疗。精神分裂症患者一生都在和复发入院作斗争。尽管音乐治疗对精神分裂症的研究很多,方法不一,但绝大多数都是针对住院中的患者。在我国,目前还没有针对出院后的精神分裂症患者的音乐治疗研究,关于出院后精神分裂症患者的音乐治疗研究还是一个空缺。而现在精神分裂症患者住院时间都较以前缩短,精神分裂症患者更多的时候是在医院以外的地方。因此,对出院后精神分裂症患者的治疗也是治疗中的重要环节,不可忽视。事实上,许多出院后的精神分裂症患者不能受到社会的平等对待,没有正当的职业和亲近的朋友,不能很快融入社会。患者由于曾入院治疗,情绪和自信心都受到很大程度的影响。这些不利因素都可能促使出院后的患者再次发病入院。所以说对住院后精神分裂症患者的治疗是非常重要的。

精神分裂症患者在社会功能方面都有不同程度的损伤,大多数患者在行使社会功能方面极为困难,表现为社交回避和苦恼。他们在社会上常常受到歧视,缺乏自信心。而改善精神分裂症患者的社交回避及苦恼问题,增强他们的自信心,就能帮助出院后的精神分裂症患者融入社会。所以说精神分裂症患者的社交回避、苦恼和自信心受损问题是对出院后精神分裂症患者治疗的重要方面。

本研究的目的是针对出院后精神分裂症患者进行音乐治疗,探索使用歌曲讨论的音乐治疗方法是否能够改善出院后精神分裂症患者的社交回避及苦恼问题,提高其自信心。并且通过实验对比在有歌曲讨论的干预下和没有任何干预下是否有差异。本研究的假设如下:

假设 1:歌曲讨论的方法能够显著减少出院后精神分裂症患者的社交回避。

假设 2:歌曲讨论的方法能够显著减少出院后精神分裂症患者的社交苦恼。

假设 3:歌曲讨论的方法能够显著降低出院后精神分裂症患者的自卑感。

假设 4:歌曲讨论的方法能够显著提高出院后精神分裂症患者的自信心。

四、研究方法

(一) 被　试

被试为北京市东城区残疾人联合会的精神分裂症出院患者,共 20 名。所有被试均为自愿参加。参与本次实验的被试均曾被诊断为精神分裂症并入院治疗,且已出院两年以上。经残联工作人员推荐,被试在两年间无阳性症状,处于康复期。被试中男性 8 名,女性 12 名,年龄在 20 至 58 岁之间不等。对被试的性别年龄进行了匹配,分为实验组和对照组。实验组 10 人使用歌曲讨论方法进行干预,对照组不采取任何干预措施。

(二) 场地及设备

治疗场地:北京市东城区残联音乐活动室。

设备:钢琴、录音机、CD 播放器、音箱。

(三) 研究工具

(1) 社交回避及苦恼量表采用 Waston 及 Friend 编制的社交回避及苦恼量表(Social Avoidance and Distress Scale,SAD)。社交回避及苦恼分别指回避社会交往的倾向及身临其境的苦恼感受。回避是一种行为,苦恼则为情感反应。SAD 量表中含有 28 个条目,其中 14 条用于评价社交回避,14 条用于评定社交苦恼。此量表是一个目前在临床上普遍使用的量表,信度和效度均得到检验认可。

(2)针对患者常见的心理问题,由著者编制自信心水平主观报告量表,在被试标好位置后,由治疗师用尺量出具体刻度位置的值。

请根据自己的实际情况,在轴线上用竖线(|)标上最符合您现在感受的位置。0 为完全不同意,10 为完全同意。

① 我觉得自己作为一个曾经患有精神疾病的人,所以我处处不如别人。

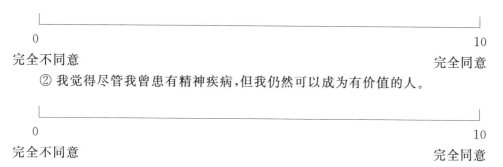

② 我觉得尽管我曾患有精神疾病,但我仍然可以成为有价值的人。

(四)研究程序

(1)基础水平测量:实验组和对照组被试均填写"社交回避及苦恼量表"以及自信心水平主观报告,填写结果作为治疗前测数据。

(2)实验干预:对实验组被试采用歌曲讨论的方法进行音乐治疗干预,每周两次,每次 1 小时,共 10 次。对照组的被试无音乐治疗的干预。

(3)经实验干预后,所有被试均再次填写"社交回避及苦恼量表"以及自信心水平主观报告量表结果作为后测的数据。

(4)使用 Excel 软件对数据进行统计学处理,并进行对比分析。

(五)研究过程

(1)在治疗开始之前,治疗师让实验组被试准备一首自己最喜欢的歌曲的录音,可以是光盘,也可以是磁带。

(2)第一次治疗开始,被试成员和治疗师坐成一个圆形,并作简单自我介绍。治疗师向被试成员宣布治疗的基本要求:我们本次治疗共 10 次,希望大家按时参加。在治疗讨论之中,大家可以畅所欲言,真实表达自己的想法。

(3)歌曲讨论:共分为两阶段,第一阶段是被试选择的歌曲;第二阶段是治疗师选择的歌曲。

① 被试选择的歌曲:每名被试选择一首自己最喜欢的歌曲。每次治疗依次讨论 2~3 首歌曲。治疗师首先请一名愿意先拿出自己最喜欢的歌曲的成员,治疗师播放这首歌曲,其他成员聆听。如果歌曲是大家熟悉的,治疗师带领成员们简单演唱,之后进行讨论。治疗师问被试一系列问题,为什么喜欢这首歌?什么时候第一次听到这首歌

等。用这些问题来引发讨论话题(患者选择用自己最喜欢的歌曲讨论,一般透露了他的思想和情感状态,以及与其他成员分享自己的想法和情感的意愿)。接着,治疗师询问其他被试对歌曲的感受,各位被试可以自由发言。治疗师要充分调动小组成员之间的互动关系,避免每一个成员都仅仅和治疗师发生反应。

② 治疗师选择的歌曲:治疗师询问被试所喜爱的歌曲,并从这些歌曲中选择与自信心的内容有关的歌曲。治疗师每次治疗选择 2~3 首歌曲作为讨论的歌曲。先播放一首歌曲,引导小组被试对该歌曲进行讨论。然后依次播放其他歌曲,并进行讨论。

(六)数据处理

使用 Excel 软件对数据进行前后测差异的显著性检验。

五、实验研究结果

(一)SAD 量表分析

图 1 为两组前测和后测的得分平均值变化。

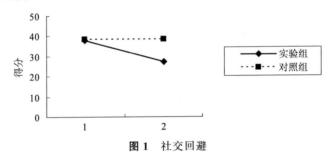

图 1 社交回避

采用配对 T 检验方法分别检验了实验组和对照组两组间前测的分数差异性、后测的分数差异性及各组内前测和后测的分数差异性。

两组社交回避前测评分比较中(表 1),实验组与对照组前测有一定差异,经过 T 检验分析,T 值为 -0.09,$P = 0.92$($P > 0.05$),表明实验组和对照组前测差异不显著,所以两组具有可比性。在实施干预后,实验组和对照组得分均有降低。实验组和对照组间差异 -10.6。经过 T 检验,结果为 $P = 0.004\,28$($P < 0.01$),实验组和对照组后测分数差异非常显著。显示出,实验组被试的社交回避有明显下降。

表 1 社交回避分析

	N	前测平均数	后测平均数	平均差	SD	T 值
实验组	10	38.1	27.4	-10.7	7.7	3.8**
对照组	10	38.5	38.4	-0.1	8.65	0.02
组间差	-0.4	-11	-10.6	$-3.79**$		

** 表示其显著性在 0.01 水平,差异非常显著。

图 2 为两组前测和后测的得分平均值变化。

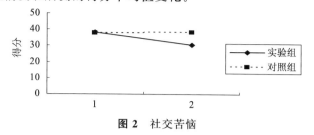

图 2　社交苦恼

采用配对 T 检验方法分别检验了实验组和对照组两组间前测的分数差异性、后测的分数差异性及各组内前测和后测的分数差异性。

两组社交苦恼前测评分比较中(表 2),实验组与对照组前测有一定差异,经过 T 检验分析,T 值为 0.14,$P=0.89$($P>0.05$),差异不显著,所以说两组具有可比性。在实施干预后,实验组和对照组的得分均发生变化,组间差为 -6.4。经过 T 检验,结果为 $P=0.05$,实验组和对照组后测分数差异显著。显示出实验组被试的社交苦恼有明显下降。

表 2　社交苦恼分析

	N	前测平均数	后测平均数	平均差	SD	T 值
实验组	10	38.2	30.8	-7.4	6.8	3.39**
对照组	10	37.2	38.2	1	7.39	-0.16
组间差	1	-7.4	-6.4	-2.16^*		

* 表示其显著性在 0.05 水平,差异显著;** 表示其显著性在 0.01 水平,差异非常显著。

(二)自信心主观量表分析

图 3 为两组前测和后测的得分平均值变化。采用配对 T 检验方法分别检验了实验组和对照组两组间前测的分数差异性、后测的分数差异性及各组内前测和后测的分数差异性。

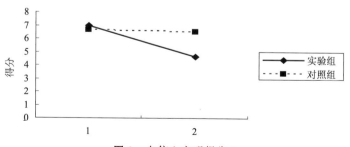

图 3　自信心主观报告 1

两组自卑感前测评分比较中(表 3),实验组与对照组前测有一定差异,经过 T 检验分析,T 值为 0.43,$P=0.67$($P>0.05$),差异不显著,所以说两组具有可比性。在实验干预后,实验组和对照组得分均有降低,实验组与对照组组间差为−2.21。经过 T 检验,$P=0.02(P<0.05)$,实验组和对照组后测分数差异显著。显示出实验组被试的自卑感有明显下降。

表 3 自信心主观报告 1

	N	前测平均数	后测平均数	平均差	SD	T 值
实验组	10	6.98	4.67	−2.31	2	6.74**
对照组	10	6.63	6.53	−0.1	1.8	0.35
组间差	0.35	−1.86	−2.21	−2.58*		

* 表示其显著性在 0.05 水平,差异显著;** 表示其显著性在 0.01 水平,差异非常显著。

图 4 为两组前测和后测的得分平均值变化。

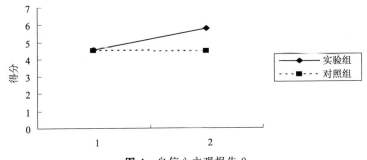

图 4 自信心主观报告 2

采用配对 T 检验方法分别检验了实验组和对照组两组间前测的分数差异性、后测的分数差异性及各组内前测和后测的分数差异性。

两组自信心前测评分比较中(表 4),实验组与对照组前测有一定差异性,经过 T 检验分析,T 值为 0.07,$P=0.94(P>0.05)$,差异不显著,所以说两组具有可比性。在实验干预后,实验组和对照组的得分均发生改变,组间差异为 1.25。经过 T 检验,$P=0.02(P<0.05)$,实验组和对照组后测分数差异显著。显示出实验组被试的自信心有明显上升。

表 4 自信心主观报告 2

	N	前测平均数	后测平均数	平均差	SD	T 值
实验组	10	4.55	5.76	1.21	1.25	−1.67
对照组	10	4.5	4.46	−0.04	1.29	0.2
组间差	0.05	1.3	1.25	2.75*		

* 表示其显著性在 0.05 水平,差异显著。

(三) 结 论

根据以上的统计结果,可以得出以下结论。

（1）在社交回避上，参与歌曲讨论的实验组和对照组的差异显著，得分降低。因此本研究的假设 1，"歌曲讨论的方法能够显著减少出院后精神分裂症患者的社交回避"得到支持。

（2）在社交苦恼上，参与歌曲讨论的实验组和对照组的差异显著，得分降低。因此本研究假设 2，"歌曲讨论的方法能够显著减少出院后精神分裂症患者的社交苦恼"得到支持。

（3）在自信心主观报告 1 上，参与歌曲讨论的实验组和对照组的差异显著，得分降低。因此，本研究假设 3，"歌曲讨论的方法能够显著降低出院后精神分裂症患者的自卑感"得到支持。

（4）在自信心主观报告 2 上，参与歌曲讨论的实验组和对照组的差异显著，得分提高。因此，本研究假设 4，"歌曲讨论的方法能够显著提高出院后精神分裂症患者的自信心"得到支持。

六、讨　论

歌曲讨论方法对本实验被试社交回避及苦恼问题的影响：实验组和对照组在社交回避及苦恼方面的前测得分不同，经过 T 检验（$P>0.05$），差异不显著，两组具有可比性。经过干预后，实验组的得分降低明显，说明歌曲讨论的方法对被试造成了一定的影响。进一步进行 T 检验，实验组和对照组得分差异显著（$P<0.01$，$P<0.05$）。表明本研究运用歌曲讨论的方法在降低实验组被试的社交回避和社交苦恼方面的效果是显著的。本实验结果支持假设 1 和 2。

歌曲讨论方法对本实验被试自信心的影响：实验组和对照组在自信心问题上的前测得分不同，经过 T 检验（$P>0.05$），差异不显著，两组具有可比性。经过干预后，实验组的自卑感得分降低，自信心得分提高。进一步进行 T 检验，实验组和对照组的差异显著（$P<0.05$）。表明本研究运用歌曲讨论方法在提高实验组被试自信心方面的效果是显著的。本实验结果支持假设 3 和 4。

在进行歌曲讨论活动时，被试对某一个歌曲进行讨论，引发了小组成员之间的语言和情感交流。通过某名被试选择的歌曲，可以透露出他的想法和情感状态，以及与其他成员分享想法和情感的意愿。例如，一名成员选择的一首《心中的玫瑰》，是他爸爸生前最喜欢的一首歌，现在也是她最喜欢的一首歌。她把这首歌带来和大家分享，表达了对爸爸的感情与思念和愿意与大家分享的心情。这首歌曲引发了大家的讨论，有的成员说，"要好好治疗，好好生活，这样你的爸爸才会安慰"等。其他成员也给了她充分的支持。这些语言和情感的交流促进了成员之间的社会交往能力和与人沟通的能力。歌曲讨论的方法发挥独特的作用，更多的是由于歌曲的魅力，他能直接引发讨论，提供话题。它可以促进成员间的语言交流及非语言的交流，可以把讨论话题深入。美好的音乐也可以增加成员参与的兴趣。

在整个实验过程中，每名被试都带来了自己最喜欢的歌曲。特别是在几次讨论之后,大家更踊跃地要求讨论自己带来的歌曲。有的成员带来了两三首自己喜欢的歌曲,参与性非常积极。歌曲包括爱情歌曲《最美》、怀旧歌曲《天涯歌女》、歌唱友情的《朋友》、校园歌曲《光阴的故事》等。这些歌曲引发了小组成员在很多重要方面的积极的讨论。在讨论中,成员们表达了自己的观点和看法,学习到理解和接受他人的情感和行为。从其他人身上获得了精神支持。大家在这种环境中逐渐调整自己的社会角色,建立起集体意识和社会现实感。并强化了社会接受的行为。实验结果也证明了,歌曲讨论的方法对参与本次实验的精神分裂症患者的社交回避和苦恼的改善具有显著效果。

本人在实验过程中发现,被试在社会交往回避和苦恼方面的问题比较严重,实验后虽然问题有所减轻,但问题还没有完全解决。因此,对于精神分裂症患者的社会功能受损的问题上,今后应进一步努力。

在实验中发现,对于一些敏感话题,被试会在歌曲讨论中自发的讨论到。并不需要治疗师提及。由于被试都是精神分裂症出院患者,治疗环境给了他们安全感,他们讨论的话题都是与自身密切相关的,并在其他场合很难涉及到的。正是由于歌曲讨论方法的使用,成员最喜欢的歌曲一般代表了内心的想法和情感状态。其中当讨论中涉及到爱情话题的时候,一位年轻被试说,因为自己得了这个病,这辈子是不会有爱情和家庭了,观点很悲观和消极。这时候,小组中一位年龄大的被试说自己就是在得病之后结婚的,夫妻感情很好。这给了年轻被试生活的希望和信心,这种成员间的支持力量是非常大的。当时一名被试在歌曲讨论中说到自己的病的原因和这些年住院的情况后,其他的被试也都纷纷敞开心扉,说出自己当年的病的过程和这些年来治病的经历。这些讨论增进了被试之间的了解和相互支持,并给治疗师提供了很多重要信息。

在实验后期,治疗师带来多首有助于提高自信心的歌曲,包括《隐形的翅膀》、《壮志在我胸》、《从头再来》等。在关于这些歌曲的讨论中,除了发挥歌曲讨论方法能促进交流等方面的作用外,治疗师预想通过对这些歌曲的讨论,达到提高小组成员自信心的目的。实验结果显示,在自信心主观报告里实验组被试的自卑感有明显降低,自信心显著增加。说明歌曲讨论方法在提高被试自信心上,具有一定的效果。

在最后一次实验中即将分别的时刻,一位被试提议每人送给治疗师一句话,所有被试都发了言,表达了自身的变化,以及对治疗师的感谢和祝福。还有两名被试流下眼泪,情景让人很感动。这些出院后的精神分裂症患者,是多么的渴望交流,渴望音乐,渴望知识。在实验过程中治疗师发现,在他们之中开展音乐治疗能给他们带来很大的帮助,是非常有意义的。

七、本研究的不足和对后期研究的展望

本次实验是在精神分裂症这一特殊人群中展开,在实验操作上有很大的难度。因此在本研究中还存在如下的遗憾,有待今后的研究进一步完善。

(1)由于客观条件所限,本实验的样本量较小。如果有条件扩大样本量,实验则更具有说服力。

（2）本实验的临床干预周期还不够充足。如果实验次数增加的话,歌曲讨论方法的效果可能会更明显。

（3）这些出院后的精神分裂症患者对于音乐治疗的歌曲讨论方法比较喜爱并积极参与。出院后的精神分裂症患者一般会在残疾人联合会活动,今后音乐治疗师以残联为单位进行音乐治疗活动是可行的。如果能够把歌曲讨论方法应用到更多的精神分裂症人群中,是很有意义的。预计歌曲讨论方法会受到更多人的欢迎,并取得良好的治疗效果。

（4）在出院后的精神分裂症患者中还存在很多共同问题,除了本研究中的社会功能和自信心以外,他们还受到例如情绪、职业、被社会认可等问题的困扰。今后的音乐治疗研究可以针对不同的问题采用其他的音乐治疗方法进行尝试。

参考文献

Barlow D H,Durand V M.2006.异常心理学.杨霞等译.北京:中国轻工业出版社.

高天.2005.接受式音乐治疗方法.中央音乐学院音乐治疗研究中心(内部资料).

高天.2006.音乐治疗导论.北京:军事医学科学出版社.

高天.2006.音乐治疗学基础理论.北京:世界图书出版公司.

汪向东,王希林,马弘.1999.心理卫生评定量表手册.中国心理卫生杂志社.

熊卫,朱志先.2006.心理治疗理论与实践.北京:中国医药科技出版社:626-640.

Tolle R.1997.实用精神病学.王希林译.北京:人民出版社.

张彤玲,孟凡强,甘一方.2000.精神科主治医生336问.北京:中国协和医科大学出版社.

Alvin J.1975.Music therapy.London:Hutchinson.

American Psychiatric Association.2000.Practice guidelines for the treatment of patients with major depressive disorder(revision).The American Journal of Psychiatry,157(Suppl.4):1-45.

Barbara L Wheeler.1987.Levels of therapy:The classification of music therapy goals.Music Therapy,6(2):39-49.

Bednarz L F,Nikkel R E.1992.The role of music therapy in the treatment of young adults diagnosed with mental illness and substance abuse.Music Therapy Perspectives,10:21-26.

Black D W,Andreasen N C.1999.Schizophrenia,schizophreniform disorder,and delusional (paranoid) disorder//Hales R E,Yudofsky S C,Talbott J A.Textbook of psychiatry.3rd ed. 425-477.

Blake R,Bishop S.1994.Bonny method of guided imagery and music(GIM)in the treatment of post-traumatic stress disorder with adults in the psychiatric setting.Music Therapy Perspectives,12: 125-129.

Brotons M.1987.The correlations between content of preferred music and psychiatric diagnosis of criminal offenders and effects of this music on observed behavior.Unpublished master's thesis. Florid State University,Thllahassee.

Butler B.1996.Music group psychotherapy.Journal of Music Therapy,3:53-56.

Cassidy M D.1976.The influence of a music therapy activity upon peer acceptance,group cohesiveness,and interpersonal relationships of adult psychiatric patients.Journal of Music Therapy,13:66-76.

Chambliss C,McMichael H,Tyson K,et al. 1996. Motorper performance after mellow and frenetic antecedent music. Perceptual and Motor Skills,82:153-154.

Chambliss C,Tyson K,Tracy J. 1996. Performance on the purdue pegboard and finger tapping by schizophrenics after mellow and frenetic antecedent music. Perceptual and Moter Skills,83: 1161-1162.

Comte M T. 1984. Indication a la musicotherapie en psychiatrie adulte institutuinelle: Quelques questions. La Revue de Musicotherapie,4 (4).

Corey G. 1996. Therapy and practice of counseling and psychotherapy. 5th ed. Pacific Grove C A: Brooks /Cole.

Cook M,Freethy M. 1973. The use of music as a positive reinforcer to eliminate complaining behavior. Journal of Music Therapy,10:213-216.

Courtright P,Johnson S,Baumgartner M A,et al. 1990. Dinner music:Does it affect the behavior of psychiatric inpatients. Journal of Psychosocial Nursing,28(3):37-40.

Cyrus A E. 1966. Music for receptive release. Journal of music therapy,23:10-24.

Gallagher A G,Dinan T G,Baker L J V. 1994. The effects of varying auditory input on schizophrenic hallucinations:A replication. British Journal of Medical Psychiatry,67:67 75.

Gfeller K E,Thaut M H. 1999. An introduction to music therapy theory and practice. New York: McGraw-Hill.

Glickshn J, Cohen Y. 2000. Can music alleviate cognitive dysfunction in schizophrenia. Psychopathology,33:43-47.

Goldberg F S. 1989. Music psychotherapy in acute psychiatric inpatient and private practice settings. Music Therapy Perspectives,6:40-43.

Hall V. 1971. Managing behavior. Vol2. Lawrence K S:H&H Enterprises.

Hanser S. 1985. Music therapy and stress reduction research. Journal of Music Therapy,22:193-203.

Harris C S,Bradley R J,Titues S K. 1992. A comparison of the effects of hard rock and easy listening on he frequency of observed inappropriate behaviors:Control of environmental antecedents in a large public area. Journal of Music Therapy,29:6-17.

Harrow M,Sands J R,Silverstein M L,et al. 1997. Course and outcome for schizophrenia versus other psychotic patients:A longitudinal study. Schizophrenia Bulletin,23:287-303.

Hayashi N,Tanabe Y,Nakagawa S,et al. 2002. Effects of group musical therapy on inpatients with chronic psychoses:A controlled study. Psychiatry Clin Neurosci,56(2):93-187.

Ho BC,Black D W,Andreasen N C. 2003. Schizophrenia and other psychotic disorders// Hales R E, Yudofsky S C. Texbook of clinical psychiatry. 4th ed Washington D C:American Psychiatric Publishing:379-438.

Jacobs E E,Masson R L,Harvill R L. 2000. 团体咨询与方法. 洪炜等译. 北京:中国轻工业出版社: 1-7.

James M R. 1988. Music therapy values clarification:A positive influence on perceived locus of control. Journal of Music Ttherapy,25(4):206-215.

Kahans D,Calford M B. 1982. The influence of music on psychiatric patients' immediate attitude change towards therapists. Journal of Music Therapy,19:179-187.

Karen J Reed. 2002. Music Therapy Treatment Groups for Mentally Disordered Offenders (MDO) in a State Hospital Setting. American Music Therapy Association,20:98-104.

Lecourt E. 1987. Recherche exploratoire sur la psychopathologie du vecusonore a I'hopital psychiatrique. La Revue de Musicoptherapie,8(1):1-10.

Leung C M,Lee G,Cheung B,et al. 1998. Karaoke therapy in the rehabilitation of mental patients. Singapore Med J,39(4):166-168.

Malla,et al. 2002. Negative symptoms in first episode nonaffective psychosis. Acta Psychiatrica Scandinavica,105:431-439.

Margo A,Hemslry D R,Slade P D. 1981. The effects of varying auditory input on schizophrenic hallucinations. British Journal of Psychiatry,139:122-127.

Maultsby M. 1977. Combining music therapy and rational behavior therapy. Journal of Music Therapy,14:89-97.

Mclnnis M,Marks I. 1990. Audiotape therapy for persistent auditory hallucinations. British Journal of Psychiatry,157:913-914.

Miller H O. 1991. Group improveisation therapy:The experience of one man with schizophrenia// Bruscia K E. Case studies in music therapy. Phoenixville P A:Barcelona:147-431.

Mingdao Z,Zhenyi X. 1990. Delivery systerms and research for schizophrenia in china// Kales A, Stefanis C N, Talbott J A. Recent advances in schizophrenia. New York:Springer- Verlag: 373-395.

Murphy M E. 1992. Coping in the short term:The impact of acute care on music therapy practice. Music Therapy,11:99-119.

Nolan P. 1991. Goup improvisation therapy for a resistant woman with bipolar disorder-manic// Bruscia K E. Case studies in music therapy. Phoenixville P A:Barcelona:451-464.

Nolan P. 1994. The therapeutic response in improvisational music therapy:What goes on inside? Music Therapy Perspectives,12:84-91.

Pavlicevic M,Trevarthen C,Duncan J. 1994. Improvisational music therapy and the rehabilitation of persons suffering from chronic schizophrenia. Journal of Music therapy,31:86-104.

Priestley M. 1975. Music therapy in action. London:Constable.

Pfeiffer H,Wunderlich S,Bender W,et al. 1987. Music improvisation with schizophrenic patients--a controlled study in the assessment of therapeutic effects. Rehabilitation(Stuttg),26(4):92-184.

Reker T. 1991. Music therapy evaluated by schizophrenic patients. Psychiatr Prax,18(6):21-261.

Rund E. 1980. Music therapy and its relationship to current treatment theories. St. Louis M O:Magnamusic-Baton.

Sandness M I. 1991. Developmental sequence in music therapy group:A review of theoretical models. Music Therapy Perspectives,9:66-72.

Scartelli J P. 1989. Music and self-management methods. St. Louis M O:Magnamusic Baton.

Scully J H. 1985. Psychiatry. New York:Wiley.

Smeltekop R,Houghton B. 1990. Music therapy and psycho pharmacology//Unkefer R F. Music therapy in the treatment of adults with mental disorders. New York:Schirmer:109-125.

Silverman M J. 2003. Contingency songwriting to reduce combativeness and noncooperation in a client with schizophrenia. The Arts in Psychotherapy,30 (1):25-33.

Skelly C G,Haslerud G M. 1952. Music and the general activity of apathetic schizophrenics. Journal and the General Activity of Apathetic Schizophrenics,47:88-192.

Steinberg R,Raith L. 1985. Music psychopathology:Music tempo and psychiatric disease. Psychopathology,18:254-264.

Talwar N,Crawford M J,Maratos A,et al. 2006. Music therapy for in-patients with schizophrenia:

Exploratory randomised controlled trial. Br J Psychiatry,189:9-405.

Thaut M H. 1987. A new challenge for music therapy: The correctional setting. Music Therapy Perspectives,4:44-50.

Thant M H. 1989. The influence of music therapy interventions on self-rated changes in relaxation, affect,and thought in psychiatric prisoner-patients. Journal of Music Therapy,26:155-166.

Tyson F. 1981. Psychiatric music therapy. New York:Creative Arts Rehabilitation Center.

Ulrich G,Houtmas T,Gold C. 2007. The additional therapeutic effect of group music therapy for schizophrenic patients:a randomized study. Acta Psychiatr Scand,116(5):362-370.

Unkefer R. 1990. Music therapy in the treatment of adults with mental disorders. New York:Schirmer.

Verdeau-Pailles J,Bonnefoy V. 1986. Role de la musicque dans la therapie des psychotiques. La Revue de Musicotherapie,6(3):11-17.

Vergez A I. 1984. Rehabilitation musicotherapique avec des schizophrenes. La Revue de Musicotherapie,4(2):65-73.

Wahl O. 1995. Media madness:Public images of mental illness. New Brunswick N J:Rutgers University Press.

Warja M. 1994. Sounds of music through the spiraling path of individuation:A Jungian approach to music psychotherapy. Music Therapy Perspectives,12:75-83.

Weissenberg C D. 1974. The effect of music scales on digit span performance with schizophrenic adults. Unpublished master's thesis. Florida State University,Tallahassee.

Wheeler B. 1983. A psychotherapeutic classification of music therapy practices: A continuum of procedures. Music Therapy Perspectives,1:8-16.

Williams G,Dorow L G. 1983. Changes in complaintsand non-omplaints of a chronically depressed psychiatric patient as a function of an interrupted music/verbal feedback package. Journal of Music Therapy:143-155.

Wilson G T,Nathan P E,Leary K D O,et al. 1996. Abnormal psychology:Integrating perspectives. Boston:Allyn and Bacon.

Zubin J,Steinhauer S R,Condray R. 1992. Vulnerability to relapse in schizophrenia. British Journal of Psychiatry,161:13-18.

音乐同步再加工技术针对由创伤性事件引发的抑郁症的个案研究

赵鑫　高天

抑郁症是危害全人类身心健康的常见病,包括我国在内的许多国家中,其发病率及患病率逐渐上升,目前我国抑郁症已占疾病负担的第二位。据世界卫生组织报告,至2020年,抑郁症将位于世界致残病因的首位。据有关调查显示,在我国抑郁症发病率约为3%~5%,目前已经有超过2600万人患有抑郁症。世界卫生组织最新调查统计分析,全球抑郁症的发生率约为3.1%,而在发达国家接近6%左右,2002年全球重症抑郁病患者已有8900多万人,而全球的抑郁症患者已达3.4亿。在年满20岁的成年人口中,抑郁症患者正以每年11.3%的速率增加。对成人抑郁发作的研究表明,大多数抑郁症是由生活事件或正在经历的困难引发的,在66%~90%的抑郁发作前6个月内经历过一次严重的生活事件,这些事件大多与丧失有关。由此可见应激性生活事件在精神疾病的发生、发展、预后和治疗中起着重要的作用,尤其与抑郁症关系更为密切。

创伤后应激障碍(PTSD)是遭受重大创伤后最容易发生的疾病,普通人群中50%以上的人一生中至少有一次曾暴露于创伤事件。但是PTSD并不是唯一会发生的精神障碍。即使发生PTSD,它也往往和抑郁症存在着共病现象。

创伤会引发抑郁,抑郁与创伤共病,因此对于创伤和抑郁的研究显得尤为重要,探讨其有效的治疗方法成为本研究的主题。

本研究首次将音乐同步再加工(MER)技术应用于住院抑郁症患者,尝试用此方法对抑郁症患者的创伤性事件进行加工处理,观察患者接受音乐治疗前后的抑郁情绪变化,探讨MER技术治疗抑郁症的方法及效果,为抑郁症的治疗提供了一个新的思路。

一、关于心理创伤及抑郁症

(一) 概　念

1. 心理创伤

心理创伤常常既被用来指导致心理疾患的负性心理事件,也用来指心理疾患本身。从学术上来讲,"创伤"仅仅指事件本身,而非事件导致的反应,即专指对一个人来说是一个使其感到心理崩溃的重大事件(DSM-Ⅳ-TR,2000)。对创伤作出了专门的定义:个人直接经历一个涉及死亡,或死亡威胁,或其他危及身体完整性的一个事件;或经历家庭成员或其他亲密关系者预期之外的或暴力的死亡、严重伤害,或死亡威胁或损害(标准A1)。此人对该事件的反应必须包括强烈的害怕、无助感和恐惧(儿童的表现可能是行为紊乱或激越)(标准 A2)(Briere,2006)。Briere 提出即便没有生命威胁和伤害，很多事件也是创伤性的(Briere,2004)。

在精神病学上创伤被定义为"超出一般常人经验的事件"。创伤通常会让人感到无能为力或是无助感和麻痹感。创伤的发生都是突然的、无法抵抗的。也有学者将创伤定义为"任何一种突然发生的和潜在的生活危险事件"(丁薇等,2006)。

目前，对创伤定义还有一个拓展，"一种精神创伤是身处威胁性的环境因素和个体防御机能之间失衡与对垒的经历，伴随着无助和无法防备地付出代价的感受，持久地对个体自身及其周围世界的理解产生动摇作用"(Fischer et al. ,1998)。

Terr(1989)将发生在成年期的一次性的创伤列为Ⅰ型，将略微复杂一点的(持续时间较长的、反复发生的、开始于童年期的)称之为Ⅱ型。

如果一个事件是令人极度沮丧的，至少在一定时间内会使人的内在心理资源耗尽，那么它就是创伤性的(Briere et al. ,2009)。

心理创伤是指那些由于生活中具有较为严重的伤害事件所引起的心理、情绪甚至生理的不正常状态。这种不正常的状态可能比较轻微，经过一段时间(通常在 3 个月之内)的自我调整就可以自动痊愈。但是也有一些心理创伤的影响会延续较长的时间，甚至常常是终身的。对于较为严重的心理创伤，在心理学和精神科的分类中被称为"创伤后应激障碍"(Post-Traumatic Stress Disorder,PTSD)。

1980 年《美国精神疾病诊断与统计手册》第 3 版(DSM-Ⅲ)首先采用了 PTSD 这一诊断标准，并将其列为焦虑障碍的一种，其主导情绪为恐惧和害怕。是指异乎寻常的威胁性或灾难性应激事件或情景的延迟延长的反应，或为一个人经历了异乎寻常的、几乎对所有的人都会带来明显痛苦的事件后所发生的精神障碍。其特征性症状为反复重现精神创伤事件，努力回避易使人联想到创伤的活动和情境以及觉醒程度增高等 3 方面，情感、思维、行为和生理反应等症状贯穿于其中(王丽颖等,2004)。

2. 抑郁症

《国际疾病分类》第 10 版(ICD-10)精神与行为障碍分类中，将抑郁症划入心境(情感)障碍项下，分为双相情感障碍的抑郁发作以及抑郁发作、复发性抑郁障碍、持续性心境(情感)障碍(包括环性心境、恶劣心境、其他持续性心境障碍、未特定的持续性心境障碍)和其他心境(情感)障碍。并根据抑郁障碍的严重程度分为轻、中、重度抑郁发作。根据是否同时存在精神病性症状和躯体症状，在重度抑郁发作中又分为目前伴有和不伴有精神病性症状的重性抑郁发作。在轻度和中度抑郁发作中又分为伴有和不伴有躯体症状的轻、中度抑郁发作。

据 ICD-10 描述：患者通常有心境低落、兴趣和愉快感丧失，导致劳累感增加和活动减少的精力降低。常见的症状还有稍作事情即感觉明显的倦怠。其他常见症状是：① 集中注意和注意的能力降低；② 自我评价和自信降低；③ 自罪观念和无价值感(即使在轻度发作中也有)；④ 认为前途暗淡悲观；⑤ 自伤或自杀的观念或行为；⑥ 睡眠障碍；⑦ 食欲下降。

3. 抑郁症与心理创伤的关系

可能引起心理创伤的生活事件很多。从严重的灾难性的创伤事件,如美国 911 事件、东南亚海啸事件、大地震、战争、严重的交通事故、被歹徒绑架、被抢劫或强奸、目睹亲人或他人死亡,由于严重疾病所引起的死亡威胁或身体的严重残缺以及暴力或其他犯罪行为的受害者等,到造成相对比较轻微的创伤事件,如失恋,婚姻破裂,事业或学业的失败、人际矛盾冲突、职场上的挫折、遭受亲人的遗弃或背叛,等等。创伤事件有的是一次性发生的,有的却是一直或长时间持续地存在于生活当中的。

Breslau 等(1995)的研究中归纳出了最常见的 4 类创伤性事件:对身体的袭击,包括强奸和用武器进行威胁;严重的伤害和意外;目睹某人被伤害或死亡;得知关于自己家庭成员或是亲密朋友被严重伤害或死亡的消息。

人们常常根据创伤事件的严重程度来判断心理创伤的严重程度,认为如果一个人遇到了严重可怕的灾难事件,那么他一定受到了严重的心理创伤,相反,如果创伤事件不很严重,就会认为这个人的精神所受到的伤害不会很严重。其实这种看法是非常错误的。对一个内心坚强的人来说,非常严重的创伤事件也可能并不引起严重的心理创伤,相反,对一个心理比较脆弱的人来说,一般人认为并不很严重的事件也足以引发严重的心理创伤。

生活事件量表(LES)总分越高反映个体承受的精神压力越大。95%的正常人一年内 LES 总分不超过 20 分,99%的不超过 32 分。负性事件的分值越高对心身健康的影响越大(张亚林等,2005)。所以,我们判断一个人的精神创伤的严重程度并不根据创伤事件的严重程度,而是根据当事人的心理、情绪和生理的反应程度。

4. 抑郁症与负性生活事件的关系

有文献报道抑郁症发病前 92%有负性生活事件的刺激,粗略估算发现与抑郁症呈因果关系的负性生活事件约占 75%(Morse,2005)。

大约 60%~80%的抑郁症形成因素可以归结于心理体验(而且,大部分这样的心理体验对于不同的患者来说是不一样的)。对成人抑郁发作的研究表明,大多数抑郁症是由生活事件或正在经历的困难引发的,研究表明,在 66%~90%的抑郁发作前 6个月内经历过一次严重的生活事件。这些事件大多与丧失有关……(Brown,1996)。

在精神疾病方面,从抑郁症、神经症等的研究中,可见凡有大量的生活变化事件者,罹患精神疾病较多。Barrett 把生活事件分为 4 类进行研究,即受损失或付出,受益或收入,愉快的和不愉快的生活事件,发现在病前 6 个月内抑郁症患者受损事件(如亲属死亡、离婚等)为 30.8%,不愉快事件(如流产、经济问题等)为 57.7%。

另一研究对 114 例女性抑郁症患者观察,患者组生活事件较对照组多 4 倍(Dobson,1982)。

对抑郁症、精神分裂症和自杀未遂者与生活事件关系比较,发现自杀未遂者的相对危险度为 6.7,抑郁症为 6.5,精神分裂症为 3.9(Paykel,1982)。抑郁症与应激性生活事件的关系明显,研究结果表明在病前半年内,受到损失的生活事件占 31%,不愉快的生活事件占 58%。

生活事件对心身健康的影响日益受到人们的重视。许多研究表明,应激性生活事件在精神疾病的发生、发展、预后和治疗中起着重要的作用,尤其与抑郁症关系更为密切。

另外,足以导致心理崩溃感以至于产生创伤后应激的事件也会产生临床水平的抑郁(Kessler et al.,1995)。

(二) 抑郁症与创伤后应激障碍共病现象

共同发病是指 PTSD 与其他精神障碍如情感性精神障碍、物质依赖、人格障碍、躯体化障碍等存在交错的临床特征,以至于无法孤立地诊断。当前比较明确的,在暴露于创伤性事件后,只有少数的个体会发生 PTSD。然而,PTSD 并不是在创伤性事件后唯一会发生的精神障碍。相反,共病是一个相对普遍的状况。PTSD 与抑郁症的共病率较高,躯体和精神的创伤可从不同的途径引发抑郁症状。

研究较多的与 PTSD 共病的情感性精神障碍主要有重性抑郁、双相障碍以及两种障碍共病时所可能带来的自杀行为。对战争老兵的研究发现,54%患有 PTSD 的老兵有抑郁共病,而 NCS 调查显示,PTSD 患者曾合并至少一种其他精神障碍,其中48%为重性抑郁。重性抑郁患病率为 25%~50%,情绪障碍发生在创伤事件之后,尤其是发生在与神经系统有关的躯体创伤后,平均出现时间为 4 个月,平均持续时间为3 个月到 6 个月(王丽颖等,2003)。

有数据显示,抑郁症状常构成 PTSD,比如睡眠干扰、注意力不集中、内疚、情感受限和自杀观念等都是 PTSD 和重性抑郁所共有的症状,同时它又将抑郁独立出来成为一个独立的疾病,而当 PTSD 与抑郁伴随发生时,又有一些专断的特征。更有数据显示,在创伤性事件发生后的前几个月中,抑郁可以以一个独立的实体存在,有它自己唯一的预测因子以及唯一的康复过程和一个良好的预后。但是在创伤性事件的 12 个月后,作为精神机能障碍变得更为慢性,同时也不是那么容易被区分出来,且不能再等同于抑郁的唯一构成,更为确切地讲,所有的机能障碍最好被解释为一个更为普遍的被描述为混合了 PTSD 和抑郁症状的慢性创伤应激。

许多可能的病因途径可以解释在暴露于创伤性事件后,PTSD 和重性抑郁的关系。有研究数据显示,创伤性事件前存在的抑郁会增加个体对一般应激事件的敏感性,使个体在事件后的一个时期对 PTSD 更为脆弱,相反 PTSD 的存在也会增加重性抑郁首次发作的危险性。这些发现显示,每一种障碍都会增加另一者的易感性——两种障碍有分享的易感性和可能性。所以,这两种障碍常常发生共病,诊断一个疾病常会混合着另一个疾病的发展。有研究显示,有 PTSD 和重性抑郁共病的个体更可能报告儿童期的被虐史。许多危险因子,如抑郁史、事件的严重性、儿童虐待和女性等,都是 PTSD 和重性抑郁所共有的。这样的结论支持重性抑郁和 PTSD 共病的现象。

PTSD 和重性抑郁经常发生共病,PTSD 与重性抑郁之间的共病同更高的症状严重性和自杀行为危险性相联系。Alexnndua Rouisos 等对重大灾难后未成年人的研究发现,抑郁是创伤性反应严重性最好的预测因子,相对的,PTSD同样也是抑郁最佳的预测因子。PTSD症状可能提高或加剧抑郁症状,而抑郁症状却与PTSD症状的解决相冲突,导致共病症状向着更严重的方向发展。Shalew等报告,在合并有PTSD和重性抑郁发作的受试组中,抑郁症状的严重程度是仅有重性抑郁发作的受试组的2倍。Golier等则认为,虽然合并PTSD并不导致抑郁发作的严重性增加,但取而代之的是情感上更显著的变化。

在灾难性创伤后,14%～25%的个体发生了PTSD,约26%的个体在经历了创伤后紧接着发生了抑郁。每一种这些障碍都会增加自杀行为的危险性,比如针对重性抑郁发作者的自杀未遂的流行病学调查显示为16%,同时在社会调查中也发现患有PTSD的个体自杀未遂是未患病的个体的14.9倍。对诊断患有PTSD和重性抑郁发作共病的患者自杀行为的危险性的研究表明,这两种障碍对自杀行为有协同作用。

有PTSD和重性抑郁共病的患者较仅有重性抑郁发作的患者,有更多的数量曾尝试过自杀,同时PTSD和B族人格障碍都是尝试者状态的预测因子。Maria Opuendo和Marshall等人研究发现在当前并发PTSD的抑郁患者中,自杀观念是最严重的,PTSD和重性抑郁之间会相互作用,增加自杀观念和自杀行为的水平,PTSD常发病于首次自杀未遂之前,突发PTSD的年龄与首次自杀未遂的年龄呈正相关,且有资料显示,一旦PTSD症状消退,在重性抑郁发作期间的自杀观念会明显减少。然而,部分针对有和重性抑郁发作共病或有PTSD史和重性抑郁发作史的受试者的研究发现,自杀观念在病例组和对照组之间并没有差异,但Marshall等人发现有PTSD症状的患者每多表现出一个附加症状,病例组的自杀观念就会有一个更大比例的发生率,所以,也许仅当抑郁患者正在体验PTSD时,自杀观念才会被增强,当PTSD缓解后,自杀观念就会减轻。当然,PTSD、重性抑郁和自杀行为之间的关系还会被其他的因素所影响,例如儿童期的虐待会增加PTSD、重性抑郁和自杀行为的危险性。

虽然,PTSD并不影响自杀意图、首次尝试的年龄、尝试的次数或由于尝试所致的医疗损伤的次数,但是当前有PTSD和重性抑郁共病的患者有更强的敌对心理,包括自我敌对,敌对心理和自杀行为的关系已经在边缘性人格障碍、重性抑郁以及PTSD中报道过。在重性抑郁患者中,评估和治疗PTSD和B族人格障碍对敏感人群的自杀危险的降低会有贡献(张旭和胡泽卿)。

1. MER——一种新的创伤治疗技术

日常生活中,人的大脑会接受不同的、大量的感官信息,这些信息依其重要性不同会被筛选、过滤,最后进入不同层面。左半球主要功能在于对信息进行分析、连贯、分类,主要通过词语、符号进行操作。而右半球主要负责对来自杏仁体周围核团的非语言性、整体的、动力性的信息进行处理。精神创伤发生的时候,似乎往日行之有效的信息处理过程以及消化负性情绪的机制都停滞下来。那些负性的、凌乱的信息以片段的形式被储存在右半球。李恩中(2004)等应用MR功能成像(FMRI)探测大脑功能活动的非对称性,研究表明在语言刺激条件下,主要为左侧大脑半球的一些脑区激活,右侧半球少数脑区亦可被激活。

在音乐刺激条件下,则右侧半球被激活的脑区占绝大多数,少数左侧大脑半球的脑区亦可被激活。高天在经过多年的精神创伤的心理治疗经验中,利用音乐的这些作用,创造了一种新的、专门针对精神创伤的新方法,并将其定名为"音乐同步再加工技术"(Music Entrainment and Reprocessing, MER)。MER 是在眼动疗法(EMDR, Eye Movement Desensitization and Reprocessing)的基础上发展出来的,曾经命名为 MEDR。后来因为这个名字的英文缩写(MEDR)与眼动疗法(EMDR)过于接近,造成很多误会,高天于 2012 年将其改名为 MER。在 MER 治疗中,治疗师选择和来访者的情绪、情感相匹配的音乐曲目引发来访者的想象,在音乐想象中修通来访者在创伤经历中所固着的各种感觉如视觉、听觉、嗅觉、皮肤觉、运动觉等。

MER 吸收了 EMDR 的操作性强和针对性强的优点,又结合了音乐引导想象(Guided Imagery and Music, GIM)中音乐对情绪宣泄的巨大作用和对于意象的强大影响作用,通过音乐想象中意象的改变,改善消极认知,从而改善情绪(高天,2007)。

Eckstein/Corbis 提示在创伤的危机干预中使用投射性技术不会威胁到受害者的防御机制,催眠也能起到一定效果(Davidson,1995;Ehlers,2000;Hollander et al.,1999;Terr,1989)为我们的研究提供了理论上的支持。

从 2004 年至今,高天已用 MER 技术治疗了 60 多例来访者,成功处理了 75 个创伤性事件或消极生活经历。这个结果证明 MER 的有效性及治疗 PTSD 和其他与创伤相关联的障碍的强有力的治疗方式。

2. 研究目的

抑郁症是以显著而持久的心境障碍为主要特征的一种疾病,抑郁症患者常有兴趣丧失、自罪感、注意困难、食欲丧失和有死亡或自杀观念,其他症状包括认知功能、语言、行为、睡眠等异常方面的表现。所有这些变化的结果均导致患者人际关系、社会和职业功能的损害。近年来,随着社会竞争日趋激烈,各种应激性生活事件不断增加,心理压力增大,使抑郁症的患病率呈上升趋势,它已成为威胁人类健康和影响生活幸福度的严重疾病。

有 PTSD 和抑郁共病的患者趋于首次住院的较早年龄和住院的更多次数。这样的事实显示有 PTSD 和抑郁共病的个体对灾难和不幸事件更高的脆弱性,强调早期识别和适当治疗对明显减少痛苦产生的重大意义。而对创伤性事件的性质(如事件的严重性),精神病史和创伤史,对创伤性事件影响的焦虑、再体验和唤醒症状以及抑郁的急性症状的了解都将有助于促进在创伤后立即或在创伤后较短的时间内对高危团体的确认,进而采取相应的治疗措施。

因抑郁与创伤患者存在生理、心理特点的共性,基于前人曾做过创伤和抑郁方面的研究,从创伤的角度去诠释抑郁症的发病机制并进行治疗具有一定的创新意义。本研究旨在探讨由创伤引发的抑郁症患者,是否处理过其所经受创伤,就可以有效缓解抑郁情绪。

3．个案报告

1）个案一

一般资料：个案一,男性,50岁,已婚,高中文化,农民,山东人。

现病史：患者于2009年1月上班时不慎被电击伤,造成双手多处电击伤痕,表现紧张恐惧、兴奋,行为盲目,后送入精神疾病专科医院治疗。

既往史：患者自幼身体健康,27岁右腿粉碎性骨折后出现情绪低落,无兴趣,悲观,后自行缓解。以上情况间断发作。近四五年来反复,情绪低落,无力,疲乏,无兴趣,悲观,严重时有自杀想法。后来治疗中交谈得知患者入院前被电击伤其实是想实施自杀。近1年来失眠严重,长期服用安定类药物。

入院诊断：急性应激障碍。

更改诊断：根据ICD-10,结合患者临床表现"间断性情绪低落、悲叹、自杀行为,病程20余年",更改诊断为"复发性抑郁障碍,不伴精神病性症状的重度抑郁发作"。

药物治疗史：患者入院第1～5日,给予小剂量抗精神病药物治疗,肌肉注射氟哌啶醇注射液10毫克/日。第6日起停用氟哌啶醇注射液,加用抗抑郁药物治疗思瑞康200毫克/日、怡诺思75毫克/日,患者的抗抑郁药物治疗加量至思瑞康400克/日、怡诺思225毫克/日,一直持续至今。在接受音乐治疗期间,药物治疗剂量未改变。

个人成长史：患者生于农村,祖辈世代为农。系家中长子,有两弟一妹。自幼学习成绩一直名列前茅,高中时母亲生病,患者辍学在家务农。尊敬父母、爱护弟妹,就是自己受点委屈,也不会辜负自己的父母和弟妹。

在家务农期间,由于患者有一定文化基础,获得很高威信,也博得爱人的芳心,于24岁成家,生子。27岁时,为求家庭经济状况进一步改善,患者与同乡一起去采石头,在采石过程中被砸伤右腿,致粉碎性骨折,因医疗条件有限,未能及时救治,导致患者卧床2年,整夜不能睡觉,既因为腿伤疼痛,又因为胡思乱想,担心未来生活。在此期间,出现抑郁症状:感到情绪极其低落,怕腿伤不能治好,不能养家糊口、活得没意思,配不上自己妻子。并且从此不愿再与人交往,丧失往日的自信。伴有严重的躯体不适:胸闷、肚胀、头皮发紧、背部疼痛。多方求治,一直未能痊愈。

2008年夏天,患者种植的20多亩白菜全被大水淹没,经济损失达4万多元,再次出现抑郁症状:情绪低落,觉得自己生活得没有价值,别人都比自己强,并伴有严重的躯体症状。产生自杀想法,后因舍不得妻子及孩子,未曾实施。

2009年1月因电击后出现精神症状入精神疾病专科医院治疗。

入院印象：第一次见到该患者,见其形如枯槁,身材消瘦,表情愁苦,忧心忡忡,双眉紧锁,两眼无神,双手多处电击伤痕,不敢正视别人的眼睛,经常一人独处,从不与其他患者交谈,与其交流困难,经常问十答一,诉胸闷、头部发紧,背部不适,总想不好的事,高兴不起来,觉得自己没用,自我评价极低,总觉得"谁活的都比咱强,谁都比咱自在,事事都不如人"。

评估：请临床精神科医生对患者的抑郁症状进行评定,《汉密尔顿抑郁量表》17项

(Hamilton Depression Scale,HAMD)(HAMD-17)的得分为 19 分(总分大于 17 分,提示患者具有抑郁症状)。

请患者本人对自己的抑郁症状进行自我评定,《抑郁自评量表》(Self－Rating Depression Scale,SDS)的得分为 62 分(总分大于 53 分,提示患者具有严重的抑郁症状)。

生活事件量表(Life Events Scale,LES)的评分为 78 分,LES 的评分超过 20 分即可视为生活中具有影响人情绪的事件。尤其患者的评分全部是负性生活事件,其中影响较大的是 2008 年夏天菜地全部被水淹掉,精神影响程度极重,评为 4 分,影响持续时间为 1 年内,评为 3 分,共计 12 分;另一件事是 27 岁时患者的右腿骨折,精神影响程度极重,评为 4 分,影响持续时间为 1 年以上,评为 4 分,共计 16 分。其余事件都是骨折后带来的一些不良后果,如性生活不满意 12 分、长期身体不适 16 分、工作压力大 6 分、腿伤后不与人接触、被人误会、议论 16 分,由此可见腿伤问题影响患者生活的方方面面,因此推测患者的抑郁情绪是由于受到了创伤性生活事件的影响。

治疗过程

对于该患者的音乐治疗设置:每周 2 次,每次 2 小时,共治疗 14 次。进行了 6 个积极资源的植入,2 个创伤事件的处理,每个事件治疗 2 次。对于"菜地全部被淹"事件的处理共用了 2 次治疗、5 轮脱敏再加工,SUD 分从 8 分降到 0 分,提示该事件带给患者的主观不适感基本消除;VOC 分从 1 分提高到 6 分,提示患者对于创伤事件的积极认知"我可以控制我的命运"的相信程度显著提高。

对于"腿伤"事件的处理共用了 2 次治疗,4 轮脱敏再加工,SUD 分从 10 分降到 0 分,说明腿伤事件对于患者的主观不适感基本消除;VOC 从 1 升高到 6 分,意味着其对于"我是能够健康的"这个积极认知的认可度达到了显著提高(7 分为最高)。

治疗中所采用音乐全部为高天编制的 MER 技术音乐组合。

第一阶段　建立关系与稳定化

步骤一:信息搜集

对患者的音乐治疗开始于其住院的 2 周后,当时患者因电击引发的急性应激反应已有所好转,但抑郁情绪较严重,问话交流困难。前三次治疗通过半结构化访谈搜集信息,了解到患者的基本信息、病史、发病原因,征得其的同意进行音乐治疗。用理解、共情的态度接纳患者的问题,与之建立良好的治疗关系。

用音乐放松技术和安全岛技术对于患者的情感稳定性进行评估,使用 MER 技术音乐组合之《小溪》,音乐放松进行约 5 分钟时,患者睁开眼,说"胸闷",治疗师询问他睁着眼睛能做吗? 他不说话,过了一会,说"胸闷,头疼"。治疗师对于患者的症状进行正常化教育。鼓励患者参加工娱活动,与他人交往。由此可以得出结论:患者的情感稳定性及安全感极差,并未准备好面对创伤经历,在治疗中需要多做些稳定化阶段的工作。

步骤二:积极资源植入与安全岛

通常当来访者无法构建内心中的安全岛时,要做的是积极资源的植入。

对于本案患者,开始进行积极资源植入的时候,患者很难从自己过去的生活经历中找到积极的内容,因此着眼于将来的积极资源进行想象,目的是引发患者内心的积极体验,强化其情感稳定性和加强自我功能的力量。使用 MER 技术音乐组合之《小溪》,当音乐响起时,患者首先听到了鸟叫的声音,然后是哗哗的流水声,很快就调动了患者的听觉感受器官。当治疗师尝试着请患者建立一个安全的地方时,患者表示"说不出来"。当竖琴的音乐出现时,治疗师询问患者在想什么,患者答:"想自己什么时候能出院?"治疗师引入了积极资源"出院以后有何打算",作为将来的积极资源,患者表示会利用自己的修车技术,开一个属于自己的汽车修理厂,租间门面房,大约三四十平方米,里面摆上修车的工具,光线充足,自己为来往的三轮车、汽车进行修理,通过在音乐想象中建构自己的汽车修理厂,患者感到了一种从未有过的踏实。

做完这五次治疗以后,治疗师见到患者感觉像换了一个人,看见他在活动大厅与其他患者一起打牌、打麻将,面露微笑,能够主动和医护人员打招呼。患者表示"以前跟医生谈话,不愿意说话,做完音乐治疗后,感觉能说话了,心里好受一些了"。

第六次治疗继续上次治疗的信息进行积极资源植入,使用 MER 音乐组合之《草原》。音乐响起后患者听到了小鸟的叫声,感觉到"好像睡了一觉,心里特别高兴"。患者在多年前腿伤后至今,一直严重的失眠,因此,能够感觉"像睡了一觉"对于患者的心理状态及治疗信心是强有力的支持。请患者在音乐中想象自己成功地建好修理厂,事业成功,有了一定积蓄后打算如何花掉手中的钱。患者希望给孩子买一套房子,将来老了和孩子住到一起,相互照顾。因为患者自幼家境贫寒,能够在想象中体验到富足带给自己的喜悦,帮助患者获得了自信。

第七次治疗仍然对于患者的积极资源进行植入,使用 MER 音乐组合:芭蕾舞剧《鱼美人》音乐之《水草舞》,患者想象自己把朋友的车修好了,看到自己脸上自豪、满足的表情,人们纷纷传颂患者的车修得好,周围排着长长的车队,都要患者去修理,患者体验到成功后的自我价值,此种体验对于改善抑郁症患者的自我评价低起到了重要作用。

由于患者曾遭遇过严重的精神创伤,并长期体验到抑郁的情绪状态,很难找出自己过去生活的积极资源,前几次的治疗都在想象未来的积极资源。

从第八次治疗开始,患者可以谈论自己过去生活中的积极经验了,标志着其情感稳定性的不断加强和抑郁情绪的逐渐好转。患者长期遭受腿伤的困扰,大约 5 年不能站立、行走,腿伤痊愈后鼓起生活的勇气对于患者具有重要意义。本次治疗使用 MER 音乐组合之积极音乐,从患者腿伤痊愈后家里买了四轮车,坐在车里体验到的自豪开始想象,使用 MER 音乐组合之巴赫的《羔羊将安然放牧》,选自康塔塔 208 号,进行积极资源的植入。患者想象到自己购买了四轮车,又可以工作、赚钱、养家,赚到钱以后可以盖房、供孩子读书。音乐换成比才的幕间曲,选自《卡门》治疗师引导患者在想象中成功地建立了属于自己的安全岛,一间房子,里面有着现代化的家具、电器,自己可以种花、养猪,颐养天年,在自己的房子里体验到安全、美好及舒适。这次治疗标志着患者具有了一定的情感稳定性,自我功能在不断恢复。

结束音乐想象后访谈的时候,患者说"胸闷的感觉好多了,以前胸口像压着一块巨大的石头,现在这石头小了,胸口也不那么闷了"、"吃饭也变得有味道了,体重由原来入院时的 120 斤增加到现在的 140 斤"。提示患者的抑郁情绪逐渐好转,并且躯体的不适也逐渐好转。

第九次治疗尝试对创伤事件进行处理,发现患者仍旧不能进入,即对于创伤事件采取回避态度。因此继续积极资源植入。访谈中得知由于患者的老实、厚道、有文化使其在村里威信很高。将其作为积极资源的内容,通过音乐想象,使用 MER 音乐组合之《高山》,患者看到了年轻时的自己,脸上洋溢着自信的笑容,在田间耕作,体验到"浑身有劲"、全身充满力量的高峰体验。

结束音乐想象后患者自述"胸口的石头变小了,好像一层薄膜一样,胃口也好了,可以吃很多东西了",在人际交往中也敢说话了,可以讲些笑话了。患者认为这是音乐治疗给他带来的改变。

由此可以看出患者的内心充满了力量,可以尝试着处理其近期的创伤。

第二阶段　创伤处理

步骤三:锁定目标处理创伤

本阶段集中针对患者的两个主要创伤事件进行工作。

创伤事件一　20 亩菜地全部被水淹没

因为损失了当年的全部收入,患者在生活事件量表的评分中对于这件事评定 12 分,提示该事件对患者造成严重的精神打击,况且这个事件发生在近期,所以聚焦于这个创伤事件的处理。

以下是 MER 技术处理过程。

① 最糟糕画面(Worst Picture,WP):看见菜地全都被水淹了。

② 消极认知(Negative Cognition,NC):我不能控制我的命运。

③ 积极认知(Positive Cognition,PC):我可以控制我的命运。

④ 认知有效性量表(Validity Of Cognition,VOC):1 分。

⑤ 主观不适感受度(Subjective Uncomfortable Degree,SUD):8 分。

⑥ 身体定位:胸口闷,头发紧。

⑦ 情绪:伤心、愤怒。

步骤四:脱敏和再加工

第一轮:治疗师引导患者带着"伤心、愤怒"的情绪,体验"胸口闷、头发紧"的身体感觉,回到最糟糕画面"看见菜地全都被水淹了",本案最开始选择的音乐是巴赫的《托卡塔》,选自 d 小调托卡塔与赋格,带有强烈的情感表达。弦乐的强音进入,预示着暴风雨欲来之前的黑暗和沉闷,患者看到"乌云翻滚",觉得"心里很乱",很快就引发了患者对于伤心、愤怒的宣泄,及原来胸闷、肚胀、背疼的躯体感觉。患者从想象中发现原来的"胸闷"是跟自己生气,一直酝酿着狂烈的暴怒、满心的忿恨,随着定音鼓和弦乐的交替应答,将情绪推向高潮,很多话没有办法对别人说,对别人有不满也不敢表达。"背疼"就好像有人拿一种带刺的木头棍子在打自己的后背,很难受,让人想自杀,恨自己看病看不好,实际上是一种愤怒。"肚胀"是一种伤心的表现,觉得自己一辈子来世上什么也没干成,就生病了,胃里面是满的,像长满了肉。

此时音乐换为巴赫的《来吧,甜美的死亡》表达伤心情绪。由大提琴奏响的主题,像强烈悲恸之后的喘息,无力的抽泣,伤心欲绝的心碎,音乐引导患者去体验自己伤心的感觉"好像离开家了,找不着家,在外面孤独、彷徨"。患者既往的情绪表达都是靠躯体来完成的,通过音乐想象的体验,逐渐学习用语言去描述自己的负性情绪。有了足够的体验以后,音乐的气氛稍微缓和一些,患者的想象也随之改变,看到自己年轻时"脑瓜清楚"的样子。

音乐换成肖邦的《第一钢琴协奏曲》第二乐章《浪漫曲》,情绪由忧伤过渡到明朗,患者表示心情逐渐变得平静,联想也变得较积极,看到自己的菜地长势很好的样子,"每棵白菜掂在手里都有十多斤"。

此时结束第一轮治疗,患者的 SUD 分打到了 6 分。

第二轮:治疗师引导患者带着"伤心、愤怒"的情绪,体验"胸口闷、头发紧"的身体感觉,仍然回到最糟糕画面"看见菜地全都被水淹了",选择了巴赫《帕萨卡利亚》,选自c 小调帕萨卡利亚与赋格,具有愤怒情绪,表达患者内心纠结的愤怒。整个曲子是一种焦虑、快速的节奏,充满了躁动不安。患者看到了自己的菜地,并且情绪是生气,"恨自己的命不好,觉得老天不公平",表达了这种对天的愤怒后,患者表示其中也有自己的人为原因,如果早些去把水口堵住,菜地就不至于被水淹,损失也不会那么惨重。

音乐换成格里格的《霍尔堡组曲》咏叹调:具有宗教气息的行板,具有悲伤情绪的弦乐诉说着悲伤的过往,透露出无限的哀伤和无奈,和患者的后悔、自责情绪相一致,患者后悔自己没有把事情处理好,因此出现抑郁情绪,不与人接触,产生自杀的想法。

音乐换成舒曼的《大提琴与钢琴奏鸣曲》慢板乐章,表达宁静、安祥的情绪,患者的情绪逐渐平静,想到自己平时在病房中和其他患者一起打牌的情景。患者看到自己是可以和他人开心地交流的,在一种温暖明亮的情绪中结束此轮的治疗。

患者的 SUD 分打到了 4 分。

简单讨论后,患者表示仍然还有"胸闷、肚胀"的感觉,但是想起这件事,好像"没那么生气了"。结束这一次的治疗。

在下一次的治疗中继续处理"菜地被淹"事件的影响,患者表示做完上次的治疗以后,睡眠比以前有进步了。

第三轮:治疗师引导患者带着"伤心、愤怒"的情绪,体验"胸口闷、头发紧"的身体感觉,仍然回到最糟糕画面"看到菜地全都被水淹了",选择巴赫的《来吧! 甜美的死亡!》,表达忧伤的情绪,患者从菜地被水淹掉怨天尤人,联想到如果自己能够及时处理也许不至于酿成如此恶果,出现了身体没劲,特别是腿部没有力量的感觉,治疗师引导患者去体验这种"腿部没有力量"的感觉。

音乐换成肖斯塔科维奇的《第二钢琴协奏曲》,具有沉重到明朗的情绪,患者渐渐感觉自己的身体有些力量,能干活了。

音乐换成巴赫《羔羊将安然放牧》选自康塔塔 208 号,具有轻松愉快情绪,患者的想象也变化了,仿佛看到另一个自己穿着"很干净的衣服",脸上带着笑容,轻快地走在田里,心情变得轻松。

此时结束这一轮的治疗,患者的SUD分打到3分。

第四轮:治疗师引导患者体验身体放松的感觉,仍然回到最糟糕画面"看到菜地全都被水淹了",选用戴留斯的《水彩画组曲》,音乐带有一定忧伤情绪,一看到最糟糕画面,患者的躯体感觉就出现了,但这次用语言描述的过程明显变得容易,很快他就可以用伤心、愤怒、生气等词表达自己的情绪。

在格里格的《摇篮曲》的推动下,患者的眼前出现了"春暖花开"的场景,"天气暖和了,该出去了",看到各种花草树木,全身都热起来了,觉得心情变得很好,可以去打工、种菜了,还种些白菜,虽然累,但体验到高兴的心情。

此时结束这一轮的治疗,患者的SUD分打到了1分。

第五轮:治疗师引导患者体验身体放松的感觉,仍然回到最糟糕画面"看到菜地全都被水淹了",选择舒曼的《大提琴与钢琴奏鸣曲》慢板乐章,宁静安详的音乐引导患者的想象从最糟糕画面来到了一条小河边,河水静静流淌,头上是蓝天白云,周围花树繁多,纯净的河水摸上去清凉透彻,让人心情舒畅。

音乐换成了比才的《幕间曲》,选自《卡门》,患者看到自己沐浴在温暖的阳光下,仿佛看到另一个全新的自己,恢复了以前的健康,脸上洋溢着自信的笑容,充满信心和力量开始新的生活。

结束第五轮治疗后,患者的SUD分打到0分。

第三阶段:积极资源植入

步骤五:高峰体验

在此阶段进行积极资源植入,目标是增强积极认知的力量替代消极认知。治疗师请患者闭上眼睛,仍然回到最糟糕画面"看见菜地被水淹了",但是想着积极认知"我可以控制我的命运",治疗师使用能够带来高峰体验的音乐《中国积极音乐》:芭蕾舞剧《鱼美人》音乐之《水草舞》、管弦乐曲《长江之歌》,患者看到眼前出现光明,想象到自己充满信心地考虑出院后的生活,体验到一种轻松、快乐的感觉。

VOC分打到了6分,步骤五完成。

步骤六:躯体扫描

治疗师引导患者想象回到最糟糕画面"看见菜地全都被水淹了",患者表示"原来的胸闷好像一块大石头压在胸口,现在石头已经没有了"。

步骤七:结束治疗并寻找下一工作目标

在"菜地全部被淹"事件创伤处理过程中,患者曾有过一种腿部无力的感觉,经过讨论,患者发现"这种腿部无力的感觉"与自己27岁时右腿被砸伤时的感觉一样,自从右腿被砸伤,患者就陷入抑郁的状态中,常常为自己年纪轻轻就失去健康、不能再养家糊口而郁郁寡欢。因此治疗师推测腿伤也许是患者的又一个创伤事件,且与生活事件量表的评定一致。

步骤八:再评估

经过上述治疗过程,患者体会到"这20来天心情可以,以前一句话不说,觉得见不得人,现在没有了这种感觉"。医护人员明显看到患者的改变:愿意与人交往,可以和其他患者打牌、聊天,说话面带笑容,偶尔会跟病友开玩笑。面色红润,食欲好、体重增加,可以帮助他人做事,抑郁情绪得到显著改善。家属也反应患者的状况比住院前好多了,可以看见患者的笑容,可以与之交谈了。

创伤事件二 腿伤

第一阶段 稳定化

患者 27 岁时因采石导致右腿粉碎性骨折,未能及时救治,卧床 2 年,生活不能自理,出现抑郁症状:情绪低落、自我评价低,活得没意思,并开始出现严重躯体不适,胸闷、背疼、肚胀等。腿伤事件是患者在一生当中遇到的最具毁灭性打击的事件,并且影响到了其生活的方方面面。患者表示自从腿伤后,自己变得不愿意和别人交往,人的脾气从原来的外向开朗变得谨小慎微,总觉得别人在议论自己"腿好不了了,成了废人了",变得怕事,不敢和人争执,自己的合法利益也不敢去要求。怨"自己命不好,活得不如别人"。当治疗师尝试请患者在治疗中面对腿伤事件进行创伤加工时,发现患者根本不能进入状态。因此仍需稳定化治疗。

在此阶段,由于治疗关系已经建立,患者可以谈到很多其过去生活经历中的积极资源,从中选择令其具有骄傲、自豪,可增加自信心的积极资源,强化积极资源带来的正面效应是此阶段的治疗目标。

患者在过去的生活中,学习成绩一直很好,特别是高中阶段考试成绩一直名列前茅。以"考试卷发下来了"作为积极资源的画面,选择巴赫《羔羊将安然放牧》,选自康塔塔 208 号,引导患者想象考试卷发下来以后的场景。整首曲子的基调保持在一种轻松、安逸、温暖的情绪中,仿佛安卧在春天的草地上享受着和煦春风和灿烂的阳光。患者看到了在课堂上老师表扬、同学羡慕,自己的神情充满自信。放学后,一路上飞快地骑着自行车,路两边开满了星星点点小黄花,仿佛也在替自己高兴。

音乐换成比才的《幕间曲》,选自《卡门》,长笛优美的音色在竖琴分解和弦的伴奏下显得格外的纯净和空灵,有一种梦幻的浪漫,旋律优雅而又富有诗意,患者想象自己将来要在三尺讲台上实现自己的理想,做一个人民教师,站在讲台上给同学们讲课。

音乐选用德沃夏克《D 大调捷克组曲》浪漫曲,患者感觉自己的身体非常有力量,以四肢感觉更为明显,治疗师引导其将这种感觉放大,由四肢扩散到全身,感觉到全身充满力量。并且暗示患者"这力量是你本来就具有的,他就好像你的一个老朋友,很久不见了。他又回来了"。

在治疗之后的讨论中,治疗师进一步强化患者的积极感受,并把其现在在病房里面的状态和最初接受治疗时的状态进行呈现,让其看到自己经过治疗获得的变化:以前"情绪不好,不聊天,不说话,反应慢"。现在:"敢说话了,不一样了"。感觉:"情绪可以了——心情好了,身上有劲了,有兴趣了,考虑以后出院干什么"。根据这个积极资源所带来的影响,治疗师推测患者具有了较强的心理稳定性,下次治疗中将尝试进行腿伤事件的 MER 处理。

第二阶段　创伤处理

以下是 MER 技术处理过程：

① WP：受了伤，我躺在炕上不能动。

② NC：我永远是个废人。

③ PC：我是能够健康的。

④ VOC：1 分。

⑤ SUD：10 分。

⑥ 身体定位：肚胀、背疼。

⑦ 情绪：伤心。

第一轮：治疗师引导患者带着伤心的情绪，仔细注意身体上"肚胀、背疼"的感觉，回到最糟糕画面"受了伤，我躺在炕上不能动"。选择的音乐是巴赫的《帕萨卡利亚》，选自 c 小调帕萨卡利亚与赋格，这首曲子在一种低沉压抑的基调下进行，音乐响起的时候，治疗师看到患者的表情变得痛苦，似乎在努力地控制自己的情绪，患者看到自己在家养病时躺在炕上，铺着被子，上面铺着海绵，屁股压得出血了，不能动弹，周围充斥着酒精、消毒水的味道。当弦乐和管乐共同演奏时，音乐的情绪从悲伤渐渐过渡到愤怒，患者开始表达恨自己"人家干活都没事，就你出事"，"不愿去想，想起就伤心"。

音乐换成巴赫的《来吧，甜美的死亡》，表达伤心的情绪，患者的泪水缓缓流下，像是在表达一种无力的抽泣，伤心欲绝的心碎。"看到我的儿子，那时他刚刚 3 岁，圆圆的脸上大大的眼睛"，当音乐气氛稍微缓和了一些的时候，治疗师推动患者的想象"儿子让你想到了什么？"患者说："我不想让他有个继父"。

音乐换成肖斯塔科维奇的《第二钢琴协奏曲》第二乐章，低沉的前奏部分为患者引入了一个思索的空间，患者在谈到自己"终日里在炕上躺着，担心失去妻子和孩子，最重要的是孩子，妻子可以再找一个，但是换了谁也不再是孩子的亲生父亲"，这种爱一定大打折扣。明朗的钢琴的进入为患者提供了一个思路"我应该快点好起来"。

此时结束这一轮的治疗，患者的 SUD 分打到了 6 分。

治疗师与患者讨论为什么分数一下降了 4 分，患者表示自己终日担心的就是如果自己腿伤好不了，妻子和孩子会离开自己，特别不能忍受的就是孩子会有一个继父，这个想法在心里折磨自己很多年，今天能说出来，让自己的心顿时觉得轻松了。

第二轮：治疗师引导患者带着伤心的情绪，仔细注意身体上"肚胀、背疼"的感觉仍然回到最糟糕画面"受了伤，我躺在炕上不能动"。用巴赫的《来吧，甜美的死亡》表达悲伤的情绪，患者说自己"一辈子都不行，净出事，全是大事，腿断，水淹菜，电击手"。治疗师推动一下患者的情绪"心里什么感觉？"患者的一贯模式躯体化的一些东西就出来了——"背疼、胸闷、头发紧"。治疗师引导患者仔细描述各种躯体不适的感受，背疼好像拿带刺的木头打在身上，不出汗时发木，出汗时像针扎的疼，而且是好多针同时在扎。请其体验这种针扎的感觉，患者体验到其实是一种伤心。

音乐继续进行到维瓦尔第的《a 小调小提琴协奏曲》广板，治疗师引导患者在忧伤的音乐中继续体验其胸闷的感觉。小提琴如泣如诉的哭泣陪伴着患者，他说"胸闷好像长着东西,憋着一股气,生气,这不好,那不对,根本不敢表达自己的一些情绪,要表达了,妻子会骂的。我躺在炕上,她在地下忙着干活,你要说些什么话,她根本就不理解。如果我妈妈还活着,她一定可以听我跟她讲讲我的心里话"。

音乐换成贝多芬的《小提琴协奏曲》第二乐章小广板,欲言又止的引子预示着整首曲子想要诉说些什么。小提琴有些无奈、忧郁、无力,不连贯的诉说在管乐的回应下,很像受到委屈的孩子在妈妈的怀里断续地呜咽着所受的委屈。"妈妈一直很爱我,我生病的时候,妈妈每天都来看我,能跟妈妈在一起说说话",音乐像妈妈的耐心聆听和安抚,让患者的抱怨得以释放。

此时结束这一轮的治疗,患者的 SUD 分打到了 4 分。

第三轮:治疗师引导患者带着伤心的情绪,仔细体验身体上"肚胀、背疼"的感觉,仍然回到最糟糕画面"受了伤,我躺在炕上不能动"。使用的音乐是格里格的《霍尔堡组曲》——咏叹调:具有宗教气息的行板,带着悲伤的情绪,仿佛弦乐高声部和低声部进行着对话,一方诉说着悲伤的过往,透露出无限的哀伤和无奈,"想着自己成废人了,孩子女人都养活不了,父母不能照顾了",治疗师在聆听他的故事,表达着深刻的共情,"哦,不能照顾父母了",情绪在一应一答中迅速升温;患者的情绪明显易于表达"我躺在那,药也没吃,3 个月睡不好觉,只感觉到疼",治疗师问:"是什么地方感觉到疼?"音乐情绪出现缓和趋势的时候患者答:"心疼,疼得受不了。"治疗师引导患者仔细描述一下这种疼好像什么,患者体会像"针扎一样"。

音乐换成戴留斯的《水彩画组曲》,小提琴带来的忧伤情绪,让患者感觉这种疼好像有什么东西在咬自己的心。在患者有了足够的体验以后,他长长地出了一口气,说"好像有点热"。

音乐换成舒曼的《大提琴与钢琴奏鸣曲》慢板乐章,大提琴用优美的音色和旋律与钢琴柔和的伴奏交织在一起,构成一个宁静、安全的港湾;患者"感觉心好像高兴了",中段速度的变化(稍快)像猛触心弦的温柔的双手,平复着伤痕;很快,又回到原速,和声和旋律越来越明朗;钢琴更加的坚定,患者表示现在心里不憋得慌,"现在什么都不怕,以前有人瞪也害怕,现在我不欺负人,人也别欺负我,胆大了,敢聊天,想干活"。

此时结束这一轮的治疗,患者的 SUD 分打到了 2 分。

在这时结束本次的治疗,患者带着"心里不憋闷,很痛快的感觉"离开治疗室。

第四轮:治疗师引导患者体验身体放松的感觉,然后回到最糟糕画面"受了伤,我躺在炕上不能动"。使用巴赫的《我主耶稣》,音乐在悲伤的情绪中娓娓道来,患者说看到自己在夜里哭,掉眼泪,"孩子才 3 岁,我怕腿好不了,怕妻离子散,怕活不下去"。治疗师问"当你这样想的时候心里面是什么样的感觉?"患者说:"觉得活着真难,好像面临着大祸,像天塌下来了"。治疗师问:"天塌下来什么样?"患者答:"黑暗了,这 20 多年活得真艰难。"治疗师:"想起这么艰难时,你的心情是什么样的?"患者:"伤心,看到儿子的小圆脸,要是找了一个继父,肯定不如我对他好,只有我才能把所有的积蓄都留给他。"

音乐换成肖邦的《第一钢琴协奏曲》第二乐章浪漫曲,音乐引发患者想到"我好像站起来了"。治疗师:"重新站起来的感觉怎么样?"患者说:"我好像又能走了,抱着孩子心里特别高兴。"

　　音乐换成巴赫的《羔羊将安然放牧》选自康塔塔208号,木管在高音区用轻快的节奏,奏出简单干净的主题,接着温柔的弦乐与之辉映。整首曲子的基调保持在一种轻松、安逸、温暖的情绪中,仿佛安卧在春天的草地上享受着和煦春风和灿烂的阳光。治疗师问:"在你心里特别高兴时,身体上有什么感觉吗?"患者:"全身充满了力量。"

　　此时结束这一轮的治疗,患者的SUD分打到了0分。

　　第三阶段　积极资源植入

　　治疗师引导患者想着积极认知"我是能够健康的",仍然回到最糟糕画面"受了伤,我躺在炕上不能动",进行积极资源植入。所用的MER音乐《中国积极音乐》的芭蕾舞剧《鱼美人》的音乐《水草舞》,患者想到自己的孩子刚刚生的时候,钢琴的和三角铁的相互呼应,仿佛在告诉爸爸"我来了"。那时候从心里感到一种高兴、开心,高兴地不知道咋回事。请其看看孩子刚出生的时候的样子,患者:"他很白,有点瘦,但抱在怀里软软的。"问其此时的感受,患者答:"做了爸爸,心里特别骄傲",音乐换成管弦乐曲《运河之歌》,大海的波浪声仿佛滋养着人的心灵。患者的想象随之发展:"我要好好待他,一心一意给他挣钱,供他念书,娶媳妇。"治疗师问:"当你这样想的时候心里的感觉?"患者:"说不出来的高兴。"音乐换成管弦乐曲《长江之歌》,患者感到身体充满力量,特别是自己的四肢。

　　结束治疗,VOC打到了6分。

　　躯体扫描:治疗师引导患者想象回到最糟糕画面"受了伤,我躺在炕上不能动",仔细询问患者现在还有没有身体上不舒服的感觉,患者仔细地感受一下,说:"没有了。"

　　与患者交谈中评定,没有其他需要MER处理的工作目标,结束治疗。

　　对于腿伤事件的处理,用了一次稳定化治疗、两次创伤处理、五轮治疗,患者目前的情绪稳定,躯体不适明显改善。请临床医生对患者的抑郁症状进行再次评定,HAMD-17得分为4分(HAMD-17总分低于7分,说明没有抑郁症状);SDS的评分为32分(SDS总分低于53分,说明没有抑郁症状)。与治疗前的量表分相比较,患者的抑郁症状得到了显著改善(表1),反映了MER治疗对于改善个案一的抑郁症状起到了重要作用。

表1　个案一接受音乐治疗前后 HAMD、SDS 评分对照

	治疗前	治疗后	差　异
HAMD	19	4	15
SDS	65	32	33

　　2) 个案二

　　一般资料:个案二,男性,37岁,汉族,大学本科,生意人,已婚,育有一子。

　　现病史:1年前,患者拉朋友一起做生意,由于操作上面的违规,导致赔偿经济损失100万元,3个月前,朋友自杀身亡,从见到朋友写给自己的遗书那一刻起,患者就感觉头

晕目眩、脑子发木,后来发生的事都感到恍惚。因此患者自责,认为是自己害死了自己的朋友,而情绪低落,觉得活着没意思。2008 年 12 月第一次入精神疾病专科医院治疗。

入院诊断:根据 ICD-10 诊断为"重度抑郁发作,不伴精神病症状"。

药物治疗史:怡诺思 225mg/日。

个人史:患者父母健在,均为普通工人,有 4 个姐姐,家人对患者极其疼爱,以至于患者生活、工作中很多事都要依赖姐姐。

入院印象:患者情绪低落,姿势长时间保持不动,活动减少,面容缺少变化。悲观、失望,对生活无信心。话少,一问一答,语言低沉。

评估:由临床医生评定该患者 HAMD-17 的抑郁分数为 24 分(总分大于 17 分,提示患者具有严重的抑郁症状)。

请患者对于自己的抑郁症状进行自评,SDS 得分为 62 分(总分大于 53 分,提示患者具有抑郁症状)。

LES 得分为 26 分(总分大于 20 分,提示过去经历的生活事件对患者情绪造成了影响)。

根据上述量表的得分,可确定该个案目前存在严重抑郁症状,且抑郁情绪与过去的生活事件有关。

治疗过程

本个案治疗设置:每周 2 次,每次 2 小时,共 4 次治疗。经过 2 次稳定化处理:其中一次积极资源植入、一次安全岛;2 次 MER 治疗,通过 4 轮脱敏再加工,患者的 SUD 从 8 分降到 0 分,说明"朋友自杀"事件带给患者的主观不适感基本消除,事件带给个案的心理情绪困扰基本解决。VOC 从 1 分打到 6 分,说明患者对于积极认知"我能从这件事学习做人的道理"的确信程度显著提高。

第一阶段　建立关系与稳定化

积极资源　治疗师引导患者进行音乐放松,利用"发光的球体"引导患者进入放松状态,体验身体各个部位的发热、放松的感觉。使用 MER 音乐组合之《小溪》,治疗师引导患者在平和优美的音乐中进行积极想象,想象"你来到了一个自己喜欢的地方"。患者联想到在清澈见底的小溪里有很多游动的鱼,或是红色的、或是黑色的,它们成群结队在小溪里玩耍,患者自己坐在小溪边看着小鱼在游动,聆听小鸟的鸣叫,看到松鼠、小兔子在溪边的岩石上嬉闹,感受着"生活的美好,大自然的美丽",看到这美丽的景色,患者体验到心情兴奋,暖洋洋的太阳照在全身,像亲爱的母亲在抚摸着自己的脸庞,柔柔的、暖暖的,充满了温馨。

安全岛　使用 MER 音乐组合之《草原》,患者成功构建了一个属于自己的家:一个巧克力色的、长方形的房子,前面有一片开满了五颜六色花朵的大花园,房子有一个很大的窗户,采光非常好,明媚的阳光照到房间里,照到患者的身上,心里感觉愉快、平静,身体上感觉四肢放松,患者坐在房间中央,面朝窗户,一边听音乐,一边欣赏外面的景色。蓝蓝的天空上有成群的鸽子在飞翔,看到它们感觉到"海阔凭鱼跃、天高任鸟飞"的自在和无忧无虑。这个地方让患者感到非常安全、无拘无束。

在构建阶段患者表示希望添置些现代化的东西让这所房子变得更加安全、美好，如电脑、厨房的灶具、餐具、锅碗瓢盆等家庭必备的生活用品。在客厅中摆上一款皮质的连体沙发，表面看上去古色古香，摸起来比较粗糙，但人坐在上面很舒适。可以坐在沙发上闭着眼睛，听流行音乐，在这环境中心旷神怡。

根据该患者的想象阶段评估，该患者具有较高的情感稳定性，因其能够在音乐中想象一个美好、安全的地方，表示他的自我足够强大、情绪比较稳定，足以面对自己的负性生活事件。因此，治疗将进入下一阶段。

第二阶段　创伤处理

进入创伤处理阶段后，将目标锁定在患者和朋友一起做非法生意，事发后，朋友自杀。因为患者表示自从出现这个事以后，其大脑处于麻木状态，不能思考，不能交流，情绪一落千丈，乃至住院治疗。

以下是 MER 技术处理过程：

① WP：看到他留给我的遗书。

② NC：是我害死了他。

③ PC：我能从这件事学习做人的道理。

④ VOC：1 分。

⑤ SUD：8 分。

⑥ 身体感觉：全身紧张。

⑦ 情绪：痛苦、伤心。

第一轮：治疗师引导患者带着"痛苦、伤心"的情绪，体验"全身紧张"的感觉，回到最糟糕画面"看到他留给我的遗书"，所用音乐为巴赫的《来吧，甜美的死亡》，由大提琴奏响主题，像强烈悲恸之后的喘息，患者出现了天旋地转般的眩晕，觉得朋友离开了自己，无力的抽泣，伤心欲绝的心碎。感觉自己像离开马群的马，没有方向，没有安全感，万分孤独。这种感觉引发了患者强烈的自责，"如果当初我没有拉着他做生意，他也不会死，我也不会住院"。

当音乐由忧伤转变为晴朗的肖邦的《第一钢琴协奏曲》第二乐章浪漫曲，钢琴进入后，音乐变得明亮，将患者的想象带到朋友的面前，看见他高高的个子，短头发，浓眉大眼，穿着一件深色的夹克，黑色的牛仔裤，告诉患者"不要因为我的自杀，给你造成特别大的负担，我自杀还有我个人的原因，不单独这一件事。我会时刻祝福你，把这件事彻底地解决"。患者听后，心里非常高兴。"因为工作中，我们关系很近，交往时间长，可以说无话不谈，我从来不会感到他会害我，或提防他做某些其他的事情，听他这么一说，我心情非常好"。

音乐换成舒曼的《大提琴与钢琴奏鸣曲》慢板乐章，大提琴的音色平复患者的伤痕，患者的想象也变得积极，和朋友在有着温暖阳光的地方谈天说地。

此时结束这一轮的治疗，患者的 SUD 分打到了 5 分。

第二轮：治疗师引导患者带着"痛苦、伤心"的情绪，体验"全身紧张"的感觉，仍然回到最糟糕画面"看到他留给我的遗书"，使用音乐为贝多芬的《小提琴协奏曲》第二乐章小广板,患者看到信上写着"当你看到这封信的时候,我已离开人世,希望你不要责怪我"。小提琴无奈地诉说,将患者的不满娓娓道来,"因为他其实没有能力帮助我,我非常生气,没有想到一个跟我共事多年的好朋友在最关键的时候离我而去,把我一个人扔在水深火热之中。给我留下一个那么大的漏洞,让我一个人去承担。我对他的自杀没有一丝怜悯,也没有一丝怀念之心"。"大脑当时'嗡'的一下,麻木了,周围的景物天旋地转的感觉。思想非常复杂、气愤。没想到却离我而去,不知不觉离开了我,无法弥补,我既伤心又痛恨,心情无比复杂,恨不得马上逃离这个世界,把自己的心情好好净化一下,能够重新开始新的生活,那是最好的。"

音乐换成格里格的《摇篮曲》,将患者带入一个新的场景,患者在给朋友打扫墓碑。告诉朋友那件事已经解决了,他的心情前所未有的轻松。

此时结束这一轮的治疗,患者的 SUD 分打到了 3 分。

第三轮:治疗师引导患者体验放松后,仍然回到最糟糕画面"看到他留给我的遗书",使用音乐为肖斯塔科维奇的《第二钢琴协奏曲》第二乐章,音乐刚开始部分略显低沉,患者看到朋友坐在电脑前,"我主动走上前,轻轻跟他打招呼,告诉他'你去世后我和我姐姐努力把后面没有办完的事处理好了',这件事已经彻底解决了,叫他可以在另一个世界安息了"。

当音乐换到舒曼的《大提琴与钢琴奏鸣曲》慢板乐章后,患者看到朋友笑了,"他告诉我他已经心满意足"。

音乐换到比才的幕间曲,选自《卡门》,患者看到朋友的世界晴空万里,朋友在那里精神饱满,对于患者说的话不断点头,患者相信朋友会在另一个世界保佑自己的全家幸福平安,自己也会在这个世界每逢过年过节给他多烧几柱香。

此时结束这一轮的治疗,患者的 SUD 分打到了 1 分。

第四轮:治疗师引导患者体验放松后,仍然回到最糟糕画面"看到他留给我的遗书",使用德沃夏克的《D 大调捷克组曲》浪漫曲,在抒情、轻快地氛围中患者看到"朋友坐在电脑前,他看见我,向我微笑。我告诉他这件事通过我的努力终于彻底完成了,让他放心。他轻轻拍了拍我的肩膀"。他对我说"我相信你,你肯定会把事情办的非常完美的,即使我不在,你也会做得非常好。你不用跟我说这件事如何如何,我离开人世是因为我忍受不住工作和其他事的压力,我相信你会把事情办好的"。

音乐换成戴留斯的《卡林达》,带着轻松快乐的情绪,患者看到朋友向自己挥挥手,"握握我的手,祝福我的事业取得进步,然后越走越远"。完成了这个告别,对于患者的内疚心理起到了积极作用。

此时结束这一轮的治疗,患者的 SUD 分打到了 0 分。

第三阶段　积极资源植入

治疗师请患者想着积极认知"我能从这件事学习做人的道理",仍然回到最糟糕面"看到他留给我的遗书",使用中国积极音乐——芭蕾舞剧《鱼美人》之《水草舞》,患者看到自己站在朋友的墓前,细心地帮他打扫着墓碑上的灰尘,墓碑格外突出,有一人多高,上面刻着朋友之墓,"看到他的名字,我的心里异常激动。我告诉他'你是我一生一世的好朋友,我要为你彻底打扫墓碑,保护墓碑的整齐、干净。我不希望墓碑上有一丝一毫的污渍,使你的墓碑永远常青。'"

音乐换成瓦格纳的歌剧《罗恩格林》第一幕《前奏曲》,乐曲本身具有圣洁、空灵的情绪,刚好与患者此时的心态吻合,朋友是圣洁的,与朋友的友谊是圣洁的,"清扫完之后,我在他的墓碑旁种了一棵松树,四季常青,代表我永远陪伴着他,直到永远"。

VOC 分打到了 6 分。

再次扫描躯体感受,患者表示没有"全身紧张"的感觉了。

再评估:请临床医生对于患者的抑郁情绪进行评定:音乐治疗后的 HAMD 得分为 3 分(总分小于 7 分,提示患者没有抑郁症状)。SDS 得分为 28 分(总分小于 53 分,提示患者没有抑郁症状)(表2)。

表 2 个案二接受音乐治疗前后 HAMD、SDS 评分对照

	治疗前	治疗后	差 异
HAMD	24	3	21
SDS	62	28	34

3) 个案三

一般资料:个案三,男性,37 岁,设计师。

现病史:2007 年年底患者出现情绪低落,怀疑自己总是有多种疾病,去医院检查证实健康后,当天焦虑可缓解,但次日仍觉得自己有病。三天两头去医院检查身体。2008 年 6 月于当地诊断"高血压"后,更确信自己的病没治了。为此焦虑、害怕、悲观厌世,活着没意思。疑心被害、被跟踪、被监视。2008 年 10 月第一次入精神疾病专科医院治疗。

既往史:患者自幼生长于农村,是家中长子,有两个妹妹。父亲是县公安局副局长,母亲在家中务农。因其小时候身体较瘦弱,家人总是担心其生病,对于患者的身体状况高度关注。14 岁时因肺结核住院治疗时见到隔壁病房有个 30 多岁的女同志,因心脏病突发去世,见到其爱人在病房外痛哭,产生心慌,当时做心电图,结果"非正常心电图"。从此,患者认为人只要得了心脏病,必死无疑。具体治疗不详。2008 年 6 月,诊断"高血压"。

入院诊断:根据 ICD-10,诊断为"重度抑郁发作,伴精神病性症状"。

药物治疗史:来士普 20 毫克/日,思瑞康 200 毫克/日。

个人史:患者自小学习成绩好,以全校第一名的成绩通过高考,是同龄人中的佼佼者。爱好广泛,喜欢摄影,曾出版摄影作品。爱运动,喜欢乒乓球、篮球。爱好音乐,声乐,尤其是民乐,会拉二胡。

入院印象:患者外表看起来文静,清瘦,典型的知识分子形象。

评估:由临床医生对患者的抑郁症状进行评定,HAMD-17 的评分为 31 分(总分大于 24 分,提示患者存在严重的抑郁症状)。

由患者进行自评,SDS 的评分为 65 分(总分大于 53 分,提示其存在抑郁症状)。

LES 的评分为 40 分(总分大于 20 分,提示该患者生活中存在的事件严重影响了患者的情绪)。

根据上述评分,可推测该个案目前存在严重抑郁症状,且抑郁情绪与生活中的事件有关。

治疗过程

本案例经过一次安全岛处理、2 次 MER 治疗。患者的 SUD 分数从 7 分下降到 0 分,说明患者对于"担心自己得心脏病"的负性事件的主观不适感基本消除。VOC 分数从 3 分提高到 6 分,说明患者对于积极认知"我能够获得健康"的确信程度显著提高。

第一阶段　稳定化阶段

治疗师使用 MER 音乐组合之《小溪》,帮助患者建构安全岛。患者听到音乐的鸟叫声、流水声,想象到在长满了小草的山坡上,潺潺的流水从左边流过,清清的溪水摸起来很温暖,他躺在山坡上,尽情享受阳光、流水声、草地、享受蓝天、白云,远处传来的美妙音乐。阳光照在身上,暖洋洋的,渗透全身。在建构阶段,患者想象有个坡顶的小木房子,在低篱笆围起来的院子里种了各色玫瑰花。房间里面能遮风避雨,没有更多的摆设。有几把藤编的椅子,可以躺在上面休息。壁炉里面的炉火冒出哗哗剥剥的声音,感到温暖、惬意,在小方桌上放些食物和水,让人感到安全、舒适和美好。通过想象,患者建立了安全感、稳定的心理结构以及自我强大的力量。据此,进入下一阶段的处理。

第二阶段　创伤处理

确定患者的负性事件:14 岁时,患者生病住在结核病医院,隔壁病房的一位 30 多岁的妇女因心脏病突然去世,引起患者的恐慌,心脏觉得不舒服,立刻做了心电图,报告为"非正常心电图",自此总担心自己得心脏病,导致多年来面临医学检查时总是心慌、紧张,手心出汗,担心得病。

以下是 MER 技术处理过程。

① WP:那个女人被推走了。

② NC:我也会死于心脏病。

③ PC:我能够获得健康。

④ VOC:3 分。

⑤ SUD:7 分。

⑥ 身体感觉:发热、出汗。

⑦ 情绪:紧张、恐惧。

第一轮:治疗师引导患者带着"紧张、恐惧"的情绪,体验身体"发热、出汗"的感觉,回到最糟糕画面"那个女人被推走了",选用巴赫的《帕萨卡利亚》,选自 c 小调帕萨卡利亚与赋格,音乐带有紧张、焦虑的情绪,快速的节奏让患者感到了紧张,觉得"心咚咚地跳"。患者想到"有一天,我会突然死去。我死后,看到家人在痛苦的哭泣"。

此时音乐换成巴赫的《来吧,甜美的死亡》,带着悲伤的情绪,患者看到了母亲在难过地哭泣,爱人一个人带着孩子,孩子上大学了,但是他没有父爱。儿子在大学校园里看起来很孤单的样子。患者看到"阳光透过斑驳的树影照下来,我已经死了,在校园的操场上,看着他们,心里觉得揪心、凄凉"。

将音乐换成肖邦的《第一钢琴协奏曲》第二乐章浪漫曲,音乐从忧伤到明朗,患者的情绪也渐渐从悲伤转为平静,患者"劝儿子高兴一点,心情好一点,儿子说我会快乐地生活的。听他这样说,我的心情变得很高兴"。

结束这一轮的治疗,SUD分打到5分。

第二轮:治疗师引导患者带着"紧张、恐惧"的情绪,体验身体"发热、出汗"的感觉,仍然回到最糟糕画面"那个女人被推走了",选用的音乐是格里格的《霍尔堡组曲》——咏叹调,具有宗教气息的行板,弦乐的两个声部在对话,表达各自的幽怨,患者看到这个画面后感到情绪波动,有一点紧张,身体上感觉到心慌,但并不是害怕。只是对事件有点情绪波动。心嘭嘭地跳,请患者仔细体会这种感觉。过了一会,患者心情平静下来。

音乐换成肖邦的《第一钢琴协奏曲》第二乐章浪漫曲,患者看见自己十四五岁的样子,穿着蓝色衣服,站在病房前,看着眼前发生的一切,看着那个男人守候着他死去的妻子,他刚才在哭,现在在那坐着。当询问他的感觉时,患者感到并不是特别在意。

结束这一轮治疗,SUD打到3分。患者情绪相对稳定,结束本次治疗。

第三轮:治疗师引导患者体验放松的感觉,仍然回到最糟糕画面"那个女人被推走了",所用音乐为舒曼的《大提琴与钢琴奏鸣曲》慢板乐章,"经过医院的检查后,得出'非正常心电图'的诊断,因为我心慌,它自然是非正常的。后来学校的体检也是紧张造成的,其实自己并没问题。由于我的心理不健康,情绪紧张,会对身体造成伤害,我慢慢恢复,经过治疗达到健康的心态,回去和家人在一起快乐地生活。即使碰到一些什么不好的事情,那也是每个人的人生都可能遇到的,并没有什么。关键是保持良好的心态。尽管有个良好的心态不是一天两天的事情,经过自己的努力,朋友的帮助,相信会好的。我也能看到周围心态好的人,他们经历的事情都很大,他们仍然快乐地生活。我要向他们学习。即使我现在还心慌、血压高,都无所谓,我不怕。不用刻意着急,慌就慌,高就高"。

音乐换成巴赫的《羔羊将安然放牧》,选自康塔塔208号,全曲轻松、温暖,患者的眼前出现了一幅快乐的画面。一家人其乐融融,非常幸福地生活着。患者想象到自己和爱人走向老年,生活得很快乐。每天出去锻炼、聊天,儿子在外地工作,时常会回来。大家在一起,感觉很幸福(他流泪了,他跟我解释不是伤心的泪水)。

结束本轮治疗,患者的SUD分打到了2分。

第四轮:治疗师引导患者体验放松的感觉,仍然回到最糟糕画面"那个女人被推走了",使用比才的《幕间曲》,选自《卡门》,音乐带有明朗优美的情绪,患者看到自己穿着白色的上衣,运动夹克,蓝裤子,运动鞋,很快乐、很精神的样子,在洒满阳光的院子里养花。阳光照在身上非常温暖。

音乐换成戴留斯的《卡林达》,在轻松快乐的氛围中,患者看到自己躺在山坡上,享受着阳光。阳光洒在温暖的草地上,草地上有一条小溪。自己看起来十八九岁的样子。心理上很放松,身体上也很放松。享受这美好的生活,好像自己是一个快乐、自由、无拘无束、健康的人。

结束本轮治疗,患者的 SUD 分打到了 0 分。

第三阶段　积极资源植入

治疗师引导患者想着积极认知"我是能够获得健康的",再次回到那个最糟糕的画面"那个女人被推走了"。使用音乐为施特劳斯的《死亡与升华》,带着从安宁到辉煌的情绪,患者看到了自己躺在山坡上晒太阳。想到了很多残疾人地震过后,失去亲人。张海迪,身残志坚,坚强地生活,"我比他们幸运得多,而且周围有很多身体有病的人。他们都没有当一回事。没有太在意,这时我的心情有些放松。身体上也感觉到比刚才轻松了。过一天快乐是一天,不快乐也是一天,为什么不快乐呢? 乐观轻松,想事物的时候从好的一面去思考"。

VOC:6 分

再评估:结束治疗后 HAMD-17 评分为 3 分,SDS 评分为 35 分。均提示患者当前没有抑郁症状(表3)。

表3　个案三接受音乐治疗前后 HAMD、SDS 评分对照

	治疗前	治疗后	差　异
HAMD	31	3	28
SDS	65	35	30

综上所述,经过 MER 技术处理了患者的创伤事件后,3 例个案的抑郁情绪有了明显改善(图1、图2)。其中个案二和个案三在结束音乐治疗以后,很快就出院回归社会,经随访证实两位患者至今情绪稳定,工作、生活各方面均无异常。个案一也即将出院。因此,在本研究的 3 例个案中观察到 MER 技术用于创伤事件引发的抑郁症的治疗取得了一定效果。至于用此方法处理了患者的创伤事件是否能有效防止复发尚有待于我们进一步研究。

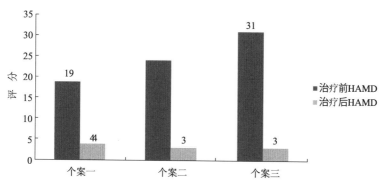

图1　个案接受 MER 治疗前、后 HAMD 评分对照

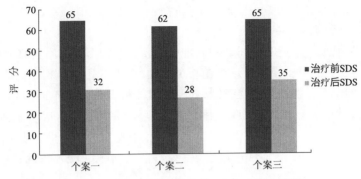

图 4 个案接受 MER 治疗前、后 SDS 评分对照

二、讨　论

抑郁症是心理卫生工作者经常遇到的一种最常见的疾病。其高发病率,高致死率,以及治疗上的困难,给临床精神科治疗带来巨大挑战。重度抑郁症住院患者具有更高自杀倾向、更重的功能缺损。越来越多的研究表明抑郁症的发病与应激性生活事件的关系明显,有文献报道抑郁症发病前 92% 有负性生活事件的刺激,粗略估算发现与抑郁症呈因果关系的负性生活事件约占 75%(Morse,2005)。受到损失的生活事件占 31%,不愉快的生活事件占 58%,而应激性生活事件往往与患者过去生活中经历的心理创伤有密切关系(沈渔邨,2006)。创伤不但给患者本人带来了持久的痛苦,而且给国家和社会造成越来越多的负担。

传统的抑郁症治疗方式并未突出对创伤的治疗。目前音乐同步再加工(MER)技术是针对创伤治疗而发明的方法,能更好地从寻找患者积极资源入手,快速有效地与患者建立治疗关系,增强患者的自信和自尊,提高其面对创伤事件的应对能力。其中安全岛的构建帮助患者在内心找到一个充满安全、舒适美好的地方,可以增强患者的自我功能。在创伤的处理阶段治疗师选择与患者情绪“同步”的音乐,推动患者的意象随着音乐情绪不断变化,对创伤事件进行“脱敏再加工”,打通患者因创伤而固化的感觉通道,有利于患者在回顾创伤事件的时候进行完整的信息加工。本研究首次尝试在抑郁症的领域应用 MER 技术,探索 MER 技术对于抑郁症的治疗效果。

本研究选取了 3 个案例,均符合《国际疾病分类》(ICD-10)关于抑郁症的诊断标准,并且都由于各自不同的创伤事件而发病。个案一诊断为“复发性抑郁障碍”,因“20亩菜地全部被淹”、“腿伤”2 个创伤事件而发病。“20 亩菜地全部被淹”事件是患者本次抑郁发作的直接原因,“腿伤”事件是患者早年抑郁发作的根本原因。该案例呈现病程长、负面影响大的特点,因此创伤处理的过程相对复杂,经过 6 个积极资源的植入,1次安全岛的建构,方可进入创伤处理阶段。处理了这两个创伤事件后,患者的抑郁情绪明显改善。个案二诊断为“重度抑郁发作,不伴精神病性症状”,因好友自杀,且自杀原因与自己的错误有关而发病。该案例病程短,发病原因直接,创伤处理的过程相对简单。个案三诊断为"重度抑郁发作,伴精神病性症状",因少年时目睹他人因心脏病发作去世而在自己心目中留下阴影,担心自己躯体状况而发病。该案例虽然病程长,但仅限于影响到患者的躯体状况,并未影响其生活的全部,因此创伤处理比较直接。

经过对于上述 3 个案例的 MER 治疗,结果发现在稳定化阶段,如果患者本身有着充足的积极资源,往往可以很快就建立安全感,从而进入创伤事件的脱敏和再加工阶段。如本研究介绍的个案二和个案三,他们在初期的稳定化阶段即表现出想象丰富、资源充足等特点,很容易和治疗师建立关系,建立稳定的内在安全感,可以帮助患者充满信心地面对创伤。而个案一由于创伤事件发生的时间长,造成的负面影响大而导致患者很难建立稳定的内在安全感,从而很难进入创伤治疗阶段。因此需要在稳定化阶段多做一些工作,以稳定患者的情绪。

研究发现抑郁症患者在治疗初期往往表现出难以进入创伤治疗,因为其受到抑郁症状的控制,表现出"自我评价低",对自己过去的生活经历持否定态度,很难引导其寻找积极资源。这时,治疗师可以与患者讨论其将来出院后的打算,寻找未来的积极资源,当患者能够表述自己对未来的希望,再与患者讨论他的哪些品质、特点能够帮助他实现自己的愿望,逐渐过渡到过去的积极资源。能够找到自己过去的积极资源往往标志着患者对于自己的自我评价在变化,抑郁情绪会随之改善,如本研究的个案一。

研究发现如何在适当的时候与患者讨论创伤是治疗过程中的关键。如果患者不能面对创伤事件,要回到稳定化阶段,避免过早地暴露于创伤下,从而造成对患者的二次创伤。如个案一在处理创伤事件时,两次都遇到了不能进入创伤画面的情况,回到稳定化阶段继续寻找积极资源,稳定患者的情绪,从而让患者感受到治疗师是可以接受其负性情绪的,有利于治疗关系的巩固,待患者情绪及身体上都准备好了,就可以进入创伤处理过程。

研究发现对于躯体症状较多的患者,引导其在音乐想象中描述自己的躯体症状,用象征性的手法,"好像……",再请患者用情绪去表达自己的"好像……",渐渐地患者可以学会用语言表达情绪,而不是用自己的躯体去表达,如本研究的个案一和个案三。

本研究首次将 MER 技术用于住院的抑郁症患者,在研究的 3 例个案报告中,处理了 4 个创伤事件,患者对于创伤性事件的主观不适感受发生了变化,对于创伤性事件的体验也发生了变化。并且本研究采用了客观的评分标准,临床精神科医生使用《汉密尔顿抑郁量表》(HAMD-17),HAMD-17 的划界分分别为 24 分、17 分、7 分,总分超过 24 分,可能为严重抑郁;超过 17 分,可能为轻或中度的抑郁;如小于 7 分,则没有抑郁症状。因此 3 例个案在 MER 治疗的前后 HAMD 评分具有意义。患者本人使用《抑郁自评量表》(SDS)分别评定其抑郁症状在接受音乐治疗的前后变化,使研究结果更具说服力。SDS 的划界分分值为 53 分,3 例个案的 SDS 分数具有临床意义。

个案一接受 MER 治疗前后的 HAMD-17 评分分别为 19 分和 4 分,下降 15 分;个案二接受 MER 治疗前后的 HAMD-17 评分分别为 24 分和 3 分,下降 21 分;个案三接受 MER 治疗前后的 HAMD-17 评分分别为 31 分和 3 分,下降 28 分。

个案一接受 MER 治疗前后的 SDS 评分分别为 65 分和 32 分,下降 33 分;个案二接受 MER 治疗前后的 SDS 评分分别为 62 分和 28 分,下降 34 分;个案三接受 MER 治疗前后的 SDS 评分分别为 65 分和 35 分,下降 30 分。

因此研究证实 MER 技术不但可以处理患者的创伤性事件,而且对于改善患者的抑郁情绪具有一定作用,再次验证了 MER 技术的有效性和可操作性。但由于本研究仅限于个案研究,在选择案例及创伤性事件时都有一定局限,在抑郁症患者中更广泛地应用于处理了创伤性事件的患者是否能够预防复发以及大样本的统计参数处理方面尚有待于进一步地探索和研究。

三、结 论

本研究尝试将 MER 技术用于处理抑郁症的创伤性事件,结果提示:

(1)在接受 MER 治疗后,3 例个案对于创伤性事件的 SUD 分数下降为 0 分,提示患者对于创伤性事件的主观不适感基本消除。

(2)在接受 MER 治疗后,3 例个案的 VOC 分数从低分提高到 6 分(最高为 7 分),提示患者对于积极认知的确信程度显著提高。

(3)通过客观评定标准,3 例个案在接受 MER 治疗后的 HAMD-17 评分提示患者没有明显的抑郁症状。

(4)通过患者自我评定,3 例个案在接受 MER 治疗后的 SDS 评分提示患者没有明显的抑郁症状。

因此,本研究结果具有临床意义。希望通过更加深入地研究和广泛应用,以及方法学上的日益完善研究,为抑郁症的治疗提供更多途径,使更多的抑郁症患者获益。

参考文献

蔡焯基.2001.抑郁症-基础与临床.第二版.北京:科学出版社:15-66.

丁薇,郑涌.2006.创伤与创伤后应激障碍.中国临床康复,10(18):145-149.

高天.2007.音乐治疗理论基础.北京:世界图书出版公司:182-190.

李恩中,翁旭初,韩璎.1999.语言与音乐刺激下脑功能活动的 MR 功能成像研究.中华放射学杂志, (5):311-315.

秦虹云,季建林.2003.PTSD 及其危机干预.中国心理卫生杂志,17(9):614-616.

沈渔邨.2006.精神病学.第四版.北京:人民卫生出版社:71.

世界卫生组织.1993.ICD-10,精神与行为障碍分类.范肖冬等译.北京:人民卫生出版社:97.

王丽颖,杨蕴萍.创伤后应激障碍的研究进展(二).国外医学精神病学分册,2004,31(2):112-115.

汪向东,赵丞智,新福尚隆等.1999.地震后创伤性应激障碍的发生率及其影响因素.中国心理卫生杂志,13(1):28-30.

许委娟.2007.抑郁症的流行病学及治疗学研究新进展.杭州:浙江大学硕士学位论文.

张旭,湖泽卿.创伤后应激障碍及其共病.http://cnki.net.

张亚林,杨德森.2005.生活事件量表//中国行为医学科学编辑委员会.行为医学量表手册.北京:中华医学音像出版社:83-89.

赵丞智,汪向东,高岚等.2000.张北尚义地震后创伤后应激障碍随访研究.中国心理卫生杂志,14

(6):361-363.

赵高锋,杨彦春,张树森等.2008.汶川地震极重灾区780名受灾群众心理状况调查.中国循证医学杂志,8(10):815-819.

Aigen K. 1995. An aesthetic foundation of clinical theory: An underlying basis of creative music therapy// Kenny C. Listening, playing, creating: Essays on the power of sound. Albany: SUNY: 233-257.

Antonuccio D O, Danton W G, DeNelsky G Y. 1995. Psychotherapy versus medication for depression: Challenging the conventional wisdom with data. Professional Psychology: Research and Pratice, 26(6), 574-585.

Aseltine R H Jr, Kessler R C. 1993. Marital disruption and depression in a community sample. J Health Soc Behav, 34:237-251.

Beck D M. 2005. Recapturing a vision to become fully human: The Bonny method as a servant source in discovering the authentic self. Journal of the Association for Music and Imagery, 10:45-54.

Birtchnell J, Evans C, Kennard J. 1988. Life history factors associated with neurotic symptomatology in a rural community sample of 40-49 year old women. J Affect Disord, 3:271-285.

Blake K L. 1994. Vietnam veterans with PTSD: Findings from a music and imagery project. Journal of the Association for Music and Imagery, 3:5-18.

Breslau N, Davis G C, Andreski P. 1995. Risk factors for PTSD -related traumatic events: A prospective analysis. Am J Psychiatry, 152(4):529-535.

Briere J. 2006. Dissociative symptoms and trauma exposure: Specificity, affect dysregulation, and posttraumatic stress. Journal of Nervous and Mental Disease, 194:78-82.

Briere J. 2004. Psychological assessment of adult posttraumatic states: Phenomenology, diagnosis, and measurement. 2nd ed. Washington D C: American Psychological Association.

Brown G R, Anderson B. 1991. Psychiatric morbidity in adult inpatients with childhood histories of sexual and physical abuse. Am J Psychiatry, 148:55-61.

Brown G W. 1996. Onset and course of depressive disorders: Summary of a research programme// Mundt C, Goldstein M J, Hahlweg K, et al. Interpersonal factors in the origin and course of affective disorders. London: Gaskell/Royal Collegeof Psychiatrists: 151-167.

Brown G W, Bifulco A, Harris T O. 1987. Life events, vulnerability and onset of depression: Some refinements. Br J Psychiatry, 150:30-42.

Bryer J B, Nelson B A, Miller J B, et al. 1987. Childhood sexual and physical abuseas factors in adult psychiatric illness. Am J Psychol, 144:1426-1430.

Chou M H, Lin M F. 2006. Exploring the listening experiences during, guided imagery and music therapy of outpatients with depression. Journal of Nursing Research, 14:93-102.

Clark D R, NcFarlane A C, Morris P, et al. 2003. Cerebral function in posttraumatic stress disorder during verbal working memory updating: A positron emission tomography study. Biol Psychiatry, 53(6):474-481.

David Barlow. 2004.心理障碍临床手册.第三版.刘兴华,黄峥,徐凯文等译.北京:中国轻工业出版社.

Davidson J R T. 1995. Posttraumatic stress disorder and acute stress disorder// Kaplan H, Sadock B. Comprehensive Textbook of Psychiatry, Vol. 1. 6th ed. Baltimore: Williams & Wilkins.

Dew M A, Bromet E H, Schulberg H C. 1987. A comparative analysis of two community stressors'long-term mental health effects. Am J Community Psychol, 15:167-184.

Dobson C B. 1982. Stress: The Hidden Adversary. England: MTP Press Limit Laucaster, International Medical Publishers: 7.

Earls F, Reich W, Jung K G, et al. 1988. Psychopathology in children of alcoholicand antisocial parents. Alcohol Clin Exp Res, 12: 481-487.

Ehlers A. 2000. Post-traumatic stress disorder// Gelder M G, López-Ibor J, Andreasen N. New Oxford Textbook of Psychiatry. New York: Oxford.

Eifert G H, Beach B K, Wilson, P H. 1998. Depression: Behavioral principles and implications for treatment and relapse prevention// Plaud J J, Eifert G H. From Behavior Theory to Behavior Therapy. Boston: Allyn & Bacon, 68-97.

Faravelli C, Sacchetti E, Ambonetti A, et al. 1986. Early life events and affective disorder revisited. Br J Psychiatry, 148: 288-295.

Feener R S. 2004. EMDR: Eye movement desensitization and reprocessing, a new method in the treatment of performance anxiety for singers. The Florida State University.

Fendrich M, Warner V, Weissman M M. 1990. Family risk factors, parental depression, and psychopathology in offspring. Dev Psychol, 26: 40-50.

Gotovac K, Sabioncello A, Rabatic S, ct al. 2003. Flow cytometric determination of glucocorticoid receptor(GCR) expression in lymphocyte subpopulationt. Clin Exp Immunol, 131(2): 335-339.

Helzer J E, Robins L N, McEvoy L. 1987. Post traumatic stress disorder in the general population. New Engl J Med, 317: 1630-1634.

Hollander E, Simeon D, Gorman J M. 1999. Anxiety disorders// Hales R E, Yudofsky S C, Talbott J A. The American Psychiatric Press Textbook of Psychiatry. 3rd ed. Washington D C: American Psychiatric Press.

Holmes S J, Robins L N. 1988. The role of parental disciplinary practices in the development of depression and alcoholism. Psychiatry, 51: 24-36.

John Briere, Catherine Scott. 2009. 心理创伤的治疗指南. 徐凯文, 聂晶, 王雨吟等译. 北京: 中国轻工业出版社.

John Briere, Carol E Jordan. Violence against women outcome complexity and implications for assessment and treatment. Journal of Interpersonal Violence, 19: 1252-1276.

Keller M B, Boland R J. 1998. Implications of failing to achieve successful long-term maintenance treatment of recurrent unipolar major depression. Biological Psychiatry, 44(5): 348-360.

Kessler R C, Sonnega A, Bromet E, et al. 1995. Posttaumatic stress disorder in the national comorbidit survey. Arch Gen Psychiatry, 52: 1048-1060.

Lora Humphrey Beebe, Tami H Wyatt. 2009. CNE: Guided imagery & music-using the bonny method to evoke emotion & access the unconscious. Journal of Psychosocial Nursing, 47(1): 29-33.

Lytle R A, Hazlett-Stevens H, Borkovec T D. 2002. Efficacy of eye movement desensitization in the treatment of cognitive intrusions related to a past stressful event. J Anxiety Disord, 16(3): 273-288.

Michael Thase. 2000. J Clin Psychiatry, 61(suppl 1): 17-25.

McLeod J D. 1991. Childhood parental loss and adult depression. J Health Soc Behav, 35: 205-220.

Mcquaid J R, Pedrelli P, McCahill M E, et al. 2001. Reported trauma, post traumatic stress disorder and major depression among primary care patients. Psychol Med, 31(7): 1249-1257.

Morse J Q, Robins C J. 2005. Personality-life event congruence effects in late-life depression. J Affect Disord, 84(1): 25-31.

National Institute of Mental Health (NIMH). 1999. The numbers count(NIH publication No. NIH 99-4584 [Online]. http://www. NIMH. NIH. gov/publicat/numbers.

Ronald C Kessler. 1997. The effects of stressful life events on depression. Psychol,48:191-214.

Rutter M. 1989. Pathways from childhood to adult life. J Child Psychol Psychiatry 30:23-51.

Seedat S,Stein M B. 2001. Posttraumatic stress disorder:A review of recent findings. Curr Psychiatry Rep,3(4):288-294.

Tang C S. 2007. Trajectory of traumatic stress symptom in the aftermath of extreme natural disaster. J Nerv Ment Dis,195(1):54-59.

Tennant C. 1988. Parental loss in childhood: its effect in adult life. Arch Gen Psychiatry, 45: 1045-1050.

Terr L C. 1989. Treating psychic trauma in children:A preliminary discussion. Journal of Traumatic Stress,2(1):3-20.

Vaughan F. 1979. Awakening Intuition. New York:Doubleday.

West M O, Prinz R J. 1987. Parental alcoholismand childhoodpsychopathology. Psychol Bull, 102: 204-218.

Yama M F,Tovey S L,Fogas B S. 1993. Childhoodfamily environment and sexual abuse as predictors of anxiety and depression inadult women. Am J Orthopsychiatry,63:136-141.

第四章

音乐治疗在综合医院的应用研究

音乐治疗对急性白血病患儿化疗期间的干预效果研究

唐瑶瑶　高天

一、白血病概述

(一) 白血病的分类和症状

白血病(leukemia)是人体造血系统的恶性增生性疾病。其特征为造血组织中的血细胞发生异常增生,进入血液并浸润到体内各组织和器官,而引起贫血、出血、感染并发生白血病细胞浸润症状（National Cancer Institute,2011）。儿童白血病发病的主要危险因素包括某些化学物质、离子照射、电离辐射和病毒感染和遗传背景等,但某些危险因素与儿童白血病发病的关系尚不明确(何新荣,2005)。

1. 分类

目前临床上将白血病普遍分为以下三大类:

(1)急性白血病:包括急性淋巴细胞白血病（Acute Lymphocytic Leukemia,ALL)和急性非淋巴（髓）细胞白血病（Acute Non Lymphocytic Leukemia,ANLL/ Acute Myeloid Leukemia,AML)。

(2)慢性白血病:包括慢性粒细胞白血病（Chronic Myeloid Leukemia,CML)和慢性淋巴细胞白血病（Chronic Lymphocytic Leukemia,CLL)。

(3)特殊类型的白血病:混合型白血病、淋巴肉瘤性白血病、中枢神经系统白血病等。

2. 症状

白血病的主要症状表现为:不规则发热,患者面色苍白、衰弱、出血;以皮肤、牙龈出血、鼻衄常见;肝、脾、淋巴结肿大,或伴有骨骼疼痛;白细胞可增多、减少或正常,血红蛋白或血小板下降,骨髓象异常等(董景武,2003)。

(二) 儿童白血病的流行病学

白血病是儿童最常见的恶性肿瘤,也是严重威胁儿童生命和健康的疾病之一,在儿童时期发生的白血病中以急性淋巴细胞性白血病的发病率最高。婴幼儿时期是白血病的高发期,而且婴儿的死亡率会更高。近年来,儿童白血病的发病率呈上升趋势。

国内外相关调查研究结果显示:全世界各国和地区儿童白血病年发病率在 2/10 万～5/10 万不等(Seer Data,2000),2000 年美国儿童白血病的发病率为 4.6/10 万,其中,急性淋巴细胞性白血病为 3.5/10 万;1～4 岁儿童白血病的发病率高达 7.66/10 万;婴儿白血病占全美儿童白血病的 2.5%～5%,年发病率为 3/10 万,其中急性淋巴细胞性白血病约占 2/3(何新荣,2005)。国际癌症研究中心公布的 2002 年全球癌症死亡数据显示:男性白血病的世界调整死亡率在 0.2/10 万～9.5/10 万之间,女性白血病的世界调整死亡率在 0.2/10 万～ 6.0/10 万之间。美国在 1992～2004 年度的儿童白血病发病人数平均每年增长 0.7%,其中急性淋巴细胞性白血病的年增长率为 0.8%(Linabery,2008)。

我国每年大约有 15000 例新发白血病儿童,其中 70% 为急性淋巴细胞白血病(郑胡铺,2007)。以重庆地区为例,在 2000 年到 2010 年间的白血病患儿中,10 岁以下的患儿占 80.55%,在婴儿白血病中急性淋巴细胞性白血病占 59.38%,急性髓细胞白血病占 34.38%。急性淋巴细胞性白血病患儿发病高峰为 1～4 岁,占 41.90%(朱美君,2010)。2004—2005 年间,我国白血病的死亡率为 3.85/10 万,而 0～1 岁年龄组的死亡率为 4.84/10 万,是白血病死亡的高峰年龄之一(杨念念,2010)。2000—2010 年十年间,重庆医科大学附属儿童医院收治并住院的儿童白血病初发病例数呈现动态上升的趋势,初发病例数由 2000 年 26 例上升到 2009 年的 156 例,平均年增长率为 19.6%(朱美君,2010)。

白血病对于儿童健康的严重危害日益得到国内外医疗、社会领域的高度重视,多年来医疗领域的学者们不断的尝试研究攻克白血病的各种治疗方法;但在治疗效果日益提高的同时,许多潜在的副作用也在不断加深,影响着患儿的身心健康。

(三) 儿童急性淋巴细胞性白血病的临床医学治疗及副作用

白血病的治疗方法主要分为化学治疗、放射治疗和标靶治疗等,部分高危险性患者需要进行骨髓移植。化疗(chemotherapy),即用化学合成药物治疗疾病,是急性淋巴细胞性白血病最重要的治疗方法(卢秉久,1998),化疗主要的给药方式为静脉注射。研究表明,化疗药物的疗效在一定范围内与剂量成正比。但随着用药剂量的增加,发生毒副作用的风险也会相应增加(龙华和韦瑞兰,2008)。因此,使用更加强烈的化疗未必能真正提高治愈率,反而会增加与治疗相关的死亡率和继发第二肿瘤等危险(Winick,2004)。

化疗常见的毒副反应包括:①骨髓抑制反应。以白细胞和血小板的数目减少最为明显,当白细胞减少时,败血症及其他严重感染更容易出现;而血小板减少可增加出血倾向,如颅内出血,这是白血病患者常见的死亡原因之一。②胃肠道反应。主要表现为食欲下降、恶心、呕吐等。③血管损伤。某些化疗药物可刺激局部血管而引起静脉炎,若药物不慎漏于皮下可引起局部组织坏死。④皮肤反应。可引起皮肤干燥、皮疹、色素沉着、皮硬、口腔黏膜溃疡、脱发等。⑤脏器的损害。对心脏、肾脏、肝脏的损害及对神经、性腺的毒性作用。以及其他过敏反应和免疫功能抑制等(卢秉久,1998;刘萍,2007)。

20 世纪 80 年代以来,儿童白血病的治疗成功率在稳步提高。但与此同时,由于病症本身和化疗的副作用所造成的痛苦,仍给患儿的身心带来极大的伤害。

二、对急性淋巴细胞性白血病患儿的心理干预

随着儿童白血病治愈率的不断提高,白血病患儿的生存质量也越来越受到重视。美国儿童癌症研究小组主席 Bleyer(1997)就曾提到:"癌症儿童的生存质量是治疗中和治疗后追求的总体目标。"在对白血病患儿的治疗中,从初诊开始就应该重视心理干预。在近年来的临床治疗中,越来越多的医护人员开始关注到白血病儿童的心理健康,并且针对白血病儿童,尤其是对急性淋巴细胞性白血病患儿住院治疗期间的心理特点和干预,进行了许多探索与研究。

(一) 急性淋巴细胞性白血病对患儿的心理影响

由于白血病病情的特殊性,患儿在历时 2～3 年甚至更长时间的化疗过程中,需要进行间断性的住院治疗,并要承受多次腰穿、骨穿等检查,以及化疗的副作用所带来的痛苦。这些因素均会使患儿产生负性情绪以及心理障碍,而同时又会加重白血病的临床症状,这在给患儿带来更多身心的痛苦的同时,也对患儿的心理产生许多不良影响(李殊响,2003;李百芳,2009)。

近年来的研究表明,急性淋巴细胞性白血病患儿的主要心理问题表现在以下五个方面。

(1)心境恶劣,儿童由于罹患疾病而离开家庭、学校等熟悉环境时很容易引起不良情绪,而病痛本身对情绪也是一种不良的刺激。所以,患儿常常会出现易哭闹、易怒、敌对以及睡眠差等心境问题(郭兰婷,1992;符忠佩,2004;孙伊娜,2006;李百芳,2009;许艳姿,2010)。

(2)恐惧及缺乏安全感,进入医院后,面对陌生的医护人员、治疗器械以及面对很多病重的小病友,患儿常常会感觉恐惧和不安。1～3 岁患儿突出表现为不停的哭闹、烦躁等现象;学龄期患儿恐惧的主要因素包括离开家人、住院时间长、耽误学习、被告知有不正常乃至死亡等(王璐瑜,1998;穆树敏,2006;周花,2006;李百芳,2009)。

(3)社会行为问题,患儿得病住院后,任性、攻击性、回避等不适当行为会增多。其中男孩更多表现在交往不良、攻击、违纪等方面;而女孩则更多表现在行为退缩方面(郭兰婷,1992;符忠佩,2004;傅晓燕,2003;胡君,2005)。

(4)自卑,长期应用激素会引起满月脸和体型发胖,化疗药物又会引起皮疹、脱发。因此,年纪较大的患儿特别是步入青春期的女孩常常会由于外形的改变表现出自卑、内向、羞于见人等问题(郭兰婷,1992;王璐瑜,1998;陈蕾,2003;穆树敏,2006;李百芳,2009;邹东奇,2009)。

(5)焦虑、抑郁及自杀,年龄较大的患儿会意识到白血病很难完全治愈。同时,治疗过程中的痛苦和对家庭负债的担忧等,会使他们容易产生焦虑、抑郁的情绪,严重的还会产生轻生的念头。而对于学龄儿童来说,担心自己学业落后的学习焦虑在众多焦虑因素中也占很大比例(郭兰婷,1992;陈蕾,2003;李百芳,2009;邹东奇,2009;王红美,2010)。

除了上述心理影响以外,患儿的整个躯体不适感在临床调查中也尤为突出。近年来的研究已证明化疗引起的恶心呕吐反应是条件性的,是对化疗的条件反射现象,称为预期性或条件性恶心呕吐,是化疗的"心理负反应"(Hall,1997;王建平,2006)。由此可见,情绪和心理健康是影响患儿生存质量的重要因素。

(二)对急性淋巴细胞性白血病儿童的心理干预方法

目前,我国对于白血病儿童治疗期间的心理干预多为综合性干预模式。由于在儿童白血病领域的心理干预方面我国还未形成一套完整的体系,大多由临床医护人员在治疗和护理的过程中兼任心理治疗师或者是行为治疗师的角色。在临床实践中,多数治疗方式还是以心理支持和健康教育为主,同时借鉴了一些心理治疗的理论和方法。在国外的临床干预中则开始普遍推广"补充替代疗法"(姜乾金,2005;邹东奇,2009;Cynthia,2005)。

临床中常见的心理干预方式分为个体心理干预和集体心理干预。个体心理干预会根据每个患儿的具体情况和病程,进行心理支持鼓励、角色扮演游戏以及放松和想象等活动(傅晓燕,2003;蔡苑辉,2011);而集体心理干预的内容则更为多样化,不仅可以组织患儿一起参与一些游戏活动,也可以对患儿及家长进行白血病知识的讲授,给予其心理支持和放松,并安排恢复较好的患儿和家长现身说法(赵燕,2000;张晓霞,2006;王剑峰,2008;邹东奇,2009)。

在不同的干预方式中根据患儿的具体情况所采用的心理干预方法有很多,比如心理支持和健康教育。心理支持结合儿童可塑性强和好胜心强的特点,采用表扬、认同等方法鼓励患儿坚定意志、克服恐惧和增强自制力。在治疗时,采用鼓励的口气激发患儿的好胜心和勇气,耐心解释他们提出的问题,及时表扬他们的进步。让患儿在一定程度上认识到急性白血病的性质,纠正片面理解,消除负性情绪,建立战胜疾病的信心(李百芳,2009;黄建琪,2008;邹东奇,2009;蔡苑辉,2011)。健康教育则是通过口头宣教、书籍板报、多媒体动画等方式来宣传白血病的病因,以及情绪、休息、饮食、运动等对疾病的影响,还有化疗的副作用以及其应对方式等。同时指导家长采取正确的教育态度,避免过度的保护,建立和睦的家庭关系,尽可能创造和其他孩子交往、学习的机会(傅晓燕,2003;王飞华,2005)。

除了日常的支持和教育之外,还有一些特定的具体干预活动,如在儿科领域常用的游戏疗法,在病房设立图书角及玩具角,通过游戏来帮助患儿应付疾病所带来的变化,表达患儿的想法和住院感受,维持患儿健康的身心发展。讲故事:利用孩子喜闻乐见的卡通人物形象以讲故事的形式与患儿进行交流。例如,以一个得病的"天线宝宝"的口吻简述了进入手术室后的护理和治疗流程,以生动鲜明的形象感染患儿,帮助他们理解医疗护理要求。认识图片:是在与患儿交流过程中通过图片的形式使内容更加直观和鲜明。例如,制作有关手术及手术室场景的图片,以猜谜奖励的形式供患儿观看认识,使其提前感知手术环境。模拟手术程序的游戏:使用角色扮演游戏,让患儿扮演医生、护士,模拟和了解手术过程(傅晓燕,2003;Wikström,2005;张晓霞,2006)。

放松和想象疗法是通过渐进性肌肉放松训练（Progressive Muscle Relaxation）等松弛训练来消除患儿不良情绪，减轻患儿因化疗产生的焦虑及疼痛（傅晓燕，2003；王剑峰，2008）。内心意念引导是在轻音乐背景下，从头到脚松弛肌肉，在肌肉放松的基础上想象体内的抵抗力正在杀灭肿瘤细胞，以调动机体的抵抗力（Baider，1994；Cunningham，1995；Sloman，1995）。

(三) 对急性淋巴细胞性白血病儿童的心理干预效果

在很多研究中，认为对白血病患儿进行有针对性的心理干预，能有效地改善疾病症状，提高免疫力，降低化疗引起的反应程度，减轻患儿的心理和行为问题，有助于改善患儿的生活质量。

首先，从免疫功能方面来讲，心理行为因素能够改变人体免疫功能，并且与疾病的发生有一定关联。至于是否能将在此关联上提出并建立的心理神经免疫学（Psychoneuroimmunology）方法应用于临床，目前学术界尚未得出肯定的答案。但研究者们已经在动物实验研究的基础上，努力在临床实践中用自我催眠、内心意象、放松等心理行为干预方法来调整患者的免疫功能，并取得了一定成果。国外相关研究发现，经过 3 个疗程的放松训练后，接受化疗的卵巢癌患者的免疫功能发生了正性改变：淋巴细胞计数增加，白细胞计数也有增高的趋势（Lekander，1997；王建平，2000）。

其次，心理干预在降低化疗引起的躯体症状方面十分有效：一方面，心理干预可以减缓疼痛。张玉侠在 2007 年研究了情景游戏对住院患儿操作性疼痛的影响。该研究将选择符合入选标准的住院患儿分为观察组（51 例）和对照组（50 例）；对照组给予儿科常规护理；观察组在儿科常规护理基础上融入情景游戏，采用 Wong-Baker 笑脸量表评估两组患儿在静脉穿刺时的疼痛评分，计算两组患儿留置针保留的时间（以小时计）；结果在静脉穿刺性疼痛得分中观察组患儿平均为 2.86 分，对照组患儿平均得分为 3.97 分；观察组患儿静脉留置针的保留时间平均 89.17 小时，对照组患儿静脉留置针的保留时间平均为 82.56 小时；实验组和对照组的两组数据相比，差异均具有统计学意义（$P < 0.05$）（张玉侠，2007）。因此，说明情景游戏可降低患儿操作性疼痛，延长静脉留置时间。另一方面，心理干预也可以减缓化疗引起的恶心呕吐、食欲不振、腹泻等副反应（Francke，1997；娄书花，2005；张黎明，2005；王建平，2006；杨祺，2006）。

再者，在患儿化疗前和化疗过程中，有效地进行综合性心理干预能够从不同的角度改善患儿的心理行为问题，以减轻患儿的焦虑、紧张、敌对、抑郁和恐惧等负性情绪，缓解心理压力，从而达到增强化疗疗效、改善患儿的生活质量等多重目的（张黎明，2005；马印慧，2009；田玉青，2011；Melissa，2006）。

从另一个角度来看，虽然对于急性白血病儿童的心理干预能够起到有效缓解负性情绪、改善疾病症状、降低化疗引起的反应程度等作用，但在实践中，这种干预也存在一定的缺陷。其一，除了游戏治疗对患儿比较有吸引力以外，其他的心理干预方式并没有能够有针对性地结合儿童的心理发育特征，多数模式还是通过言语心理教育和鼓励为主，这样在干预效果上可能会有所限制。其二，由于医护人员本身的工作性质决定,他们在给予患儿心理干预的时候,存在着一定专业能力上的限制,而且受时间、精力与可操作性等因素所限,临床实践中也很难做到具体针对每一个患儿的个体情况来进行心理干预。

三、音乐治疗在儿童白血病领域的应用

(一)作用机理

从生理机制来讲,Zatorre等(2002)研究显示:大脑皮层的听觉中枢位于大脑额叶;与情绪相关的主要脑区为大脑边缘系统(扣带回及海马、旁海马回等)以及前额叶皮质,这些脑区与大脑听觉处理网络系统相关的脑区关系密切。Weinberger认为:音乐感知所引起的情绪变化,是与大脑皮层音乐信息处理网络系统和与情绪相关的脑区功能活动密切相关的(石磊,2007)。高天在其论著中阐述了音乐的不同要素在大脑中的处理部位也各不相同:不同旋律、节奏和频率的音乐可以引起大脑皮层功能不同区域的活动,从而产生不同的声音感知。不同声音信号在传递过程中又会刺激丘脑转化为情绪模式。因此,音乐的产生基本不依赖意识的评估和理解,而会直接转化为初步的情绪(高天,2007)。

李天心在其论著中阐述了情绪影响着人的自主神经系统。研究证明,当人体产生紧张、焦虑、恐惧等消极体验时,交感神经系统会被唤醒,分泌出大量肾上腺皮质激素,使生理唤醒水平迅速提高。这时候的生理反应通常表现为:心跳加快、呼吸急促、血压升高,消化系统和免疫系统受到抑制,肌肉收缩能力增强,也就是我们平时所说的"应激状态"(李天心,1998)。长期处于消极情绪的人就会失去生理平衡,而导致疾病,严重影响人的身心健康。

Taylor在2004年调查研究了近年来国外音乐治疗领域的研究发现,结果显示一方面音乐可以引起人体各种生理反应,如使血压降低、呼吸减慢、血管容积增加、血液中的去甲肾上腺素含量增加,等等,从而减少紧张焦虑,促进放松。同时,音乐又可以产生明显的镇痛作用:由于大脑皮层的听觉中枢与痛觉中枢的位置相邻,音乐刺激造成的大脑听觉中枢兴奋可以有效地抑制相邻的痛觉中枢,从而明显地降低疼痛;音乐还可以导致血液中的内啡肽含量增加,也会形成明显的降低疼痛的作用。

另一方面,生物医学音乐治疗(biomedical music therapy)基于音乐行为的生物学模式在临床运用中除了常见的镇痛以外,还包括使用音乐来降低杏仁核向下丘脑传送的信号,从而控制脑垂体促肾上腺皮质激素(ACTH)的分泌。ACTH的分泌减少,使皮质醇和其他葡萄糖皮质激素的分泌减少,从而使人体免疫系统功能得到释放。通过使用音乐来达到生理心理放松的方法在血液透析、手术和儿科得到广泛的运用。Ghetti在2004年的调查显示美国一些医学家开始研究音乐对人的免疫系统的作用。研究发现,音乐可以明显地增加体内的免疫球蛋白A(IgA)的含量。IgA存在于人体中的分泌物之中,是帮助人体抵抗细菌侵害的第一道防线。因此,音乐可以增强人体的免疫系统功能,这一功能已经得到初步的证实。主要的技术包括呼吸训练,肌肉渐

进放松训练或音乐想象（Ghetti，2004）。

（二）国外应用进展

音乐治疗在儿科和肿瘤科的应用已经越来越多地被患者、家属以及临床医护人员所认可。White（2001）提出，音乐治疗作为一种非侵入性的治疗方法，已被用于降低患者心率、血压、心肌耗氧量、焦虑等。Evans 在 2002 年，对数十年间的 29 篇音乐治疗的实验报告进行了分析，来研究音乐作为一种干预方法对于医院环境中患者的影响效果，研究提示了音乐能够改善患者的情绪，并在调节呼吸等生理功能方面具有一定的作用（Evans，2002）。

Chetta 从 1981 年开始将音乐治疗的研究范围扩展到儿科领域。之后，到 1998 年为止，在儿科领域中，约有 23 篇研究调查，15 篇描述性文章和 3 本专著发表。这些研究提示了在儿科领域，音乐活动所营造的环境氛围能够给住院儿童提供更多的支持因素；音乐治疗活动能够引发住院儿童更多积极的适应性行为（Robb，2000）。

在该领域中，学龄患儿主要应用的音乐活动包括：①歌曲模仿或歌词改写以及演出。②音乐放松和想象。③学习演奏乐器以及器乐即兴演奏。学龄前儿童主要应用的音乐活动包括：①音乐绘画。②演唱童谣。③器乐演奏等。婴幼儿的音乐活动主要有学唱儿歌、摇篮曲以及简单的小乐器的演奏等（Abad，2003；Barre，2002）。

从 20 世纪 80 年代年开始，众多音乐治疗师在临床中运用歌曲创作和作曲技术来帮助患儿表达对关系的情绪、分离焦虑以及自身疾病问题，并且有助于患儿对侵入性操作做准备。2005 年美国堪萨斯大学的音乐治疗师 Colwell 研究了创作（美术或音乐）对于住院儿童自我概念感的干预效果；该实验选取 24 名住院期 2～3 周的患儿，分别为美术组和音乐组，两组患儿都进行一次关于表达自我以及住院感受的治疗 45～60 分钟；美术组进行绘画，音乐组进行即兴演奏；该实验采用 Piers-Harris 儿童自我概念量表（PHCSS）进行测评，实验结果显示治疗结束后，患儿的自我概念感得到了整体显著性提高（$P=0.004$），且美术组在合群（Popularity，POP）方面改善明显，音乐组在智力和学校情况（Intellectual and School Status，INT）方面改善明显（Colwell，2005）。

2006 年，美国太平洋大学的 Noguchi 研究了音乐干预对于患儿进行肌肉注射时疼痛感的影响。该研究选取 64 名 4～6 岁进行常规免疫注射的儿童，将其随机分为三组——音乐加故事组、故事（无音乐）组以及对照组三组。在前两个干预组，儿童在注射期间需要边听录制好的故事边指出相应的连环画，音乐加故事组的故事录音中伴随有器乐演奏。实验后对比三组痛苦行为反应观察量表（Observational Scale of Behavioral Distress，OSBD）和疼痛表情量表（Faces Pain Scale）的得分。音乐加故事组 OSDB 的得分平均为 4.64，故事（无音乐）组 OSDB 得分平均为 5.10，对照组 OSDB 的得分平均为 6.12，表现得最为痛苦（$F=0.6$，$P>0.05$）；关于疼痛得分，音乐加故事组平均得分为 2.7，故事（无音乐）组平均得分为 5，对照组平均得分为 4.89，三组数据相比较差异均无显著性（$P=0.10$）；但是，单独对比音乐组和对照组的得分，其差异具有统计学意义（$P<0.05$）。该研究虽然在统计学上并不显著，但是音乐故事组还是表现

比其他两组更少的痛苦行为反应以及减轻疼痛感的倾向(Noguchi and Laura,2006)。

在癌症治疗领域中,Cassilet 在 2003 年的研究中提出音乐治疗作为一种无创的干预方式,能够缓解患者治疗过程中的负性情绪和疲劳、疼痛等躯体上的不良反应(Cassileth,2003)。Clark 在 2006 年的研究显示,虽然音乐治疗对于焦虑情绪以及治疗引起的心情低落干预效果显著,但是对于抑郁、疲劳等方面的改善程度从统计学意义来说并不明显(Clark,2006)。还有一些调查结果强调了在进行治疗之前,要全面评估患者的需要和对音乐的喜好。患者对音乐以及干预方法的喜好程度,会直接影响音乐治疗的干预效果(Burns,2005;Young,2009)。

化疗是癌症治疗中常见的治疗方法之一,音乐治疗如何在化疗过程中应用也成为研究者关注的重点。Ferrer 在 2007 年研究了熟悉的现场音乐对于正在接受化疗的患者焦虑水平的影响。患者被随机分为实验组和对照组各 25 例。前后测包括视觉模拟分值(Visual Analog Scales,VAS)和对患者心率和血压的记录。在实验组接受化疗的过程中,音乐治疗师现场演奏并邀请患者一起演唱其熟悉的音乐持续 20 分钟;对照组只接受一般的化疗。结果显示,实验组的焦虑程度平均降低了 56.73%($P<0.01$),对照组的焦虑程度上升了 11.10%;实验组的恐惧程度平均降低了 60.45%($P<0.05$),对照组的恐惧程度平均升高了 39.42%($P<0.05$);实验组的疲劳程度平均降低了 30.07%($P<0.01$),对照组的疲惫程度平均升高了 4.68%;实验组的放松得分提高了 1.88 分,对照组提高了 0.24 分($P<0.01$)。但是该实验对于患者化疗过程中的心率和血压收缩压的改善效果并不明显。实验结果提示:音乐干预具有降低患者化疗过程的焦虑水平,改善不良情绪反应,提高生活质量的倾向性的作用(Ferrer,2007)。

除了聆听和演唱音乐的方式,Burns 于 2001 年研究了音乐引导想象(Guided Imagery and Music,GIM)对 8 名癌症患者不良情绪和生活质量的影响。测量结果显示实验组在心境得分和生活质量得分都明显优于对照组,而且在治疗结束后实验心境得分和生活质量得分呈现持续提高。该研究提示了 GIM 方法有助于改善癌症患者的心境和生活质量(Burns,2001)。Young 在 2008 年将 GIM 方法运用到女性乳腺癌患者的治疗中,该研究进一步支持了 Burns 的研究结果(Young,2008)。继而在 2008 年 Burns 又和她的团队进行了音乐想象对于成人急性白血病患者的化疗过程干预的可行性研究。49 名被试中有 29 名完成了从实验到问卷的全过程,研究结果显示,两组患者在积极和消极反应前后测相比,均有明显改善($P<0.001$);而两组之间的对比并没有表现出统计学显著性,但是,在总的消极反应基线得分低的患者中,实验组在音乐干预后比对照组的焦虑程度明显降低($P=0.02$),该实验提示了音乐想象在成人急性白血病患者的治疗中具有可行性(Burns,2008)。

在癌症患儿的音乐治疗领域,Waldon 在 1996 年研究了音乐干预(包括演唱、即兴演奏、音乐放松,被试可以任选其一)对于患儿的焦虑程度的影响。研究结果显示,在音乐干预后,音乐组比对照组的焦虑程度显著降低($P<0.0001$);之后,Waldon 又进一步对比研究了演唱、乐器的即兴演奏和音乐放松对于癌症患儿焦虑程度的干预效果的差异性。结果显示,每一组患儿在音乐干预后焦虑程度都显著降低($P=0.003$),而

组间对比没有显著性差异($P=0.8006$),该研究也进一步提示了不同音乐干预方法的干预效果并不存在明显差异(Waldon)。美国伊利诺伊大学的学者研究了在癌症患儿的化疗过程中,音乐干预尤其是现场演奏的爵士乐,对于减轻患儿化疗过程中的焦虑效果显著($P<0.05$),同时该研究表明了患儿焦虑程度与所需止疼药的摄入量呈正相关(University of Illinois at Chicago)。

(三) 国内应用情况

近年来,国内多家医院开始将音乐疗法运用于肿瘤科的临床实践中,同时对于音乐疗法缓解化疗引起的恶心呕吐反应、改善患者情绪、提高免疫力等干预效果以及相应技术进行了一些研究。

靖丽娟和她的团队在 2006 年进行了音乐聆听对减轻癌症化疗患者胃肠道毒性反应的研究。该研究选取 36 例卵巢癌根治术后化疗患者,在第一个化疗周期采用常规方法进行化疗;第二个周期在化疗前 30 分钟,化疗中以及化疗结束后 30 分钟聆听患者自选的音乐;按照世界卫生组织(WHO)规定的倡导反应标准分别记录 2 个周期的反应程度;结果在音乐聆听周期患者恶心、呕吐等胃肠道反应发生率比常规化疗周期患者的发生率下降了 16.7%($P<0.05$),且两个周期患者发生恶心、呕吐的程度均有统计学差异。该研究提示音乐疗法可以减缓化疗患者的胃肠道反应(靖丽娟,2007)。龙华于 2006 年以及王永凤于 2009 年,分别在乳腺癌患者化疗中应用音乐干预的研究也支持了该观点。

在帮助患者稳定情绪方面,张文珍、赵雅玲在 2006 年,研究了音乐聆听对于 107 例癌症患者化疗期间的情绪干预效果。入选者被随机分为对照组和实验组,实验组化疗期间为患者播放轻音乐辅助进入睡眠,对照组给予常规护理;实验结果提示,音乐可以有效地缓解患者抑郁和焦虑情绪(张文珍和赵雅玲,2010)。蔡光蓉等在 2006 年进行了音乐聆听对胃肠道肿瘤患者化疗期间情绪干预效果的研究。该研究将 82 例进行化疗的胃肠道肿瘤患者随机分为治疗组 42 例和对照组 40 例,两组化疗方案相同。对治疗组患者在化疗期间使用音乐电治疗仪聆听音乐进行干预。在一个疗程结束后,通过患者自评,对照组治疗前比治疗后的抑郁、焦虑自评量表(SDS 、SAS)平均得分仅下降了 0.87 和 0.96($P>0.05$),而治疗组抑郁、焦虑自评量表得分则平均下降了 4.90 和 4.20 分($P<0.05$);结果还显示治疗组的睡眠困难、早醒、工作和兴趣、全身症状、疑病以及忧郁情绪、入睡困难、精神性焦虑、躯体性焦虑等有显著改善(蔡光蓉,2007)。该研究提示了音乐干预有助于癌症患者稳定情绪,减轻焦虑、恐惧等不良心理反应,同时提高机体的自我调节能力。

同时,蔡光蓉等在该研究中还选取了 5-羟色胺(5-HT)、神经营养因子(BDNF)和T 淋巴细胞亚群、自然杀伤细胞抗肿瘤活性等指标的变化来探究音乐干预对于癌症患者免疫力的影响。其中,治疗组 5-HT、BDNF 比值变化不明显($P>0.05$),对照组治疗前后比值下降较明显($P<0.05$)。治疗组免疫指标 T 淋巴细胞亚群、自然杀伤细胞抗肿瘤活性治疗后治疗组比值优于对照组($P>0.05$)(蔡光蓉,2007)。在 2005 年,胡家才和他的团队,研究了音乐聆听干预对小细胞肺癌并发抑郁患者抑郁状态的疗效及对辅助性 T 细胞亚群(Th1/ Th2)免疫反应状态的影响。该研究选取小细胞肺癌并发抑郁患者 72 例,随机分为音乐组和常规组,结果显示:治疗 12 周后,常规组白细胞介素 4(IL-4)浓度平均下降了 11.2 纳克/升、白细胞介素 10(IL-10)浓度平均下降了 10.3 纳克/升、白细胞介素 2(IL-2)浓度升高了 45.6 纳克/升;而音乐组 IL-4 浓度平均下降了 18.0 纳克/升、IL-10 浓度平均下降了 18.0 纳克/升、IL-2 浓度升高了 65.4 纳克/升,音乐组的效果更为明显;12 周后,音乐组 IL-2 和 IL-4 浓度均接近正常组,常规组与正常组比较差异仍有统计学意义($P < 0.05$)。临床疗效比较,音乐组治愈、显效率及总有效率均明显高于常规组,同时也提示了音乐聆听能调节和改善 Th1/ Th2 细胞因子失衡的免疫状态(胡家才,2009)。研究者认为免疫功能的变化与神经以及精神活动是相关的,音乐聆听提高了神经细胞的兴奋性,通过神经及体液的调节,使机体免疫功能得到增强(蔡光蓉和乔宜,2001)。牛俊岩等在 2011 年的研究显示音乐干预可以通过调节免疫系统,促进外周血降低的免疫球蛋白含量回升,提高呼吸道感染患儿的免疫力。但由于其实验只是和健康组对照而没有设常规治疗对照组,因而未能排除其他治疗的干预效果(牛俊岩和王艳芳,2011)。

　　除了不同的音乐聆听方式,我国音乐治疗在肝癌、乳腺癌等肿瘤科领域的干预方法多为音乐放松技术,包括音乐渐进式肌肉放松、音乐想象,以及两种方式的结合。这些治疗方式能够在一定程度上延缓化疗的毒副反应,改善患者化疗中的心理情绪状况,提高患者化疗后的生活质量(王书秀和朱庆霞,2008;陆箴琦和胡雁,2010)。

　　2009 年,万永慧等在音乐想象方法对癌症患者焦虑、抑郁及疼痛的影响的研究中加入了质性访谈的评估和资料分析,采用随机对照试验法,将 136 例癌症患者分为观察组和对照组,观察组患者在接受常规治疗和护理的同时,在由护士引导患者回忆过去生活经历中的积极体验,然后在音乐想象中加以强化;对照组仅接受常规治疗和护理。采用状态-特质焦虑量表(STAI)、流调中心抑郁量表(CESD)和疼痛评分量表(NRS)对治疗前后两组患者焦虑、抑郁和疼痛进行评估。结果显示,观察组状态焦虑问卷(S-AI)得分平均下降了 24.1 分,特质焦虑问卷(T-AI)得分平均下降了 13.3 分,已经到达正常水平;对照组 STAI 得分平均下降了 2.7 分,T-AI 得分平均下降了 3.5 分,仍高于正常值,且观察组得分明显低于对照组($P < 0.05$);CESD 和 NRS 评分差异无统计学意义($P > 0.05$);研究结果显示了音乐想象方法对癌症患者情绪的积极影响,但音乐疗法干预前后患者的抑郁和疼痛改善不明显。研究者讨论到其原因是所选用的量表不够灵敏,不能很好地反映抑郁情绪的改变(万永慧和毛宗福,2009)。

　　近年来,国内音乐治疗虽然在乳腺癌、肝癌等癌症领域进行了一些研究。但是,对于急性白血病,尤其是儿童白血病领域音乐干预和研究还很少。其中,2010 年邱丽萍等的研究提示了在临床护理中加入音乐聆听技术能够有效地降低白血病患儿在腰椎穿刺术中的疼痛感(邱丽萍和张婷婷,2010)。黄美金在 2010 年研究了音乐聆听对 60 例白血病化疗患者的恶心呕吐反应的影响。患者随机分为实验组和对照组,实验组在音乐聆听干预后,恶心、呕吐、干呕症状评估量表(Index of Nausea and Vomiting and

Retching,INVR)得分明显降低,并与对照组相比具有统计学差异($P<0.05$),该研究提示了音乐聆听能够降低白血病患者化疗期间恶心、呕吐的发生率,减轻症状的严重程度,提高患者对化疗的耐受性(黄美金,2010)。

2007年,石磊、孙晓红等研究了音乐放松想象方法对于80例化疗期成人白血病患者的干预效果。患者被随机分为实验组和对照组,对实验组患者在进行化疗的同时,每天给予一小时音乐加以放松意象法,引导患者想象愉快的情绪、美丽的自然景观、漂亮的图像等。对照组患者按化疗方案常规治疗。两组患者每次化疗前后均做特质-焦虑状态问卷(STAI)调查以及测量脉搏、血压,并记录数值。实验组患者化疗后各项评价指标均显著下降,STAI得分平均下降了7.9分($P<0.01$);脉搏每分钟次数平均下降了2.9次($P<0.01$);收缩压平均下降了3.5毫米汞柱($P<0.01$);舒张压平均下降了4.9毫米汞柱($P<0.01$);化疗前、后数值差异都有显著性。因此,该研究提示音乐放松想象疗法可以减轻白血病患者在化疗过程中产生的焦虑、恐惧等不良心理反应,同时对患者的心率、血压起到了一定的调节作用(石磊和孙晓红,2007)。

四、研究目的和假设

在前文提到,化疗作为白血病治疗的重要方法之一,在发挥治疗作用的同时,也带来了严重的生理、心理反应等副作用。国内音乐治疗在该领域的研究应用刚刚起步,尤其是音乐治疗在儿童白血病的化疗期的研究应用还未见报道。因此,本研究拟通过观察白血病患儿在化疗期间实施音乐治疗后白细胞数量和血小板数量等血象指标的变化,以及焦虑程度、疼痛程度的变化,来验证音乐治疗对化疗期白血病患儿身心状态的积极影响。进而提出以下研究假设:

(1)接受支持性音乐想象干预的患儿比没有接受音乐治疗的患儿在化疗期间的焦虑感明显降低;

(2)接受现场演唱干预的患儿比没有接受音乐治疗的患儿在化疗期间的焦虑感明显降低;

(3)接受支持性音乐想象干预的患儿比没有接受音乐治疗的患儿在化疗期间痛疼感明显降低;

(4)接受现场演唱干预的患儿比没有接受音乐治疗的患儿在化疗期间痛疼感明显降低;

(5)接受支持性音乐想象干预的患儿比未接受音乐治疗的患儿在一个化疗期结束后白细胞计数明显增加;

(6)接受支持性音乐想象干预的患儿比未接受音乐治疗的患儿在一个化疗期结束后红细胞计数明显增加;

(7)接受支持性音乐想象干预的患儿比未接受音乐治疗的患儿在一个化疗期结束后血小板计数明显增加;

(8)接受支持性音乐想象干预的患儿比未接受音乐治疗的患儿在一个化疗期结

束后中性粒细胞计数明显增加；

（9）接受现场演唱干预的患儿比未接受音乐治疗的患儿在一个化疗期结束后白细胞计数明显增加；

（10）接受现场演唱干预的患儿比未接受音乐治疗的患儿在一个化疗期结束后红细胞计数明显增加；

（11）接受现场演唱干预的患儿比未接受音乐治疗的患儿在一个化疗期结束后血小板计数明显增加；

（12）接受现场演唱干预的患儿比未接受音乐治疗的患儿在一个化疗期结束后中性粒细胞计数明显增加；

（13）支持性音乐想象方法和现场音乐演唱方法的干预效果有差异。

五、材料和方法

（一）研究对象

本研究选取 2012 年 1～3 月在郑州大学第一附属医院儿童内科三病区住院的 7～14 岁、需接受化疗的急性淋巴系统白血病患儿 62 例，按其住院号由计算机随机分为音乐 1 组、音乐 2 组和对照组 3 组。详细告知患儿及家属研究目的、分组方式、干预方法以及患儿和家长在研究过程中的权利和义务，并由家长签订"知情同意书"。所有入组患儿均为采取 CAM 化疗方案，时间共 5 天。即环磷酰胺一次静脉注射；阿糖胞苷每日一次静脉注射，d1－5；6-巯基嘌呤（6-MP）每日分 2～3 次口服，d1－5。由于一些治疗突发情况和某些家长的意愿，最终完成全部实验和评估的患儿共 45 例，具体情况如下：

音乐 1 组患儿 15 例，其中男 5 例，女 10 例，平均年龄 10.60 岁；音乐 2 组 15 例，其中男 6 例，女 9 例，平均年龄 8.93 岁；对照组 15 例，其中男 4 例，女 11 例，平均年龄 9.73 岁。

1. 被试入选标准

（1）喜欢音乐，自愿加入本实验，并签定"知情同意书"。

（2）符合临床急性淋巴细胞白血病诊断标准。

（3）同意接受化疗者。

（4）年龄大于 7 周岁，小于 14 周岁者。

2. 排除标准

（1）不符合上述诊断标准。

（2）意识障碍、精神病患者。

（3）音乐易感性癫痫。

（4）声音高度敏感症。

（5）年龄小于 7 周岁，大于 14 周岁者。

(6) 因特殊原因中断治疗者。

(二) 研究伦理

研究进行过程遵守医学伦理原则。符合入组标准的被试,由研究人员对患儿和家属说明本研究的目的、进行方法和参与本研究的利益与危险性,确保其在了解并签署"知情同意书"的情况下决定参与。实验过程中以患儿安全为首要考虑,若患儿有任何不适,可随时退出。研究后所搜集的资料将予以保密,仅研究组可参阅。

(三) 主要材料

1. 器材与曲目

(1) 雅马哈民谣吉他(型号 F310)一把。

(2) 艾利和 IriverMP4 播放器(型号 E200)一个。

(3) 创新便携式音响一组。

(4) 彩色画笔、A3 画纸若干。

(5) 曲目列表(见附录表)。

① 音乐想象曲目表。

② 演唱曲目表。

2. 测量方法

1) 视觉模拟评分法(Visual Analog Scales,VAS)(Kindler et al. ,2000)

本研究采用 VAS 来评估患儿化疗过程中的疼痛、焦虑和不适感程度。VAS 作为一种评估工具在国内外临床使用较为广泛,常用于疼痛的评估,也用于其他的感觉方面数据化表示。基本的方法是使用一把长约 10 厘米的游动标尺,一面标有 10 个刻度,两端刻度分别是 0 分和 10 分。0 分表示程度最轻,10 分代表难以忍受的最强烈的程度。在临床使用时,将有刻度的一面背向患者,让患者在直尺上标出能代表自己某种感受程度的相应位置,医师根据患者标出的位置为其评出分数。在儿童领域的应用中,为了使概念更为简单、直观和易于理解,常常加入表情图像,如:

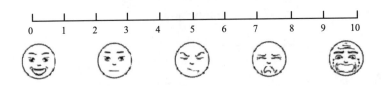

(1) 在焦虑程度的测量中,0 分代表无焦虑,10 分代表最强烈的焦虑。

(2) 在疼痛感测量中,0 分代表无痛,10 分代表最强烈的疼痛;被试者根据自己的体验圈选最合适的分值。

2) 血象指标监测与参考值

(1) 白细胞计数(WBC)。

正常参考值:(4.0~10.0)×10^9/L

（2）红细胞计数(RBC)。

正常参考值:男性(4.0~5.5)×10^{12}/L

女性(3.5~5.0)×10^{12}/L

（3）血小板计数(PLT)。

正常参考值:(100~300)×10^9/L

（4）中性粒细胞计数(NEUT)。

正常参考值:(1.2~6.8)×10^9/L

（四）研究方法

1. 被试信息评估和收集

（1）会谈,在正式进行治疗之前,通过查询病历、向家长了解情况等方式收集被试相关信息资料,包括年龄、性别、喜好音乐的类型等。

（2）前测与后测,化疗的疗程共 5 天,在每天化疗开始 30 分钟后,研究人员采用视觉模拟评分法对三组被试的焦虑程度和疼痛程度进行前测并记录;音乐 1 组和音乐 2 组在前测后接受 30 分钟的音乐干预,对照组只接受常规化疗;3 组均在化疗 70 分钟后进行后测并记录。

（3）血象指标,化疗前后的血标本采集由护士操作进行,并由医院化验室提供标本检测数据。

2. 音乐治疗程序

（1）音乐 1 组采用支持性音乐想象(Supportive Music and Imagery, SMI)干预方式,每天在化疗过程中进行一次干预,共 5 天。

① 治疗师在前测后,开始对被试患儿进行支持性音乐想象干预,整个干预过程约为 30 分钟。首先与患儿讨论曾经体验过的积极感受,随之将这种感受聚焦于此时此刻。然后,治疗师与患儿一同为此积极体验匹配适合的音乐片段。所选择的音乐片段均为支持性音乐(简单、稳定、重复性强、具有强烈的保持感)也可以选用患儿提供的音乐。

② 让患儿尽可能保持舒适的姿势,治疗师引导患儿进行简短的放松(鼓励患儿闭上眼睛)。然后帮助患儿从身心两方面体验之前聚焦的积极感受;随之,治疗师播放选定的音乐片段,引导患儿进行深入聆听之后睁开眼睛,随着音乐把体验到的感受或想象到的画面画出来。播放音乐的音量以患儿感觉舒适、悦耳为度。

③ 患儿进行绘画。在绘画完成之后,治疗师帮助患儿再一次强化画中的积极体验。

（2）音乐 2 组采用现场弹唱熟悉歌曲的干预方式,每天在化疗过程中进行一次干预,共 5 天。

① 研究者依照患儿的喜好,为每名患儿列一份曲目单,并附歌词以便在化疗过程中演唱。

② 在前测之后,以患儿熟悉的歌曲为主题,治疗师现场为患儿进行吉他弹唱约 30 分钟,并鼓励患儿和治疗师一起进行演唱。

(3) 对照组不采取任何形式的音乐干预方式,只进行常规化疗及护理,疗程为 5 天。

3. 统计学数据分析

采用 Epidate 软件录入原始数据,建立数据库,然后导入 SPSS(Version 18.0)软件进行统计学处理。其中,计数资料采用卡方检验,如患者的性别;计量资料,如患者的年龄、两个实验组与对照组的各项干预效果的组内与组间比较等,采用 $\bar{x}\pm s$ 进行统计描述。在假设检验中,分别进行相关检验的有配对 T 检验、差值均数乘组 T 检验、单因素方差分析和重复测量资料方差分析,检验水准为 $\alpha=0.05$。以 $P<0.05$ 为具有显著性差异,以 $P<0.001$ 为差异极显著。统计结果分别采用文字描述、统计表和统计图进行说明。

六、结 果

(一) 三组被试基本资料比较

符合入组标准并进行数据统计处理的病例 45 例,音乐 1 组、音乐 2 组和对照组三组的基本信息见表 1 和表 2。三组患儿在性别、年龄比例方面均无统计学差异($P>0.05$),具有可比性。

表 1 三组间性别差异

组 别	性 别		χ^2	P
	男	女		
音乐 1 组	5	10		
音乐 2 组	6	9	0.600	0.741
对照组	4	11		
合 计	15	30		

表 2 三组间年龄差异

组 别	例 数	均数±标准差	F	P
音乐 1 组	15	10.60 ± 2.384		
音乐 2 组	15	8.93 ± 2.314	1.828	0.173
对照组	15	9.73 ± 2.463		
合计	45	9.76 ± 2.432		

(二)音乐干预对患儿焦虑程度和疼痛程度的影响

1. 三组间两项指标第一天前测差异

对音乐1组、音乐2组和对照组的两项指标(焦虑程度和疼痛程度)第一天的前测值进行单因素方差分析,结果显示三组之间均无统计学差异($P>0.05$),具有可比性(表3)。

表3　三组两项指标第一天前测差异

指　标	分　组	均数±标准差	F	P
焦虑程度	音乐1组	1.67±1.496	0.008	0.992
	音乐2组	1.67±1.799		
	对照组	1.60±1.598		
疼痛程度	音乐1组	2.27±2.154	2.319	0.111
	音乐2组	.87±1.187		
	对照组	1.67±1.877		

2. 音乐干预对患儿焦虑程度的影响

1) 三组患儿5天中每次焦虑程度VAS前后测差异(组内对比)

三组患儿在5天中每次焦虑程度前后测差值,即对VAS分值进行组内配对T检验分析,结果见表4。

表4　5天中三组的焦虑程度前后测差异

组　别	干预天数	焦虑程度				
		前测±s	后测±s	降幅(%)	T	P
音乐1组	1	1.67±1.496	0.40±0.737	75.45	4.750	0.000 **
	2	3.73±1.710	1.87±1.246	50.13	4.802	0.000 **
	3	4.20±1.474	1.53±1.302	63.33	12.649	0.000 **
	4	2.33±1.988	0.73±1.387	68.67	5.237	0.000 **
	5	1.00±1.363	0.67±1.047	33.33	2.646	0.019 *
音乐2组	1	1.67±1.799	0.47±0.743	71.86	3.055	0.009 *
	2	1.87±2.356	0.13±0.352	92.51	3.025	0.009 *
	3	1.87±1.552	0.53±0.743	71.12	3.347	0.005 *
	4	1.73±1.100	0.13±0.352	92.49	5.870	0.000 **
	5	0.47±0.743	0.00±0.000	100.00	2.432	0.029 *
对照组	1	1.60±1.595	1.80±1.474	−12.50	−0.832	0.424
	2	3.00±2.204	3.20±2.396	−6.67	−0.526	0.607
	3	3.73±1.870	4.07±2.017	−8.85	−0.837	0.417
	4	2.73±1.580	2.60±1.595	3.49	0.459	0.653
	5	1.67±1.047	1.47±1.302	12.00	1.382	0.189

* P 值在<0.05 的水平上差异显著,** P 值在<0.001 的水平上差异极显著。

表 4 分析结果如图 1 所示：

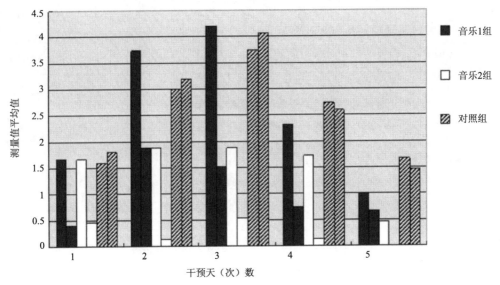

图1 三组患儿焦虑程度五天(干预)前后测比较

(1) 音乐 1 组和音乐 2 组的焦虑程度得分,在五天中每次干预后都有所下降;且音乐 1 组前四天干预前值与后测值差异极显著($P<0.001$),第五天干预前测值后测值自身对照差异显著($P=0.019$);音乐 2 组前三天和第五天干预前测值后测值差异显著($P<0.05$),第四天干预前测值后测值自身对照差异极显著($P=0.000$)。

(2) 对照组焦虑程度得分,五天中每次后测值较前测值呈上升或下降趋势不定,且自身对照差异均无显著性($P>0.05$)

表 4 提示两种音乐干预方法均可以明显降低被试白血病患儿化疗过程中的焦虑程度。

2) 三组之间,以及不同干预天数(次数)之间,音乐干预对患儿焦虑程度的影响

为了进一步了解不同干预天数之间干预效果的差异性,以及不同分组之间干预效果的差异性,即对音乐 1 组、音乐 2 组和对照组患儿 5 天中每次焦虑程度前后差值以及焦虑程度每天平均值进行重复测量资料方差分析;结果见表 5 至表 8。

表 5 和表 6 结果分析：

(1) 五天中,不同干预天数的焦虑程度前后测差值之间存在显著性差异($P=0.001$),不同干预天数的焦虑程度每日平均值之间均存在极显著差异($P=0.000$)。结果提示,①化疗期间,不同时间(天数)的焦虑程度不相同;②化疗期间,对于焦虑程度不同干预天数(次数)的干预效果不相同。

(2) 三组之间焦虑程度前后测差值对比,以及焦虑程度每日平均值对比均存在极显著差异($P=0.000$)。结果提示,化疗期间,三组之间对于焦虑程度的干预效果不相同。

表 5　三组患儿焦虑程度每次干预前后测差值以及每日焦虑程度平均值

组　别	干预天数	焦虑程度 前后测差值±s	焦虑程度 每日平均值±s
音乐 1 组	1	1.267±1.033	1.033±1.060
	2	1.867±1.506	2.800±1.293
	3	2.667±0.816	2.867±1.329
	4	1.600±1.183	1.533±1.609
	5	0.333±0.488	0.833±1.190
音乐 2 组	1	1.200±1.521	1.067±1.147
	2	1.733±2.219	1.000±1.268
	3	1.333±1.543	1.200±0.941
	4	1.600±1.056	0.933±0.623
	5	0.467±0.743	0.233±0.372
对照组	1	−0.200±0.941	1.700±1.461
	2	−0.200±1.474	3.100±2.181
	3	−0.333±1.543	3.900±1.785
	4	0.133±1.125	2.667±1.484
	5	0.200±0.561	1.567±1.147

表 6　三组间在五天中干预前后焦虑程度的重复资料方差分析

焦虑程度	差异来源	高均差平方和	自由度	均　方	F	P
前后测差 值均值	时间	24.489	4	6.122	4.608	0.001*
	时间 * 分组	37.084	8	4.636	3.489	0.001*
	分组	113.449	2	56.724	21.277	0.000**
每日平均值	时间	95.296	4	23.824	23.946	0.000**
	分组	108.669	2	54.334	11.194	0.000**

* P 值在 <0.05 的水平上差异显著，** P 值在 <0.001 的水平上差异极显著。

表 7　焦虑程度前后测差值均值以及焦虑程度每日平均值不同分组两两比较差异

焦虑程度	组别(I)	组别(J)	均值差(I−J)	标准误	P 值
前后测差 值均值	音乐 1 组	音乐 2 组	0.280	0.267	0.300
		对照组	1.627	0.267	0.000**
	音乐 2 组	音乐 1 组	−0.280	0.267	0.300
		对照组	1.347	0.267	0.000**
	对照组	音乐 1 组	−1.627	0.267	0.000**
		音乐 2 组	−1.347	0.267	0.000**

焦虑程度	组别(I)	组别(J)	均值差(I−J)	标准误	P 值
每日平均值	音乐 1 组	音乐 2 组	0.927	0.360	0.014 *
		对照组	−0.773	0.360	0.037 *
	音乐 2 组	音乐 1 组	−0.927	0.360	0.014 *
		对照组	−1.700	0.360	0.000 **
	对照组	音乐 1 组	0.773	0.360	0.037 *
		音乐 2 组	1.700	0.360	0.000 **

* P 值在＜0.05 的水平上差异显著，** P 值在＜0.001 的水平上差异极显著。

（3）焦虑程度前后测差值不同时间和不同分组之间具有交互作用（$P=0.001$），即说明在 5 天化疗过程中，某一天应用某一种干预方法效果更明显。从图 2 中可以明显发现音乐 1 组第三天的焦虑程度以及音乐 2 组第二天的焦虑程度降低效果更明显。

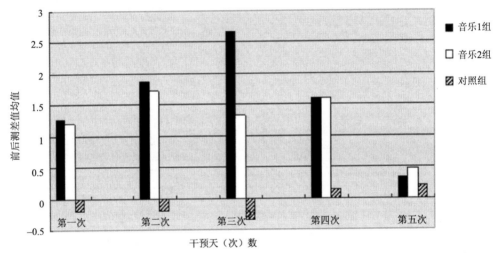

图 2　三组患儿焦虑程度五次（干预）前后测差值比较

表 7 结果分析，对三组之间，焦虑程度前后测差值以及每日平均值进行两两比较，结果显示：

（1）两个音乐干预组的焦虑程度前后测差值均明显高于对照组，且差异极显著（$P=0.000$）；音乐 1 组的焦虑程度前后测差值略高于音乐 2 组，且差异不具有显著性（$P=0.300$）。提示，在整个化疗期间，两种音乐干预方法相对于对照组而言都能够明显降低患儿的焦虑程度；虽然音乐 1 组相比音乐 2 组而言没有达到统计学的显著性标准，但音乐 1 组比音乐 2 组降低程度略高。

（2）如图 3 所示，对照组焦虑程度每日平均值高于音乐 1 组，且差异具有显著性（$P=0.037$）；对照组焦虑程度每日平均值明显高于音乐 2 组，且差异极显著（$P=0.000$）；音乐 1 组焦虑程度每日平均值明显高于音乐 2 组，且差异具有显著性（$P=0.014$）。提示，在整个化疗期间，对照组的焦虑程度最高，音乐 1 组、音乐 2 组焦虑程度较对照组降低,音乐 2 组在整个化疗期间的焦虑程度最低。

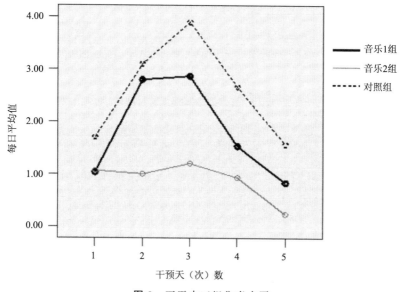

图 3 五天中三组焦虑水平

表 8 结果分析,表 8 进一步将五天中,不同干预天数的焦虑程度前后测差值之间以及不同干预天数的每日平均值之间进行两两比较,来显示化疗期间不同时间(天数)的焦虑程度差异以及化疗期间不同干预天数(次数)的干预效果差异。结果显示:

表 8 焦虑程度前后侧差值和每日平均值不同干预天数(次数)之间两两比较

焦虑程度	平均值±标准误	干预天数(J)(I)	1	2	3	4	5
前后测差值	0.756±0.178	1		0.217	0.037*	0.126	0.026*
	1.133±0.263	2			0.745	0.942	0.003*
	1.222±0.201	3				0.676	0.000**
	1.111±0.167	4					0.000**
	0.333±0.090	5					
每日平均值	0.756±0.178	1		0.000**	0.000**	0.054	0.033*
	1.133±0.263	2			0.127	0.037*	0.000**
	1.222±0.201	3				0.000**	0.000**
	1.111±0.167	4					0.000**
	0.333±0.090	5					

注:表格内灰色部分数值为两两时间点均数差值(P 值)。
* P 值在 <0.05 的水平上差异显著,** P 值在 <0.001 的水平上差异极显著。

(1)从不同时间的焦虑程度每日平均值两两比较发现,第三天的焦虑程度最高,第五天焦虑程度最低;

(2)从焦虑程度前后测差值不同时间的两两比较显示出第三天的差值最大,即第三天的干预效果最明显。

3. 音乐干预对患儿疼痛程度的影响

1) 三组患儿5天中每次疼痛程度VAS前后测差异（组内对比）

三组患儿在5天中每次疼痛程度前后测差值，即对VAS分值进行组内配对T检验分析，结果见表9。

表9　5天中三组的疼痛程度前后测差异

组别	干预天数	疼痛程度				
		前测 $\bar{x}\pm s$	后测 $\bar{x}\pm s$	降幅%	T	P
音乐1组	1	2.27±2.154	1.00±1.069	55.51	3.676	0.002*
	2	2.20±2.455	0.93±1.223	57.27	3.676	0.002*
	3	2.33±2.845	1.20±1.699	51.5	3.012	0.009*
	4	1.27±1.438	0.67±1.234	52.76	2.553	0.023*
	5	0.53±0.915	0.40±0.737	25.09	1.468	0.164
音乐2组	1	0.87±1.187	0.27±0.458	68.97	2.806	0.014*
	2	1.67±2.582	0.53±0.990	67.84	2.329	0.035*
	3	1.73±2.712	0.60±0.986	65.32	1.939	0.073
	4	1.00±1.732	0.67±1.291	33.30	2.092	0.055
	5	0.13±0.352	0.00±0.000	100.00	1.468	0.164
对照组	1	1.67±1.877	1.87±1.767	−11.98	−0.823	0.424
	2	2.20±2.426	2.33±2.350	−5.91	−0.619	0.546
	3	2.27±2.658	3.27±2.712	−44.05	−2.137	0.051
	4	1.67±1.589	1.67±1.633	0	0.000	1.000
	5	1.00±1.069	0.80±0.862	20.00	1.382	0.189

* P值在<0.05的水平上差异显著。

表9分析结果如图4所示。

（1）化疗期间整体疼痛感得分比较低（平均值<3.3）。

（2）音乐1组和音乐2组的疼痛程度得分，在五天中每次干预后都有所下降；且音乐1组前四天干预前值与后测值差异显著（$P<0.05$），第五天干预前测值后测值自身对照差异无显著性（$P=0.164$）；音乐2组前两天干预前测值后测值差异显著（$P<0.05$），后三天干预前测值后测值自身对照差异无显著性（$P>0.05$）。

（3）对照组疼痛程度得分，五天中每次后测值较前测值呈上升或下降趋势不定，且自身对照差异均无显著性（$P>0.05$）。

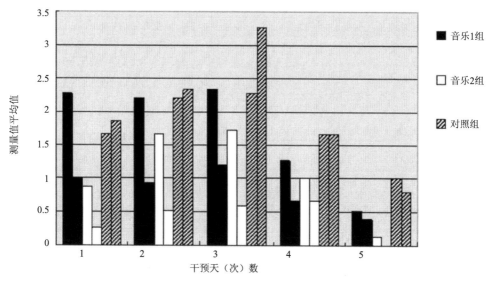

图 4 三组患儿疼痛程度五次（干预）前后测比较

表 9 提示两种音乐干预方法均具有可降低被试白血病患儿化疗过程中的疼痛程度的倾向性。

2）三组之间，以及不同干预天数（次数）之间，音乐干预对患儿疼痛程度的影响

为了进一步了解不同干预天数之间干预效果的差异性，以及不同分组之间干预效果的差异性，即对音乐 1 组、音乐 2 组和对照组患儿 5 天中每次疼痛程度前后差值以及疼痛程度每日平均值进行重复测量资料方差分析；结果见表 10 至表 13。

表 10　三组患儿疼痛程度每次干预前后测差值以及疼痛程度每日平均值

组　别	干预天数	疼痛程度前后测差值 $\bar{x}\pm s$	疼痛程度平均值 $\bar{x}\pm s$
音乐 1 组	1	1.267 ± 1.335	1.633 ± 1.564
	2	1.267 ± 1.335	1.567 ± 1.821
	3	1.133 ± 1.457	1.767 ± 2.227
	4	0.600 ± 0.910	0.967 ± 1.260
	5	0.133 ± 0.352	0.467 ± 0.812
音乐 2 组	1	0.600 ± 0.828	0.567 ± 0.799
	2	1.133 ± 1.885	1.100 ± 1.713
	3	1.133 ± 2.264	1.167 ± 1.697
	4	0.333 ± 0.617	0.833 ± 1.496
	5	0.133 ± 0.352	0.67 ± 0.176

组　别	干预天数	疼痛程度 前后测差值 $\bar{x}\pm s$	疼痛程度 平均值 $\bar{x}\pm s$
对照组	1	-0.200 ± 0.941	1.767 ± 1.761
	2	-0.133 ± 0.834	2.267 ± 2.352
	3	1.000 ± 1.834	2.767 ± 2.527
	4	0.000 ± 1.000	1.667 ± 1.531
	5	0.200 ± 0.561	0.900 ± 0.930

表 11　三组间在五天中干预前后疼痛程度的重复资料方差分析

疼痛程度	差异来源	高均差 平方和	自由度	均方	F	P
前后测差 值均值	时间	9.484	4	2.371	2.307	0.060
	时间 * 分组	30.649	8	3.831	3.728	0.000 **
	分组	51.707	2	25.853	7.492	0.002 *
每日平均值	时间	52.922	4	13.231	8.569	0.000 **
	分组	33.823	2	33.823	3.340	0.045 *

* P 值在 <0.05 的水平上差异显著，** P 值在 <0.001 的水平上差异极显著。

表 10 和表 11 结果分析：

(1) 五天中，不同干预天数的疼痛程度前后测差值之间无显著性差异（$P=0.060$），不同干预天数的疼痛程度每日平均值之间均存在极显著差异（$P=0.000$）。结果提示，①化疗期间，不同时间（天数）的疼痛程度不相同；②化疗期间，对于疼痛程度不同干预天数（次数）的干预效果差异不明显。

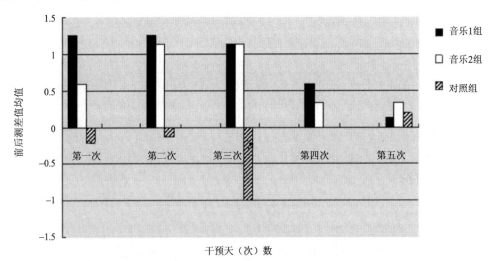

图 5　三组患儿疼痛程度五次（干预）前后测差值比较

（2）三组之间疼痛程度前后测差值对比，以及疼痛程度每日平均值对比均存在显著性差异（$P<0.05$）。结果提示，化疗期间，三组之间对于疼痛程度的干预效果不相同。

（3）疼痛程度前后测差值不同时间和不同分组之间具有交互作用（$P=0.001$），即说明在5天化疗过程中，某一天应用某一种干预方法效果更明显。从图5中可以明显发现音乐1组前三天的疼痛程度以及音乐2组第二天、第三天的疼痛程度降低效果更为明显；进而对比对照组的变化，发现在第三天，对照组的疼痛程度升高幅度更为明显，提示了两个音乐组在第二、三天进行干预，更具临床意义。

表12结果分析，对三组之间，疼痛程度前后测差值以及每日平均值进行两两比较，结果显示：

（1）两个音乐干预组的疼痛程度前后测差值均明显高于对照组，且差异具有显著性（$P<0.05$）；音乐1组的疼痛程度前后测差值略高于音乐2组，但差异不具有显著性（$P=0.486$）。提示，在整个化疗期间，两种音乐干预方法相对于对照组而言都能够明显降低患儿的疼痛程度；虽然音乐1组相比音乐2组没有显示出统计学意义，但音乐1组比音乐2组降低程度略高。

（2）如图6所示，对照组疼痛程度每日平均值高于音乐1组，但差异不显著（$P=0.181$）；对照组疼痛程度每日平均值明显高于音乐2组，且差异具有显著性（$P=0.013$）；音乐1组疼痛程度每日平均值高于音乐2组，但差异不显著（$P=0.228$）。提示，在整个化疗期间，对照组的疼痛程度最高，音乐1组尤其是音乐2组疼痛程度较对照组降低，音乐2组在整个化疗期间的疼痛程度最低。

表12　疼痛程度前后测差值均值以及疼痛程度每日平均值不同分组两两比较

疼痛程度	（I）组别	（J）组别	均值差（I-J）	标准误	P 值
前后测差值均值	音乐1组	音乐2组	0.213	0.303	0.486
		对照组	1.107	0.303	0.001*
	音乐2组	音乐1组	-0.213	0.303	0.486
		对照组	0.893	0.303	0.005*
	对照组	音乐1组	-1.107	0.303	0.001*
		音乐2组	-0.893	0.303	0.005*
每日平均值	音乐1组	音乐2组	0.533	0.436	0.228
		对照组	-0.593	0.436	0.181
	音乐2组	音乐1组	-.533	0.436	0.228
		对照组	-1.127	0.436	0.013*
	对照组	音乐1组	0.593	0.436	0.181
		音乐2组	1.127	0.436	0.013*

* P 值在<0.05 的水平上差异显著。

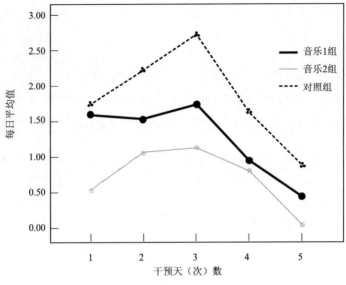

图 6 　五天中三组疼痛水平

　　表 13 结果分析，表 13 进一步将五天中，不同干预天数的疼痛程度前后测差值之间以及不同干预天数的每日平均值之间进行两两比较，来显示化疗期间不同时间（天数）的疼痛程度差异以及化疗期间不同干预天数（次数）的干预效果差异。结果显示：

　　（1）从不同时间的疼痛程度每日平均值两两比较发现，第二天、第三天的疼痛程度最高，第五天疼痛程度最低；

　　（2）从疼痛程度前后测差值不同时间的两两比较显示出第二天的差值最大，即第二天的干预效果最明显。

表 13 　疼痛程度前后侧差值以及每日平均值不同天数（干预次数）之间两两比较

疼痛程度	平均值±标准误	干预天数 (J)(I)	1	2	3	4	5
前后测差值	0.556±0.158	1		0.372	0.605	0.187	0.029*
	0.756±0.211	2			0.133	0.034*	0.003*
	0.422±0.279	3				0.635	0.347
	0.311±0.128	4					0.282
	0.156±0.065	5					
每日平均值	1.322±0.214	1		0.139	0.078	0.508	0.001*
	1.644±0.295	2			0.369	0.120	0.000**
	1.900±0.325	3				0.003*	0.000**
	1.156±0.214	4					0.000**
	0.478±0.107	5					

　　注：表格内灰色部分数值为两两时间点均数差值（P 值）。
　　* P 值在＜0.05 的水平上差异显著，** P 值在＜0.001的水平上差异极显著。

(三）音乐干预对患儿白细胞、红细胞、血小板及中性粒细胞数量的影响

对音乐 1 组、音乐 2 组和对照组的白细胞数、红细胞数、血小板数以及中性粒细胞数的前后测差值平均值进行单因素方差分析,结果见表 14(省略计数单位)、图 7。

表 14　不同血象指标在三组间下降情况的单因素方差分析

血象指标	分组	前测值±s	后测值±s	差值±s	降幅/%	F 值	P 值
白细胞△	对照组	5.14±2.03	3.14±1.25	2.00±1.40	38.91	5.019	0.011
	音乐 1 组	3.57±0.91	2.63±1.14	0.93±0.69 *[1]	26.05		
	音乐 2 组	5.07±1.33	3.78±0.95	1.29±0.44	25.44		
红细胞△	对照组	3.43±0.45	3.15±0.43	0.28±0.20	8.16	6.121	0.005
	音乐 1 组	3.76±0.56	3.27±0.43	0.49±0.33 *[2]	13.03		
	音乐 2 组	3.45±0.31	3.25±0.31	0.21±0.12	6.09		
血小板△	对照组	213.53±61.48	160.07±57.12	53.47±29.83	25.04	0.673	0.516
	音乐 1 组	177.40±41.70	137.00±45.58	40.40±19.32	22.77		
	音乐 2 组	252.07±99.09	206.60±78.74	45.47±40.48	18.04		
中性粒细胞	对照组	2.93±1.74	2.07±1.08	0.86±0.79	29.35	1.115	0.337
	音乐 1 组	2.35±0.85	1.83±0.93	0.53±0.58	22.55		
	音乐 2 组	2.71±1.00	2.05±1.06	0.66±0.42	24.35		

△方差不齐,采用 Dunnett's T3 行多重比较;*[1]与对照组比,$P=0.045<0.05$;*[2]与音乐 2 组比,$P=0.016<0.05$。

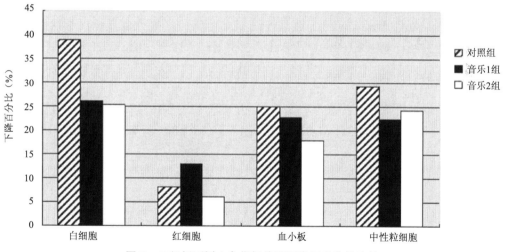

图 7　三组间不同血象指标前后测降幅变化的比较

表 14 结果分析如图 7 所示:

(1)在四项血象指标里,音乐 1 组白细胞数平均下降了 26.05%、音乐 2 组白细胞数平均下降了 25.44%;对照组平均下降了 38.91%,即在化疗结束后音乐干预组的白

细胞数比对照组有所增多,且音乐一组和对照组前后测差值在统计上具有显著性差异($P = 0.045 < 0.05$)。结果提示,两种音乐干预方法相对于对照组而言,都具有能够减少白细胞数量下降的可能性。其中,音乐想象方法达到了统计学显著性标准,而音乐演唱组的下降幅度也比较明显,但没有达到统计学显著性。

(2) 红细胞、血小板以及中性粒细胞数量三组下降幅度接近。在红细胞指标中,音乐 1 组红细胞数平均下降了 13.03%、音乐 2 组红细胞数平均下降了 6.09%;对照组平均下降了 8.16%;化疗后红细胞本身下降幅度比较小,音乐 1 组相对于对照组化疗后红细胞数下降幅度大,且具有统计学差异($P = 0.016$)。音乐 2 组相对于对照组化疗后红细胞下降幅度略有减小,但没有达到统计学显著性。

(3) 血小板数和中性粒细胞数前后测差值三组之间无显著性差异($P > 0.05$)。在血小板和中性粒细胞两项指标计数中,两个音乐组相对于对照组也呈现出下降幅度略微减小的趋势。

七、讨论与分析

(一) 音乐干预对患儿焦虑程度和疼痛程度的影响

白血病患儿因为严重、长期的心理应激,加之疾病本身的不良影响,导致患儿出现紧张、焦虑的情绪,这是白血病患者最常见的负性情绪反应;同时化疗过程中的躯体痛苦体验,也会加重患儿的焦虑情绪。本研究旨在了解通过音乐干预对化疗期间急性白血病患儿提供帮助。

本研究发现,接受音乐治疗后,两个音乐干预组每次治疗后焦虑程度得分降低了50% 以上,自身对照前后差相异具有显著性($P < 0.05$);疼痛程度在每次干预后得分也明显下降,音乐 1 组的前四天以及音乐 2 组的前两天疼痛程度前后测差异具有显著性($P < 0.05$)。对照组的前后测变化并无显著性,有时焦虑程度以及疼痛程度的后测值反而会呈现上升趋势($P > 0.05$)。音乐 1 组、音乐 2 组分别与对照组相比,焦虑程度前后测差值组间差异极显著($P = 0.000$),疼痛程度前后测差值组间呈现显著性差异($P < 0.05$)。即提示了在本研究中,两种音乐干预方法具有降低急性白血病患儿化疗过程中焦虑程度和疼痛程度的倾向性。

音乐治疗活动在白血病患儿住院过程中能够提供一个稳定、可控、无条件支持的环境氛围。音乐本身可以增加患儿的愉悦感、舒适感。每天一次的治疗设置也为患儿提供了安全感,和熟悉感。治疗师对患儿的无条件接纳也能够帮助患儿更自由的表达自己的意愿,同时治疗师也会成为患儿化疗过程中稳定的支持力量(Robb,2000)。根据音乐治疗对心理功能的作用,即"音乐通过刺激大脑皮层的听觉中枢,使大脑感知音乐所引起的情绪变化,通过下丘脑、边缘系统及脑干网状结构等情绪调节中枢对患者的紧张、焦虑情绪进行调节,起到稳定情绪、减轻焦虑的作用。"和"音乐在引发中枢神经系统的情绪调节和整合作用的同时也引起包括中枢神经系统、自主神经系统及所支配的外周组织脏器的生理反应。"(石磊,2007)高天在 1986 年研究中发现,通过对比在有音乐的条件下和无音乐的条件下,疼痛患者的痛阈和耐痛阈有明显变化。在音乐刺激的条件下,患者的痛阈平均提高了 20.23％ ($P < 0.01$);耐痛阈平均提高 11.84％($P < 0.01$)(高天,1987)。Waldon 在 1996 年研究了音乐干预(包括演唱、即兴演奏、音乐放松,被试可以任选其一)对于患儿的焦虑程度的影响,研究结果显示,在音乐干预后,音乐组比对照组的焦虑程度显著降低($P < 0.0001$)。Cassilet 在 2003 年的研究中提出音乐治疗能够缓解患者治疗过程中的负性情绪和疲劳、疼痛等躯体上的不良反应。Clark 在 2006 年的研究显示,音乐治疗对于焦虑情绪以及治疗引起的心情低落干预效果显著。本研究也证实了上述研究的观点。

Ferrer 在 2007 年研究了熟悉的现场音乐对于正在接受化疗的患者焦虑水平的影响,在实验组接受化疗的过程中,音乐治疗师现场演奏并邀请患者一起演唱其熟悉的音乐持续 20 分钟;对照组只接受一般的化疗。实验结果提示了:音乐干预具有降低患者化疗过程的焦虑水平,改善不良情绪反应的倾向性。本研究在该研究基础上,把对于化疗期间的一次治疗研究扩展为对一个化疗期五次治疗的研究。同时,在演唱熟悉歌曲的基础上增加了一个音乐想象组,进一步研究音乐干预对于化疗期间白血病患儿的焦虑水平、疼痛程度的影响,以及两种音乐干预方法干预效果的区别。本研究结果也证实了 Ferrer 研究的观点。

2009 年万永慧等研究了在音乐想象方法对癌症患者焦虑、抑郁及疼痛的影响。研究采用状态-特质焦虑量表(STAI)、流调中心用抑郁量表(CESD)和疼痛评分量表(NRS)对治疗前后两组患者焦虑、抑郁和疼痛进行评估。研究结果显示了音乐想象方法对癌症患者情绪的积极影响,但音乐疗法干预前后患者的抑郁和疼痛改善不明显,CESD 和 NRS 评分差异无统计学意义($P > 0.05$);研究者讨论到其原因是所选用的量表不够灵敏,不能很好地反映抑郁情绪的改变(万永慧和毛宗福,2009)。本研究中音乐 1 组即音乐想象干预组,疼痛程度在音乐干预前后前四天改善均具有显著性($P < 0.05$),和上述研究结论不一致,万永慧等研究者讨论到其原因是所选用的量表不够灵敏;而本研究针对被试儿童选用 VAS 量表,而且对于疼痛程度在每一次音乐干预前后都予以测量,两个研究不同的结果提示:在儿童化疗过程中的音乐治疗干预研究中,VAS 量表可能更加灵敏的反应患儿的疼痛感的变化。

Jenny 等在 2003 年进行了一次全美范围内癌症领域音乐治疗师工作情况的问卷调查,其结果显示:"所有参与调查的,工作于癌症领域的音乐治疗师都将心理方面的需要作为他们干预的目标,对焦虑和疼痛的控制也很普遍。在这次问卷调查中还有很多反馈表示因为患者住院时间的缩短,许多治疗师只能为其提供一次干预;再者,综合医院的环境同时也对治疗师的工作效率、高度的灵活性和适应能力有所要求。所有这些因素给治疗师的干预带来一个考验,即如何在有限的时间内实施有效的干预。"(谷德芳,2008)本研究发现:焦虑程度和疼痛程度前后测差值在不同时间和不同分组之间具有交互作用($P < 0.05$)。整个化疗期间,第二天和第三天的焦虑程度以及疼痛程度是最高的,而化疗刚开始(第一天)和化疗快结束(第五天)时焦虑程度以及疼痛程度比较低。两个音乐组干预效果最为明显的时间也恰恰是在化疗的第二天和第三天中显

现出来。因此本研究提示了在化疗过程的第二天和第三天进行音乐干预,效果最明显,也更具有临床意义。同时这种倾向性也从一个侧面为音乐治疗师如何提高临床音乐治疗工作效率提供了参考——即在临床工作中,如果由于患者住院人数较多、住院时间缩短,工作效率要求以及其他环境条件的限制,音乐治疗师对每位化疗患者只能进行一到两次音乐治疗时,音乐治疗师可以选择在该患者化疗的第二天和第三天对患者进行音乐治疗干预。

(二) 支持性音乐想象和现场演唱两种干预方式对患儿焦虑程度和疼痛程度的影响差异

本研究从两个角度来对比支持性音乐想象和现场演唱两种干预方法的干预效果。一方面,研究发现虽然音乐想象组和现场演唱组之间,焦虑程度前后测差值以及疼痛程度前后测值差值无显著性差异(P>0.05),但是音乐想象组对于焦虑程度和疼痛程度的降低程度要略大于现场演唱组。

支持性音乐想象是由 Summer 从传统的 Bonny 方法的音乐引导想象(Guided Imagery and Music,GIM)基础上发展出来的。Summer 在 2010 年提出了"一种灵活的有连续性的临床实践",这种新的思路也包含了 GIM 支持、再教育和重构三个层次。其中支持层次的音乐想象相比较于传统的 GIM 方法来说,更为简短、直接以及有针对性。[94] 支持性音乐想象干预方法的最大特点就是,这些想象内容均来于来访者本身内在的积极体验。通过前程的放松,想象过程中音乐的推动,以及绘画来加强患儿的积极体验。这种源于内在的积极体验(如本人最骄傲/最欢乐的时刻)可能比单纯演唱熟悉的歌曲更容易加强身心的舒适感,减缓焦虑和疼痛。而不同干预方法之间差异性的影响因素,也是之后值得进一步研究的重要课题。

Waldon 在 1996 年研究了音乐干预(包括演唱、即兴演奏、音乐放松,被试可以任选其一)对于患儿的焦虑程度的影响后,又对比研究了演唱、乐器的即兴演奏和音乐放松对于癌症患儿焦虑程度的干预效果的差异性,结果显示每一组患儿在音乐干预后焦虑程度都显著降低(P=0.003),而组间对比没有显著性差异(P>0.05),该研究也提示了不同音乐干预方法的干预效果并不存在明显差异。本研究在对焦虑程度的干预效果上,证实了 Waldon 的研究结果。

从另一个角度来看,Waldon 的研究是对化疗过程的癌症患儿进行了一次性音乐治疗干预,来对比不同的音乐干预方法的干预效果。而本研究则是在整个化疗过程中,每一天都为化疗的白血病患儿进行音乐干预。纵观整个化疗过程,音乐想象组焦虑程度前后测平均值明显高于现场演唱组,且差异具有显著性(P=0.014);音乐想象组疼痛程度前后测平均值高于现场组,但差异不显著(P=0.228)。即音乐演唱组在整个化疗期间的焦虑程度以及疼痛程度最低;其中,焦虑程度明显低于音乐想象组。

早在 5000 年前,埃及的长老就把歌唱作为心灵的药物来使用,通常他们把歌曲治疗作为医学活动的一部分(张勇,2008)。在儿科领域中,演唱可以为患儿提供表达情感以及宣泄情感的途径(Waldon)。熟悉的歌曲不仅可以增加患儿的安全感和可控感,作为一种主动式的音乐活动,还可以激发患儿更多的参与性。同时,治疗师与患儿一起演唱,甚至有时家长也会加入其中,能带给患儿更多的积极体验以及促进患儿的交流和互动(Robb,2000)。本研究中音乐演唱组在整个化疗期间的焦虑程度以及疼痛程度最低。其中,焦虑程度明显低于音乐想象组。造成两种方法干预效果差别的可能因素很多。从现场演唱的功能来说,现场演唱的参与性和互动性更强;演唱不仅调动了患儿的听觉,还调动了视觉、运动觉等多重感官。从实际的临床干预过程中也可以发现,音乐想象组的干预效果更多的局限在治疗师进行干预的 30 分钟时间内。一旦治疗结束,患儿在这一天住院生活中很少再有充分体验音乐的机会。而现场演唱组中,许多家长反馈,在患儿与治疗师共同演唱结束后,患儿自己还会主动拿歌词继续演唱,或者是和家长一起演唱。也就是说现场演唱组的患儿在整个化疗过程中,音乐体验的时间更长,即音乐实际上对患儿形成了一种持续性的干预,而不局限于实验的30 分钟内,因此可能造成了现场演唱组平均焦虑水平和疼痛水平低于音乐想象组。

另外,音乐想象组相对于现场演唱组对于治疗环境的要求更高。而现实的医院环境中很难为患儿真正提供一个安静、舒适的音乐想象环境。在比较嘈杂的病房中进行音乐想象治疗,对患儿专注于内心的体验过程有着一定干扰影响,进而也可能会影响到治疗效果。因此,从干预效果以及化疗期间的住院环境来看,现场演唱方法在白血病患儿的临床干预中具有一定的优势。这个结果也提示了现场演唱的方法可能更适于医院环境下的音乐治疗干预。

(三) 音乐干预对患儿白细胞、红细胞、血小板及中性粒细胞数量的影响

"Lane 等研究者发现现场的音乐放松可以增加患者唾液中的 lGA 的水平。Dale等在以健康个体为对象的研究中发现,在聆听喜好的音乐后糖皮质激素(糖皮质激素的浓度升高与免疫抑制的程度有平行关系,这种激素参与应激导致的免疫抑制)cortisol 有显著的降低。"

在癌症领域,不同音乐治疗师选取了不同的生理测量目标来研究音乐治疗对于患者免疫力的影响。谷德芳在研究中测查音乐稳定化技术干预后(即术后一周)实验组和对照组肝癌患者的 NK 细胞活性都出现了升高,且实验组的 NK 细胞活性比对照组升高了 5.52。虽然两组间差异没有显著性($P=0.078>0.05$),但是实验组患者术后一周 NK 细胞活性的升高值为 6.97,与该领域先前的研究结果中术后两周 NK 细胞活性的升高值 8.3 较为接近。该研究提示音乐治疗作为一种辅助治疗手段可以帮助患者加快免疫功能恢复的速度(谷德芳,2008)。石磊在 2006 年研究了音乐聆听对于成人白血病患者血浆中去甲肾上腺素的影响。研究结果表明,实验组较对照组差异有显著性($P=0.005$),这提示了音乐聆听可以减少患者体内去甲肾上腺素的释放,从而维持患者血压平稳,减轻患者焦虑心理状态(石磊,2007)。牛俊岩在 2011 年的研究表明,音乐干预可以通过调节免疫系统,促进外周血降低的免疫球蛋白含量回升,提高呼吸道感染患儿免疫力(牛俊岩和王艳芳,2011)。

本研究选取了白细胞计数、红细胞计数、血小板计数和中性粒细胞计数作为测量

指标。在这四项血象指标里,音乐 1 组化疗期结束后第二天白细胞数平均下降了 26.05%、音乐 2 组白细胞数平均下降了 25.44%;对照组平均下降了 38.91%,且音乐 1 组和对照组前后测值在统计上具有显著性差异($P<0.05$)。结果提示了两种音乐干预方法相对于对照组而言,都具有能够减少白细胞数量下降的可能性。其中,音乐想象方法达到了统计学显著性标准,而音乐演唱组的下降幅度也很明显,但没有达到统计学显著性。

而红细胞数、血小板数和中性粒细胞数前后测差值两组之间不显著($P>0.05$),其中在血小板和中性粒细胞两项指标计数中,两个音乐组相对于对照组也呈现出下降幅度略微减小的趋势。

从前面的图表中也可以发现,血象数据的标准差较大,被试个体差异比较明显,加之被试样本数量有限,这些因素都有可能对统计学是否具有显著性产生影响。一方面,在开始化疗前,即便是化疗方案相同,不同的主治医生对患儿化疗准备阶段的医嘱和用药也不同,这些都会影响化疗前后的血象指标;另一方面,患儿的饮食、睡眠状况以及家长对于患儿照顾情况对于患儿的免疫力的变化也有一定的影响。因此关于音乐治疗对白血病患儿免疫力的干预效果还应该进行更深入的研究,尽量排除影响因素,增大样本量。

(四) 本研究的局限

(1) 由于受到实验条件与实验时间限制的原因,本研究的样本量有限,数据的说服力也因此受到一定的限制。在今后的研究中,可以进一步扩大样本量.

(2) 本实验中被试中女性患儿明显多于男性,因此无法统计男女性别之间的差异。这种情况并不能真实反映出白血病患儿发病率中的性别差异。在实验选取被试入组时,女性患儿以及家长对于音乐干预的接受性要明显高于男性患儿。其原因可能由于治疗师本身是女性,更容易受到女性患儿以及其家属的接纳,这种现象的具体原因有待于今后进一步了解。在今后的研究里,会继续将性别因素列入考察范围当中。

(3) 患儿的年龄、文化程度、对音乐的喜好程度和家庭经济条件等都会影响到数据的结果,本次研究并未考虑这些因素。比如本次研究在进行被试入组筛选时,只入选了喜欢音乐的患儿,因而暂时无法得知音乐干预对于不喜欢音乐的患儿是否具有相似的干预效果。此外,这次试验的被试绝大多数生活在农村,这种被试生活环境的单一,对于实验结果的普遍性意义有一定的影响。上述因素都有待于进一步的实验进行补充和研究。

(4) 实验环境的影响。实验是在病房中进行,甚至有时是在走廊的添加病床上进行的,在患儿接受音乐干预时会受到其他患儿、家属或医护人员的影响,这在一定程度上影响了实验效果。

(5) 免疫指标中仅选取了血常规化验中的四项基本指标来观察。而白血病患儿化疗过程中机体免疫力与药物反应之间的关系,是一种受机体多系统、多因素影响的相互作用的关系。一方面,在开始化疗前,即便是化疗方案相同,不同的主治医生对患儿化疗准备阶段的医嘱和用药也不同,这些都会影响化疗前后的血象指标;另一方面,这次实验只研究了化疗过程的血象变化情况,而更强烈的骨髓抑制反应则发生在化疗结束后一周至10天以后,无法将其纳入研究结果,因而本研究在免疫力方面数据的说服力受到一定的限制。

(6)本研究在焦虑程度以及疼痛程度的测量中,只选取了VAS这一患儿自评主观量表,在实验中有相当一部分来自家长的反馈没有显示出来。今后相关研究中应该丰富不同的量表和评估体系,以增加实验结果的说服力。

八、结　论

(1)接受支持性音乐想象干预的患儿比未接受音乐治疗的患儿在化疗期间的焦虑感明显降低,在本次研究中得到支持。

(2)接受现场演唱干预的患儿比未接受音乐治疗的患儿在化疗期间的焦虑感明显降低,在本次研究中得到支持。

(3)接受支持性音乐想象干预的患儿比未接受音乐治疗的患儿在化疗期间痛疼感明显降低,在本次研究中得到支持。

(4)接受现场演唱干预的患儿比未接受音乐治疗的患儿在化疗期间痛疼感明显降低,在本次研究中得到支持。

(5)接受支持性音乐想象干预的患儿比未接受音乐治疗的患儿在一个化疗期结束后白细胞计数明显增加,在本次研究中得到支持。

(6)接受支持性音乐想象干预的患儿比未接受音乐治疗的患儿在一个化疗期结束后红细胞计数明显增加,在本次研究中没有得到支持。

(7)接受支持性音乐想象干预的患儿比未接受音乐治疗的患儿在一个化疗期结束后血小板计数明显增加,在本次研究中没有得到支持。

(8)接受支持性音乐想象干预的患儿比未接受音乐治疗的患儿在一个化疗期结束后中性粒细胞计数明显增加,在本次研究中没有得到支持。

(9)接受现场演唱干预的患儿比未接受音乐治疗的患儿在一个化疗期结束后白细胞计数明显增加,在本次研究中没有得到支持。

(10)接受现场演唱干预的患儿比未接受音乐治疗的患儿在一个化疗期结束后红细胞计数明显增加,在本次研究中没有得到支持。

(11)接受现场演唱干预的患儿比未接受音乐治疗的患儿在一个化疗期结束后血小板计数明显增加,在本次研究中没有得到支持。

(12)接受现场演唱干预的患儿比未接受音乐治疗的患儿在一个化疗期结束后中性粒细胞计数明显增加,在本次研究中没有得到支持。

(13)支持性音乐想象方法和现场音乐演唱方法的干预效果有差异,在本次研究中得到支持。

参考文献

蔡光蓉,乔宜.2001.音乐疗法在肿瘤临床的应用.中国心理卫生杂志,15(3):179-181.

蔡光蓉.2007.音乐疗法辅助化疗对肿瘤患者抑郁焦虑情绪的调节作用.医学综述,13(24):2025-2027.

蔡苑辉.2011.白血病患者化疗前的心理干预.临床合理用药,4(38):135.

陈蕾.2003.长期化疗对白血病患儿的心理影响及护理对策.山东医药,43(16):58.

董景武.2003.国际疾病分类肿瘤学专辑.第三版.北京:人民卫生出版社/世界卫生组织.

符忠佩,张建江.2004.急性淋巴细胞白血病患儿心理干预研究.临床心身疾病杂志,10(4):264-265.

傅晓燕.2003.血液肿瘤儿童行为问题及心理干预.中国行为医学科学,12(1):60.

高天,张建华.1987.音乐对疼痛的缓解作用研究.星海音乐学院学报,3:51-53.

高天.2007.音乐治疗学基础理论.北京:世界图书出版公司.

谷德芳.2008.音乐治疗稳定化技术对实施微波消融术的9例肝癌患者干预效果的初探.硕士学位论文.中央音乐学院.

郭兰婷.1992.住院白血病患儿的心理健康测查.中国心理卫生杂志,6(6):270.

何新荣.2005.儿童白血病流行病学的研究进展.国外医学输血与血液学分册,28(3):217-220.

胡家才.2009.音乐干预对小细胞肺癌患者抑郁状态及Th1/ Th2免疫状态的影响.中国康复,24(5):326-328.

胡君.2005.心理干预在儿童血液肿瘤综合治疗中的应用.中国心理卫生杂志,19(12):816-824.

黄建琪.2008.心理行为干预对急性白血病患儿心理状态影响的研究.山西医药杂志,37(12):1112-1113.

黄美金.2000.音乐护理缓解白血病化疗患者恶心呕吐的效果观察.海南医学院学报,16(10):1372-1374.

姜乾金.2005.医学心理学.北京:人民卫生出版社:117-142.

靖丽娟.2007.音乐疗法对化疗患者胃肠道毒性反应的干预.解放军护理杂志,24(10B):69-70.

李百芳.2009.急性白血病儿童在长期治疗中的心理问题与对策.护理研究,23(8):2213.

李殊响.2003.内科疾病的心理治疗.北京:人民卫生出版社:198-200.

李天心.1998.医学心理学.北京:北京医科大学出版社、中国协和医科大学联合出版社.

刘萍.2007.白血病化疗副作用的护理对策.广西中医学院学报,10(1):92.

龙华,韦瑞兰,黄艳青等.2008.白血病化疗副作用的观察及护理.右江民族医学院学报,(3):515-517.

龙华.2006.胃充盈度对化疗所致呕吐的影响.护士进修杂志,21(6):508.

娄书花.2005.心理治疗对癌症化疗患者焦虑及胃肠反应影响的临床研究.中国康复医学杂志,20(8):604-605.

卢秉久,张艳,孙淑娟.1998.贫血及白血病患者必读.沈阳:沈阳出版社:108.

陆箴琦,胡雁.2010.音乐放松训练对缓解乳腺癌患者化疗不良反应的效果研究.中华护理杂志,5(5):405-408.

马印慧.2009.心理干预对小儿急性白血病化疗后负性情绪的影响.四川医学,30(4):605-607.

穆树敏.2006.白血病化疗间歇期的心理分析及护理.现代护理,3(23):45-46.

牛俊岩,王艳芳,王爱民等.2011.反复呼吸道感染患儿音乐疗法治疗前后免疫球蛋白含量的变化.职业与健康,27(2):230-231.

邱丽萍,张婷婷.2010.音乐疗法对白血病患儿腰椎穿刺术疼痛的影响,17(7):122-123.

石磊,孙晓红.2007.音乐疗法在白血病病人化疗期的效用研究.吉林医学,8(4):473-474.

石磊.2007.音乐疗法对化疗期白血病患者生理与焦虑状态影响的研究.硕士学位论文.吉林大学.

孙伊娜,柴忆欢,何海龙.2006.儿童急性白血病长期持续化疗后智力与心理行为的调查分析.中国小儿血液与肿瘤杂志,11(6):297-300.

田玉青.2011.心理干预对小儿急性白血病化疗后心理状态的影响.中国康复,26(1):72-73.

万永慧,毛宗福.2009.音乐疗法对癌症病人焦虑、抑郁及疼痛的影响.护理研究,23（5A）:1172-1175.

王飞华.2005.健康教育对白血病化疗患儿的影响J.护士进修杂志,20(4):645.

王红美.2010.初诊及长期无病生存白血病儿童情绪自我意识及个性特征的调查分析.临床儿科杂志,28(5):433-437.

王建平.2000.癌症病人心理干预新进展.国外医学肿瘤学分册,27(5):298-299.

王建平.2006.放松和意念想象训练对中国癌症病人情绪和生理功能的影响.2006第四届中国肿瘤学术大会论文集:1104.

王剑峰.2008.儿童白血病的心理干预.中国现代医生,46(31):78-79.

王璐瑜.1998.学龄期白血病患儿的心理特征与护理.工企医刊,11(3):298-299.

王书秀,朱庆霞.2008.音乐放松想象训练对肝癌经导管动脉化疗栓塞术后综合征病人的影响.护理研究,22(8):2105-2106.

王永凤.2009.音乐疗法在乳腺癌患者化疗过程中的应用.社区医学杂志,7(24):26-27.

许艳姿.2010.心理干预对肿瘤化疗患者心理健康状况的影响.中国实用医药,2010,5(15):252-253.

杨念念,严亚琼,李卫平等.2010.中国肿瘤,19(12):807-810.

杨祺.2006.游戏对大剂量强化疗患儿的影响.第四届中国肿瘤学术大会论文集:1130.

张黎明.2005.心理干预对肿瘤病人化疗效果的观察.医药世界,12:86-87.

张文珍,赵雅玲.2010.音乐疗法对化疗癌症患者情绪的影响.护理实践与研究,7(21B):25 26.

张晓霞.2006.医院游戏在儿童术前访视中的应用.中华护理杂志,41(4):366.

张勇.2008.多声部合唱对大学生人际交往障碍的影响.临床心身疾病杂志,14(3):227.

张玉侠.2007.情景游戏对住院儿童操作性疼痛和检查依从性的影响.中华护理杂志,42(11):969-971.

赵燕.2000.综合性心理治疗对癌症患者焦虑、抑郁情绪的作用.中国心理卫生杂志,14(6):422-423.

郑胡铺.2007.儿童急性淋巴细胞白血病治疗进展.实用儿科临床杂志,22(3):8-10.

周花.2006.住院学龄期患儿医疗恐惧状况及护理对策.中国实用护理杂志,22(4):68-70.

朱美君,徐西华,胡艳妮.2010.重庆地区2000-2009年儿童白血病流行病学回顾性分析.重庆医科大学学报,35(11):1742-1745.

邹东奇.2009.综合性心理干预对学龄期白血病患儿负性情绪的影响.护理研究,23(1):151-152.

Abad V. 2003. A time of turmoil:Music therapy interventions for adolescents in a pediatric oncology ward. Australian Journal of Music Therapy,14:20-37.

Baider L,Uziely B,De Nour A K,et al. 1994. Progressive muscle relaxation and guided imagery in cancer patients. Gen Hosp Psychiatry,16 (5):340-347.

Barre M. 2002. The effects of interactive music therapy on hospitalized children with cancer:A pilot study. Psycho-Oncology,11:379-388.

Bleyer W A. 1997. Supportive care of children with cancer. Baltimore and London:The Johns Hopkins University Press:12-13.

Burns D S. 2001. The effect of the bonny method of guided imagery and music on the mood and life quality of cancer patients. Journal of Music Therapy,38(1):51-65.

Burns D S,Sledge R B,Fuller L A,et al. 2005. Cancer patients' interest and preferences for music therapy. Journal of Music Therapy, ⅩⅢ(3):185-199.

Burns D S. 2008. Music imagery for adults with acute leukemia in protective evironments: A feasibility study. Support Care Cancer,16:507-513.

Cassileth B R. 2003. Music therapy is a noninvasive and inexpensive intervention that appears to reduce mood disturbance in patients undergoing HDT/ASCT. Cancer,98:2723-2729.

Clark M. 2006. Use of preferred music to reduce emotional distress and symptom activity during radiation therapy. Journal of Music Therapy,43(3):247-265.

Colwell C M,Davis K,Schroeder L K. 2005. The effect of composition (art or music) on the self-concept of hospitalized children. Journal of Music Therapy,42(1):49-63.

Cunningham A J,Edmonds C V,Jenkins G,et al. 1995. A randomised comparison of two forms of a brief,group,psychoeducational program for cancer patients: Weekly sessions versus aweekend intensive. Psychiatry Med,25 (2):173- 189.

Cynthia M,Margaret L,Jennifer I,et al. 2005. Complementary therapies and childhood cancer. Cancer Control,12(3):172-180.

Evans D. 2002. The effectiveness of music as an intervention for hospital patients: A systematic review. Adv Nurs,37(1):8-18.

Ferrer A J. 2007. The effect of live music on decreasing anxiety in patients undergoing chemotherapy treatment. Journal of Music Therapy,44(3):242-255.

Francke A L, Garssen B, Luiken J B,et al. 1997. Effects of a nursing pain programme on patient outcomes. Psycho Oncology,(4):302-310.

Ghetti C M,Hana M,Woolrich J. 2004. Music therapy in wellness//Darrow A A. Introduction to approaches in music therapy. American Music Therapy Association.

Hall G. 1997. Context aversion, pavlovian conditioning, and the psychological side effects of chemotherapy. Eur Psychol,2(2):118-124.

International Agency for Research on Cancer GLOBOCAN. 2002. http://globocan. iarc. fr/.

Lekander M,Furst C J,Rotstein S,et al. 1997. Immune effects of relaxation during chemotherapy for ovarian cancer. Psychother Psychosom,66 (4):185-191.

Linabery A M,Ross J A. 2008. Trends in childhood cancer incidence in the U. S(1992-2004). Cancer, 112 (2):416-432.

Melissa M, Sandra W, Russ S. 2006. Pretend play as a resource for children: Implications for pediatricians and health professionals. Dev Behav Pediar,27(3):237-247.

National Cancer Institute. http://www. cancer. gov/cancertopics/types/leukemia.

Noguchi L K. 2006. The effect of music versus nonmusic on behavioral signs of distress and self-report of pain in pediatric injection patients. Journal of Music Therapy,43(1):16-38.

Paik-Maier S. 2010. Supportive music and imagery method. Voices: A World Forum for Music Therapy,10(3).

Robb S L. 2000. The effect of therapeutic music interventions on the behavior of hospitalized children in isolation:developing a contextual support model of music therapy. Music Ther,37(2):118-146.

Sloman R. 1995. Ralaxation and the relief of cancer pain. Nurs Clin North Am,30(4):679-709.

Suveillence,Epidemiology,End Results(SEER) Data. http://seer. cancer. govl.

Taylor D B. 2004. Bionedical music therapy// Darrow A A. Introduction to approaches in music therapy. American Music Therapy Association University of Illinois at Chicago. The Effects of Music Therapy on Pediatric Patients Undergoing Chemotherapy.

Waldon G. The effects of specific music therapy on pediatric patients undergoing chemotherapy. http://www. musicasmedicine. com/internprojects/ericwaldon. cfm.

White J M. 2001. Music as intervention: A not able endeavor to improve patient outcome. Nurs Clin North Am,36(1):83-92.

Wikström B M. 2005. Communicating via expressive arts the natural medium of self-expression for hospitalized children. Pediatric Nursing,31(6):480-485.

Winick N J,Carroll W L,Hunger S P. 2004. Childhood leukemia - new advances and challenges. N Egl J Med,351(6):601-603.

Young L. 2009. The potential health benefits of community based singing groups for adults with cancer. Canadian Journal of Music Therapy,15(1):11-27.

Young L. 2008. Guided Imagery and Music (GIM) for a woman with breast cancer:Sara's search for healing and meaning. Manuscript in preparation.

Zatorre R J,Krumhansl C L. 2002. Neuroscience: Mental models and musical mind. Science,298: 2138-2139.

音乐冥想法对缓解癌症化疗期间
副反应的作用研究

周平　高天

　　癌症是当前严重影响人类健康、威胁人类生命的主要疾病之一,它与心脑血管疾病以及意外事故一起构成了当今世界所有国家三大主要死亡原因。因此,世界卫生组织和各国政府卫生部门都把攻克癌症列为首要任务。

　　时至今日,尽管人类依然没有彻底征服癌症,但癌症已经不再像前些年那样,几乎就是死亡的代名词,不断进步的医疗研究和不断改善的医疗条件已经使癌症患者的存活率在近年来得到明显的提高,现在已经有越来越多的患者带瘤生存并能适应癌症。据美国癌症协会报道,1996年,有大约1 359 150人被诊断为癌症患者;5年之后,大约有4/10的患者依然存活,为40%的存活率,如果按正常的生命调节(如除去死于心脏病、意外和老年病等的患者),56%的存活率应该是有希望的(American Cancer Society,1993)。德国科学家在新一期英国《柳叶刀》杂志上发表论文说,德国老龄研究中心的科学家赫尔曼·布伦纳采用一种新的计算方法,对美国170万癌症患者的登记资料进行分析后得出的相关统计数据表明,在患癌症最初的15至20年间,有超过50%人可以存活下来,大约57%的人在确诊自己患有癌症之后,还能够存活10年;存活15年、20年的患者则分别达到53%和51%(北方网)。

　　无论如何,一个人被诊断为患有癌症是相当残酷的事情。癌症给人们带来了极大的痛苦,它像慢性病,在身体出现问题的同时又会伴随着心理的、精神的和社会的问题(Blumberg et al.,1981)。另一方面,在使用化疗等手段治疗恶性肿瘤时,也给患者带来了一定的毒副作用以及疼痛、焦虑、睡眠障碍等不良反应。因此,随着有效治疗手段、护理手段的不断提高,癌症治疗状况在不断改善的同时,癌症患者的生存状态和生活质量问题变得越来越重要。癌症患者与其家庭成员的需要以及其他的一些与之相关的问题在过去的10年里都有了很大的改变,这个变化从"短期预后、及时生存、细心关怀"逐步转移到关心癌症治疗以及治疗结果的不良影响,从重点关注癌症患者治愈的可能性逐步转移到重点关注癌症患者长期生存的生存质量上来(Cella and Yellen,1993)。

　　经查阅音乐治疗在干预化疗不良反应的相关资料中发现,音乐在对于缓解接受治疗的癌症患者恶心、呕吐、疼痛以及焦虑与睡眠障碍等方面具有积极的意义。

一、化 疗

　　对于癌症患者的治疗强调综合治疗,需要根据患者的机体状况、肿瘤的病理类型、侵犯范围和发展趋向,有计划地、合理地应用现有治疗手段(包括手术、放疗、化疗和生物治疗等)来提高治愈率(王奇璐,2004)。其中,化疗是与手术治疗、放射治疗等并列的治疗肿瘤的几个重要手段之一。但由于化疗药物的选择性较差,在取得疗效的同时,也给患者带来了一定的毒副作用;同时,化疗期间的疼痛以及焦虑与睡眠障碍等不良反应也是化疗期间不容忽视的问题。

化疗的全称是"肿瘤的化学治疗",是指"用化学药物治疗恶性肿瘤,以达到治愈、好转或延长生存期和提高生存质量的一种治疗方法"(潘宏铭,2002)。化疗大致可以分为全身化疗(针对晚期或散播性癌症)、辅助化疗(adjuvant chemotherapy)、新辅助化疗(neoadjuvant chemotherapy)、特殊途径化疗四种方式,其中新辅助化疗也可称之为初始化疗(primary chemotherapy)(潘宏铭,2002)。

根据细胞动力周期的不同,抗肿瘤的药物可分为细胞周期特异性药物(CCSA)和细胞周期非特异性药物(CCNSA);而根据抗癌作用机制(烷化作用、抗代谢作用、抑制核酸合成酶等)及药物来源,抗肿瘤的药物又可分为烷化剂、抗代谢药、植物药、抗癌抗生素、激素和激素拮抗物等(潘宏铭,2002)。

(一) 化疗药物的毒副作用

理想的化疗药物应仅破坏癌细胞,对正常细胞无毒副反应,但这种药物目前并不存在,也就是说,在有效的抗癌化疗中,毒副反应几乎是不可避免的:由于化疗药物对癌细胞和正常细胞的选择性比较差,药物在杀伤癌细胞的同时,对胃肠道黏膜细胞、骨髓造血细胞(如白细胞、血小板等),甚至人体其他重要器官都会有一定的毒害作用(王奇璐,2004)。

毒副反应与疗效一样,通常是与剂量的大小成正比,也就是说,在通过增加剂量强度来提高疗效的同时,其毒性也随之增加。因此,如何解决好疗效与毒副反应之间的关系,要在取得最大疗效的同时尽可能将毒副反应控制在患者的可忍受以及生理可恢复的范围内,就成为了化疗需要关注的基本问题之一(潘宏铭,2002)。

化疗药物产生的常见毒副反应主要有:消化道反应,骨髓抑制,实质脏器的损害,局部刺激作用,神经毒性,脱发,皮肤色素沉着以及疼痛等(王奇璐,2004)。

消化道反应是癌症患者接受化疗过程中最常见的副作用之一,包括厌食、恶心、呕吐、腹泻、便秘、口腔黏膜炎等(Ezzone et al.,1998)。消化道反应的产生通常是由于绝大多数的化疗药物都可以引起厌食和不同程度的恶心呕吐,并可能会因此而形成获得性厌食、有心理准备的恶心呕吐等条件行为,同时这些化疗药物还会影响肠胃道细胞产生黏液,带来令人痛苦的口腔损伤和血性腹泻(Winston,1996)。

对于癌症患者的研究显示,接受化疗的癌症患者中有接近60%的病患会出现不同程度的恶心或呕吐(朱玉琦,1995;邓俊明译,1996)。Ezzone(1998)的研究证明:化疗后的6~12小时内可出现恶心、呕吐症状,而6~9小时之间是发生恶心、呕吐的高峰期。

医学上将化疗引起的呕吐反应分为急性呕吐反应、延迟性呕吐反应和预期性呕吐反应三种。急性呕吐反应和延迟呕吐反应都是化疗后出现的症状,二者的区别在于急性呕吐反应是在化疗后24小时内出现的,而延迟呕吐反应是在化疗后24小时到第5至7天所发生的;预期性呕吐反应则是指患者在前一个治疗周期内经历了难以忍受的急性呕吐反应后,在下一次化疗给药前所发生的恶心或呕吐,这是一种典型的条件反射,常因为患者紧张、恐惧、焦虑等诸多不良因素的刺激而引发,特别是在多次化疗中有过化疗反应经历的患者,容易产生;出现此类症状的女性患者多于男性患者(温善禄,1998;朱玉琦,1995;邓俊明译,1996;梁小辉,2000;谢莉玲,2003;Morrow and Dobkin,1988)。

通常,在临床上用于预防或缓解呕吐的药物主要是止吐药如 5-HT3 受体阻滞剂,但是美国卫生部的材料中又说明止吐药也会具有如下副作用:头痛、头晕、便秘、腹泻、昏睡、肌肉及骨骼疼痛等(U. S. Department of Health and Human Service,1994)。

骨髓抑制表现为白细胞/粒细胞减少、贫血及血小板下降,多数抗肿瘤药物均有不同程度的骨髓抑制;实质脏器的损害包括肝毒性、肾毒性、心脏毒性、肺毒性等;局部刺激作用:许多化疗药物对血管的局部刺激作用会造成静脉炎,引起输注血管区的疼痛;神经毒性表现为抗肿瘤药物可引起周围神经和中枢神经的损伤;脱发是由于抗肿瘤药物通常会导致毛囊内增殖较快的细胞死亡而损伤毛囊,引起不同程度的脱发;一些化疗药物易引起皮肤色素沉着和皮炎等(王奇璐,2004)。

美国卫生部 1994 年对于化疗与放疗副作用的调查如表 1 所示。

表 1　化学疗法和放射疗法的副作用

白血球、血小板和红血球的减少	脱发,皮肤或指甲颜色改变
恶心,呕吐	暂时的肝脏损伤
食欲不振,疲倦	排尿灼热感
腹泻	味觉或嗅觉等感觉改变
听觉缺失,耳鸣,耳痛	心律减弱,脉动无规律
肾脏损伤	口腔、舌头以及嘴唇疼痛
喘气,胸腔疼痛	食欲不振,体重降低或者增加
舌头肿胀,吞咽困难	口干,牙齿及牙龈问题
荨麻疹,皮疹,皮肤疼痛(特别是放疗作用下)	神经损伤引起的手足麻木、电流感或虚弱
胸部或肺部疼痛	乳糖不耐性

资料来源:U. S. Department of Health and Human Services,1994。

(二) 化疗期间的疼痛反应

疼痛是一种令人不愉快的主观感受和情绪经验,具体地说来,它是一种伴随着实质的或潜在的组织伤害,并以表现此伤害的用语来描述关联此伤害的不愉快感觉或情绪经验(IASP,1979;MaCaffery,1972;林佳静,1996)。疼痛是癌症病患者的常见现象,是最令癌症病患者尤其是癌症末期病患者害怕的问题。大约 50% 的癌症患者会出现疼痛,而晚期癌症患者中疼痛的发生率则会高达 70%～90%(Portenoy,1989)。有效控制癌症病患者的疼痛已经成为一个国际性问题,其基本任务是制定出控制所有与癌症有关的疼痛尤其是急性疼痛的最有效方法。

癌痛不会凭空发生,它具有复杂的癌源性和非癌源性病因,也就是说,与癌症相关的疼痛综合征可能是由于肿瘤本身引起的疼痛,也可能是由于癌症治疗导致的疼痛等。与癌症治疗相关的疼痛综合征则主要有:①术后疼痛综合征;②化疗后疼痛综合征;③放疗后疼痛综合征;④生物学治疗后疼痛综合征等(Foley,1979;沈振庭和何善台,1994)。

癌痛需要强有力且尽可能完善的治疗方法,治疗目的为获得满意的镇痛效果与最低副反应,控制疼痛的爆发,消除与疼痛有关的痛苦(包括焦虑及抑郁等)症状,使患者尽量维持健康状态(HPPC,1983;Inturrisi,1989;Houde,1982)。癌症疼痛的药物处理主要依靠止痛剂。尽管止痛剂能够使大部分患者的疼痛得到缓解,但仍有大量患者正在忍受疼痛折磨(Melzack,1990,1988;Ventafridda et al.1987);而且,不论是否用含有阿片样物质的止痛剂(阿片类药物是缓解慢性中重度疼痛最有效的镇痛药物),均会出现令人痛苦的副作用:诸如躯体依赖性,心理依赖,呼吸抑制,便秘,呕吐,催眠作用,意识障碍,焦虑症状,肌阵挛与癫痫大发作,尿潴留(Melzack,1988,1990;Bonica,1985;WHO,1986;Friedman,1990;Rahe et al.,1982;Kanner and Foley,1981;Von Roenn et al.,1991)。

疼痛不是一个独立症状,它所致的精神社会效应及副作用也应该受到重视(Katz,1993;Abram,1993;Sharfman and Walsh,1990)。国际疼痛研究协会对疼痛作了如下定义:疼痛是有潜在的或实际的组织损伤而引起的不愉快的直觉和侵袭体验(Merskey,1986)。这一结论更说明了疼痛不仅是痛觉而且是和痛觉及痛觉表达有关的复杂的心理体验(Lindblom et al,1986;Melzack and Wall,1983)。癌症引起的疼痛,涉及复杂的生理、心理机制。癌症疼痛不仅源自于刺激疼痛接收器所引发的疼痛,更与人们生活经验、情绪、认知、行为、灵性、人格及社会关系等各层面相连接为"整体痛"(Total Pain)(Saunders,1967)。严重的疼痛会影响病患的睡眠、家庭、工作、生活品质及病患与社会的连接,最后影响病患的整体生活品质(邱泰源,1997)。病患也可能会因为疼痛无法控制,而产生孤单、不安、恐惧等身心反应,而且还会影响到他们的家庭和有关人员产生一系列的身心反应(Daut and Cleeland,1982;Farrow et al.,1990;Slaby,1988)。

研究表明,一个人的心理状态与他对疼痛的感知程度有关(Loscalzo et al.,1992;Redd,1992;Chapman,1983)。癌症患者心理痛苦的程度差异很大,这在一定程度上是由以下两种因素决定的:①医疗因素,如疾病的分期、有无疼痛出现、特定治疗的影响等;②心理因素,包括患者原有的心理素质如心理适应能力、情绪变化以及是否存在精神障碍等(Massie and Holland,1987;Derogatis et al.,1983)。由于疾病本身或治疗而引起的疼痛是癌症最可怕的方面之一(Massie,Holland,1992;Fishman and Loscalzo,1987),多数癌症患者在诊断后才感到有疼痛(Black,1975)。因此部分原因可能与患者的害怕心理和对癌症的认识有关。癌症一经诊断,心理因素就会对癌痛的经历及其强度产生影响,使疼痛加重。在癌症早期,疼痛程度和疾病的进展关系不大(Greenwald et al.1987),因此癌痛可能是心理和身体因素共同作用的结果。心理因素如可感知的控制、疼痛的理解、沮丧、焦虑、害怕死亡都会加重疼痛(Ahles et al.,

1983；Breitbart,1990)。根据 Payne 和 Foley(1984)的报道,10％的癌症患者可出现于癌症本身及其治疗无关的疼痛感觉。对许多癌症患者而言,疼痛是疾病进展的信号,癌症患者把新出现的疼痛归因于疾病进展,其痛苦情绪就会增加,这种现象要较良性病所致的疼痛严重得多(Daut and Cleeland,1982；Spiegel and Bloom,1983)。疼痛和心理痛苦之间确实存在一定的联系,但很难说二者有确定的单一因果关系,而且它们的关系是相互作用、十分复杂的。

针对躯体的治疗既可减轻癌性疼痛,也有减轻心理痛苦的作用,同时,旨在减轻感情痛苦的心理治疗也会对痛觉产生很大的影响,因此,理想的癌性疼痛治疗应是多途径的同时治疗(Breibart,1989)。"对癌性疼痛患者的有效治疗必须是多方面的,包括药物学、麻醉学、刺激性、康复学和心理学的治疗,而且常需几种治疗结合应用。心理治疗的目的是提供支持、知识、连续性和教给患者也许对满足他们的情感需要所必要的新的心理技巧"(Winston,1996)。支持性心理治疗认为"对癌性疼痛的心理治疗可有多种形式,如个体、家庭和群体,重点是帮助他们接受患癌和伴随的疼痛的事实"(Winston,1996)。癌性疼痛的认知－行为治疗可以包括心理教育、松弛、注意力分散、联合松弛和分散技术、认知疗法以及行为疗法等形式(Winston,1996)。

(三) 化疗期间的焦虑与睡眠障碍

医学研究证明,一方面不良的社会心理因素会促进癌症的发生,另一方面,癌症病患在接受治疗期间的焦虑等不良心理因素与睡眠障碍也会不利于癌症的康复(杨菊贤,1998)。

癌症患者的发病,是自然、生理、生物、社会、心理综合作用的结果,即使是主要自然因素所致的肿瘤疾病,也与社会属性中的某些因素有关。相当数量的恶性肿瘤患者病前往往有严重的心理应激史,而且伴典型的不良人格特点,如压抑和否定,逆来顺受,自责自罪的倾向,在性格上克制自己,忍让,过分谦和,过分依从社会,回避矛盾、调和矛盾,常有失望和绝望。这些不良的情绪可通过影响下丘脑、垂体、肾上腺内分泌轴使机体的免疫功能降低,使得一些突变细胞"脱逸"免疫系统监视,发展成为恶性肿瘤细胞,并可促进恶性黑色素瘤的发生,促进癌细胞转移,使者病变恶化(Baltrusch,1998；河野友倍,1983)。英国学者在一项调查研究中发现 80％的肝癌患者患病前有压抑情绪史,他们的研究结果表明情绪压抑消极会导致免疫力低下,易发生癌症(高北陵,1989)。

恶性肿瘤患者最典型的情绪反应是抑郁和焦虑,他们大多有暴躁、孤独、绝望、焦虑、愤怒、烦躁不安、悲哀的恶劣情绪,而这些负性心理反应降低了癌症患者的生存质量。一项研究显示,癌症患者的心理障碍与正常人相比,MMPI 评分差异有极显著性的差异($P<0.001$),同时 90％的患者有抑郁和焦虑症状(贾树华,1997)。

许多文献(Blumberg et al.,1981；Kubler-Ross,1975；Weisman,1979；Whitman and Gustafson,1989；Farrow et al.,1990；Telch,1986；Ahmed,1988；Goldberg,1988；Bolund,1990；Linn,1988)引证支持:"诊断为癌症是人生一件最可怕的事情。" Bolund (1990)描述了最初诊断为癌症的 2 年是认识和适应包括不稳定、焦虑、医疗、身体功能

和作用的丧失或变化在内的一个过程。患者在诊断、治疗癌症的过程中,可能要面对精神错乱、残废、死亡和失控(Blumberg et al,1981)。一旦确定诊断为癌症,精神错乱就可能与过度恐惧、孤独有关:患者担心固有的治疗形势可能会引起严重的肢体残缺,并且更为要紧的是,当一个患者诊断为癌症时,他必须面临死亡,尽管有时诊断可能是可喜的、有希望缓解的。失控指的是伴随恶性诊断的脆弱和失去自主性,在许多情况和疾病治疗中可能会出现感觉失控(Blumberg et al.,1981)。Moss 和 Tsu(1977)曾提出适应疾病的反应必须要有两部分来组成:首先是患者必须克服疾病及其伴随的问题如疼痛或瘫痪等;其次是当生活被疾病改变时,患者必须学会适应它。如果想得到满意的结果,患者及其相关人员就必须做到这两点。

由于承受着精神和肉体的双重痛苦,同时由于接受住院治疗而带来的噪声、强光、周围环境陌生、生活习惯改变、病室狭小、体位受限以及疾病本身引起的多种因素等的影响下,患者容易无安全感,产生紧张心理和焦虑情绪,加之对疾病的担忧,检查与治疗带来的不适,精神负担加重等,严重地影响着患者的睡眠,导致患者睡眠质量较差,有的甚至昼夜失眠(黄国志,1996)。

二、音乐治疗在癌症化疗中的应用

一些研究证明音乐治疗对于肿瘤患者具有特殊功效。据统计:音乐聆听对于减少焦虑的平均有效性是 0.72(Bonny,1983;Chetta,1981;Tanioka et al.,1985),减少疼痛的平均有效性为 1.16 (Bob,1962;Hanser et al.,1983;Locsin,1981;Rider,1985;Sanderson,1986;Shapiro and Cohen,1983;Ward,1987),减少血压脉动以及其后在血液透析期间的恶心的平均有效性 0.69(Schuster,1985)。Mowatt(1967)对于接受放射疗法的患者做过一个调查:90%的患者(300 人中的 270 个)更愿意在具有背景音乐的环境中接受治疗。Cook(1982)也发现,音乐聆听对于接受贝他加速器放射疗法的患者具有积极意义。

Kruse(2003)查阅了音乐治疗在美国的癌症治疗机构的情况,指出现有 164 名音乐治疗师在癌症领域工作,其中大部分是在为住院患者提供服务,70%的音乐治疗师使用现场演奏音乐的干预方式。

关于癌症护理的研究证实疼痛处理、呕吐控制以及对病患心理的关注(比如抑郁和焦虑)等均可作为音乐疗法介入的目标(Bailey,1983;Beck,1991;Boldt,1996;Burns,2001;Standley,1986,1992;Zimmerman et al.,1989)。而针对化疗的生理副作用,如恶心和疼痛,可以通过药物和互补性治疗包括音乐疗法等缓解(Beck,1991;Ezzone et al.,1998;Frank,1985;Magill-Levreault,1993;Standley,1992;Weber et al.,1997;Zimmerman et al.,1989)。

(一) 应用于减缓病患恶心与呕吐的音乐治疗

许多研究专注于被动式音乐聆听在对恶心的感知力及呕吐次数上的作用

(Bailey,1983；Ezzone et al.,1998；Frank,1985；Standley,1992；Weber et al.,1997)。Standley(1986)的文献显示,尽管还没有研究证实在缓解化疗恶心的反应上音乐有单一的效果,但文献分析显示它在多种医药干涉下有效。

Standley(1992)发现聆听录制的音乐会减轻化疗期间及该过程之后的恶心。Standley(1992)对于 15 个完成 4 次或者更多的化疗过程的患者进行音乐聆听,研究为了确定:①音乐在化疗期间恶心和呕吐的频率和程度的长期效果,包括治疗后发生的以及治疗前预期症状的发展;②通过指温、语言互动、运用、皮肤苍白程度等观察到的患者的焦虑水平;③患者对于癌症和治疗的态度。数据分析显示:所有音乐组比无音乐组的恶心要少。音乐组的恶心发生之前的时间长度长于无音乐组;其他生理的和观察到的反应在音乐环境下无区别。

Ezzone(1998)的一项研究发现在化疗过程中倾听 45 分钟的自选音乐,然后化疗之后的第 6 个小时、第 9 个小时或第 12 个小时继续聆听 45 分钟,会使骨髓移植患者感觉恶心的次数减少($P<0.017$)。

在行为主义学派的音乐治疗方法中,系统脱敏和渐进放松训练都是非常有效的音乐治疗方法,因此,这些方法可能会对化疗引起的恶心等症状显示出良好的疗效。Morrow 发现:集中注意力的技术(特别是渐进放松训练和系统脱敏),可以有效的控制预期的和治疗后的恶心,而共情技术(如罗杰斯学派的咨询技巧)看起来却增加了症状(Morrow,1986；Morrow and Dobkin,1988)。Morrow(1986)发现:①在治疗中预期的恶心程度,脱敏技术组能够降低 88％,放松技术组能够降低 66％,咨询技术组能够降低 45％,无干预组则降低 35％;②预期恶心的持续时间,脱敏技术组能够减少 92％,放松技术组能够减少 46％,咨询技术组能够减少 65％,无干预组则减少 20％。

(二) 用于减缓病患疼痛的音乐治疗

尽管癌症患者在接受化疗时可能会反胃,但止呕药物的进步已经使许多癌症患者大大减少了反胃的次数和严重程度,特别是那些症状较轻的门诊患者(Wilkes et al.,2001),因此,音乐治疗可能会更多地从关注肿瘤患者生理学治疗转移到诸如疼痛等其他遗留问题。

在治疗过程中,疼痛始终是一个关键的问题,虽然止痛药物在癌症镇痛方面仍具有主导作用,但音乐旋律也可刺激脑垂体释放内啡呔而起到缓解病情的作用。患者们可以通过包括欣赏图画、听音乐或制造音乐等许多方式来转移疼痛(Sarafino,1998),其中,音乐的刺激作为控制疼痛的组成因素,已经被成功地用于各种医疗环境中,(Curtis,1986)尤其是对于临终期的成年患者来说,聆听音乐磁带可以减轻疼痛并且有更多的舒适感。黄淑鹤(2001)在一项针对 20 位患者的研究中发现:一方面接受音乐治疗比卧床休息疼痛减轻程度显著($P<0.05$),另一方面接受音乐治疗也比卧床休息大大降低了疼痛对病患情绪、日常生作、与人交往、生活兴趣等产生影响的程度($P<0.05$)。

感觉疼痛的生物过程是非常复杂的。在关于疼痛生理因素的理论中最主要的理论是 Melzack 和 Wall(1965)提出的"阀门控制理论",这种理论在 20 世纪 60 年代被发展,在过去的几十年里被许多研究人员所支持,并一直是最有影响力和最重要的关于疼痛的理论(于莉,2003)。阀门控制理论(Sarafino,1998;Zimmerman et al.,1989)认为:大脑传出的神经系统的信号能激活脊髓神经控制圈,进而阻止将要进来的疼痛信号,不同的认知和情绪因素都能够引发闸门机制(Pinel,1997)。阀门被打开或关闭的程度依靠:①有害刺激的数量(如更多的疼痛、更多的疼痛纤维);②感知觉在其他边缘纤维的数量(例如对抗性刺激,如按摩等);③从大脑传来的信息(例如,焦虑和兴奋或一些信息的输入能够开启和关闭阀门)(Kate,1999)。

按照阀门控制理论,身体的损伤通过神经末梢传到全身,但是意识和刺激的信号是位于神经中枢系统,而神经中枢就起到了一个"门"的作用。神经中枢的"门"被打开或关闭有各种不同的程度,而疼痛来源的信号在到达大脑之前被"门"所调整。当疼痛的信号进入脊髓,"门"是开着的,神经传递细胞传递疼痛。但是如果"门"是被关闭的,强力的疼痛信号进入大脑时被调整,神经传递细胞较少或不传递疼痛。也就是说,当疼痛刺激出现时,如果神经中枢被其他刺激所占有,例如人们谈话的声音、房间的味道、电视的节目、汽车在街道上的喇叭声等,疼痛将被减弱。因为这些感觉对抗着痛刺激的注意。当我们直接注意到其内部和外部的刺激(如谈话,音乐等),我们能感觉疼痛在逐渐地降低。换言之,如果意识(注意)能够锁定比疼痛更强有力,正面的刺激,疼痛感将被减弱(Kate,1999)。

使用音乐来转移对疼痛的注意力与疼痛感知的阀门控制理论是一致的。高天(1989)认为:"音乐可以把人的感觉、注意和意识纳入它的运用轨道上来,从而起到缓解紧张状态的作用"。注意力集中是一种认知上的控制,分散其他注意力,可以消减对疼痛的感受力。Wepman(1978)认为,注意力的集中不仅增加了对疼痛的耐受度,并且能全部消减对疼痛的感觉。Jaynes(1976)也认为人能够使注意力集中在音乐上,分散对其他事物的注意力。

音乐通过转移注意力,有效地阻止要传入大脑的疼痛信号,降低肿瘤患者对疼痛的感知(Zimmerman et al.,1989)。因为大脑皮层上的听觉中枢与痛觉中枢的位置相邻,而音乐的刺激造成大脑听觉的兴奋可以有效地抑制相邻的痛觉中枢,从而明显地降低疼痛,同时音乐还可以导致血液中内腓肽含量增加,也会明显地降低疼痛的作用(Maranto,1992)。高天(1989):"音乐情绪是有机体先天的生物功能,当机体处于音乐的情绪状态中,机体的紧张状态得到了缓解,机体的生理状态处于相对接近经济唤醒水平,音乐的功能有其自身独立存在的生理适应性功能。"

(三)用于减缓病患焦虑与睡眠障碍的音乐治疗

国内外研究结果显示,减轻肿瘤患者焦虑和抑郁,对疾病病程的延续作用是显著的。积极的感情作用,可以降低诸如疼痛、恶心及死亡的危险性(贾树华,1997)。研究表明:各种放松训练包括音乐放松训练能够降低交感神经张力,使机体紧张水平下降,使迷走神经和交感神经的活动维持在良好的平衡状态,有利于对抗各种应激(周晓荣,2004;杨银,2002),抵消生理和心理应激的负面影响,使人的身体、心理、精神重新恢复平衡和协调,帮助个体以更为健康的方式来对待生活的挑战,使人体的非自主反应如心率、呼吸、血压、肾上腺素的分泌等在自主控制中(De Marco,2000)。放松训练能减轻患者的紧张、焦虑等心理应激反应,减少与应激有关的激素分泌,不但从心理上减轻紧张和降低警觉水平,而且在生理上能调节心率和呼吸,降低血压和舒张外周血管,在促进健康、减轻疼痛和减轻压力方面的效能是确切有效的(季建林,1995)。

音乐支持疗法可以通过改善患者不良情绪,增强机体免疫力,抑制癌细胞生长,达到肿瘤防治的目的。有一篇综述中指出,尽管音乐对于缓解疼痛或焦虑无统计学意义,但是还应该在可能存在应激源的情境下给所有的患者播放音乐,因为音乐具有潜在的好处,具有非语言的交流效果,可增强自我,帮助释放和控制情绪。有研究者提出,应该为患者提供个性化的应对疼痛的方法,可以在患者等候操作、甚至医生到达以后开始,操作时根据其个人喜好,采用音乐或分散注意力法,起到干预的效果(黄国志,1996)。

音乐治疗作为自然、无创伤性疗法,使癌症患者能够在接受放、化疗损伤性治疗的同时,聆听到优美、欢快愉悦的音乐声波,这无疑对患者的身心具有一定的感染力,提高了神经细胞的兴奋性,改变了患者抑郁及焦虑状态,并通过神经及体液的调节,使机体的免疫功能得到增强。在听音乐时,患者的注意力逐渐转移,被音乐吸引,心理紧张情绪逐渐消除,导致肌肉放松,起到了缓解疼痛以及消除紧张、焦虑情绪的作用,从而达到放松的目的。音乐能平衡调节大脑皮层的兴奋和抑制过程,改善不良情绪,消除外界不良因素所造成的"高度紧张状态",放松紧张情绪,提高患者的应激能力,协调集体的生理功能(李佩文等,2001)。

聆听歌曲可起到松弛肌肉、催眠、镇痛的作用,且能调节神经系统功能,激发精神体力,同时能调节呼吸、循环、消化、内分泌的各系统,调节心脏血管,降低外周阻力,改善心脑肾的血液供应,促进消化吸收和增强新陈代谢等(方晋平,2000)。

分散注意力包括有目的地将注意力从不愉快的感受吸引过来。对疼痛注意得少,疼痛的感知和焦虑程度就小。音乐疗法不仅仅是一种分散注意力的方法,还可能通过影响情绪和情感来改善疼痛的情感纬度。人们选择自己喜欢的音乐,有助于表达情感、缓解焦虑和绝望情绪,增加控制感,从而引发愉悦的情绪。音乐能刺激大脑皮层减少应激相关的激素,通过神经内分泌途径对改善情感产生积极作用(Kwekkboom,2003)。

在 Kwekkboom 的研究中,比较了音乐疗法和分散注意力法(听故事、广播等)对于缓解癌症患者疼痛和焦虑的效果。研究者将 60 名癌症患者分配到音乐治疗组(24名)、分散注意力组(14 名)和对照组(常规治疗疼痛和焦虑,20 名),因为音乐疗法和分散注意力法都只是疼痛和焦虑的辅助处理方法,根据患者和内科医生的建议,所有的受试对象都允许在操作前和操作过程中服用止痛药或抗焦虑药。结果显示,疼痛、焦虑和控制感在音乐疗法组和分散注意力组间无显著性差异,实验组与对照组也无显著性差异。音乐和分散注意力在本研究中无差别主要是因为被试者并不希望在他们的治疗过程中分散注意力。不少患者是在患病初期,自然很关注病情的检查过程以及在他们身上发生的一切变化。分散他们对医生操作过程的注意力和对操作的反馈,反而会增加他们对新的癌症体验的不安感。个体应对应激源的方法有"监视型"(通过关注威胁的蛛丝马迹来应对)和"迟钝型"(即通过避免注意威胁来应对)。在医疗操作中，及时提供相关信息有助于"监视型"应对的人应对，而对于"迟钝型"应对者来说，帮助其分散注意力则能取得较好的效果。人们采用音乐或分散注意力无法取得较好的效果是因为他们因受到医生谈话和治疗室中其他人对话而影响对音乐的注意力。另外，2名患者因为太痛或者焦虑而无法集中注意力去听音乐或磁带。22名患者喜欢在候诊或者等医生做准备工作时听音乐或磁带。10名患者特别指出音乐或磁带非常好，只有2名患者不喜欢自己所分配的方法。对照组的患者因为知道研究者没有给他们提供额外的干预方法而会有意识地控制自己的应对行为，加上疼痛和焦虑是主观性的变量，均可导致实验组和对照组间的结果无显著性差异。

Kwekkboom认为这个实验的局限性在于：样本量小；测量焦虑的频率和时间不足；止痛药和抗焦虑药足以保证患者在治疗过程中的舒适，使得非药物的方法无法在此基础上显示出更显著的效果等。

Beiley(1983)曾经比较了现场演奏音乐和录制的音乐对于50个癌症住院患者情绪和身体不舒适感的影响，结果表明接受现场演奏音乐的患者比接受录制音乐的患者报告的紧张度和焦虑感有明显地减少，并报告有更多的精力($P<0.05$)，同时情绪有更明显的改善($P<0.001$)。

在王国富(2000)的研究中将76例接受放射疗法的癌症病患随机分为两组各38例，发现接受音乐治疗的治疗组抑郁值和焦虑值在治疗结束时明显下降，而对照组升高，这主要原因是治疗前有部分患者不知或不完全知道自身的病情，部分患者对治疗效果抱有过高的期望，部分患者对可能出现的放射反应估计不足，在治疗过程中，随着对自身病情的知晓，疗效的不理想，过重的反应都给患者造成严重的心理压力，引发患者的抑郁和焦虑。

音乐放松疗法同样可以在患者的化疗期间起到积极的作用：比如化疗前采用音乐放松疗法可以缓解患者的紧张情绪，帮助患者进食；化疗过程中采用音乐放松疗法让患者听音乐、戏曲、相声，与患者谈论他们感兴趣的话题，回忆值得留恋或愉快的事情，可以改善症状(高秋荣，2004)。Sabo和Michael(1996)曾经做过一项针对97位接受化学治疗癌症病患的研究，探讨音乐治疗对病患的焦虑以及化疗相关副作用的影响，结果显示：音乐治疗条件下的试验组病患的焦虑有明显改变；但在化疗生理副作用的严重度方面，两组没有显著的差异。Sabo对此的解释是样本数不大，各种化疗疗程所用的药物种类过多，或患者的疾病类别较多造成同质性较差所致(Sabo and Michael，1996)。

Standley(1992)在一个大规模的Psych-Lit(计算机心理学文献数据库)中，找到了一项使用音乐来减少化疗中的恶心的研究。在这项对15个化疗患者的研究中，Frank(1985)把音乐聆听以及视觉想象(即音乐冥想)作为患者的自我控制方法。数据表明音乐想象明显减低了患者对呕吐强度的知觉，并且将治疗中恶心的时间从10.4小时降低到7.2个小时。

本研究的目的在于探索音乐治疗对于化疗中的恶心、呕吐、疼痛以及焦虑与睡眠障碍的干预效果。

本研究的假设是：

（1）音乐冥想可以降低预期的和治疗后的恶心和呕吐；

（2）音乐冥想可以改善化疗期间的焦虑情绪；

（3）音乐冥想可以改善化疗期间的睡眠障碍；

（4）音乐冥想可以改善化疗期间的疼痛感。

三、研究方法

（一）被　试

选取 2003 年 10 月至 2005 年 2 月在北京市解放军总医院肿瘤病房，行化学治疗患者 30 例。病例纳入标准如下：

（1）同意参与本研究的化疗患者，男女不限；

（2）被试为行第 3 期至第 6 期化疗疗程的患者，且使用的药物中至少含顺铂一种；

（3）被试意识清楚，语言表达自如，无听力障碍。

将符合病例纳入标准的患者随机分为实验组和对照组。

实验组 16 例，男 5 例，女 11 例；年龄 33～66 岁，平均年龄 50.25 岁；乳腺癌术后 4 例，卵巢癌术后和胃癌术后各 3 例，乳腺癌术后脑转移、结肠癌术后、神经内分泌癌、胰腺癌术后、肺癌术后、肺癌脑转移瘤切除术后各 1 例。

对照组 14 例，男 6 例，女 8 例；年龄 30～70 岁，平均年龄 51.42 岁；乳腺癌术后与卵巢癌术后各 4 例，胃癌术后 2 例，结肠癌术后、肺癌术后、鼻腔非何杰金淋巴癌术后、宫颈癌术后各 1 例（见表 2）。

所有病例化疗后常规采用欧贝止吐药。因为接受化疗的患者其肿瘤分期未到晚期，其中部分被试无疼痛，13 例被试有轻中度疼痛，且在能忍受的范围之内，所以化疗期间未给予止痛药。

两组患者一般临床资料及基础水平测定经统计学检验无显著差异，说明两组样本资料均衡，具有可比性。见表 2。

（二）场所及设备

场所：北京市解放军总医院肿瘤病房，双人间至多人间不等。

设备：

（1）音乐播放工具：MP3 音乐播放器 4 个，由深圳世纪东唐通讯设备有限公司生产，内存 256M。

（2）用于音乐冥想的 CD 四盘，45 分钟/盘，采用高天《音乐放松及想象系列》CD。

（3）统计分析使用的 STATA7.0 统计软件。

表 2　两组患者临床资料比较

		实验组($n=16$)	对照组($n=14$)
性别(例)	男	5	6
	女	11	8
年龄(岁)		50.25	51.42
疾病			
乳腺癌术后		4	4
卵巢癌术后		3	4
胃癌术后		3	2
乳腺癌术后脑转移		1	
结肠癌术后		1	1
神经内分泌癌		1	
胰腺癌术后		1	
肺癌术后		1	1
肺癌脑转移瘤切除术后		1	
鼻腔非何杰金淋巴癌术后			1
宫颈癌术后			1

(三) 方法技术

1. 音乐干预的方法

实验组采用音乐冥想法,即将音乐聆听与音乐想象技术相结合。具体方法如下。

音乐冥想法是指患者在特别编制的音乐的背景下产生自发的音乐冥想。这种冥想通常是生动的视觉联想,有时会伴随强烈的情绪反应。音乐冥想可以分为引导性的音乐想象与非引导性的音乐想象。音乐想象是意识的改变过程,想象在这个过程中的作用使某些事物在头脑中集中为可视性的事物成为可能,并能更好的理解其中的意义。Arnold(1966)在"改变意识状态"一文中阐述:进入改变意识状态,可以在思想上改变,干扰注意,干扰时间感受,改变情感表达,身体想象的改变,感觉的改变,情感恢复活力等。音乐想象可以帮助患者缓解压力,产生安全感,并且改变对化疗反应的恐惧心理,改变患者对癌症本身及治疗的态度。

引导性的音乐冥想是指治疗师始终控制着音乐想象的全过程,其中包括对音乐的选择、想象情景的设定以及过程中想象进程的发展,患者跟随着治疗师的引导进行想象。而非引导型的音乐冥想是指治疗师不对患者进行想象的引导,而是让患者进行自由联想。本试验采用引导性及非引导性音乐冥想法对化疗患者进行干预。

2. 音乐干预的具体操作

本研究中,音乐冥想采用个体治疗的方式。

化疗开始前的 4 次音乐干预采用引导性的音乐冥想法:治疗前根据患者的喜好选择音乐。治疗开始时使用音乐放松,在放松音乐的背景下,治疗师用语言引导患者进入浅、中度的催眠状态,然后引导患者进行视觉想象。想象的内容通常是美好的大自然景色和良好的自我体验。由于医院条件限制,指导语与音乐事先混合录制,并输入为患者提供的 MP3 音乐播放器中。

给药后,实验组被试已经熟悉了引导性音乐冥想法,即可改为非引导性音乐冥想法,两种方法使用的音乐相同,但非引导性音乐冥想不使用指导语,让被试进行自由联想。

(四) 临床观察指标

1. 患者一般资料

采用一般情况调查表:患者的年龄、性别、疾病名称、化疗疗程、化疗药物、止吐药等。

2. 恶心呕吐

采用 1990 年欧洲临床肿瘤会议推荐的恶心呕吐评价标准分别测定两组患者预期、急性期及延迟期恶心呕吐情况。

恶心呕吐评价标准如下:

0 度,无恶心呕吐;

1 度,有恶心但不影响进食和日常生活,呕吐 1~2 次/日;

2 度,因恶心呕吐影响进食和日常生活,呕吐 3~5 次/日;

3 度,卧床不起,呕吐＞5 次/日。

3. 患者的焦虑状况

采用 Spielberger 等编制的状态-特质焦虑问卷(S-TAI)中的状态焦虑分量表(SAI)。问卷包括 20 个条目,均采用 1~4 级评分(1 表示一点也不,4 表示非常符合)。该问卷的克朗巴赫系数 α 为 0.94,提示信度和效度适合癌症患者使用。

4. 患者的睡眠状况

采用睡眠状况自评量表(SRSS),参照李建民编制的睡眠状况自评量表(SRSS)共有 10 个项目,每个项目分 5 级评分(1~5),评分愈高,说明睡眠问题愈严重。此表最低分为 10 分(基本无睡眠问题),最高分为 50 分(最严重)。

5. 疼痛程度

采用数字评定量表(NRS 0~10 分),该测量方法的信度和效度已经在临床应用中得到验证:调查患者疼痛的程度,反映患者对自己的主观状况的评价。具体方法是:在一条 10 厘米长的直线上,分别标记 0 到 10 的刻度,0 端为无痛,10 表示最剧烈的疼痛。让患者在直线上标记出自己当时疼痛的相应位置。

6. 音乐评估

患者对音乐的喜欢程度(1~10 分);音乐干预消除周围不良环境的作用(1~10

分);音乐治疗师的支持作用(1～10 分);音乐冥想对注意力转移的作用(1～10 分)。

(五) 实验设计

本课题采用前瞻性随机对照研究。

(1) 分组:按计算机产生的随机序列表将 30 例被试分为实验组与对照组。

(2) 基础水平测量。记录两组被试的恶心呕吐得分,结果作为干预前数据。

(3) 当被试再次入院准备进行下一期化疗时,填写一般情况问卷、焦虑问卷、睡眠障碍问卷及疼痛问卷。

(4) 实验组被试在化疗开始前进行(有指导的)音乐冥想干预两天,每天两次,每次 45 分钟。具体时间选择病房中最为安静,且不与医院正常治疗操作程序冲突的时间。对照组无干预。

(5) 实验组与对照组被试在化疗给药前 1 小时内测定预期恶心呕吐情况。

(6) 实验组被试在给药后每天进行(无指导的)音乐冥想两次,干预时间和长度以被试的自身需要决定。对照组被试按照常规的过程进行化疗,无音乐治疗干预。

(7) 实验组与对照组分别在给药后的 24 小时、48 小时和 72 小时测查恶心呕吐情况,填写焦虑问卷。其中第 24 小时的恶心呕吐得分,作为急性期恶心呕吐数据;48 小时和 72 小时各测查一次,取其最大值作为延迟期恶心呕吐数据。此外,化疗后 72 小时还填写疼痛评分表、睡眠障碍评分表,实验组填写音乐主观评分表。

(六) 数据分析

数据以平均数±标准差表示。数据处理使用 STATA7.0 统计软件,统计方法采用 T 检验。

(七) 结果与讨论

1. 实验组与对照组恶心呕吐的比较

从表 3 中可以看出,在音乐干预前的基础水平测量中,实验组被试与对照组被试的预期、急性期以及延迟期恶心呕吐在同一水平上,并无显著性的差异。说明两组被试的恶心呕吐的基础水平一致,具有可比性(图 1)。

表 3 实验组与对照组恶心呕吐的基础水平比较

	预　期	急性期	延迟期
对照组($n=14$)	0.50±0.85	1.36±0.93	2.29±0.73
实验组($n=16$)	0.44±0.81	1.19±0.98	2.06±0.85
T 值	0.20	0.48	0.77
P 值	0.84	0.63	0.45

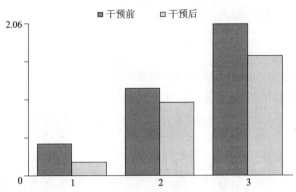

1：预期恶心呕吐值 2：急性期恶心呕吐值 3：延迟期恶心呕吐值

图 1 实验组被试干预前后各期恶心呕吐(nausea and vomiting)比较

实验组被试干预前后的恶心呕吐的对照数据如表 3 所示,预期、急性期、延迟期三个时期的恶心呕吐程度在音乐干预后均呈现不同程度的降低如表 4 所示,其中,预期恶心呕吐的程度的降低和延迟期恶心呕吐的程度的降低在统计学上呈现显著($P<0.05$)和极为显著($P<0.01$),而急性期恶心呕吐的程度却没有显著性的降低。

表 4 实验组被试干预前后各期恶心呕吐情况比较($n=16$)

	预　期	急性期	延迟期
干预前	0.44±0.81	1.19±0.98	2.06±0.85
干预后	0.19±0.40	1.00±0.82	1.63±0.80
差异	−0.25*	−0.19	−0.44**
标准差	0.45	0.75	0.51
差异百分率	−56.82%	−15.97%	−21.36%
T 值	2.23	1.0	3.41
P 值	0.04	0.33	0.004

* P 值在<0.05 的水平上呈显著性;** P 值在<0.01 的水平上呈显著性。

从表 5 中可以看出,对照组被试的恶心呕吐情况在干预前后有轻微降低,预期、急性期、延迟期的差异分别为 0.07、0.15 和 0.22,但是在统计学上未呈现显著差异,基本保持在基础水平上。

表 5 对照组被试干预前后各期恶心呕吐情况比较($n=14$)

	预　期	急性期	延迟期
干预前	0.50±0.85	1.36±0.93	2.29±0.73
干预后	0.43±0.76	1.21±0.97	2.07±0.82
差异	−0.07	−0.15	−0.22
标准差	0.27	0.95	0.58
差异百分率	−14%	−11.03%	−9.61%
T 值	1.00	0.56	1.38
P 值	0.34	0.58	0.19

对照组与实验组的比较显示,实验组经过音乐的干预,预期、急性期及延迟期的恶心呕吐程度分别降低了 55.81％、17.36％、21.74％,但其差异在统计学上未显示出显著性(图2)。

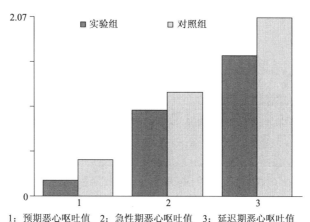

1：预期恶心呕吐值　2：急性期恶心呕吐值　3：延迟期恶心呕吐值

图 2　实验组与对照组干预后各期恶心呕吐情况比较

在实验过程中,对照组的预期、急性期和延迟期的恶心呕吐程度与基础水平测量基本一致,无大的变化;而实验组在干预后则有明显降低(预期、急性期与延迟期分别为 56.82％、15.97％和 21.36％),并且在统计上显著。可见,实验组的变化是由于音乐干预所引起的。

从表 6 中可以看到,对照组与实验组的差异分别为：55.81％、17.36％和 21.74％,与表 4 中实验组干预前后的自身对照的差异(56.82％、15.97％和 21.36％)极为相似,也就是说,无论是自身比较还是组间比较,实验组干预后的预期和延迟期的恶心呕吐均有较大程度的降低。但是这种降低在统计上却没有表现出显著性($P > 0.05$)。可能的原因是实验组与对照组之间存在较大个体差异(非配对比较),以至于产生了现在的现象：即使实验组比对照组疗效明显提高,但统计假设检验却无法辨别出这是音乐干预的效果还是个体差异造成的,所以 P 值不显著。而实验组(或对照组)内的自身比较不存在个体差异(配对比较)则没有出现这样的问题。

表 6　实验组与对照组干预后各期恶心呕吐情况比较

	预　期	急性期	延迟期
对照组	0.43±0.76	1.21±0.97	2.07±0.82
实验组	0.19±0.40	1.00±0.82	1.63±0.80
差异	−0.24	−0.21	−0.45
标准差	0.23	0.33	0.30
差异百分率	−55.81％	−17.36％	−21.74％
T 值	1.11	0.66	1.49
P 值	0.28	0.52	0.15

对于解释为什么组间差异比较不显著,不显著并不说明没有效果,只是说明不能辨别产生效果的决定影响因素是否是音乐干预。

从以上结果中可以得出,本实验中,音乐冥想干预可以减轻预期和延迟期的恶心呕吐程度,但音乐冥想干预作用于急性期的恶心呕吐却没有显示出差异。资料报道,恶心呕吐与患者的精神状况、心理因素、身体素质等有密切关系,治疗前、后的紧张、恐惧、焦虑等诸多不良因素均能减低患者对恶心呕吐的耐受能力(梁小辉,2000)。而预期和延迟期恶习呕吐多与紧张、恐惧、焦虑等精神因素和身体素质因素所致(谢莉玲,2003)。化疗药物的不良反应使患者产生恶心、呕吐反应,由此引出的不良情绪和不适应行为进而会加重上述躯体反应(苏小茵等,1996)。也就是说,预期和延迟期的恶心呕吐较之急性期可能更多地存在着精神和心理因素,这种身心交互影响可使患者陷入一个难以解脱的恶性循环。通过音乐冥想,可以减轻化疗患者的不良情绪和不适应行为,增强患者对恶心呕吐的耐受能力,再配合止吐药,可以有效控制不良反应,因此音乐冥想的干预方式可能在调节预期和延迟期的恶心呕吐具有较明显的作用。

2. 实验组和对照组焦虑水平变化的比较

化疗后两组焦虑自身对照都较化疗前升高。对照组在化疗后第1天焦虑水平最高(48.79),随后逐天减低(分别为44.50、40.64),但与化疗前相比化疗后3天均有显著差异(分别为 $P < 0.001, P < 0.05, P < 0.05$)。实验组在化疗后第2天升高至最高值44.38,与化疗前相比有显著差异($P < 0.05$),紧接着于第3天恢复至41.31,与化疗前相比无显著性差异(表7)。

表7 两组在化疗期间焦虑水平提高值自身比较

	干预前	给药后第1天	第2天	第3天
对照组($n=14$)	37.86±4.45	48.79±7.12***	44.50±7.47*	40.64±2.84*
实验组($n=16$)	39.88±6.03	41.75±7.72	44.38±7.08*	41.31±6.39

* 与干预前相比 P 值在 < 0.05 的水平上呈显著性;*** P 值在 < 0.001 的水平上呈显著性。

从以上数据可以看出,音乐干预对减轻化疗后的焦虑产生明显的作用。

表8 两组焦虑组间比较

	干预前	给药后第1天	第2天	第3天
对照组($n=14$)	37.86±4.45	48.79±7.12	44.50±7.47	40.64±2.84
实验组($n=16$)	39.88±6.03	41.75±7.72	44.38±7.08	41.31±6.39
差异	2.02	−7.04*	−0.13	0.68
标准差	1.96	2.73	2.66	1.77
百分比	5.34%	−14.43%	−0.29%	1.65%
T	1.03	2.58	0.05	0.36
P	0.31	0.02	0.96	0.72

* $P < 0.05$。

组间比较,干预前对照组与实验组焦虑的基础水平是一致的,两组并无显著差异,对照组为37.86,实验组为39.88;给药后第1天对照组的焦虑水平明显高于实验组,差异具有统计学意义($P<0.05$),而给药后第2天和第3天两组组间比较均无显著差异(表8、图3)。

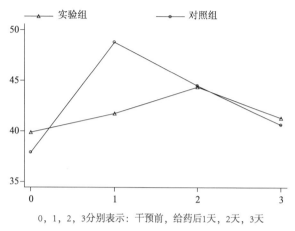

0, 1, 2, 3分别表示: 干预前, 给药后1天, 2天, 3天

图 3 实验组与对照组化疗期间焦虑情况比较

从两组干预前的差异可以看出,对照组的焦虑水平较实验组低(2.02),在经历了2天焦虑值高峰期之后,给药后第3天差异仍旧存在(0.67);对照组的焦虑水平较干预前仍旧呈现显著差异($P<0.05$),而实验组却回落至干预前的水平。虽然在第3天的组间比较未见显著差异,但仍旧可以看到试验组焦虑值的降低。从以上结果中可以看出,音乐干预可以降低患者给药后第1天(急性期)的焦虑,但是对于第2天和第3天(延迟期)的焦虑水平却没有明显的改变。这可能是由于化疗患者以往化疗后出现不适及并发症,导致患者对化疗后的症状担心而产生焦虑情绪,所以在给药后第1天的情绪波动较大,随着化疗过程的结束,患者的焦虑情绪也随之自行缓解,所以两组被试在给药后的第2天和第3天的焦虑水平不呈现显著性差异。

从这一结果也可以支持前面有关音乐干预对于急性期恶心呕吐的作用不显著,而对于预期和延迟期的恶心呕吐作用显著这一现象的解释,即音乐虽然对于减轻化疗期间的焦虑有明显作用,但是由于在急性期中造成恶心呕吐的反应更多的与生理本身的反应有关,故音乐干预在这一时期对恶心呕吐的缓解作用相对不明显。

3. 实验组和对照组睡眠障碍分值比较

实验组与对照组在化疗前的睡眠障碍分别为30.44和29.00,化疗后两组的睡眠障碍分别提高至31.88和36.29,实验组睡眠障碍评分平均提高4.73%,与化疗前相比不具有统计学差异,而对照组提高了25.14%,与化疗前相比具有统计学差异($P<0.05$)(表9、表10、图4)。

表 9　两组睡眠障碍自身比较

	干预前	干预后	差　异	标准差	百分比
对照组(n＝14)	29.00±4.49	36.29±4.71	7.29*	3.43	25.14％
实验组(n＝16)	30.44±4.57	31.88±3.42	1.44	3.65	4.73％

＊与干预前比较 P＜0.05。

表 10　两组睡眠障碍时间比较

	干预前	干预后
对照组(n＝14)	29.00±4.49	36.29±4.71
实验组(n＝16)	30.44±4.57	31.88±3.42
差　异	1.44	−4.41**
标准差	1.66	1.49
百分比	4.97％	−12.15％
T	0.87	2.96
P	0.39	0.006

** P＜0.01。

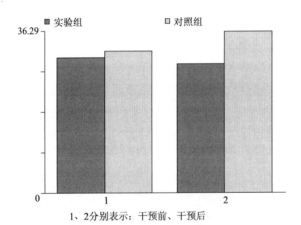

1、2分别表示：干预前、干预后

图 4　实验组与对照组睡眠障碍比较

实验组与对照组化疗前并无显著性差异,但是化疗后对照组明显高于实验组,差异有统计学意义(P＜0.01)。

以上结果显示音乐干预对于实验组被试化疗期间的睡眠状态有明显的改善作用,从而具有缓解化疗期间的睡眠障碍的作用。

4. 音乐干预对于疼痛强度的作用

在疼痛的测查中,实验组有 7 个被试报告有疼痛,而对照组有 6 个被试报告有疼痛,因此,在此项数据统计中,只选用有疼痛的被试。

以上结果显示,对照组被试的疼痛水平基本保持在同一水平上,而实验组被试则在实验的过程中显示出明显的降低(39.41％,P＜0.05)(表 11)。

表 11　两组疼痛程度自身比较

	干预前	干预后	差　异	标准差	百分比
对照组($n=6$)	5.00 ± 1.41	4.50 ± 1.05	0.50	1.38	10%
实验组($n=7$)	5.43 ± 1.72	3.29 ± 0.76	2.14*	1.46	39.41%

*与干预前比较 $P<0.05$。

两组之间在干预后的对比同样也显示出了明显的差异(26.89%,$P<0.05$)(表12)。

表 12　实验组与对照组疼痛比较

	干预前	干预后
对照组($n=14$)	5.00 ± 1.41	4.50 ± 1.05
实验组($n=16$)	5.43 ± 1.72	3.29 ± 0.76
差　异	0.43	-1.21*
标准差	0.88	0.50
百分比	8.6%	-26.89%
T	0.49	2.42
P	0.64	0.03

*$P<0.05$。

Portenoy(1989)的文献显示,大约50%的癌症患者会出现疼痛,而晚期癌症患者中疼痛的发生率则会高达$70\%\sim90\%$。本研究有疼痛的患者占样本总数的43.33%,与文献基本相符。

以上的结果也显示出音乐干预对于实验组被试的疼痛有明显的缓解作用。但是我们看到了一个令人注意的现象:在对照组的自身对比中,化疗前(也是干预前)与化疗后(也是干预后)的疼痛基本保持在同一水平上,并没有出现我们在文献综述中提到的、化疗可引起疼痛反应的现象(Foley,1979;沈振庭和何善台,1994),本次试验的被试所报告的疼痛均以化疗给药前作为基础水平测定的,可能说明疼痛是由于癌症本身所引起,而不是由于化疗的药物副作用所引起。结果显示出化疗本身并没有引起更多的疼痛。

经过与医院的医护人员讨论,对于这一现象可能的解释有:①前面所引用的有关化疗引起疼痛的报告均为较早期的文献,而近期临床所使用的化疗药物有很大进步,引起疼痛的副作用不明显;②可能试验的样本较少(实验组$N=7$,对照组$N=6$),还需要进一步大样本的研究。而对照组化疗后疼痛程度与化疗前相比下降了0.50,可能与化疗药物对肿瘤的作用以及化疗紧张情绪的改善等因素有关(图5)。

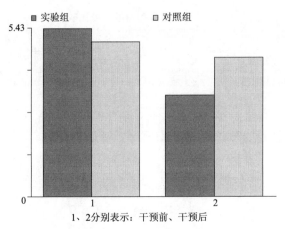

1、2分别表示：干预前、干预后

图5 实验组与对照组疼痛程度比较

5. 实验组在整个干预过程中对于音乐干预作用的主观评价

实验组被试对音乐干预作用的主观评价表明，在从1到10的评分标准中，音乐治疗师的支持作用得分最高，为7.12；其次是被试对音乐的喜欢程度为6.18；音乐干预消除周围不良环境的作用及音乐冥想对注意力转移的作用两方面得分也均高于5分（表13）。

表13　主观评价

评价内容	均　值
患者对音乐的喜欢程度	6.18 ± 2.13
音乐干预消除周围不良环境的作用	5.25 ± 1.65
音乐治疗师的支持作用	7.12 ± 1.78
音乐冥想对注意力转移的作用	5.12 ± 1.74

在整个音乐干预过程中，音乐治疗师与被试的关系的作用是不容忽视的。在治疗过程中音乐治疗师与被试建立一种相互信任的治疗关系可作为一种动力，激发患者内在的康复信心，增加其对治疗的依从性，这也可能是音乐冥想发挥其治疗作用的主观因素之一。另外，身处综合医院的复杂环境，周围医护人员和患者的频繁出入，会使住院的化疗患者对自己身体和环境产生被动的失控感以及紧张焦虑，而音乐和治疗师的介入恰好可以为患者提供正向的刺激以及支持，并且能够掩盖周围不良环境的刺激，创造良好的康复环境。

本研究的局限性：因患者化疗时间有限，且多为外地患者，本研究在干预时间上没有给予长时间的干预，只选择在患者化疗期间，而音乐干预时间的长短可能会影响干预的效果；本研究的样本属于小样本，这可能对实验的普遍性意义有一定的影响，尚需进一步大样本的研究。本研究按随机对照的科研设计的原则进行分组，但因音乐冥想干预方法的独特性，不可能遵循双盲设计，且因研究人力有限也未选择单盲设计，这是本研究的另一缺陷。音乐干预的地点在病房,周围环境可能会对干预效果产生一定影响。此外,Beiley(1983)的研究表明接受现场演奏音乐的患者比接受录制音乐的患者报告的紧张、焦虑有明显的减少,情绪有更明显地改善,但因医院环境条件的限制,本研究中在音乐干预的方法上所能够选择的余地也受到限制,而对于其他音乐治疗方法在化疗患者中的应用可在今后做进一步研究。

四、结 论

本实验的结果显示以下倾向性。

(1)结果支持假设1:音乐冥想可以降低预期的和治疗后的恶心和呕吐。

(2)结果支持假设2:音乐冥想可以改善化疗期间的焦虑情绪。

(3)结果支持假设3:音乐冥想可以改善化疗期间的睡眠障碍。

(4)结果支持假设4:音乐冥想可以改善化疗期间的疼痛感。

参考文献

邓俊明译.1996.化疗导致的恶心呕吐.中华护理学会会刊,(1):12-13.

方晋平,高玫.2000.癌症患者的性格缺陷与音乐支持疗法.肿瘤防治杂志,7(6):576-577.

高北陵.1989.生活事件.情绪与恶性肿瘤.中国心理卫生杂志,3(1):68.

高秋荣.2004.心理护理与止吐剂并用治疗癌症化疗期胃肠道反应.齐鲁护理杂志,(4):320.

高天.1989.音乐对疼痛的缓解作用研究.音乐治疗.上海:上海音乐出版社:159-161,137-138.

高钰琳,魏红云.2003.音乐与分散注意力法用于缓解癌症病人治疗过程中的疼痛和焦虑效果的比较研究.国外医学护理学分册,22(12):558-560.

黄国志.1996.音乐治疗与心身康复.中国康复医学杂志,11(4):126-127.

黄淑鹤.2001.探讨音乐治疗与癌末病患疼痛对生活影响程度改善之成效.荣综护理,18(4):358-367.

季建林.1995.综合医院常见心理问题的行为干预.医学与哲学,16(11):592.

贾树华,姜潮,杨万波.1997.在癌症治疗小组内心理医生的作用.医学与哲学,18(5):253.

李建明.1998.睡眠与睡眠障碍.医学心理学概论.石家庄:河北省出版局:76-78.

蔡光蓉,乔宜,李佩文等.2001.音乐疗法在肿瘤临床的应用.中国心理卫生杂志,15(3):179-181.

梁小辉,邹玲,李毅等.2000.癌症化疗中恶心呕吐的相关因素和护理对策.护士进修杂志,15(8):619.

林佳静.1996.癌症疼痛处理的护理伦理.护理杂志,43(1):36-39.

潘宏铭,徐农,耿宝琴.2002.肿瘤内科诊治策略.上海:上海科学技术出版社.

邱泰源.1997.癌症末期疼痛的控制.台湾医学,1(2):198-208.

沈振庭,何善台.1994.癌症疼痛.国防医学,18(3):187-191.

苏小茵,蔡月英.1996.认知行为治疗用于妇科癌症化疗期病人的尝试.实用护理杂志,12(11):517.

温善禄,李斌和,王丽辉等.1998.化疗诱发恶心呕吐的机制及护理.国外医学·护理学分册,17(4):165-167.

王国富,石勇刚,马桂玲等.2000.癌症放疗配合放松想象与潜意识音乐诱导疗法初探.河南职工医学院学,12(3):3-5.

王奇璐,余子豪.2004.肿瘤化疗、放疗201个怎么办.北京:中国协和医科大学出版社.

谢莉玲.2003.行为放松疗法辅助治疗化疗性恶心呕吐效果观察.护理学杂志,18(4):287-288.

杨菊贤,张锡明.1998.实用心身医学.乌鲁木齐:新疆科技卫生出版社.

杨银,杨斯环,张莉.2002.放松训练对脑电、心率变异及情绪的影响.中国心理卫生杂志,16(8):522-524.

于莉.2003.综合形式的音乐治疗对于分娩的影响之研究.中央音乐学院.硕士论文.

张伯源.1996.医学心理学.北京:中国科学技术出版社:87,202,288.

张明园.1998.精神科评定量表手册.长沙:湖南科学技术出版社:137-138.

张琪英.2004.癌症病人呕吐原因分析及护理.护理研究,(4):688-689.

周晓荣,张尚军,李小妹.2004.放松训练的应用研究及对护理工作的启示.中华护理杂志,39(2):52-54.

朱玉琦.1995.化疗引起的恶心呕吐.国外医学护理学分册,14(4):163-164.

河野友倍.1983.癌-癌の心身医学の医疗.最新医学,38(3):494.

Abram S E. 1993. Advances in chronic pain management since gate control. Reg Anesth,18:66.

Acute Pain Management Guideline Panel. 1992. Acute pain management: Operative of medical procidures and trauma. Rockville M D:AHCPR Pub. No:92-0032.

Acute Pain Management in Adults:Operative Procedures. 1992. U. S. Department of Health and Human Services. Agency for Health Care Policy and Research.

Ahles T A, Blanchard E D, Ruchdeschel J C. 1983. The multidimensional nature of cancer related pain. Pain,17:277.

Ahles T,Cohen R, little D, et al. 1984. Toward a behavioral assessment of anticipatory symptoms associated with cancer chemotherapy. Journal of Behavioral Therapy and Experimental Psychiatry, 15:141-145.

Ahmed P. 1988. Advances in psychosomatic medicine. Basel:Karger.

Aldridge D. 1995. Spirituality,hope and music therapy in palliative care. The Arts in Psychotherapy, 22:103-109.

Aldridge G. 1996. A walk through Paris:The development of melodic expression in music therapy with a breast-cancer patient. The Arts in Psychotherapy,23:207-223.

American Cancer Society. Facts and Figures. 1993. Atlanta:ACS.

Arnold M Ludwig. 1966. Altered states of consciousness. Archives of General Psychiatry,15(3): 225-234

Baines M,Kirkham S R. 1989. Cancer pain//Wall P D,Melzack R. Textbook of pain. New York: Churchill Livingstone:590.

Bailey L. 1983. The effects of live music versus tape-recorded music on hospitalized cancer patients. Music Therapy,3:17-28.

Bailey L. 1984. The use of songs in music therapy with cancer patients and their families. Music Therapy,4:5-17.

Baltrusch H J F. 1998. Cancer from the biobehavioral perspective: The type C pattern. Act Nerv Super Praha,(1):18-21.

Beck S. 1991. The therapeutic use of music for cancer-related pain. Oncology Nursing Forum,18: 1327-1337.

Black R. 1975. The chronic pain syndrome. Surg Clin North Am,55:999.

Bloom J R. 1981. Social support as a contingency in psychological well-beng. J Healty Social Behav,

22:357.

Blumberg B D, Ahmed P, Flaherty M, et al. 1981. Living with Cancer-An Overview// Ahmed P. Living and dying with cancer. New York:Elsevier:3.

Bob S. 1962. Audioanalgesia in podiatric practice,a preliminary study. Journal of American Podiatry Association,52:503-504.

Boldt S. 1996. The effects of music therapy on motivation,psychological well being,physical comfort and exercise endurance in bone marrow transplant patients. Journal of Music Therapy,33:164-188.

Bolund C. 1990. Crisis and coping:Learning to live with cancer//Holland J C,Zittoun R. Psychosocial aspects of oncology. New York:Springer:13.

Bonica J J. 1978. Cancer pain:A major national health problem. Cancer Nurs J,4:313.

Bonica J J. 1985. Treatment of cancer pain. Current status and future needs//Fields H L,Dubner R, Cervero F. Advances in pain research and therapy (Vol. 9). New York:Raven:589.

Bonny H. 1983. Music listening for intensive coronary care units:A pilot project. Music Therapy,3 (1):4-16.

Breitbart W. 1990. Psychiatric aspects of pain and HIV disease. Focus:A Guide to AIDS Research and Counseling,5:1.

Breibart W. 1989. Psychiatric management of cancer pain. Cancer,63:2336.

Burns D S. 2001. The effect of the bonny method of guided imagery and music on the mood and life quality of cancer patients. Journal of Music Therapy,38:51-65.

Burns S J, Harbuz M S, Hucklebridge F,et al. 2001. A pilot study into the therapeutic effects of music therapy at a cancer help center. Alternative Therapies,7:48-56.

Caton D. 1985. The secularization of pain. Anesthesiology,62:93

Cella D F, Yellen S B. 1993. Cancer support groups. The state of the art. Cancer Pract,1:56.

Chapman S L. 1983. Relaxation,biofeedback,and self-hypnosis//Brena S,Chapman S. Management of patients with chronic pain. New York:Spectrum:161.

ChettaH. 1981. The effect of music and desensitization on preoperative anxiety in children. Journal of Music Therapy,18:74-87.

Cook J. 1982. The use of music to reduce anxiety in oncology patients exposed to the altered sensory environment of betatron radiation. Unpublished master's thesis. The University of Texas Health Science Center,Houston.

Coyle N,Foley K N. 1991. Alterations in Comfort:Pain//Baird S B,McCorkle R,Grant M. Cancer pain nursing. Philadelphia:Saunders:782.

Curtis S. 1986. The effect of music on pain relief and relaxation of the terminally ill. Journal of Music Therapy,23(1):10-24.

Daut R L,Cleeland C S. 1982. The prevalence and severity of pain in cancer. Cancer,50:1913-1918.

DeMarco-Sinatra Jan. 2000. Relaxation training as a holistic nursing intervention. Holistic Nursing Practice,14(3):30-39.

Derogatis L R,Morrow G R,Fetting J,et al. 1983. The prevalence of psychiatric disorders among cancer patients. JAMA,249:751.

Dobkin P,Zeichner A,Dickson-Parnell B. 1985. Concomitants of anticipatory nausea and emesis in cancer patients in chemotherapy. Psychological Reports,56:671-676.

Elkins A Compiler. 2000. Listing by population served and Listing by work setting. AMTA Member Sourcebook,163-164:212.

Cancer Pain. 1984. A monograph on the management of cancer pain. No, H42-2/5-1984E. Ottawa, Canada: Department of National Health and Welfare: 5.

Ezzone S, Baker C, Rosselet R et al. 1998. Music as an adjunct to antiemetic therapy. Oncology Nursing Forum, 25: 1551-1556.

Farrow J M, Cash D K, Simmons G. 1990. Communicating with cancer patients and their families// Blitzer A, Kutscher A H, Klagsum S L. Communicating with cancer patients and their families. Philadelphia: Charles Press: 1.

Ferrell B R, Wisdom C, Wenzl C. 1989. Quality of life as an outcome variable in the management of cancer pain. Cancer, 63: 2321.

Fishman B, Loscalzo M. 1987. Cognitive-behavioral interventions in the management of cancer pain: Principles and applications. Med Clin North Am, 71: 271.

Foley K M. 1979. Pain syndromes in patients with cancer//Bonica J J, Ventafridda V. Advances in pain research and therapy (Vol. 2). New York: Raven: 59.

Frank J. 1985. The effects of music therapy and guided visual imagery on chemotherapy induced nausea and vomiting. Oncology Nursing Forum, 12(5): 47-52.

Friedman D P. 1990. Perspectives on the medical use of drugs of abuse. J Pain Symptom Manage, 5 (1): S2.

Glaser W, Hamel R P. 1997. Three realms of managed care: Societal, institutional, individual. Kansas City M O: Sheed & Ward.

Goldberg R J. 1988. Advance in psychosomatic medicine. Basel: Karger.

Greenwald H, Bonica J, Bergner M. 1987. The prevalence of pain in four cancers. Cancer, 60: 2563.

Hanser S, Larson S, O' Connell A. 1983. The effect of music on relaxation of expectant mothers during labor. Journal of Music Therapy, 22: 50-58.

Health and Public Policy Committee, American College of Physicians. 1983. Drug therapy for severe, chronic pain in terminal illness. Ann Intern Med, 99: 870.

Houde R W. 1982. Management of pain [abstract]. //American Cancer Society National Conference. The primary care physician and cancer. Washington D C.

Ihde D C, De Vita V T. 1975. Osteonecrosis of the femoral head in patients treated with intermittent combination chemotherapy (including corticosteroids). Cancer, 36: 1585.

International Association for the Study of Pain (IASP): Sub-committee on Taxonomy. 1979. Pain terms: A list with definitions and notes on usage. Pain, 6: 249-252.

Inturrisi C E. 1989. Management of cancer pain: Pharmacol-ogy and principles of management. Cancer, 63: 2308.

Jaynes J. 1976. The origin of consciousness in the breakdown of the bicameral mind. Boston: Houghton-Mifflin.

Johnston K, Rohal y-Davis J. 1996. An introduction to music therapy: Helping the oncology patient in the ICU. Critical Care Nursing Quarterly, 18(4): 54-60.

Joranson D, Cleeland C S, Weissman D E, et al. 1992. Opioids for chronic cancer and noncancer pain: A survey of state medical board members. Fed Bull, 6: 15.

Kanner R M, Foley K M. 1981. Patterns of narcotic drug use in a cancer pain clinic. Ann NY Acad Sci, 362: 161.

Kate E Gfeller. 1999. Music therapy in the treatment of medical conditions. An introduction to music therapy theroy and practice. New York: McGraw-Hill Companies Inc: 205-215.

Katz J. 1993. George Washington Crile, anoci-association, and pre-emptive analgesia. Pain,53:243.

Kruse J. 2003. Music therapy in United States cancer settings: Recent trends in practice. Music Therapy Perspectives,21:89-98.

Kubler-Ross E. 1975. Death——The final stage of growth. Englewood Cliffs N J:Prentice-Hall.

Lane D. 1990. The effect of a single music therapy session on hospitalized children as measured by salivary immunoglobulin A, speech pause time, and a patient opinion Likert scale. Unpublished doctoral dissertation. Case Western Reserve University,Cleveland.

Lane D,Olness K. 1991. The effect of music therapy on salivary immunoglobulin A levels in children. Pediatric Research,29:11 A.

Lindblom U,Merskey H,Mumford J M,et al. 1986. Pain terms: A current list with definitions and notes on usage. Pain,3:5215.

Linn M W. 1988. Psychotherapy with cancer patients//Goldberg R J. Advances in psychosomatic medicine (Vol. 18). Basel:Karger:55.

Locsin R. 1981. The effect of music on the pain of selected post-operative patients. Journal of Advanced Nursing,6:19-25.

Loscalzo M,Peyser S,Jacobsen P B. 1992. Cognitive and behavioral approaches in adults:Why do we care? Cancer Pain Symposium. New York:Memorial Sloan Kettering Cancer Center:239.

MaCaffery M. 1972. Nursing management of the patient with pain. Philadelphia:Lippincott.

Magill-Levreault L. 1993. Music therapy in pain and symptom management. Journal of Palliative Care,9(4):42-48.

Management of Cancer Pain Guideline Panel. 1994. Management of cancer pain. Rockville M D: AHCPR,Publication No. 94-0592.

Maranto C D. 1992. Music therapy in medicine. National Association For Music Therapy Inc.

Massie M，Holland J. 1992. The cancer patient and pain: Psychiatric implications and their management. J Pain Symptom Manage,17:99.

Massie M J,Holland J C. 1987. The cancer patient with pain:Psychiatric complications and their management. Med Clin North Am,71:243.

McGivney W T,Crooks G M. 1984. The care of patients with severe chronic pain in terminal illness. JAMA,251:1182.

Melzack R. 1988. The tragedy of needless pain:A call for social action//Dubner R,G F Gebhart,Bond M R. Proceedings of the Vth World Congress on Pain. Amsterdam:Elsevier: 1.

Melzack R. 1990. The tragedy of needless pain. Sci Am,262:27.

Melzack R,Wall P D. 1983. The challenge of pain. New York:Basic Books.

Merriam S,Caffarella R. 1999. Learning in adulthood:A comprehensive guide. 2nd ed. San Francisco: Jossey-Bass Inc.

Merskey H. 1986. Psychiatry and pain//Stembach R. The psychology of pain. New York:Raven.

Miller D. 1992. The effect of music therapy on the immune and adrenocortical systems of cancer patients. Unpublished masters thesis. University of Kansas,Lawrence.

Morrow G. 1986. Effect of the cognitive hierarchy in the systematic desensitization treatment of anticipatory nausea in cancer patients:A component comparison with relaxation only,counseling,and no treatment. Cognitive Therapy and Research,10:421-446.

Morrow G,Dobkin P. 1988. Anticipatory nausea and vomiting in cancer patients undergoing chemotherapy treatment:Prevalence, etiology, and behavioral interventions. Clinical Psychology

Review,8:517-556.

Moss R H,Tsu V D. 1977. The crisis of physical illness:An overview//Moos R H. coping with physical illness. New York:Plenum:3.

Mowatt K. 1967. Background music during radiotherapy. The Medical Journal of Australia,17: 185-186.

O'Callaghan C. 1997. Therapeutic opportunities associated with the music when using song writing in palliative care. Music Therapy Perspectives,15:32-38.

O'Callaghan C,Colegrove V. 1998. Effect of the music therapy introduction when engaging hospitalized cancer patients. Music Therapy Perspectives,16:67-74.

Padilla G V,Grant M M. 1985. Quality of life as a cancer nursing outcome variable. Adv Nurs Sci, 8:45.

Payne R. 1987. Anatomy,physiology and neuropharmacology of cancer pain. Med Clin North Am, 71:153.

Payne R,Foley K M. 1984. Advances in the management of cancer pain. Cancer Treat Rep,68:173.

Pinel J. 1997. Biopsychology. 3rd ed. Boston:Allyn and Bacon.

Porchet-Munro S. 1988. Music therapy in support of cancer patients//Senn H J,Glaus A,Schmid L. Recent results in cancer research:Supportive care in cancer patients. Berlin-Heidelberg:Springer-Verlag:289-294.

Portenoy R K. 1989. Cancer pain:Epidemiology and syndromes. Cancer,62:2298.

Rahe A,Süwe J,Dahlstrom B,et al. 1982. Pharmacological treatment of cancer patients with special reference to oral use of morphine. Acta Anaesthesiol Scand(Suppl.),74:97.

Redd W H. 1992. Cognitive and behavioral approaches for specific symptoms:Why do we care? Cancer Pain Symposium. New York:Memorial Sloan Kettering Cancer Center:267.

Rider M. 1985. Entrainment mechanisms are involved in pain reduction,muscle relaxation,and music-mediated imagery. Journal of Music Therapy,22:183-192.

Robb S,Nichols R,Rutan R,et al. 1995. The effects of music assisted relaxation on preoperative anxiety. Journal of Music Therapy,32:2-21.

Rubin P. 1983. Clinical oncology:A multidisciplinary approach. 6th ed. Atlanta:American Cancer Society.

Sabo C E, Michael S R. 1996. The influence of personal message effects associated with chemotherapy. Cancer Nursing,19(4):283-289.

Sanderson S. 1986. The effect of music on reducing preoperative anxiety and postoperative anxiety and pain in the recovery room. Unpublished master's thesis. Florida State University,Tallahassee.

Sarafino E P. 1998. Health psychology:Biopsychosocial interactions. 3rd ed. New York:John Wiley & Sons Inc.

Saunders C M. 1967. The management of terminal illness. Great Britian:Hospital Medicine.

Schuster B. 1985. The effect of music listening on blood pressure fluctuations in adult hemodialysis patients. Journal of Music Therapy,22:146-153.

Shapiro A,Cohen H. 1983. Auxiliary pain relief during suction curettage//Droh R,Spintge R. Angst, Schmerz,Musik in Der Anasthesie. Basel:Editiones Roche:89-93.

Sharfman W H,Walsh T D. 1990. Has the analgesia efficacy of neurolytic celiac plexus block been demonstrated in pancreatic cancer pain? Pain,41:267.

Slaby A E. 1988. Cancer's impact on caregivers//Goldberg R J. Advances in psychological medicine

（Vol. 18）. Basel：Karger：134.

Spiegel D. 1996. Cancer and depression. British Journal of Psychiatry，760（suppl. 30）：109-116.

Spiegel D，Bloom J R. 1983. Pain in metastatic breast cancer. Cancer，52：341.

Standley J. 1986. Music research in medical/dental treatment：Meta-analysis and clinical applications. Journal of Music Therapy，23：56-122.

Standley J. (in press). Meta-analysis of research in music and medical treatment：Effect size as a basis for comparison across multiple dependent and independent variables//Droh R，Spintge R. Book of Proceedings of IV International Musicmedicine Symposium. St. Louis M O：Magna-Music Baton.

Standley J. 1992. Clinical applications of music therapy and chemotherapy：The effects on nausea and emesis. Music Therapy Perspectives，10：27-35.

Stearns N，Lauria M，Hermann J，et al. 1993. Oncology social work：A clinician's guide. Atlanta G A：The American Cancer Society.

Steven M. 1993. Control of chemotherapy - induced emesis. N Engl J Med，329：1790 - 1795.

Tanioka F，Takazawa T，Kamata S，et al. 1985. Hormonal effect of anxiolytic music in patients during surgical operations under epidural anesthesia//Droh R，Spintge R. Angst，Schmerz，Musick in Der Anasthesie. Basel：Editiones Roche：285-293.

Taylor D. 1981. Music in general hospital treatment from 1900 to 1950. Journal of Music Therapy，18：62-73.

Telch C F，Telch M J. 1986. Group coping skills instruction and supportive group therapy fou cancer patients：A comparison of strategies. J Consult Clin Psychol，54：802.

Teoh N，Stijernsward J. 1992. WHO Cancer Pain Relief Program—Ten Years On. IASP Newsletter July/August，5.

Twycross R G，Lack S A. 1983. Myths about morphine//Symptom control in far advanced cancer：Pain relif. Lndon：Pitman：223.

U. S. Department of Health and Human Services. 1994. Helping yourself during chemotherapy：4 steps for patients. Washington D C：U. S. Government Printing Office.

Ventafridda V，Tamburini M，Caraceni A，et al. 1987. A validation study of the WHO method for cancer pain relief. Cancer，59：850-851.

Von Roenn J H，Cleeland C S，Gonin R，et al. 1991. Results of a physician's attitude toward cancer pain management survey by ECOG. Proc Am Soc Clin Oncol，10：326.

Waldon E. 2001. The effects of group music therapy on mood states and cohesiveness in adult oncology patients. Journal of Music Therapy，38：212-238.

Ward L. 1987. The use of music and relaxation techniques to reduce pain of burn patients during daily debridement. Unpublished master's thesis. Florida State University，Tallahassee.

Warfield C. 1988. A history of pain relief. Hosp Prac，7：121.

Weber S，Nuessler V，Wilmanns W. 1997. A pilot study on the influence of receptive music listening on cancer patients during chemotherapy. International Journal of Arts Medicine，5（2）：27-35.

Weisman A D. 1979. Coping with cancer. New York：McGrawHill.

Wepman B J. 1978. Psychological components of pain perception. Dental Clinics of North America，22：101-113.

Whitman H H，Gustafson J P. 1989. Group therapy for families facing a cancer diagnosis. Oncol Nurs Forum，16：539.

Wilkes G，Ingwersen K，Barton-Burke M. 2001. Oncology nursing drug handbook. London：Jones and

Bartlett Publishers International.

Winokur M A. 1984. The use of music as an audio-analgesia during childbirth. Unpublished master's thesis. Florida State University, Tallahassee.

Winston C V Parris. 1996. 癌症疼痛治疗：原理与实践. 宋子贤等译. 天津：天津科学技术出版社.

WHO. 1990. Cancer pain reilef and palliative care. Geneva.

WHO. 1986. Cancer pain relief. Geneva.

Zimmerman L, Pozehl B, Duncan K, et al. 1989. Effects of music in patients who had chronic cancer pain. Western Journal of Nursing Research, 11：298-309.

音乐听觉镇痛对烧伤患者换药操作痛的干预效果初探

张晓颖　高天

一、概　述

烧伤,是指由物理和化学因素造成的体表和深部组织的损害,是致伤因素作用于体表所造成的皮肤、皮下以及更深层组织的损伤,即有一定范围和深度的皮肤和皮下等深层组织的损害(葛绳德和夏照帆,2006)。

烧伤是生产和生活中最常见的创伤之一(孙永华和孙迎放,2003)。据统计,我国每年约有 600 万人被烧伤。烧伤患者从受伤那一刻起至创面愈合,甚至愈合后相当一段时间内,始终伴随着一种症状——疼痛。疼痛会造成患者心理和生理的痛苦,并给烧伤的救治及功能康复带来不良影响(王加真,2007)。

目前对烧伤的病理生理改变和治疗研究已比较深入,但对烧伤疼痛还缺乏研究。近年来,人们日益关注烧伤所带来的情感方面的伤害,其中就涉及到疼痛引起的一系列心理问题。在平时的临床治疗和护理中,烧伤疼痛的控制也正日益引起医护人员的关注(赵继军,2007)。

二、烧伤疼痛

疼痛往往是烧伤患者的第一反应,在烧伤后即刻发生并持续到伤口愈合。烧伤疼痛与伤后治疗中的疼痛会给患者造成沉重的身心负担,严重影响了患者的睡眠和生活。很多大面积烧伤患者由于创面换药疼痛而对换药产生恐惧心理,甚至拒绝换药治疗。有研究报道,在烧伤治愈后,疼痛还可以持续 1 年以上(周湘桂和辛国华,2007)。因此,了解烧伤疼痛的特点对减轻烧伤患者的痛苦具有重要的意义。

(一) 烧伤疼痛产生的机制

烧伤创面疼痛是烧伤患者最为常见的临床症状,发病机制相当复杂,其主要因素是损伤和暴露的痛觉神经末梢因受刺激而发生的早期疼痛。此外,由于深Ⅱ度和Ⅲ度烧伤创面局部组织的微血栓形成和神经末梢的缺血缺氧,也可引起顽固性创面疼痛(中华医学会,2006)。

另一种关于烧伤疼痛机制的学说认为,烧伤后随即发生的中度疼痛是由于位于表皮和真皮的皮肤感受器受到了刺激。愈合的烧伤患者可出现慢性神经病样疼痛,这是由于新近再生的神经末梢异常,以及瘢痕中神经分布缺陷造成的,也可能更多是由于中枢方面的原因。也有假说认为这种疼痛是急性烧伤疼痛中的组成部分(雷万军,1996)。

(二) 烧伤疼痛的分型

疼痛是一种复杂现象(Sarafino,2002),它可以是急剧而短暂的;也可以是慢性持续的;还可以是突然发作或逐渐发作。因此,疼痛分类有很多种方法。目前烧伤疼痛主要分为操作痛(procedural pain)和背景痛(background pain),其中背景痛又可称为静息痛或基础痛。

1. 操作痛

表现为急性、短暂的特点,疼痛时间虽然短,但强度特别大,常在治疗操作中出现,例如理疗、创面处理、清创术、植皮术、静脉穿刺输液以及关节功能锻炼时。大多数患者难以忍受(Perry,1981)。换药操作痛比烧伤背景痛能更多地引起患者焦虑、恐惧,严重者可致反应性精神障碍(韩春茂,2003)。

2. 背景痛

表现为持续、迟钝的特点,疼痛强度相对较弱,疼痛相对模糊,持续的时间较长,一般在安静休息时出现,例如患者夜间卧床静息时出现的疼痛。有资料表明,疼痛程度与烧伤程度在伤后第二周有相关性,重度烧伤患者在此期间疼痛最剧烈(Choiniere,1994)。

可见操作痛和背景痛有明显差异。严重烧伤后患者不仅要经历持续数周的、往往是严重的背景痛,还要遭受急性、严重的操作痛,例如创面换药疼痛(Prakash and Fatima,2004)。

3. 突发痛

除以上两种疼痛之外,烧伤患者还常常经历突发痛。突发痛常与背景痛有关,但持续时间会更短。有研究报道,精神因素诸如抑郁和焦虑对烧伤疼痛也会产生影响(Marvin,1987)。

虽然不同深度烧伤的疼痛表现有所差别,但目前为止尚无可靠方法由烧伤深度预测烧伤疼痛(Gallagher et al.,2000)。持续的严重烧伤疼痛对患者心理和生理产生不良影响,甚至可引起抑郁症和焦虑症(Wiechman and Patterson,2004),且患者的心理变化可能加重疼痛;但背景痛和操作痛引起的焦虑程度没有明显差异(Carrougher et al.,2006)。

(三) 烧伤疼痛的影响因素

1. 烧伤深度的影响

Ⅰ度烧伤因伤及表皮,表面有红斑,局部有烧灼感。但此时一般不需要进行药物疼痛治疗(黎鳌,1995)。浅Ⅱ度烧伤伤及表皮及真皮浅层部分,由于丰富的神经末梢受到刺激,局部剧烈疼痛,疼痛可持续全病程;深Ⅱ度烧伤伤及真皮深层,水肿、有水疱。由于部分神经末梢毁损,所以皮肤一般感觉迟钝,局部疼痛轻。Ⅲ度烧伤伤及皮肤全层,表皮、真皮及附件全部被毁。早期常无疼痛,但随着创面坏死组织的排斥和创面的修复,仍可产生明显的疼痛,组织深部疼痛会贯穿烧伤治疗的全过程。Ⅳ度烧伤深及皮下脂肪、肌肉、骨骼甚至内脏器官等,由于神经末梢几乎全部被毁,常表现为无疼痛或仅有轻微疼痛。但随着创面的修复,会出现与Ⅲ度烧伤相似的情况(王红梅和王慧敏,2003;杨建民等,1999;任长印和刘玉霞,2005;中华医学会,2006)。

2. 烧伤病程的影响

根据烧伤临床发展过程的不同阶段,可将其人为地划分为体液渗出期、急性感染期、创面修复期和康复期,各期之间相互交替,但相对分开,不同时期的疼痛特点不同(黎鳌,1995;仲俊娣等,2007)。

3. 心理因素的影响

根据烧伤患者的临床心理变化及表现,大致将烧伤患者的临床心理分为急性应激期、心理矛盾期和康复痊愈期。各期疼痛表现特点也不同(高步营,2000)。急性应激期的患者由于被突然烧伤,害怕、恐惧、焦虑更加重了疼痛的程度,患者常常高度紧张。处于心理矛盾期时,患者病情得到控制并逐渐恢复,心理相对得到平衡,但因烧伤后患者的自我完整性被破坏,常产生焦虑情绪,且操作性的治疗繁多,患者常感到痛不欲生。进入了康复期的患者常对毁容、伤残等产生自卑、悲观难过情绪。此期由于疤痕形成刺痛奇痒,功能锻炼牵拉疼痛,使患者心理常有烦躁不安、难耐受等情绪。

4. 治疗措施的影响

烧伤疼痛是烧伤引起全身病理生理变化的必然结果,但是救治过程中不得不采取的一些治疗措施在一定程度上又加重了疼痛,增加了患者的痛苦。如长期的体位受限使局部受压或牵拉;大面积烧伤时为保持创面干燥,采用灯烤风吹,使烧伤深度加深;创面切痂植皮不仅使坏死创面变成刀伤,更让健康皮肤反复的受损。反复的创面处理(换药或清洗创面)、输液和功能锻炼等操作常使患者重复强烈的疼痛体验,遭受巨大的痛苦(杨建民等,1999;张树堂等,2000)。

5. 个体因素的影响

烧伤疼痛的表现程度与个体因素也有关系。如患者的年龄、性别、文化程度、职业心理素质等。相比较而言,儿童比成人、女人比男人不易耐受疼痛;文化程度高者比文化程度低者易理解疼痛;体力劳动者比脑力劳动者、心理素质好者比心理素质差者能忍受疼痛(王红梅和王慧敏,2003)。

三、烧伤疼痛的评估

准确客观评估患者的疼痛是临床疼痛管理和镇痛的第一步。国际上已将疼痛列为第五生命体征,并有将疼痛与体温、脉搏、呼吸、血压一起对所有患者进行评估和记录的趋势。理想的疼痛评估方法应简单易行,可使患者在快速变化的疼痛中较易接受测评并可减少错误偏差的机会(Patterson et al.,2004)。Gordon 等(1998)研究发现,烧伤患者更倾向于使用面部表情和颜色评估法来评估疼痛。而 Gallagher(2000) 认为描述性评估方法适用于相对稳定的疼痛评估。目前临床上常用的疼痛评估方法有视觉模拟评分法(Visual Analogue Scales,VAS)、McGill 疼痛问卷(McGill Pain Questionnaire,MPQ)、数字评分法(Numerical Rating Scores,NRS)、口头评分法(Verbal Rating Scores,VRS)和 Wong-Baker 面部表情评分法等。

四、烧伤疼痛的治疗

烧伤患者的严重疼痛和精神高度紧张可使交感神经兴奋,垂体、肾上腺皮质和髓质激素分泌增加,血液中的皮质醇、抗利尿激素、儿茶酚胺均明显增高。此时烧伤疼痛患者大都会血压上升、心率增快。另外,由于疼痛引起的应激反应可明显消耗肌体各脏器的功能,这会使肌体走向衰弱(中华医学会,2006)。因此,关于烧伤的镇痛措施就显得尤为重要。

烧伤疼痛的治疗非常棘手。理想的镇痛方案应包括对背景痛、操作痛及与疼痛相关的焦虑的治疗,且疗效满意、无明显不良反应(Montgomery,2004)。目前烧伤镇痛方法主要分为药物性镇痛、非药物性镇痛 2 种,且在镇痛方式上取得了不少进展。

(一) 烧伤疼痛的药物性治疗

基于烧伤疼痛的性质和程度,药物治疗是基本的镇痛措施。原则上应用药物治疗要有适应症,需适时调节药物以达到最佳镇痛效果且不良反应最小(Montgomery,2004)。目前镇痛药物有阿片类药物、非阿片类药物、局部麻醉药、吸入性麻醉剂及一些新型镇痛药。

阿片类镇痛药是使用最普遍且被认为是目前最有效的镇痛药(Patterson,2004),如吗啡、芬太尼、丁丙诺啡等。其作用机制是通过激动阿片受体,激活内源性镇痛系统,从而发挥镇痛作用。但其也会引起并发症,除恶心呕吐外,还会出现镇痛不全、嗜睡、下肢麻木以及皮肤瘙痒等症状(Gallagher,2000)。目前,已经有许多医务人员担心长期应用阿片类药物有成瘾性,但很少有证据证明应用阿片类药物治疗烧伤疼痛会导致药物成瘾(Montgomery,2004;Cassuto and Tarnow,2003)。许多非阿片类药物用于烧伤镇痛,常用的有氯诺昔康、可乐定等。氯诺昔康可用于烧伤术后镇痛但由于对肾功能有损害,使用时需减少剂量,但这会降低镇痛效果(Gallagher et al.,2000)。

(二) 烧伤疼痛的非药物性治疗

良好的镇痛方式不仅可以减少患者换药过程中痛苦,还能减少烧伤后并发症和残疾率的发生(张晓明和甘建辉,2007;蒙元劲和陈霞,2002;熊玉珍和付京,2005)。随着生物—医学—社会模式的逐渐改变,人们对疼痛治疗的要求也越来越高,传统的止痛药物在镇痛的同时也会给患者带来副作用并产生依赖。因此,针对烧伤患者在清创换药中产生的操作痛的人性化镇痛治疗就显得更加重要。应用于烧伤创面换药等操作痛的非药物性镇痛方法有如下几种:催眠疗法、模拟现实疗法、使用腕踝针、冷却疗法、心理咨询及心理支持治疗、音乐干预疗法等。

1. 催眠疗法

使患者介于清醒与睡眠之间的一种状态,可能是通过改变患者的认知系统而控制疼痛,机理有待研究。催眠疗法(Coimbra et al.,2003)可减轻操作痛,但仅部分患者对此敏感(Gallagher,2000)。Frenay(2001)通过催眠疗法与 SAS(镇痛与镇静药物联合应用)的对照研究得出结论,在烧伤换药前和换药时,实施催眠疗法组焦虑评分显著下降,在换药时疼痛、疼痛控制和患者的满意度也得到改善。

2. 模拟现实疗法

可用于分解疼痛的刺激因素,增强一些松弛药的疗效。即在进行治疗操作时为患者创造一个模拟的现实环境,将患者的注意力从疼痛中转移开(Das et al.,2005)。主要通过与患者交谈,以提供患者疼痛控制的感觉,增强其信心,与患者良好的沟通可提高其疗效。有学者(申萍,1998)初步报道了模拟现实的图像法可减少止痛药的使用量和减轻患者疼痛的成功例子。

3. 针灸止痛

腕踝针在烧伤换药中镇痛疗效显著。田小莹等(2002)研究表明,烧伤患者在换药中使用腕踝针后,由于疼痛明显减轻,睡眠、食欲明显改善,活动度增加,换药的恐惧感也显著降低。秦洁等(2004)也报道应用腕踝针镇痛效果较好。MacPherson(2001)报道,英国针灸协会通过对 34 000 名患者的问卷调查结果表明,与常规的药物疗法相比,针灸是一种相对安全的治疗方式。

另外,对烧伤患者耳部行电刺激,其作用类似于针灸,能够减轻操作痛和瘙痒,但达不到镇痛效果(Hettirek et al.,2004)。Gallagher(2000)则认为耳廓部穴位的电针刺有助于缓解患者疼痛。

4. 心理咨询及心理支持治疗

烧伤疼痛可产生心理障碍,作为一些药物的替代,心理支持治疗十分重要(Wiechman and Patterson,2004)。有报道安慰剂镇痛成功率可达 35%(申萍,1998),这说明疼痛的心理因素不可忽视。Haythronthwaite(2001)研究表明,认知干预能明显减轻患者换药时的疼痛。还有研究证明(鲁彩霞和陈玉林,1998),使烧伤患者具有相关的知识,能显著减轻治疗过程中的疼痛,加快患者的恢复。

5. 其 他

李迟等(2001)报道,冷却疗法治疗烧伤可以迅速减轻疼痛。使用悬浮床可避免创面受压,减轻创面背景痛(Gallagher,2000)。在对儿童进行疼痛性操作时,父母的参与可能会减轻其疼痛和焦虑(Okoromah et al.,2004)。另外,理想的烧伤创面敷料可减轻疼痛,如覆盖生物敷料(LeyChavezet al.,2003),可减少抗生素、镇痛药的使用,缩短患者住院时间。李晓鲁等(2006)报道,纳米晶体银敷料应用简便、不需频繁更换,用于烧伤创面患者无明显疼痛。

五、音乐治疗对于烧伤疼痛的干预

(一) 音乐镇痛的理论基础

1. 神经生物学理论

人的机体内有许多有规律的震动系统,可产生多种生物信息符号。人的脑电波运动、心肺运动、胃肠蠕动以及自律神经活动都形成有规律的震动系统。当一定频率的音乐节奏、声波能量与体内脏器的震动相一致时,就能使身体内各个系统与音乐发生同步共振的改变,从而使人体与音乐达到协调的生态平衡(Backus,1977;Prassas,1997;Saperston,1995),产生心理的快感和放松,最终达到镇痛和放松情绪的目的(成其讯,1998)。

神经生理学研究表明,大脑边缘系统和脑干网状结构可对人体内脏及躯体功能起主要的调节作用,音乐对这些神经结构能产生直接的影响(王新玲,2001)。有多项研究表明(高为青和黄回,2004;高天,2006),音乐能影响大脑右半球,使脑垂体分泌具有止痛作用且帮助身体减轻不适感的化学物质的内啡肽(endorphins),降低儿茶酚胺的水平,从而导致脉搏心率下降,达到镇痛的效果。音乐刺激能影响大脑中乙酰胆碱和去甲肾上腺素的释放,从而改善大脑皮层功能,调节细胞的兴奋或抑制程度,减缓心率,达到镇痛的目的(林慧婷和陈艺坛,2007)。有研究显示(朱跃梅,1999),采用音乐治疗的手段干预镇痛,可使患者的动脉压下降 20 毫米汞柱,脉率每分钟可减少 8 次,从而使全身肌肉组织得到松弛,从而减缓疼痛。

2. 疼痛控制门理论

此外,音乐对于疼痛的缓解作用可以用疼痛的闸门理论来解释。"疼痛闸门理论"发展于 20 世纪 60 年代,在过去的几十年中被许多研究者所支持,进而发展为最有影响力也最重要的疼痛感知觉理论之一。它认为,在疼痛信号由神经末梢感知并传入大脑之前,神经的"闸门"可以打开或关闭来对痛感进行调整。"闸门"开关程度的大小取决于以下因素:疼痛刺激的数量;视听信息等外围刺激传入的数量等(Sarafino,1997)。当疼痛刺激发生时,中枢神经系统也同时被其他刺激占据着。由于在一定时间里中枢神经系统只能处理有限的信息,因此,如果注意力能集中于一个强烈的积极刺激而不是疼痛,对疼痛的感知就会被削弱。音乐可以作为一种刺激,引起听觉神经中枢的兴奋从而对痛觉神经中枢抑制,抓住患者的注意力,使患者从不愉快的刺激中分散开来,分散由疾病带来的不适(高天,2006)。

(二) 音乐治疗在疼痛领域的干预

由于精神与身体一样都影响对痛觉的感知;加之止痛药有其局限性和副作用,因此,在镇痛治疗中,音乐作为集中和分散注意力的刺激物将患者的注意力集中于音乐并使其跟随音乐,于是患者自己在疼痛的控制中担任了更积极的角色(Clark,1981),而达到了镇痛的效果,并在一定程度上减少了麻醉剂或镇痛药物的使用。目前,在医疗条件较为发达的美国,音乐治疗已经在综合医院的镇痛领域发挥了良好的作用,如手术、妇科分娩、牙科、癌症及临终关怀等领域(Sarafino,1997)。

1. 外科手术

许多研究报告都曾报道用音乐减轻疼痛或缓解手术及治疗后的不适感(Butler,1998)。Burt 和 Korn(1964) 以及 Locsin(1981)的研究发现,运用音乐刺激减少了麻醉剂的用量。Butler(1997)也发现,在手术过程中使用音乐,可以使麻醉药的剂量减少一半。音乐可使手术后的恢复期大大缩短,有时甚至不用镇痛药,从而减少了麻醉药或镇痛药的有害副作用(Butler,1999)。

2. 妇科分娩

在减少产妇分娩过程中的痛苦方面,音乐作为放松反应的信号,镇痛效果也是十分明显的(Burke,1997)。因为分娩是持续间歇反复的疼痛,因此,选择缓慢、节奏稳定、放松的音乐来调节产妇的呼吸,有助于其身体的放松。国内有研究比较了 32 名产妇在有音乐条件下和无音乐条件下的痛阈和耐痛阈,结果显示,这两项测查结果分别提高了 42% 和 48%($P<0.01$)(高天,1987)。

3. 牙科领域

在牙科治疗中,医疗器械发出的声音和其他患者疼痛的哭叫声会使患者的焦虑急剧增加。在这种情况下,患者不但会感到身心疲惫,疼痛感也会加剧。通过耳机播放音乐可以掩盖这些令人不快的声音,从而转移一部分由这些外在因素造成的焦虑。美国肯浦利斯大学医学院牙科,运用音乐代替麻醉药拔牙,有数百例获得了成功。据 Gardner 和 Licklider(1960)报告,在牙科手术中原来需用 N_2O 麻醉或局部麻醉的患者,在音乐与噪音适当结合的作用下,其中有 60% 患者疼痛完全消失。目前我国一些大城市的牙科医院也开始在这方面进行应用研究(高天,1987)。

4. 癌症及肿瘤

据世界卫生组织(WHO)调查统计,在全世界每年 1000 余万新确诊的癌症患者中,有 30%~50% 的人有中、重度疼痛;晚期癌症患者中有 70%~95% 伴有疼痛。在肿瘤的综合治疗中,音乐的节奏和旋律可以起到分散患者注意力、掩盖和缓解疼痛的作用;音乐治疗可以从意识-身体-精神过程的渗透提高患者对疼痛的耐受力(Dileo,1999)。在我国,上海瑞金医院也尝试对癌症患者运用音乐治疗的"精神 SPA"帮助他们克服疼痛并重塑生活信心。

5. 其 他

在临终关怀机构中,患者有时不愿使用大量药物,也不希望用特殊的方法延长生命,因此,儿科治疗中,孩子们往往是被动的,他们对自己的时间甚至身体的失控感会加剧疼痛的感觉。但是通过播放他们喜爱的音乐提供的积极的感觉刺激,孩子们可以重新建立一些控制感和对环境的熟悉感，以此来减少疼痛。

（三）音乐治疗在烧伤疼痛中的干预

烧伤后漫长而剧烈的疼痛是烧伤患者所经历的最难以忍受的痛苦，这种疼痛常导致患者的治疗依从性下降（尹红等，2002）。而必须的创面换药又不可避免的诱发或加重疼痛。特别是大面积烧伤患者，创面换药的次数多、时间长，剧烈的疼痛不但加深患者的恐惧感，而且影响创面的愈合，甚至诱发烧伤后精神症状（任宗仁，1988）。过量投药易导致镇静作用并限制身体的镇痛功能。因此，如何有效控制疼痛是烧伤救治工作中需要关注的课题。在非药物性治疗的实践过程中，一些替代药物的治疗一定程度上减轻了患者所遭受的痛苦。

音乐治疗对于缓解患者在烧伤治疗中所面临的疼痛是有效的，并在多种研究中得到证明（Nilsson et al.，2003；Good et al.，2002；Beck，1991；Phumdoung and Good，2003；Krout，2001）。国内研究表明，音乐能够显著提高人体痛阈，有镇痛作用（卢彬等，2002）。根据 Christenberry（1979）报道，烧伤患者因抗感染的需要进行隔离治疗，往往缺乏感觉刺激，结果使患者转而形成不适当的自我刺激（比如幻觉）或者变得越来越不能忍受治疗过程。而音乐可以在这种枯燥、孤独的环境中提供积极的感觉刺激形式。有关研究显示，音乐治疗（Jong and Gamel，2006；Pleaux et al.，2006）可减轻烧伤过程中的操作痛并缓解焦虑。Fratianne（2001）报道，音乐治疗对于缓解患者烧伤后换药时的疼痛有显著作用，它是一种有价值的无创伤性的治疗手段。音乐治疗可以被护理人员用来减轻患者的疼痛，同时可增加镇痛的自主性（Lim and Locsin，2006）。音乐镇痛治疗还可促进患者对治疗的顺从性增加，转移对负性刺激的注意力，提高对创伤的接受和适应水平，采取积极的压力应对方式应对疼痛（李亚静，2003）。因此音乐治疗的干预在减轻疼痛方面有着很大的潜力（Kneafsey，1997）。除此之外，音乐治疗也用于辅助一些特异的常规的疗程，如敷料的更换、运动锻炼、静脉内置物等过程。音乐治疗还可以提供情感支持、现实定位、感觉刺激及获得与年龄相符的认知表达技巧。一些音乐治疗方法可用于解除患者的疼痛与焦虑，包括聆听、音乐辅助肌肉松弛、指导性音乐想象等。

（四）对于烧伤镇痛的音乐治疗方法

近年来，大多数西方国家已将音乐治疗的干预作为减轻疼痛的治疗手段（马丽和余丽君，2008）。音乐治疗方法的疗效通过各项检测后也逐渐加以确认。其中包括患者自述的疼痛感、心率、脉搏，患者紧张水平的行为观测以及焦虑等（尹红等，2002）。因为烧伤的疼痛持续而剧烈，因此在采用传统换药手段的同时辅以音乐治疗，可以很大程度地减轻患者的痛苦和对药物的依赖。

1. 音乐听觉镇痛

在使用音乐来缓解疼痛的时候，这种聆听的方法被称之为"听觉镇痛"。在大脑皮层中,听觉神经中枢与痛觉中枢的位置相邻,都位于大脑的颞叶部分。当音乐的刺激引起听觉神经中枢的兴奋时,痛觉神经中枢就被抑制,从而减轻患者的痛苦。此外,音乐信号会刺激脑垂体大量分泌具有明显镇痛作用的内啡肽,这对于减轻疼痛感具有非常重要的作用。

烧伤患者清创换药时面临的急促操作痛,以及在换药后要承受的持久钝痛会不断地向大脑提供痛觉刺激。因此,在患者承受疼痛的同时给予适当的音乐听觉刺激,如播放轻柔的背景音乐;或根据患者需要播放他们喜爱的歌曲,都可以分散患者对于疼痛的注意力,缓冲大脑对疼痛的感知。有研究报道(高天,1986),通过对比在有音乐的条件下和无音乐的条件下,疼痛患者痛阈和耐痛阈有明显变化。在音乐刺激的条件下,患者的痛阈平均提高了 $20.23\%(P<0.01)$;耐痛阈平均提高 $11.84\%(P<0.01)$。

2. 音乐振动治疗

使用音乐的频率振动,特别是低频的振动并伴随着音乐聆听直接作用于患者的身体,以此达到帮助减轻疼痛,放松身体的目的。

在烧伤发生时,患者机体的自然节律被打乱,加重了机体的负担。为了减少对生理系统的应激,治疗师可根据患者现有的反应能力选择适合的音乐,并结合生物治疗仪器配合镇痛。在国外有不少研究者利用音乐的频率振动研究出作用于人机体的设备,但是这些尝试目前一直没有得到确切的肯定。我国一些研究者尝试使用音乐的频率振动与传统的电疗结合,研制出了"音乐电疗仪"和"音乐电针灸仪",取得了一定的效果。由于音乐的频率变化无限丰富,人的机体不可能对其产生适应现象,从而克服了在传统的电疗和电针灸中身体产生适应现象的问题,取得了较好的疗效。同时由于在这种治疗的过程中,音乐可以作为促进生理放松的刺激信号,伴随着音乐聆听,缓解了电疗和电针灸治疗过程中的疼痛感和精神情绪的焦虑紧张,并消除了心理上的枯燥感(高天,2006)。

3. 音乐肌肉渐进放松训练

使用音乐与语言暗示相结合促进生理放松的时候则被称为"音乐肌肉渐进放松训练"。这种方法是通过音乐有组织有系统的松弛肌群,来避免由于躯体紧张所致的多余的疼痛。在此,治疗师的作用不只是选择和提供音乐,还包括训练和指导患者进行放松(Davis et al.,1999)。在治疗之前,治疗师可以告诉患者在心中想象一个能引起患者舒适感的物体,例如一束温暖的光、一个发光的球体等。这种想象的目的是使患者能够集中注意力于某物上。此外,音乐背景下的肌肉渐进放松技术可以避免肌肉紧张,而这种肌肉紧张对于烧伤患者来说又与组织损伤及外面包紧的敷料有关,这可能是很痛苦的。通过治疗师的暗示及音乐有节律性的伴奏,使患者做深呼吸来减慢其呼吸的频率。这种方法可以录制到 CD 上,在患者住院期间播放给他们听。需要注意的是,这种治疗方案的有效性取决于患者的参与程度,因此,在治疗之前,治疗师要与患者充分的沟通,建立相互信任的治疗关系,最大程度地理解支持患者,让患者能够积极投入到治疗中来(高天,2006)。

4. 指导性音乐想象

这是以音乐为基础,由治疗师始终引导和控制的想象过程,为患者提供一种舒适的体验。在治疗过程中由治疗师引导患者进行积极的想象,并设定想象进程的发展。想象的内容通常是美好的大自然情景和良好的自我体验。由于烧伤患者面临众多的负性刺激,因此,以音乐为基础的想象利用患者所熟悉的画面来提高供给患者愉悦的记忆。

这种方法通常适用于烧伤钝痛的患者,目的在于减轻消极的生理体验,缓解疼痛带来负性刺激,稳定积极的生理和心理体验,以达到减轻疼痛刺激和焦虑的目的。由于这一方法的目的是帮助患者减轻痛苦,增加疼痛的耐受力,因此在选择音乐的时候要避免富有激烈发展和矛盾冲突的交响乐作品(高天,2006)。

六、总结与研究假设

烧伤是机体最严重的创伤之一,烧伤疼痛也是较为严重的急性疼痛。烧伤后的剧烈疼痛与伤后治疗往往会给患者造成严重的身心负担,很多大面积严重烧伤患者常常要面对清创换药的疼痛和治疗后持续的疼痛,而传统清创换药的过程中并没有任何镇痛措施,因而很多患者会对换药产生恐惧心理,甚至拒绝换药治疗。因此,烧伤患者迫切需要更加有效、更加人性化的镇痛治疗措施。

音乐干预作为缓解疼痛的一项治疗措施近年来已经受到越来越多的关注。但是,应用音乐听觉镇痛技术对烧伤患者进行换药操作痛干预的研究还为数不多。因此,本研究以音乐听觉镇痛和烧伤疼痛的原理为理论依据,结合前人的研究进展,根据临床的实际情况,为确保患者在短暂的住院期间接受较为有效、安全的干预方法,采用支持性的音乐治疗方法——音乐听觉镇痛来为其提供服务,从而探索音乐听觉镇痛对住院期间烧伤患者换药操作痛的缓解作用。由此提出以下两个研究假设。

假设 1:在清创换药过程中,患者在有音乐听觉镇痛的条件下比无音乐听觉镇痛的条件下,其脉搏次数有明显下降。

假设 2:在清创换药过程中,患者在有音乐听觉镇痛的条件下比无音乐听觉镇痛的条件下,其主观疼痛感有明显缓解。

七、研究方法

(一) 研究对象

1. 被试选择

本研究选择的被试是 2008 年 12 月至 2009 年 1 月在中国人民解放军总医院第一附属医院（原解放军 304 医院）烧伤研究所进行住院治疗的 10 例烧伤患者。

2. 入组标准

1)伤情特征

根据实际情况,10 名被试烧伤面积在 10% ～ 98% 之间、Ⅲ度 50 % 以下,不伴有化学中毒、吸入性损伤或其他复合性外伤；无心功能异常；烧伤前心理健康，无精神疾病和心理疾患；烧伤后神志清醒，能进行正常交流。

2）人员特征

被试年龄在 18 ～ 60 岁之间；男 8 例，女 2 例，均愿意参加本研究。

3. 分组方式

本研究的 10 名被试均作为实验组干预对象，采用自身对照试验设计。在换药期间被试均接受若干次在传统清创换药过程中的音乐听觉镇痛治疗和非音乐听觉镇痛的换药治疗。

(二) 测评方法

1. 数字评分法（Numerical Rating Scores，NRS）

NRS 是用于测定疼痛的强度较为直观的一种评估方法。最早由 Budzynski（1972）和 Melzack（Jensen，1986）等提出，目前在临床应用广泛，是评估大量患者疼痛感时最易使用的方法。NRS 要求患者用 0 到 10 这 11 个点来描述疼痛的强度。0 表示无疼痛，10 表示最剧烈的疼痛，疼痛较强时增加点数，1～3 为轻度疼痛；4～6 为中度疼痛；7～10 为重度疼痛。目前，NRS 是临床上最简单便捷和最常使用的测量主观疼痛的方法，容易被患者理解和接受，可以口述也可以记录，结果较为可靠。

2. 脉搏心率测量

一般情况下，脉搏的次数和强弱与心搏次数、心肌收缩力一致。因此，计数脉搏即代表心率。成年人每分钟的脉搏为 60～100 次之间，影响脉搏准确性的主要有性别、劳动和情绪等因素。通常情况下，女性的脉搏快于男性；在有体力活动、哭闹或精神紧张时，由于新陈代谢增加，脉搏也会快于平时。烧伤换药操作痛是引起患者脉搏心率变化的剧烈疼痛。在皮肤浅表实施换药操作时，疼痛越剧烈，呼吸脉搏越急促（李国范和王江红，2005）。在换药过程中，烧伤患者常常由于疼痛明显而导致脉搏频率增快，其变化也与疼痛程度相关（王永华和贺石林，1983；张向清，1999）。计量脉搏操作起来较为简捷科学，结果也较为可靠，目前临床上常把脉搏的变化作为评估烧伤患者疼痛感强弱的客观因素之一。

脉搏是通过检测桡动脉或其他动脉的搏动次数而得出，最常用的是桡动脉。通常的方法是在患者平卧或坐位时，检查者以右手轻按在桡动脉上，计数 1 分钟。如果触摸桡动脉不方便，也可以触摸颈动脉和足背动脉来测定脉搏。

(三) 研究程序

1. 实验场所

中国人民解放军总医院第一附属医院（原解放军 304 医院）烧伤研究所住院病房内。

2. 实验设备

（1）数字评分法问卷（NRS）。

（2）选取被试喜爱的音乐或歌曲若干，作为干预自变量。

（3）Sumsung MP3 播放器一台。

（4）耳机输出设备一套。

（5）音箱一套。

（6）耳机两套。

（7）酒精纱布若干。

（8）秒表一台，用于测定被试的脉搏心率。

（9）统计分析使用的 SPSS 16.0 软件。

3. 方法步骤

（1）实验开始之前，治疗师分别与各被试沟通，根据每名被试的不同需要和对音乐的喜好特点，将其所喜爱的音乐或歌曲收录于 MP3 播放机中以备个体干预。

（2）设定实验条件进行被试自身对照。实验条件设为两种，即换药过程中按照传统做法，不接受任何镇痛方式的称为条件 A；进行音乐听觉镇痛的称为条件 B。

（3）为避免自身对照时顺序效应的出现，条件 A 与条件 B 按照 ABBABAAB 的顺序进行。

（4）每名被试的换药过程都由各自的主治医师完成，每次换药手法完全相同。

（5）进行条件 A，即传统换药操作时，没有任何镇痛方式，治疗师在此换药过程中采用右手轻按桡动脉定时 60 秒的方法测量被试的脉搏。测量随换药开始而开始，治疗师在测量过程中随时观察被试换药时的反应，在其主观感受较为疼痛（主要表现为面部表情痛苦或伴有呻吟声）时，记录脉搏数据。换药结束后，治疗师采用 0～10 的 NRS 数字评分法询问被试本次换药操作的疼痛指数，并记录分值。

（6）在进行条件 B 换药操作时，依据被试伤情不同采用耳机或音箱播放其所喜爱的音乐进行镇痛治疗。头面部有伤情的患者采用音箱播放音乐的方式；头面部无伤情的患者采用耳机播放音乐的方式。除此之外其他设置与条件 A 相同。音乐干预随换药的开始而开始，持续整个操作过程。在音乐干预过程中以同样时间点测量被试脉搏；在音乐干预结束后用 0～10 的 NRS 数字评分法询问被试本次换药操作的疼痛指数，并记录分值。

（7）实验结束后，使用 SPSS16.0 软件对所有数据进行配对检验分析，分析音乐听觉镇痛对烧伤患者换药操作痛的干预效果。

八、结　果

（一）音乐听觉镇痛对患者脉搏的影响

全部被试在无音乐（A 条件）和有音乐（B 条件）两种条件下的脉搏均值进行

组内配对 T 检验分析,结果见表1。

表1　全部被试在无音乐和有音乐两种条件下脉搏次数配对 T 检验比较

被试	A条件	B条件	差值(A－B)	标准差	降幅(%)	T 值	P 值
1	123	120	3	1.154	2.44	5.196	0.014*
2	85	80.5	4.5	1.000	5.29	9.000	0.003*
3	91.5	85.5	6	2.828	6.56	4.243	0.024*
4	86.5	81	5.5	2.582	6.36	3.873	0.030*
5	85.5	80	5.5	1.633	6.43	7.348	0.005*
6	86	80.5	5.5	1.915	6.40	5.745	0.010*
7	90.5	86.5	4	1.633	4.42	4.899	0.016*
8	97.5	91	6.5	1.000	6.67	6.789	0.007*
9	72.5	70	2.5	1.000	3.45	5.000	0.015*
10	83.5	80	3.5	1.000	4.20	7.000	0.006*
均值	90.15	85.5	4.65	1.355	5.16	10.852	0.013*

* P 值在<0.05的水平上差异显著。

表1分析结果显示:

在清创换药过程中,全部被试在有音乐听觉镇痛的条件下比无音乐听觉镇痛的条件下,其脉搏次数平均降低5.16%,自身对照差异显著($P=0.013<0.05$)。

(二) 音乐听觉镇痛对患者主观疼痛感的影响

全部被试在无音乐(A 条件)和有音乐(B 条件)两种条件下的主观疼痛感,即对 NRS 分值进行组内配对 T 检验分析,结果见表2。

表2　全部被试在无音乐和有音乐两种条件下的主观疼痛感配对 T 检验比较

被试	A条件	B条件	差值(A－B)	标准差	降幅(%)	T 值	P 值
1	8	5.125	2.875	0.250	35.94	23.000	0.000**
2	5	2.75	2.25	0.645	51.43	6.971	0.006*
3	4.375	2.25	2.125	0.629	48.57	6.755	0.007*
4	6.125	3	3.125	1.108	51.02	5.637	0.011*
5	5.25	1.125	4.125	3.119	78.57	2.645	0.007**
6	8	5	3	0.408	37.50	14.697	0.001**
7	6.75	4.75	2	0.707	29.63	5.657	0.011*
8	9.25	4.625	4.625	1.250	50.00	7.400	0.005*
9	6.375	3.875	2.5	0.707	39.22	7.071	0.006*
10	9.375	6.5	2.875	0.853	30.67	6.734	0.007*
均值	6.85	3.9	2.95	0.268	43.07	10.972	0.006*

* P 值在<0.05的水平上差异显著;** P 值在≤0.01的水平上差异极显著。

表 2 分析结果显示：

在清创换药过程中，9 名被试在有音乐听觉镇痛的条件下比无音乐听觉镇痛的条件下，其 NRS 分值平均降低 43.07%，自身对照差异显著（$P=0.006<0.05$）。

九、讨 论

(一) 音乐听觉镇痛对于烧伤换药操作痛时脉搏的影响

脉搏是人体重要的生命体征之一，其频率可受年龄、性别和身体状况等因素的影响。当出现心功能异常、严重的疼痛、剧烈的体力活动、休克、高热以及药物中毒等生理情况时，脉搏会显著增快（≥100 次/分）；当出现情绪激动、紧张、恐惧等心理状况时，脉搏也会加快（熊根玉等，2008）。

疼痛是神经系统的功能，是机体自我保护的一种机制，它直接影响到患者生命体征的变化（薛丽，1996）。有文献（1976）报道，致痛刺激引起患者主观明显痛觉的同时，可使脉搏明显增快。在临床治疗中发现，脉搏的反应与患者主诉疼痛程度有明显关系。目前，国内外学者对衡量疼痛的生理量化指标有所研究，对患者生命体征的影响方面也有了一定的量性研究。熊根玉等（2008）曾在研究疼痛量化记录方法时，将生命体征作为测量疼痛的生理指标，定时测量并记录患者疼痛程度以及脉搏、呼吸、血压和体温等，并与患者在无疼痛状态下（安静时）的生命体征进行比较（自身对照）后发现，身体浅表的剧烈疼痛可使患者脉搏加快、呼吸急促或抑制、血压升高；深度疼痛时患者则会出现昏迷、脉搏骤减、血压速降等生命体征状况。傅爱凤等（2002）在研究中将体温、脉搏、血压和呼吸作为测量患者疼痛程度的生理指标，结果显示，不同强度疼痛时呼吸和体温均略有加快和升高，但差异无显著性意义（均 $P>0.05$）。

剧烈的烧伤换药操作痛是烧伤患者在换药时常出现的临床症状，给患者带来巨大的痛苦，是换药过程中必须面对的问题。烧伤的换药操作痛属于机体的急性浅表疼痛，其疼痛程度剧烈，且持续整个换药过程。在此过程中，患者的脉搏心率、血压、呼吸等会因疼痛而出现一系列的变化。因此，在进行换药操作时，测量烧伤患者相关的生命体征就能够间接反映出患者的疼痛情况，成为临床上评估疼痛的客观指标（Pokele，1993）。由于本研究的预实验中所测得的体温并无显著性差异；呼吸反应在一定程度上也受到患者的随意支配；所以受实验条件的局限性，在测量由烧伤换药操作痛所引发的生命体征指标中，测量脉搏频率就成为较为简捷科学的客观依据。

本研究结果一的数据显示，10 名患者的脉搏原始数据在无音乐和有音乐两种条件下都有所波动，且波动范围不大，符合正常范围，标准差为 6.0 次/分。将全部患者在无音乐和有音乐两种条件下所测得的脉搏次数相比较可以看出，每名患者的脉搏次数在有音乐时均有所减少。在接受音乐听觉镇痛时，所有患者的脉搏次数平均减少4.65 次/分，平均降幅为 5.16%。将每名患者在两种条件下所测得的脉搏均值分别进行配对 T 检验，其数据分析结果差异显著（$P=0.013<0.05$），具有统计学意义。从统计结果来看，在清创换药时，全部患者有音乐听觉镇痛时比无音乐听觉镇痛时，其脉搏

次数有明显差异。

从本研究的结果一中可以看出,在清创换药过程中采用音乐听觉镇痛后,患者的脉搏有所减慢;而在无音乐听觉镇痛的换药过程中,患者的脉搏则比有音乐条件下略快。此结果可显示出,在本研究所涉及的人群中,音乐听觉镇痛有减缓脉搏次数的倾向性。此外值得注意的是,本研究中的被试1是1名98%的大面积烧伤患者,在其换药期间采用音乐听觉镇痛进行干预时发现,该患者的脉搏比无音乐听觉镇痛时有所下降。由于大面积烧伤患者的脉搏心率一般高于100次/分,若换药过程中的剧烈疼痛刺激进一步加快心率,则心肌氧耗就会随之增加,容易诱发心功能衰竭。从以上数据可以合理推论,使用音乐听觉镇痛治疗可能有帮助严重烧伤患者避免心功能衰竭的作用。

(二) 音乐听觉镇痛对于烧伤患者主观疼痛感的影响

本研究结果二的数据显示,在使用音乐听觉镇痛的换药过程中,患者主观报告的NRS分值比无音乐听觉镇痛时有明显下降。将全部患者在无音乐和有音乐两种条件下所评出的NRS分值相比较可以看出,每名患者的分值在有音乐时均有所降低。无音乐听觉镇痛条件下NRS平均分值为6.85,有音乐听觉镇痛条件下NRS平均分值3.9,平均下降2.95,平均降幅为43.07%,下降幅度非常明显。将每名患者在两种条件下所评出的NRS分值分别进行配对T检验,其数据分析结果差异显著($P=0.006$ <0.05),其中患者1和患者6的NRS分值分析结果差异极显著($P_1=0.000<0.001$;$P_6=0.001\leqslant0.001$),具有统计学意义;患者5的NRS分值无显著性意义($P_5=0.077$ >0.05),这是由于被试5每次给出的NRS分值相差较大造成的。从统计结果来看,在清创换药时,本实验的大部分患者在有音乐听觉镇痛比无音乐听觉镇痛时,其NRS分值有明显差异。

从本研究结果二可以看出,患者在有音乐听觉镇痛的换药操作中,其疼痛感明显降低。由此可以合理的推测出,在本研究所涉及的人群中,音乐听觉镇痛能够成功降低患者的主观疼痛感受,从而达到减轻疼痛感,有效镇痛的目的。这一推测与结果一所测量的生命体征指标之一——脉搏的数据结果是一致的。虽然脉搏数据和NRS分值在统计学上均具有显著性意义,但是从图表上可以明显地看出,NRS分值的变化幅度较脉搏的变化幅度更为明显。比较脉搏数据与NRS分值的显著性差异之后发现,NRS均值(均降幅43.07%,$P<0.006$)的显著性差异明显大于脉搏数据均值(均降幅5.16%,$P<0.013$)。此外,患者5的NRS分值降幅非常明显,达到78.57%,远远大于其脉搏次数的降幅6.43%。据患者5主观报告,在每次有音乐听觉镇痛的换药操作中,其自述NRS分值可以接近于0。综合以上的数据分析结果可以推断出,在音乐听觉镇痛的作用方面,本实验中患者主观感受的变化大于客观生命体征的变化。

疼痛是伤害性刺激作用于机体而引起的不愉快的主观体验,是属于个人的主观知觉感受。Bonica在20世纪50年代就强调主观感受在疼痛研究中的重要性,并说明主观体验在一个人的疼痛经验和表达中是一项重要的病因(Loeser et al.,2007)。1995

年美国疼痛协会对疼痛所下的定义是:"个体经受或叙述的有严重不适或不舒服的感受"(王加真,2007)。由于疼痛是主观的和个体化的,因而在本质上是个体感受的问题。但在临床中,常见以患者生命体征的改变完全或部分代替患者的主诉,以至于对患者的疼痛评估缺乏准确性(马双莲和丁玥,2003)。由于疼痛是一种主观感受,所以患者报告的疼痛最具有真实可靠性,应以此作为评估疼痛强度的依据并记录。一致公认测量疼痛的"金标准"和首选方法就是患者对所经历痛苦的自述评估,即自我报告(李蕾等,2006)。

烧伤换药操作痛是一种强烈而复杂的主观体验,是烧伤患者最难以忍受的痛苦。音乐听觉镇痛治疗就是通过音乐特质对人的影响,协助患者在烧伤的清创换药过程中减轻对疼痛的体验。在有音乐参与的换药过程中,患者通过对所熟悉的歌曲或所喜爱的音乐的聆听,刺激身体的神经、肌肉及各部分组织,影响其疼痛感受,在主观体验上减轻了疼痛感。本次实验所使用音乐的最大特点,就是这些音乐及歌曲均由患者本人选择,而非治疗师提前预设好的作品。治疗师的工作,是在实验开始之前与患者沟通,让患者自主选择自己喜爱的歌曲作为镇痛的音乐。在进行音乐听觉镇痛时,治疗师随换药的开始而开始播放患者指定的歌曲。由于这些歌曲都是患者较为熟悉的,所以能够使患者有高度的认同感。参加实验的全部患者都报告在换药时播放自己所熟悉的音乐或歌曲减轻了他们对疼痛的体验,同样,所有患者也都认为音乐镇痛的方法使他们受益。其中,有4名患者主述熟悉的歌曲让他们减轻了一半的痛苦;有3名患者报告当治疗师播放自己熟悉的音乐时,减轻了自己精神紧张的感觉;有1名患者报告在换药时聆听自己熟悉喜爱的歌曲时,疼痛感完全消失了;而其余患者也认为聆听音乐一定程度上减少了疼痛感,并在换药时对于转移注意力、缓解疼痛都有所帮助。

每次音乐听觉镇痛的干预过后,治疗师都会与患者就本次治疗的体验进行沟通。由于每位患者伤情的不同和个体差异,对疼痛的感受程度也有所差别。但是每位患者均表示有音乐听觉镇痛的换药操作比没有音乐听觉镇痛的换药操作更容易忍受。有患者陈述,在换药的过程中有自己熟悉的歌曲介入,患者自己也会随着歌曲轻声吟唱,脑海中对歌词及其意境的反应能够帮助患者把注意力集中到音乐上,一定程度上减少换药操作带来的疼痛。也有患者陈述,当听到自己熟悉的歌曲时,脑海中就会想起与歌曲有关的回忆或者场景,随着歌曲的播放,脑海中的画面也不断更换,因而减少了对医生换药操作的注意,减轻了疼痛感。此外,还有患者表示,听到熟悉的音乐会使自己感到兴奋,当情绪随歌曲音乐达到共情的时候,在主观感受的程度上减少了疼痛感,达到了镇痛的目的。也有患者在选择音乐的时候挑选了一些情绪比较舒缓平静的乐曲,如理查德克莱德曼的钢琴小品,在聆听这些乐曲的时候,自己原本害怕换药的紧张焦虑情绪暂时得以缓和,从而达到了减轻疼痛感的目的。

(三) 本研究的局限性和经验得失总结

(1) 由于实验条件和实验时间所限,以及许多外在因素,本次研究只采用了小样本进行自身对照研究,其数据的说服力受到一定的限制。在今后的而研究中,可扩大样本量,采用分组对照的方式比较研究。

(2) 烧伤疼痛所能引起的生命体征变化是非常复杂多样的,但是在诸多生命体征的客观指标中,本研究仅测查了脉搏心率的变化情况并将其列入客观指标考察范围。

(3) 由于受到客观条件的限制,本实验性别差异过于单一,男性患者 8 名,女性患者 2 名,男性明显多于女性。考虑到男性与女性在进行音乐听觉镇痛时,其感受力和疼痛耐受力都有所不同,而本次研究中,女性样本过少,因此无法统计男女性别之间的差异。今后的研究中还应将这一因素列入考察范围当中。

(4) 患者的年龄、文化、音乐天赋以及个人经历都会影响到数据的采集。在实验开始之前没有全方面地去了解患者的情况,对于实验结果的普遍性意义也有一定的影响。

(5) 实验环境的影响。由于换药操作是在病房内进行,在患者聆听音乐时会受到其他患者或医护人员的影响,一定程度上影响了实验的效果。此外,由于患者伤情不同,有些患者可以使用耳机播放音乐,而有些面部烧伤的患者则需要使用音箱播放音乐,播放器材的不同也在一定程度上影响了实验效果。今后的研究中可将播放方式的不同加以区别,以保证实验结果的精确性。

(6) 研究没有将焦虑和抑郁等心理因素纳入考察、测量范围。本研究在开始之初曾设计有焦虑、抑郁量表来测评患者对换药操作痛的焦虑、抑郁程度,以便于统计其与疼痛的关系。但是在与患者交谈中很快发现,患者对于填写量表具有非常抵触的情绪,大多数患者都不愿意配合治疗师的工作。并且有些患者阅读能力有限,无法完成量表的填写工作。因此,没有获取到可用的有效数据。无法完成设计之初的工作。

尽管没有测量到焦虑、抑郁量表的数据,但是在有音乐镇痛干预的条件下,大部分患者的情绪反应还是有所变化的,有些患者不再眉头紧皱;有些患者也没有出现紧咬牙关或是口中咬纱布的现象。

但是,由于焦虑、抑郁本身就是一个相当大的研究课题,而且单纯的音乐镇痛个体干预也无法根本上改变患者的焦虑和抑郁情绪;患者对疼痛的主观感受主要是与疼痛强度相关的。所以,本次研究没有将其列入影响变量或因变量考虑之内。但就主观观察的结果来看,在病房中进行的音乐治疗干预,同样可以改善患者对疼痛的情绪状态。因此,以上关于音乐镇痛治疗对于烧伤患者焦虑、抑郁情绪有影响的假设,所需要确凿的证据和恰当的实验方案还有待于进一步的研究。

十、结 论

假设 1:在清创换药过程中,患者在有音乐听觉镇痛的条件下比无音乐听觉镇痛的条件下,其脉搏次数有明显下降,在本次研究中得到支持。

假设 2:在清创换药过程中,患者在有音乐听觉镇痛的条件下比无音乐听觉镇痛的条件下,其主观疼痛感有明显缓解,在本次研究中得到支持。

参考文献

北京市结核病研究所病理生理研究室.1976.利用多指标综合评定针麻手术效果探讨之二.

成其讯.1998.音乐和医学发展中的"顶尖治疗"音乐治疗.医学与哲学,2:40-41.

傅爱凤,祁丹红,杨清秀.疼痛量化记录方法研究.护理学杂志,19(6):3.

高步营.2000.烧伤治疗-仍需走出困境.医学与哲学,21(4):5-7.

高天.1987.音乐对疼痛的缓解作用的研究.星海音乐学院学报,(3):51-53.

高为青,黄回.2004.音乐疗法对介入治疗病人焦虑程度的影响.浙江大学医学院附属邵逸夫医院放射科.

葛绳德,夏照帆.2006 临床烧伤外科学 北京:金盾出版社,11-15.

韩春茂.2003.烧伤疼痛及其治疗.中国疼痛医学杂志,9(3):171-172.

雷万军.1996.烧伤病人的疼痛.河南医药信息,4(7):58-60.

李迟,陈忠,覃凤均等.2001.冷却疗法治疗烧伤的止痛作用.中国疼痛医学杂志,7(4):219-220.

李国范,王江红.2005.烧伤病人整体护理工作的特点.哈尔滨医药,25(2):77-78.

李蕾,刘化侠,徐迎春.2006.认知功能障碍老年人疼痛评估的研究进展.泰山医学院护理学院.中华
    护理杂志,(11):1035-1037.

李晓鲁,黄跃生,彭毅志等.2006.纳米晶体银敷料治疗烧伤后残余创面的多中心临床研究.中华烧
    伤杂志,22(1):15-18.

李亚静.2003.音乐疗法在临床中的应用进展.护士进修杂志,18(3):225.

黎鳌 1995.烧伤治疗学.第 2 版.北京:人民卫生出版社:4-223.

林惠婷,陈艺坛.音乐疗法在 20 例烧伤患者中的应用.中国人民解放军第九十二医院.

鲁彩霞,陈玉林.1998.烧伤患者疼痛的护理.第二军医大学学报,19(增刊):84.

卢彬,刘文艳,张树青等.2002.音乐疗法在美容整形手术中的应用.中国美容医学,11(2):176.

马丽,余丽君.2008.我国运用音乐进行疼痛干预的护理研究现状.中华护理杂志,43(3):268-271.

马朋林.1994.围手术期应激的调控.国外医学麻醉学与复苏分册,15(5):260.

马双莲,丁玥.2003.临床肿瘤护理学.第 3 版.北京:北京大学医学出版社:96.

蒙元劲,陈霞.2002.自控静脉镇痛在烧伤治疗中的临床应用,中华烧伤杂志,18(3):19.

秦洁,赵继军,骆宁等.腕踝针止痛对烧伤换药患者生命体征的影响.解放军护理杂志,21(9):7-9.

任长印,刘玉霞.2005.烧烫伤.北京:中国中医院出版社:15-18.

任宗仁.1998.烧伤并发精神障碍(附 5 例报告).中华整形烧伤外科杂志,4(3):220.

申萍.1998.用面部表情量表法评估疼痛.国外医学·护理学分册,17(3):127.

孙永华,孙迎放.2003.现代烧伤治疗与手术图谱.北京:人民军医出版社:9-10.

Tollison C D,Satterthwaite J R,Tollison J W.2004.Practical pain management.第 3 版.宋文阁,傅志
    检译.济南:山东科技出版社:68-72.

田小莹,曹青,赵继军.烧伤换药中利用腕踝针镇痛的疗效观察.现代护理,(11):826-827.

王加真主审,吴斌,邵长军,刘清华等.2007.疼痛诊疗学.长春:吉林科学技术出版社:1-81.

王红梅,王慧敏.2003.烧伤疼痛的护理.西南国防医药,(13):650-652.

王新玲.2001.音乐疗法在护理中的作用.国外医学护理学分册,20(6):280.

王永华,贺石林.1983.临床生理.长沙:湖南科学技术出版社,220-225.

肖摩.2007.美宝湿润烧伤膏临床疗效之一解除缓解烧伤创面疼痛.健康报,5 版.

熊根玉,曾秀娟,张学学等.2008.疼痛评估记录的临床应用研究.实用疼痛学杂志,(1):31-34.

熊玉珍,付京.2005.小剂量氯胺酮与芬太尼用于烧伤患者休克期镇痛效果观察.护理学杂志,20
    (22):74-75.

徐建国.2007.疼痛药物治疗学.北京:人民卫生出版社:59-67.

薛丽.1996.疼痛的测量方法.实用护理杂志,12(1):10.

杨建民,朱玉凤,齐顺贞.烧伤疼痛及控制.医学综述,5(4):183-185.

尹红,李军,陈平等.2002.音乐疗法对烧伤患者疼痛及焦虑的缓解作用.中国临床康复,(6):1453.

喻志宏,王毅,叶建.2005.氧化亚氮在烧伤镇痛中的应用.中华烧伤杂志,21(1):11.

曾元临,钟招明.2004.曲马朵在浅Ⅱ度烧伤疼痛治疗中的应用.中华烧伤杂志,20(6):366.

张宋俊.2006.0.5%利多卡因喷雾烧伤创面清创.中华烧伤杂志,16(1):59.

张树堂,张红卫,谭秀丽.2000.烧伤病人的临床心理分期及治疗.第三医军大学学报,22(4):340.

张向清.1999.MEBT/MEBO 10年发展概况.中国烧伤创疡杂志,11(4):31-32.

张晓明,甘建辉.严重烧伤患者持续输注芬太尼镇痛的临床研究.现代预防医学,34(17):3223-3224

赵继军.2007.疼痛护理学.北京:人民军医出版社:132-138.

中华医学会.2006.临床诊疗指南——烧伤外科学分册.北京:人民卫生出版社:66-67.

仲俊娣,于志兰,丁小琴.2007.烧伤患者疼痛的护理.护理实践与研究,4(6):35-36.

周湘桂,辛国华.2007.严重烧伤疼痛治疗研究进展.中华烧伤杂志,23(6):472-475.

朱跃梅.1999.浅谈音乐疗法.Medical Journal,21(1):99.

Backus J. 1997. The acoustical foundations of music. 2nd ed. New York:W. W. Norton.

Beck S L. 1991. The therapeutic use of music for cancer-related pain. On-col Nurse Forum,18(8):
1327-1337.

Borland M L,Bergesio R,Pascoe E M,et al. 2005. Intranasal fentanyl is an equivalent analgesic to
oral morphine in paediatric burns patients for dressing changes:A randomised double blind
crossover study. Burns,31(7):831-837.

Budzynski T H,Stoyva J M. 1972. Biofeedback techniques in behavior therapy//Birbaumer N. Die Be-
waltingung von Angst. Beitrage der Neuropsychologie zur Angstforschung. (The Mastery of
Anxiety. Contributions to Anxiety Research). Reihe Fortschritte der Klinischen Psychologie,Ed.
4. München,Wien:Verlag,Urban & Schwarzenberg.

Bulter C F,Bulter P J. 1997. Physioacoustic therapy with cardiac surgery patients//Wigram T,Dileo
C. Music vibration and health. Cherry Hill N J:Jeffery Books,197-207.

Bulter C F. Physioacoustic:The sound treatment of pain and stress// Dileo C. Music therapy and
medicine:Theoretical and clinical applications. American Music Therapy Association:31-36.

Burke M A. 1997. Effects of physioacoustic intervention on pain management of postoperative
gynecological patients//Wigram T,Dileo C. Music vibration and health. Cherry Hill N J:Jeffery
Books:107-123.

Burt R K,Kom G W,1964. Audioanalgesia in obstetries:"White sound" analgesia during labor.
American Journal of Obstetries and Gyneeology,88:361-366.

Carrougher G J,Ptacek J T,Honari S,et al. 2006,Self-reports of anxiety in bun-injured hospitalized
adults during routine wound care. Journal of Burn Care Research,27(5):676-681.

Cassuto J,Tarnow P. 2003. Potent inhibition of burn pain without use of opiates. Burns,29(2):
163-166.

Clark M,McCorkle R R,Willams S B. 1981. Music therapy-assisted labor and delivery. Journal of
Music Therapy,18:88-100.

Chizh B A. Novel approaches to targeting glutamate receptors for the treatment of chronic pain:
Review article. Amino Acids,23(1/2/3):169-176.

Choiniere M. 1994. Pain in Burns // Wall P P,Melzak R. Text book of pain. 3rd ed. Edinburgh:

Churchill Livingstone:523-553.

Coimbra C, Choiniere M, Hemmerling T M. 2003. Patient-controlled sedation using propofol for dressing changes in burn patients:a dose-finding study. Anesth Analg,97 (3):839-842.

Das D,Grimmer K,Sparnon A,et al. The efficacy of playing a virtual reality game in modulating pain for children with acute burn injuries:a randomized controlled trial. BMC Pediatric,5 (1):1.

David E. 2002. The effectiveness of music as an intervention for hospital patients: A systematic review. J Adv Nure,37 (1):8-18.

Davis W B. 1999. Music therapy and elderly populations//Davis W B,Gfeller K E,Thaut M H. An introduction to music therapy theory and practice. Boston:Mc-Graw-Hill College.

Dileo C. 1999. Song for living:the use of songs in the treatment of oncology patients//Delio C. Music therapy and medicine:Theoretical and clinical applications. American Music Therapy Association: 151-157.

Frenay M C. 2001. Psychological approaches during dressing changes of burned patients: A prospective randomed study comparing hyposis against stress reducing strategy. Burns,27 (8):793.

Fratianne R B. 2001. The effect of music-based imagery and musical alternate engagement on the burn debridement process. Burn Care Rehabilitation,22 (1):47.

Garcia B J,Rodriguez A,Cal M,et al. 2005. Treatment of postoperative pain for bun patients with intravenous analgesia in continuous perfusion using elastomeric infusors. Bunrs,31(1):67-71.

Gallagher G. 2000. Treatment of pain in severe burn. American Journal Clinical Dermatol,1(6):329.

Gallagher G,Rae C P,Kinsella J. Treatment of pain in severe bunrs. American Journal of Clinical Dermatol,1 (6):329-335.

Gallagher G, Rae C P, Kenny G N. 2000. The use of a target-controlled infusion of alfentanil to provide analgesia for burn dressing changes. Anaesthesia,55 (12):1159-1163.

Gardner W J,Licklider J C R,Weisz A Z. Suppression of pain by sound. Science,132:32-33.

Good M, Anderson G C, Stanton-Hicks M, et al. 2002. Relaxation and music reduce pain after gynecologic surgery. Pain Management Nurse,3 (2):61-70.

Gordon M. 1998. Use of pain assessment tool: is there a preference? Burn Care Rehabilitation, 19 (5):451-454.

Haythronthwaite J A. 2001. Brief cognitive interventions from burn pain. Annual Behavior Medicine, 23 (1):42.

Hettirek H H,Brien K,Laznick H,et al. 2004. Effect of transcutaneous electrical nerve stimulation for the management of burn pruritus:A pilot study. Journal of Burn Care Rehabilitation,25 (3): 236-240.

Jacox A. 1997. Pain:A sourcebook for nurses and other health professionals. Boston:Little,Brown, Company,453-476.

Jensen M,Karoly P,Braver S. 1986. The measurement of clinical pain intensity:A comparison of six methods. Pain,27:117-126.

Jong D E,Gamel C. 2006. Use of a simple relaxation technique in burn care:Literature review. Journal of Advanced Nurse,54 (6):710-721.

Kneafsey R. 1997. The therapeutic use of music in a care of the elderly setting:A literature review. Journal of Clinical Nursing,6 (5):341-346.

Krout R E. 2001. The effects of single-session music therapy interventions on the observed and self-reported levels of pain control, physical comfort, and relaxation of hospice patients. Am J Hosp

Palliat Care,18 (6):383-390.

Ley-Chavez E,Martinez-Pardo M E,Roman R,et al. 2003. Application of biological dressings from radiosterilized amnios with cobalt 60 and serologic studies on the handling of burns in pediatric patients. Ann Transplant,8 (4):46-49.

Lim P H,Locsin R. 2006. Music as nursing intervention for pain in five Asian countries. International Nursing Review,53 (3):193-195.

Locsin R F. 1981. The effect of music on the pain of selected post-operative patients. Journal of Advanced Nursing,1:19-25.

MacPherson H A. Prospective survey of adverse events and treatment reactions following 34000 consultations with professional acupuncturists. Acupunct Med,19 (2):93.

Marvin J. 1987. Pain management. Top Acute Cate and Trauma Rehabilitation,1:15-24.

Melzack R. 1983. The McGill Pain Questionnaire//Melzack R. Pain measurement and assessment. New York:Raven Press.

Montgomery R K. 2004. Pain management in burn injury. Critical Care Nurse Clinical of North American,16 (1):39-49.

Munro S. 1984. Music therapy in palliative/Hospice Care. St Louis:MMB Music.

Nilsson U,Rawal N,Unosson M A. 2003. Comparison of intra-operative or postoperative exposure to music:A controlled trial of the effects on postoperative pain. Anaesthesia,58 (7):699-703.

Okoromah C N,Grange E O,Ogburo A A. 2004. Problems of management of burns injuries among children. Niger of Postgraduation Medicine of Journal,11 (1):26-31.

Owens V F,Palmieri T L,Comroe C M,et al. 2006. Ketamine:A safe and effective agent for painful procedures in the pediatric burn patient. Journal of Burn Care Research,27 (2):211-216.

Patterson D R,Holfand H W,Espey K,et al. 2004. Pain management. Burns,30 (8):10-15.

Perry S,et al. 1981. Assessment of pain by burn patients. Journal of Burn Care and Rehabilitation,2:322-326.

Phumdoung S, Good M. 2003. Music reduces sensation and distress of labor pain. Pain Manage Nurse,4 (2):54-61.

Pleaux A M,Bayrza M J,Sheirdan R L. 2006. The effects of music therapy on pediatric patients pain and anxiety during donor site dressing change. Journal of Music Therapy,43 (2):136-153.

Pokele M. 1993. Effect of opioid induced analgesia on beta endorphin,cortisol and glucose responses with cardio respiratory problems. Biol Neonate,64 (3):360.

Prakash S,Fatima T,Pawar M. 2004. Patient-controlled analgesia with fentanyl for burn dressing changes. Anesth Analg,99 (2):552-555.

Prassas S,Thaut M H,McIntosh G,et al. 1997. Effect of auditory Rhythmic curing on gait kinematic parameters of stroke patients. Gait and Posture,6:218-223.

Saperston B. 1995. The effects of consistent tempi and psysiologically interactive tempi on heart rate and EMG responses//Wigram T,Saperston B,West R. The art and science of music therapy:A handbook. Switzerland:Hardwood Acedemic:58-82.

Sarafino E P. 1997. Health psychology:Biopsychosocial interactions. 3rd ed. New York:Wiley.

Sarafino E P. 1997. Health psychology:Biopsychosocial interactions. New York:John Wiley & Sons.

Tollison C D,Satterthwaite J R,Tollison J W. Practical Pain Management Ⅲ:68-72.

Wiechman S A,Patterson D R. 2004. ABC of bunrs:psychosocial aspects of burn injuries. BMJ,329 (7642):391-393.

White J M. 2001. Music as intervention:A notable endeavor to improve patient outcome. Nurse Clinical North American,36(1):83-92.

音乐治疗稳定化技术对实施微波消融术的 9 例肝癌患者干预效果的初探

谷德芳　高天

一、肿瘤及肿瘤心理学

肿瘤(tumor)是机体正常细胞在始动因素和促进因素的作用下无限增值形成的新生物,它不受机体的正常控制而无限的增长,是一类严重危害人类健康的疾病(张岂凡,2005)。肿瘤分良性肿瘤和恶性肿瘤,恶性肿瘤即通常人们所说的癌症。癌症是严重威胁人类生命的重大疾病之一,根据 WHO 专家对中国 2000 年肿瘤发病数字和发病率的估计资料,2000 年中国全国恶性肿瘤总发病数约为 190 万例,癌症死亡人数约为 140 万,在全部死因中占 18.3%(农村)~24.3%(城市)。在谈癌色变的今天,患者一旦被确诊罹患癌症,就像被下达了"死亡通知单",不管是对其生理还是心理都是破坏性的打击,几乎影响了患者生活中的每一个方面。

随着医学技术的飞速发展,癌症的死亡率正在逐渐下降。但大多数癌症患者即使治疗后,恢复期预后良好仍会对癌症复发有不同程度的担心和焦虑(刘艳和刘锦平,2005)。1984 年国际社会心理肿瘤学协会(IPOS)成立,该协会特别重视各类社会心理因素在肿瘤发生、发展及转归中作用的研究,主要包括两个方面:癌症对患者及其家属的心理机能上的影响;心理和行为变量在癌症危险率和生存率上扮演的角色(Holland,1990)。社会心理因素和癌症的发生、发展和转归之间有着密切的联系。

对于癌症患者,诊断的打击、长期的病程、毒性反应很大的治疗、疾病可能恶化、可能复发、可能进展到不能治疗、残疾或终末期,这些压力会给患者带来情绪和心理上的反应。这些反应包括:害怕、焦虑、迷惑、失落、疏远、难过、抑郁等(卡色迪,2006)。国内多项研究也证实癌症患者伴有大量的心理社会问题(钟少文和刘晓雁,2004;李艳群和张孟,2004;谭爱荣和何建华,2004)。一些关于癌症患者人格个性特点研究表明,很多患者都具有一些普遍的行为特点如妥协、屈从和迁就他人、因不善于宣泄和表达而过分压抑一些负性情绪(特别是愤怒)、回避矛盾、容易满足、合作性强等,这些个体常常因无力应对生活压力而感到绝望和孤立无援,对此 Temoshok 提出癌症行为(C 型)模式的概念(Arthur et al.,2003;刘艳和刘锦平,2005)。

总之,癌症及其治疗会给患者及其家庭带来各种心理上的影响,并表现出很多情绪问题。癌症患者的情绪表现除了和癌症这个环境刺激应激源有关,还与很多其他的社会心理因素有关,如人格、应对方式、年龄(李武和邓云龙,2004)等。

二、应激及应对理论与癌症

个体对打破有机体内部环境平衡和负荷能力的刺激事件的非特异性反应被称之

为应激,大体上可分为生理应激反应和心理应激反应。而这些刺激事件被称为应激源。研究者认为罹患癌症一类的严重疾病是一种慢性应激源,应对癌症诊断和治疗所造成的焦虑导致的慢性焦虑对健康造成的损害要远快于疾病本身(Richard,2003)。

而针对患病和治疗这一重大应激源,患者所采用的应对方式是与其癌症的发展、治疗效果和生存期等有关的。根据 Arthur 等(2003)的观点,癌症这一重大应激源对患者的消极影响能通过一些心理社会因素机能来削弱。这些心理社会因素被称之为应对资源(coping resource),个体拥有了足够的应对资源就能降低或消除压力事件带来的潜在威胁(Michael et al.,2003)。应对资源是患者应对癌症对生理、社会和情感功能产生的消极影响的技巧和方式风格。

与癌症有关的两种应对风格是(Michael et al.,2003):乐观的和信息性的应对风格。乐观的应对风格是指对未来持一种积极的态度,面对癌症患者是积极参与治疗,并继续追求正常的生活及目标。消极的患者正相反的是,他们对未来持消极厌世的态度,并不或极少采取应对的尝试与努力,在追求正常生活上变得抑郁、退缩、压抑。信息性的应对方各有两种:一种是极度敏感、监控性的;一种是淡漠、迟钝的。极度敏感的是指个体对消极地、潜在的疼痛、体验、信息等都十分的警觉和敏感,而迟钝的则相反。因此,敏感的个体体验到更多的治疗副作用,对治疗、环境等的要求更高,对癌症的威胁表现出强烈的痛苦等;迟钝的则刚好相反。

大量的实验研究表明,一些消极的应对方式,尤其是失去控制感(面对自己无法控制的疾病、被日程化的一系列治疗、被改变和限制的生活规律等)、宿命论(患者以一种听天由命、命中注定的态度接受患病的事实)、先占性焦虑(患者持续的关注其自身的癌症,唯恐各种疼痛可能代表疾病的扩散或是复发)、无助/失去希望(患者被患癌的事实所击败,持有放弃感、悲观厌世、感到失去希望)等与预后不良有很大的关系。而一些积极的应对方式如斗争精神、乐观积极地接受和面对、增加自我控制、及时适当的情绪表达等与病情的缓和有显著关系(Arthur et al.,2003;Maggie and Steven,1998;Tacon,2006)。

三、心理神经免疫学与癌症

从 20 世纪 30 年代的应激理论的研究发展,到 70 年代由实验研究证明四大系统之间(中枢神经系统、神经内分泌系统、中枢神经递质以及免疫系统)存在着复杂的反馈调节关系从而确立的心理神经免疫学(Psychoneuroimmunology)的概念(沈渔邨,2001;Richard,2003;Michael et al.,2003),大量的实验结果及临床研究数据表明,机体处于应激状态时,可以通过一系列神经系统、特别是自主神经系统、神经生化、神经内分泌及免疫系统等功能的变化,影响机体的内环境平衡,出现器官功能障碍,进而产生结构上的改变,损害机体健康,严重者可导致疾病(沈渔邨,2001),包括癌症。而机体的免疫功能对癌症的发生、发展有着重要的监视预防作用,免疫功能的降低是多种癌症发生、发展的一个生理前提。社会心理因素的心理应激可以通过一系列的神经内分泌机制影响机体的免疫功能,这些和癌症患者的免疫功能存在着联系的社会心理因素包括:负性情绪、应对方式等。

癌症应激源会引起患者的心理应激反应,并伴随着一些负性情绪如抑郁、焦虑、恐惧、低自我评价、痛苦等(如前所述)。而强烈的情绪反应可以影响机体免疫系统的功能,其中负性情绪对免疫系统的消极影响引起研究者的关注。如在陈玉泽(2004)的研究中,大肠癌症患者中,无论是抑郁情绪还是焦虑情绪以及前两种负性情绪共同存在的患者的免疫球蛋白浓度、T细胞亚群、NK细胞活性和淋巴结果转化率等数据均明显低于无上述两种情绪的患者,这都证实抑郁和焦虑情绪是影响大肠癌症患者免疫功能下降的主要危险。

应对方式能影响机体心理应激的效果和对心理应激地适应,从而间接的影响免疫系统。一些研究发现,处理日常生活中应激事件的能力与NK细胞的活性明显相关(Schlesinger et al.,1991),应激时个体某些应对方式的采用有利于维持或增强机体的免疫功能,而另一些应对方式的采用则可能导致机体免疫功能的降低(刘艳,林文娟等,2006)。

如前所述,个体拥有了足够的应对资源就能降低或消除压力事件带来的潜在威胁,缓解、减轻应激源的负面影响和冲击,而正性的情绪状态、积极的认知重组、灵活恰当的应对方式等都是癌症患者理想的应对资源。

四、心理干预的影响

早在IPOS成立之前,各种以促进癌症患者生存质量为目的的社会心理干预已经在癌症临床领域试验、研究、应用和发展起来。过去二十几年,大量的量化和质化研究的结果都强调了社会心理干预在促进癌症患者生存质量的明显效果,并对患者的免疫系统有积极的影响(Arthur et al.,2003)。

(一) 心理干预对患者社会心理因素的影响

Fawzy等的研究中,研究人员让恶性肿瘤患者参与两个实验项目之一,在项目开始前、结束时及结束后6个月分别对患者进行心理和免疫功能的测评(Fawzy,1990a、b)。在实验组的患者每六周会有一次一个半小时的聚会,患者们讨论他们关注的问题及遇到的困难,学习一些促进健康的活动,积极的应对技巧及控制压力的技巧,等等。而对照组的患者不接受任何心理干预。项目结束后6个月的那次评价表明,实验组的患者免疫功能更好,精力更充沛,应对更积极,抑郁的体验更少。在6年后随访研究中发现,对照组中29%的患者死去了,但是实验组仅有9%的患者去世(Fawzy,1993;萨拉菲诺,2006)。越来越多的研究都指出(Kristin,2003)那些应用于癌症幸存者以提高社会支持、促进患者人格成长、增加娱乐活动和教会患者压力控制和应对技巧等为焦点干预,可以有效地降低抑郁、焦虑等不良情绪和提高生活质量。

而国内在这方面的研究也颇有成效。如张江舟等(2006)的研究显示心理干预能促使患者的治疗态度转变,提高治疗疾病的信心,有助于提高、改善患者生存期的生活质量;集体心理治疗心理干预有助于改善生存质量(张曼华,2005;唐丽丽和张艳龄,2000);王莉等(2005)的研究结果表明,干预前后患者的社会能力与社会兴趣均较前有明显的提高,而焦虑、抑郁与退缩等心理表现较前有明显的好转。心理干预可明显降低患者的焦虑状况、减轻应激反应程度,并能调整患者的心理状况,可增加患者对术后疼痛的耐受性,促进患者的恢复,减少并发症(李向青和耿汇娟,2005)。此类的研究还有很多,随着现代医疗技术突飞猛进的发展,癌症患者的存活期明显延长,患者带病存活期的心理状况及与之相应的生存质量越来越受到专业人士的重视。

(二) 心理干预对患者免疫系统的影响

随着心理神经免疫学科的建立、发展和应用,越来越多的学者致力于这个边缘免疫学科的研究,除了研究前面提到过的情绪、应激等社会心理因素、神经的、和免疫的机能之间的关系,还在心理治疗等干预对免疫系统的影响上进行科学实验。在应用于癌症领域的干预中,一些方法如放松(Van Rood et al.,1993)、催眠(Zachariae,1989)、冥想(Smith,1985)、生物反馈(McGrady,1992)、和自我暴露(Pennebaker,1989;Esterling,1990;Christensen,1996)等都对患者的一些免疫测量结果有一定的影响,Fawzy 等(1994)的研究中发现在实施结构化的短期干预后,患者的心理和免疫指标均有显著的变化,在这个研究中实验组的癌症患者参与了一个结构化(包括健康教育、应对压力、提高与疾病有关的应对技巧、心理支持)的小组干预,连续 6 周干预(每周一次,每次 60~90 分钟)的后测以及结束干预 6 个月后的追踪后测,其结果都是令人振奋的。与对照组相比,实验组患者免疫参数的测查中:NK 细胞的数量:短期后测中CD8 中的 CD57(IL7)数量增值显著;追踪后测中 NK 细胞中的 IL7、IL11 和 NKH1＋均有显著增值及 NK 活性均显著升高且具有统计学意义。国内刘艳等(2005)在对癌患进行心理治疗后发现,治疗组患者 NK 细胞活性显著高于治疗前,而对照组患者治疗前后的 NK 细胞活性未发现显著性差异;在对治疗期间两组患者曾使用促白细胞增加药物的人数进行 χ^2 检验分析后发现,两组患者治疗期间曾使用促白细胞增加药物的人数有显著差异,对照组患者曾使用药物的人数明显多于治疗组。类似的研究还有很多,这些研究都支持了患者的心理社会因素、免疫系统以及为其提供的心理干预之间呈相关性的假设,并为后继的研究提供了科学的理论支持。

在这些临床研究和实践的基础上发展起来很多种干预方式,如危机咨询、心理教育干预、认知行为治疗、小组治疗(家庭治疗)、电话咨询等。在音乐治疗领域中,至少在音乐治疗的发源地美国,众多音乐治疗师都致力于癌症领域的研究和应用,并取得了很可观的效果。

五、音乐治疗与癌症

(一)音乐治疗在癌症领域的应用

用来满足癌症患者需要的音乐治疗的方法是多种多样的(O'Callaghan,1998)。例如,听觉止痛、音乐和支持性咨询、和歌曲写作被用来减轻疼痛感(O'Callaghan,1996a);录音音乐的聆听通过降低焦虑程度,可以帮助减轻化疗前、中或后的呕吐和恶心(Standley,1992);音乐可以配合患者的呼吸来协助放松(Martin,1991),减轻呼吸困难,和对抗失眠(Munro,1984);特殊的药物和护理治疗带来的不舒适感可以通过同时进行的音乐治疗干预而被减轻(Porchet-Munro,1993);歌曲写作(Lane,1992;O'Callaghan,1997;Salmon,1993)和现场音乐和讨论(Slivka,1986)可以帮助患者及其至亲更自由的互相交流,从而帮助他们调整对疾病的体验;患者人生回顾和音乐表演的治疗性效果(Beggs,1991),患者和治疗师的即兴(Aldridge,1996)以及音乐引导想象(Wylie,1996)也是常用的方法。在与基于语言的干预(如认知治疗、心理咨询等传统干预方式)的对比研究中发现(Leslie,1995;Warren,1989),音乐治疗在激发关于住院体验的语言表达、减轻焦虑和恐惧、支持积极的情感等方面表现得比其他治疗方法更有效,许多患者发现他们接触到自己以前没有发现的或表达的情感,通过制造音乐、聆听某种特殊的声音或乐器,他们获得了新的意识或是重拾回忆。

在一个全美范围的问卷调查中显示(Jenny,2003),所有参与调查的工作于癌症领域的音乐治疗师都将心理方面的需要作为他们干预的目标,对焦虑和疼痛的控制也很普遍。这些作为干预目标的心理需要主要包括:对生活的控制、促进家庭的交流、应对悲痛/丧失、保持积极的自我认同等。在这次问卷调查中有73%的反馈指出他们意识到肿瘤治疗领域的改变,如住院时间缩短、不住院治疗的患者增加等;还有很多反馈表示因为患者住院时间的缩短,许多治疗师只能为其提供一次干预;再者综合医院的环境同时要求治疗师的工作效率、高度的灵活性和适应能力(Emma,2005),所有这些因素给治疗师的干预带来一个考验,即如何在有限的时间内实施有效的干预。

聆听癌症患者的心声,他们在痛苦和绝望中需要寻找生活的含义和生存的希望,而治疗师的任务是找到平衡,在整个治疗过程中帮助患者获得希望、减轻恐惧(卡色迪,2006)。在癌症患者生活中,创造力不应该是他们生病期间位居其次的需要,应该等同于其他生理心理上的需要,在他们生命中的每一刻都应该充满了高质量的体验。生命虽然被缩短了但是同样可以富有意义(Trudy,1982)。而这种人性的接触和专业的支持常能帮助减轻癌症的苦恼(Lucanne,1984),音乐治疗师在尽力发展满足和信任的治疗关系的前提下,培养患者的创造性和自我实现的表达能力,在这种框架中,患者可以使用甚至是防御机制在内的各种应对方式面对他们的疾病,随后鼓励创造性的表达思想和感情,这些方法都增进了交流并促进了健康的发展。

(二)音乐治疗对免疫系统的影响

另外,有关音乐治疗和免疫系统间关系的研究也引起了音乐治疗师的高度关注,而且一些研究也为"音乐治疗干预能改善患者的情绪状态并提高社会支持等,并继而对患者的免疫系统产生积极的影响"的假设,提供了有利的实验数据。如研究者发现现场的音乐放松可以增加患者唾液中的 lgA 的水平(Burn et al.,2001;Lane and Olness,1991),以健康个体为对象的研究中发现,在聆听喜好的音乐后 IL-1 有显著的增长,而糖皮质激素(糖皮质激素的浓度升高与免疫抑制的程度有平行关系,这种激素参与应激导致的免疫抑制)cortisol 有显著的降低等(Dale et al.,1993)。

六、总结与研究假设

癌症是严重威胁人类生命的重大疾病之一,在人类抗击癌症的进程中,人们从纯生物学的广角度对抗癌症,到逐渐应用"生物-心理-社会"医学模式研究癌症,以身心医学的观念将患者及其所罹患的疾病作为一个整体来看待,越来越多的专家开始关注癌症与社会心理因素之间的关系,并产生了许多新兴的边缘交叉学科。大量的动物和临床实验研究发现,癌症的发生、发展和转归与社会心理因素有着紧密的联系,这些社会心理因素通过中枢神经系统、神经内分泌系统和免疫系统之间的复杂调节对患者产生了重要的影响。

在这些心理因素中,患者在针对患病和治疗这一应激事件时所采用的应对方式,作为一种重要的中介变量,与癌症的发展和治疗效果有关。而随着心理神经免疫学的发展,对癌症身心关系探讨的突破(刘艳等,2006),越来越多的研究开始关注应对方式与患者免疫功能之间的关系,并发现患者的某些应对方式的采用有利于维持或增强机体的免疫功能,而另一些应对方式的采用则可能导致机体免疫功能的降低。这就为"改善患者的应对方式有可能会影响到其免疫功能"等假设的提出提供了支持。

而随着近年来心理干预被越来越多地应用于癌症患者的临床治疗,研究也确实发现,心理行为干预在改善患者的情绪、应对疾病的方式的同时,也对患者的免疫功能产生了影响。

在音乐治疗学科发展较完善的美国,音乐治疗在癌症领域的应用也十分的广泛,大部分音乐治疗师以改善患者的情绪状态、满足患者的心理需要等为研究和治疗目标。但是有关音乐治疗与癌症患者的应对方式、免疫功能的关系等方面的研究还比较少。

本研究以心理神经免疫学和癌症心理学为理论依据,结合前人的研究进展和假设(恰当的心理干预能够改善癌症患者的应对方式,并对患者的免疫功能产生积极的影响),根据临床的实际情况(住院时间缩短、围手术期等),为了确保患者在短暂的住院期间内接受较为有效、安全的干预方法,选择在这类短期住院的患者中使用支持性的音乐治疗干预方法——MER 稳定化技术(以下简称稳定化技术),来为其提供服务,探索音乐治疗稳定化技术对围手术期癌症患者应对方式和免疫功能的影响由此提出以下三个研究假设。

假设 1:癌症患者的应对方式和免疫功能之间呈相关性。

假设2：音乐治疗稳定化技术对癌症患者的应对方式有影响。

假设3：音乐治疗稳定化技术能提高癌症患者的免疫功能。

七、研究方法

(一) 研究对象

2006年11月至2008年2月在北京市解放军总医院超声科施行微波消融术的18例围手术期住院患者。入组标准如下。

(1) 患者确诊为原发性肝癌，病灶结节5厘米以内，结节数量不超过2个；没有与肝癌相关的手术、放疗、化疗等治疗史。

(2) 患者年龄大于18岁，小学及以上文化程度，意识清楚、与人交流无障碍。

将患者随机分为实验组和对照组，实验组患者在住院期间接受3~5次音乐治疗，对照组患者除不接受音乐治疗外，其余条件均与实验组基本匹配。两组患者的人口统计特征及匹配情况见表1。

表1　实验组和对照组患者一般状况

组　别	总　数	性别		年龄（周岁）				文化程度（名）		
		男	女	青　年（20~39）	中　年（40~59）	老　年（60~80）	平均年龄	小学	初中高中	大专及以上
实验组	9	9	2	1	4	4	58	1	3	5
对照组	9	7	2	0	4	5	61	2	4	3

(二) 测评工具与数据收集

1. 医学应对问卷（Medical Coping Modes Questionnaire，MCMQ）

由Feifel等编制，原问卷有19个条目（沈晓红，2000），中文版已修订为20个条目，这是国内外至今为数有限的专用于患者的应对问卷。在国内近年来已被初步应用于癌症、手术、慢性肝炎和妇科等不同患者的身心医学研究。

MCMQ简明、扼要，各条目按1~4分4级评分，其中有8个条目需反评计分。该问卷含有三个应对因素"面对"、"回避"和"屈服"，每一个因素代表一个分量表：

面对（Confrontation）量表分由1、2、5、10、12、15、16、19各条目分累计；

回避（Avoidance）量表分由3、7、8、9、11、14、17各条目分累计；

屈服（Resignation）量表分由4、6、13、18、20各条目分累计。

分量表得分越高，说明患者使用该项应对方式的倾向程度越高。

资料和文献均显示中文版MCMQ有较好的信度、效度。其所包含的3类应对策略——"面对"、"回避"和"屈服"，符合人们面对危险事件时的基本反应方式。在临床身心医学研究中已被证明具有实际应用价值（张作记，2005）。

医学应对问卷的三个应对因素：面对（Confrontation）、回避（Avoidance）、屈服

(Resignation)。

面对(Confrontation)是比较积极的应对方式,和患者焦虑程度呈负相关(陈虹等,2003);这种运用主动认知和主动行为应对策略的患者,报告较多的正性情绪,有较高水平的自尊和较少的躯体症状,对患者心理适应的帮助较大(Reidulf,1997)。使用这种应对方式的患者通常能以较积极的态度面对和接受问题,主动获取与疾病有关的知识,有一定的自我情绪调节能力,有较高的生活质量(Astin et al.,1999)。

回避(Avoidance)包含两种成分:分心和被动放弃。分心—回避并不是逃避,是为了避免不安的适应性行为,患者适当的应用这种回避方式能够减缓焦虑(Neises et al.,1995)。如在患者出现疼痛、恶心、呕吐等躯体不适时,通过转移注意力、缓解矛盾等方式进行应对,这时"回避"是控制躯体症状的一种有用的应对方式(陈虹等,2003)。而被动放弃—回避如常常回避他人,隐藏压抑对疾病的感受,并拒绝考虑疾病的问题,则容易加重身心症状和焦虑抑郁情绪。对这种应对方式影响效果的研究结果并不是很一致,有的研究认为回避是癌症患者有效的应对方式(黄丽等,2000),在一定程度上缓冲应激刺激和负性情绪对免疫功能的抑制作用(刘艳,林文娟等,2006);而有的研究则认为回避性应对与心理应激反应以及低水平的生活质量呈正相关(Neises et al.,1995),对于回避应对的研究尚未有统一的结论。

屈服(Resignation)是癌症患者不利的应对方式(黄丽等,2000)。这种消极的应对方式与负性情绪存在着显著的正相关,容易带来更多的负性情绪如低自尊、自我责备、无望和无能为力感(杨智辉等,2007),情绪不稳定的患者多采用这种应对方式,患者通常感觉只能听天由命,不得不接受罹患癌症这个现实(张铁英等,2005)。而从一些研究资料也看出,MCMQ中的"屈服"应对始终与不良的身心健康程度呈高度正相关,显示其是一种消极的疾病应对方式。

应对(Coping)是心理应激中的重要中介变量。应激理论认为心理应激既不是单纯的刺激,也不是单纯的反应,而是一个交互作用的过程,其中个体的应对扮演着重要的角色,是影响应激结果的重要中间变量。不同的应对方式可增加或降低应激反应的水平,对个体的身心健康起着重要的调节作用(黄丽等,1996)。积极的应对方式对遭受精神打击的患者保持良好的情绪状态,维持正常的免疫功能具有重要的作用(杨贵贞,2002)。

2. NK 细胞活性

NK 细胞(natural killer cell,自然杀伤细胞)是机体肿瘤防御的主要效应细胞,且与应对方式、情绪等社会心理因素密切相关(刘艳和林文娟,1997)。研究发现(Ader,1991;Schedlowski et al.,1993)在急性心理应激下,个体的细胞免疫功能指标(尤其是NK 细胞)会发生改变,这种可观测到的改变在其面对应激后的几分钟内就会发生。NK 细胞的这种敏感性也体现在心理行为干预的研究中(王建平等,2002),其细胞活性的增强、数量的增加、免疫功能的提高与患者应对方式的改善和负性情绪的减少密切相关,使癌症受到更好的控制,帮助患者改善其生活质量。

(三) 方法步骤

1. 音乐治疗干预前

（1）采用医学心理行为科学方法测定患者的应对机制。所有患者填写医学应对问卷，同时收集患者的一般情况，包括性别、年龄、文化程度等。

（2）采用机体免疫变化的免疫学方法，测定 NK 细胞活性：抽取静脉血 4 毫升，送往医院检验科使用统一测定法完成。

2. 音乐治疗干预期

（1）实验组：对患者进行一对一的音乐治疗，根据住院具体情况实施 3～5 次治疗，内容包括：

术前 Session1：术前初次访谈和音乐治疗稳定化技术 30～50 分钟；

术后 Session2～5：术后音乐治疗稳定化技术 30～50 分钟。

（2）对照组：患者在相应的时期仅接受与实验组患者一致的医药治疗。

① Session1：术前初次访谈和音乐治疗稳定化技术。

第一次与患者的会面通常会使用到初次访谈技巧，以了解患者的一些基本信息，并建立最初的治疗关系，以人文关怀的态度向患者提供帮助。术前的音乐治疗稳定化技术是使用音乐背景下的肌肉渐进放松训练。

在手术前适当地对患者进行一些意在于减少紧张反应的引导，就可以减少患者由于对手术的紧张和焦虑而导致的机体抵抗能力和修复能力的降低，从而保证了手术的顺利进行和良好的预后（Bancroft，1994）。

② Session2～5：术后音乐治疗稳定化技术。

从术后第二天（术后 24 小时）开始，去病房探访患者，简单了解当前身体状况后，在不影响患者休息和医学治疗的情况下进行音乐治疗干预。一共连续 2～4 天的音乐治疗干预，每天 1 次，每次 30～50 分钟。加上术前的 1 次音乐治疗干预，每位患者接受音乐治疗干预的次数为 3～5 次。

术后稳定化技术的使用除了术前使用过的放松训练，还包括：让患者在音乐中联想建构一个舒适、安全、美好的地方，以及生命中美好、积极回忆的再次体验等，并通过音乐的作用对这些积极的体验进行推动和强化。

3. 音乐治疗干预后

（1）所有患者再次填写医学应对问卷。

（2）NK 细胞活性测定：抽取静脉血 4 毫升，送往医院检验科使用统一测定法完成。

(四) 统计分析

以 SPSS 软件，采用相关分析和 T 检验，分析 EMDR 稳定化技术对围手术期肝癌住院患者的应对方式和免疫功能的影响。

对微波凝固治疗肝癌患者音乐治疗干预的实施方案见表 2。

表2 对微波凝固治疗肝癌患者音乐治疗干预的实施方案

微波治疗 干预与测查	术 前	手 术	术后恢复	出院前
NK 细胞活性测定	前测			后测
音乐治疗干预	Session1		Session2～5	
医学应对问卷	前测			后测

八、研究结果

(一) 癌症患者应对方式与 NK 细胞活性之间的相关性

对本研究中癌症患者应对方式分值的前后测差值,和 NK 前后测差值进行相关性分析,结果见表3。

表3 患者 NK 细胞活性(%)与医学应对问卷(MCMQ)分值的相关性(r)

	面 对	回 避	屈 服
NK 细胞活性(%)	0.526*	−0.007	−0.538*

* $P < 0.05$。

表3分析结果显示,癌症患者的"面对"应对方式与 NK 呈显著性正相关($r=0.526, P=0.025<0.05$);"屈服"应对方式与 NK 呈显著性负相关($r=-0.538, P=0.021<0.05$);而"回避"应对方式与 NK 呈弱相关($r=-0.007, P=0.979$)。

(二) 音乐治疗干预对癌症患者应对方式的影响

对实验组和对照组患者应对方式分值的前后测差值进行组间 T 检验分析,结果见表4。

表4 实验组($n=9$)和对照组($n=9$)医学应对问卷(MCMQ)得分比较($x \pm s$)

		面 对	回 避	屈 服
实验组	前测	17.67±3.12	17.56±2.55	8.78±2.17
	后测	19.33±3.04	18.11±1.96	7.67±1.58
	组内差	1.67±1.00	0.56±2.35	−1.11±1.27
对照组	前测	19.44±1.81	17.33±1.12	9.44±1.59
	后测	18.67±1.32	16.56±1.74	9.89±2.20
	组内差	−0.78±0.75	−0.78±0.68	0.44±0.91
组间平均差		2.44±0.64	1.33±0.89	−1.56±0.59
组间 T 检验		3.815**	1.488	−2.634*

* $P \leqslant 0.05$;** $P \leqslant 0.01$。

表 4 分析结果显示：

(1) 面对分量表得分中，实验组前后测的差值(1.67)和对照组前后测的差值(-0.78)之间差别非常显著，实验组较对照组升高了 2.44($P=0.002<0.01$)。

(2) 回避分量表得分中，实验组前后测的差值(0.56)和对照组前后测的差值(-0.78)之间差别无显著性，实验组较对照组升高了 1.33($P=0.156>0.05$)。

(3) 屈服分量表得分中，实验组前后测的差值(-1.11)和对照组前后测的差值(0.44)之间也有显著差异，实验组较对照组降低了-1.56($P=0.018<0.05$)。

分别见图 1"面对"、"回避"和"屈服"分量表。

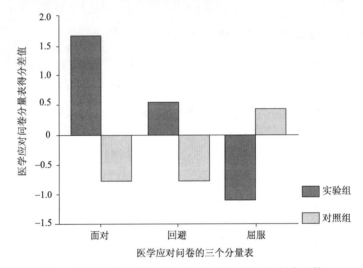

图1 实验组和对照组医学应对问卷(MCMQ)得分比较

(三) 音乐治疗干预对癌症患者 NK 细胞活性的影响

对实验组和对照组患者 NK 细胞活性的前后测差值进行组间 T 检验分析，结果见表 5。

表 5　实验组($n=9$)和对照组($n=9$)NK 细胞活性(%)比较($x\pm s$)

		NK 细胞活性(%)
实验组	前测	13.54±5.37
	后测	20.51±10.57
	组内差	6.97±7.70
对照组	前测	13.77±6.39
	后测	15.22±5.99
	组内差	1.44±2.92
组间平均差		5.52±2.85
组间 T 检验		1.936

表 5 分析结果显示：

实验组 NK 细胞活性的前后测差值(6.97)和对照组 NK 细胞活性的前后测差值(1.44)之间差异并不显著($P=0.078>0.05$)；但实验组较对照组升高了 5.52(图 2)。

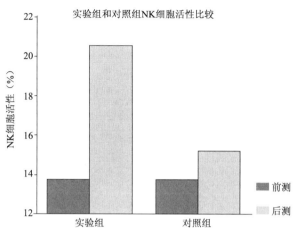

图 2 实验组和对照组 NK 细胞活性(%)比较

九、讨论与分析

(一) 应对方式和免疫功能的相关性

本研究的相关性分析中显示，患者的免疫功能和应对方式间存在一定的相关性（NK 细胞活性与"面对"方式 $r=0.526, P=0.025$；NK 细胞活性与"屈服"方式 $r=-0.538, P=0.021$），这与前人的一些研究如"人格和应对方式与免疫功能的调节有关"的结论是一致的(刘艳等，2006)。而这种身心的相关性，为心理治疗干预能够帮助患者改善应对方式，进一步提高患者的免疫功能的假设提供了支持。在本研究中，应对方式可能起到了重要的中介作用，稳定化技术通过对患者应对方式的影响而进一步地影响患者的免疫功能。但是应对方式的这种中介作用与情绪、社会支持等重要心理社会因素之间的关系，以及这些关系与患者免疫系统的相互作用，对于心理治疗的干预效果有重要的临床意义，仍有待于进一步的研究。

(二) 应对方式

随着医学模式的转变和与癌症相关的交叉学科的发展及其研究的深入，社会心理因素与癌症的发生发展和治疗之间存在的关系已经受到越来越多的重视，临床工作者也开始用各种心理行为技术为癌症患者提供服务和帮助。本研究旨在通过音乐治疗干预服务向癌症患者提供帮助。

本研究中，实验组的患者在音乐治疗干预后应对方式分量表的分值有明显改变。

这些应对因素分值的改变(其中"面对"分值升高 1.67、"屈服"分值下降－1.11),显示患者更多地使用"面对"应对方式,更少的使用"屈服"应对方式,表明应对能力有所提高。考虑到本研究中应对能力与免疫功能的相关性,可以合理地推测音乐治疗的干预通过对患者应对方式的改善进而提高免疫能力。而这一推测在 NK 细胞活性的检验中得到了支持。相反,对照组的患者在应对方式上并无改善,"面对"分值略有下降(－0.78)、"屈服"分值略有升高(0.44),这说明在没有音乐治疗干预的情况下,对照组患者的应对方式随着病程的发展有消极改变的倾向。

良好的、灵活的应对方式对于癌症患者是十分重要的,可以在一定程度上缓冲应激刺激和负性情绪对免疫功能的抑制作用(刘艳等,2006)。

屈服应对策略是少数没有研究争议的应对策略之一,多数研究都认为屈服应对是癌症患者消极的应对方式,与其不良的预后、不稳定的情绪以及生理机能的降低有很大关系(杨智辉和王建平,2007)。

而众多研究也证明,有效的心理行为干预可以改善癌症患者的应对方式。根据本研究人群的特点:住院时间短、围手术期等,选择合适的音乐治疗方案是十分重要的。在术前进行音乐放松训练可以帮助患者控制对手术的恐惧和焦虑感,从而更积极地配合治疗并取得良好的预后;在术后进行音乐放松训练及稳定化技术,可以帮患者植入或发掘其自身的积极资源,激发患者生存、抗争疾病的希望和力量,从而更积极的应对。

本研究使用的音乐治疗稳定化技术,其最大特点就是,这些想象内容均来自患者本人,而不是治疗师提前预设好的指导语。治疗师的工作是通过与患者的沟通(包括想象前的会谈来设定初始场景和想象中与患者的互动)来选择音乐及进程,通过音乐的推动来激发患者的积极资源,这种源于内在的积极想象的体验更注重患者的自发性和主动性,恢复其因为患病、治疗和住院而丧失的控制感。而且在此基础之上体验到的积极情绪由于来自于患者的内在资源(如患者本人的最美好的记忆),其对认知结构(患者对应激源的认知评价)的影响可能比由外在积极资源的引入(如小溪、草原等积极想象)而感受到的积极情绪对认知的影响更深远。这也可能是实验组患者应对方式有所改变的原因之一。

但是在应对方式的研究上,国内外没有统一的划分标准(刘宣文等,2003),应对方式从不同的维度进行分类,有不同的应用和研究方法;另外,个体的应对方式与其人格特质、生活环境等相对稳定的社会心理因素有很大的关系。所以,在短期干预的影响下,患者的应对方式的改变是有限的。本研究中回避性应对方式的数据分析结果可能和回避方式中所包含的两种成分性质上不同有关:分心和被动放弃(王建平等,2003)。如何有效的评估应对方式的改变以及提高应对方式问卷对于心理行为干预灵敏度,是帮助临床工作者更好地开展补充性医疗服务的基础之一。

(三) 免疫功能

在心理神经免疫学迅速发展的基础上,有关个体免疫功能和中枢神经系统之间的相互作用以及它们和个体社会心理因素之间的交互影响的研究(林文娟,2006),帮助人们越来越清楚地了解某些心理过程,如情绪、行为想象和认知策略等对免疫功能确实能产生影响。

在本研究中的 NK 细胞活性测查中,音乐治疗干预后实验组和对照组患者的 NK 细胞活性(即术后 1 周)都出现了升高(实验组 6.97;对照组 1.44),两组间差异没有统计学意义($P=0.078>0.05$)。但是实验组的 NK 细胞活性比对照组升高了 5.52,说明音乐治疗干预对实验组患者 NK 细胞活性的变化还是有一定影响的;而且实验组患者术后 1 周 NK 细胞活性的升高值 6.97,与该领域先前的研究结果中术后 2 周 NK 细胞活性的升高值 8.3 较为接近,说明音乐治疗作为一种辅助治疗手段可以帮助加快患者免疫功能恢复的速度。

从两组数据的差异上来说,实验组患者经音乐治疗干预后的应对方式及免疫功能的变化,较对照组更加积极(NK 细胞活性升高、"面对"分值升高、"屈服"分值降低),因而使组间的比较出现差异(NK 组间差异 $x\pm s = 5.52\pm2.85$),和显著性差异("面对"组间差异 $x\pm s =2.44\pm0.64$;"屈服"组间差异 $x\pm s =-1.56\pm0.59$)。

(四) 本研究的局限性和经验得失总结

(1) 由于存在许多外在因素,本次研究只采用了小样本,且在诸多免疫指标中仅观测了 NK 细胞活性的变化情况。而肿瘤的发生、发展、转归和机体免疫反应之间的关系,是受机体多系统、多因素影响的,是极其复杂的一种相互作用的关系。而本研究只将 NK 细胞活性列入考察范围,其数据的说服力受到一定的限制。今后的研究尚需扩大样本量、使用多个免疫指标综合地进行评估。

(2) 虽然两组之间的人口学差异并不显著,但是性别差异却过于单一,这种由于临床条件限制而在变量控制上出现的困难,对于实验结果的普遍性意义也有一定的影响。

(3) 本研究经过了近 1 年的预实验,改变了多次实验方案,并最终确定为音乐治疗稳定化技术,虽然实验结果支持了本实验的假设,但就实验方法本身还是有一定的局限性的。

从治疗结果的稳定性上进行分析。通过 3~5 次的稳定化治疗干预,患者的应对方式和免疫功能的确获得了积极的改善。但是稳定化技术是 MDER 的准备阶段;而帮助患者建构相对稳定情绪状态,以及面对癌症这种特殊的应激源所需要的适应性的应对机制(可能包括对癌症复发、死亡淡然平和的接受态度等),更多的是需要通过第二部分——脱敏再加工部分来达到的,并且通过最后对积极信念的再加工对这些积极的干预结果进行巩固和强化。所以这种由稳定化技术所带来的改善是否能持久还有待进一步研究。

癌症应激源本身的特点:不可回避性;长期性、重复性和复杂性(杨智辉,王玉龙等,2006),以及患者可能面临癌症复发的危险。如果出现病情复发或者恶化,就会对患者产生进一步的精神打击,而导致负性情绪的反复及消极应对方式的使用,并进一步使免疫系统遭受打击。所以脱敏再加工部分的进一步处理以及持续的干预是必要的,但是由于该实验组患者住院时间较短等客观条件的限制,无法使用第二部分的脱敏再加工,这可能是影响本研究结果稳定性和持久性的最大因素之一。不过,在本研究中稳定化技术的干预效果是明显的,能够在围手术期帮助患者改善应对方式和免疫功能,显示出稳定化技术对于癌症患者的临床治疗具有一定的价值。

(4)本研究没有将情绪、社会支持等社会心理因素纳入考察、测量范围。

情绪因子:

本研究没有将情绪的改善等因素作为考察和测量的因变量,但是与患者交谈中通常会得到积极的反馈信息,如"我一时都已经忘记了自己是身在病房里面,忘了自己是有病的"等,患者的情绪上的改善是显而易见的,而且睡眠也得到了相应的改善(通常围术期的患者睡眠质量都不是很好)。再次证实了音乐治疗对癌症患者情绪有积极的影响(Weber et al.,1997;Burns,2001)的观点,而情绪的改善与患者的免疫指标的变化之间也是存在联系的(Fawzy et al.,1990a、b;Fawzy et al.,1993)。

社会支持因子:

由于实验过程是在病房里进行,家属不可避免地与患者一同度过整音乐治疗过程,而在一些个案中,患者的积极想象中的美好回忆有时是和该家属有关的,在患者和治疗师的互动中,患者家属也与其一同在体验那段美好的回忆。作为癌症的二级患者,家属的心理状态与患者的心理状态之间是交互影响的,而通过音乐治疗干预,如果患者家属的情绪状态也能获得一定程度的改善,对于患者及其社会支持系统都是不无裨益的。而良好的社会支持有利于维持或提高机体的免疫功能,在一定程度上缓冲应激刺激和负性情绪对免疫功能的抑制作用(刘艳等,2006)。另外,研究发现,患者对社会支持(包括来自家庭、朋友和医生的支持)满意度的自我评价与屈服应对策略呈显著负相关(徐晓燕等,2003);良好的社会支持有利于患者采取保护性的应对方式,可以提高人对应激的耐受力(尹志勤等,2007);那些采用屈服策略的患者常常放弃了治疗的希望,因此所得到的社会支持也就更少;采用应对策略的人通常会积极主动地去寻求帮助,能得到更多的社会支持(杨智辉和王建平,2007)。这些研究表明,患者的应对方式不仅直接影响他获得社会支持的程度,还影响他感知自己已有的社会支持的满意度,而社会支持和应对方式对个体的免疫功能都有一定影响。

但是,由于社会支持本身就是一个相当大的研究课题,而且个体心理干预无法改变患者已有的客观社会支持;而患者主观的社会支持主要是与其应对方式和认知评价相关的,所以,本次研究没有将其列入影响变量或因变量考虑之内。

但就主观观察的结果来看,在病房中进行的音乐治疗干预,同样可以改善癌症患者最重要的社会支持来源——家属的情绪状态,而家属的情绪状态也会对患者本身造成影响。以上关于音乐治疗对于癌症患者社会支持有影响的假设,所需要确凿的证据和恰当的实验方案还有待于进一步的研究。

十、结 论

假设1:癌症患者的应对方式和免疫功能之间呈相关性,在本次研究中得到支持。

假设 2:音乐治疗稳定化技术对癌症患者应对方式有影响,在本次研究中得到支持。

假设 3:音乐治疗稳定化技术能提高癌症患者的免疫功能,在本次研究中没有得到支持。

参考文献

陈虹,姜潮,李艳红等.2003.应对方式对癌症患者心理康复作用的研究.中国肿瘤临床与康复,10(1):91-92.

陈玉泽.2004.大肠癌患者抑郁和焦虑情绪对免疫功能指标的影响.中国临床康复,8(5):808-809.

黄国平,张亚林.2005.创伤后应激障碍:心理神经免疫学的新进展.中国临床心理学杂志,13(3):363-365.

黄丽,姜乾金,任蔚红.1996.应付方法、社会支持与癌症患者心身症状的相关性研究.中国心理卫生杂志,10(4):160-161.

黄丽,沈晓红,赵梅等.2000.癌症病人的应对方式与心身症状.中国心理卫生杂志,14(2):102-104.

黄雪薇.2006.癌症与精神病人亲属心身状况及改善对策的跨文化探讨.中国健康心理学杂志,14(2):186-189.

贾宜诚.2002.简明英汉汉英精神医学词典.北京:人民卫生出版社.

卡色迪(Cassidy.J.).2006.牛津临床肿瘤手册.季加孚等主译.北京:人民卫生出版社.

李武,邓云龙.2004.不同年龄段癌症抑郁患者抑郁情绪比较.中国临床心理学杂志,12(1):84-85.

李向青,耿汇娟.2005.心理干预对食管癌患者围手术期心理状况的影响.中国行为医学科学,14(6):529.

李艳群,张孟喜.不同病期癌症病人情绪障碍及应对方式分析.中国临床心理学杂志,2004,12(4):403-404.

梁宝勇.1994.择其腹内手术病人的应激反应与心理准备的研究.中国临床心理学杂志,2(2):77.

梁萍,董宝玮.2003.超声引导微波凝固治疗肝癌.北京:人民军医出版社.

林文娟.2006.心理神经免疫学研究.心理科学进展,14(4):511-516.

刘宣文,江帆,董岩芳.2003.我国近十年来应付方式研究的回顾与展望.浙江师范大学学报(社会科学版),5(28):98-102.

刘艳,林文娟,刘锦平.2006.癌症的身心关系.实用医院临床杂志,3(1):15-17.

刘艳,林文娟.1997.肿瘤的心理神经免疫学研究进展.心理学动态,5(4):10-15.

刘艳,刘锦平.2005.癌症心理研究.成都:四川大学出版社.

刘振华,王苑本等.2006.肿瘤治疗与预后.北京:人民卫生出版社.

荣志宏.2006.癌症患者家庭成员心理卫生状况调查分析.中国健康心理学杂志,14(1):119-120.

萨拉菲诺(Sarafino E.D.).2006.健康心理学.第 4 版.胡佩诚等译.北京:中国轻工业出版社.

沈晓红,姜乾金.2000.医学应对问卷(MCMQ)701 例测查结果分析.中国行为医学科学,9(1):18-20.

沈渔邨.2001.精神病学.北京:人民卫生出版社.

孙燕,赵平.2005.临床肿瘤学进展.北京:中国协和医科大学出版社.

谭爱荣,何建华.2004.72 例癌症患者的情绪障碍调查.中国行为医学科学,13(6):652.

唐丽丽,张艳龄,陈钒等.2000.集体心理治疗对癌症患者生活质量和情绪影响的研究.中国行为医学科学,9:170-172.

王卉,朱慧,李蓓等.2005.肺癌患者心理及免疫功能变化的相关性研究.中国行为医学科学,14(4):320-321.

王建平,林文娟,梁耀坚等.2003.应对策略在癌症患者心理干预中的中介作用.中国临床心理学杂志,11(1):1-4.

王建平,林文娟,梁耀坚等.2002.心理行为干预对癌症患者免疫功能的影响.中国肿瘤临床,29(12):841-844.

王健,邹义壮,唐丽丽等.2001.胃癌患者的生存期与个性特征,应付方式及免疫功能的相关性研究.中华精神科杂志,34(8):172.

王莉,夏璐,王玉霞等.2005.综合心理行为干预对癌症患者心理状况的影响.中国行为医学科学,14(6):528.

吴鹏飞,强咏,沈文香等.2006.恶性肿瘤患者的心理状况及生活质量分析.中国临床心理学杂志,14(2):155-157.

辛红,董宝玮,林星石.2000.超声引导下微波凝固治疗肝癌前后患者免疫指标的动态变化.肿瘤防治研究,27(4):275-277.

徐晓燕,冯丽云,姜乾金.2003.影响癌症病人屈服应对策略的心理社会因素.中国心理卫生杂志,17(9):644.

杨贵贞.2002.边缘免疫学.北京:科学出版社:231-242.

杨智辉,王建平.2007.癌症住院患者心理状况调查.中国康复医学杂志,22(5):463-465.

杨智辉,王玉龙,王慧琳等.2006.癌症病人创伤后应激障碍的特点(综述).中国心理卫生杂志,20(9):604-606.

杨智辉,王建平,付丹丹等.2007.老年癌症病人情绪状态及其影响因素分析.中国老年学杂志,27:882-884.

杨智辉,王建平.2006.癌症病人社会支持与情绪状态的相关分析.中国肿瘤,15(11):723-724.

杨智辉,王建平.2007.应对策略和社会支持对癌症病人创伤后应激障碍症状的影响.中国心理卫生杂志,21(8):557.

杨智辉,王建平.2007.癌症病人社会支持状况分析.中国健康心理学杂志,15(2):171-173.

杨智辉,王建平.2007.癌症患者人格类型及其与应对策略、社会支持的关系.心理学探新,102(27):88-90,95.

叶挺梅,朱满连.2005.消化系统恶性肿瘤病人及家属心理健康状况调查研究.中国健康心理学杂志,13(3):196-197.

尹志勤,张桂珍,尤小红等.2007.癌症初期放化疗病人社会支持与应对方式的影响因素及相关性研究.护理研究,21(9):2374-2376.

于保法.2003.肿瘤患者心理变化和探索.北京:中国协和医科大学出版社.

张江舟,潘建良,陶明等.2006.心理干预对肺癌患者生存质量的影响.中国行为医学科学,15(4):320-322.

张曼华.2005.肿瘤患者心理干预研究的现状.中国行为医学科学,14:487-489.

张勉.2002.癌症患者与创伤后应激障碍.肿瘤防治杂志,9(2):204-207.

张岂凡.2005.肿瘤学.北京:人民卫生出版社.

张铁英,薛慧英.2005.消化系统癌症患者的心理健康状况及其应对方式.中国临床康复,9(16):204.

张作记.2005.行为医学量表手册.北京:中华医学电子音像出版社:253-254.

钟少文,刘晓雁,江慧玲.2004.影响乳腺癌患者术后生存治疗的多因素分析.中国临床心理学杂志,12(2)176-177,180.

Zabalegui A.2000.晚期癌症患者的心理疾患及处理对策.国外医学护理学分册,19(8):382.

American Psychiatric Association. 1994. Diagnostic and statistical manual of mental disorders. 4th Ed. Washington D C:APA.

AderR,Felten D L,Cohen N. 1991. Psychoneuroimmunology. San Diego: Academic Press.

Aldridge D. 1996. Music therapy research and practice in medicine:From out of the silence. London: Jessica Kingsley Pub Ltd.

Arthur M, et al. 2003. Psychosocial oncology//Arthur M, et al. Handbook of psychology. New Jersey:John Wiley & Sons.

Astin J A, Anton-Culver H, Schwartz C E, et al. 1999. Sense of control and adjustment to breast cancer:The importance of balancing control coping styles. Behavioral Medicine, Washington, 25 (3):101-109.

Bancroft B. 1994. Immunology simplified. Sem in Perioper Nurs,3(2):70-78.

Beggs C. 1991. Life review with a palliative care patient//Bruscia K E. Case studies in music therapy. Phoenixville P A:Barcelona:611-616.

Billing A G,Moos R H. 1982. Family environments and adaptation:A clinically applicable typology. American Journal of Family Therapy,20:26-38.

Burn D S. 2001. The effect of the bonny method of guided imagery and music on the mood and life quality of cancer patients. Journal of Music Therapy,38:51-65.

Burn S J,Harbuz M S,Hucklebridge F,et al. 2001. A pilot study into the therapeutic effects of music therapy at a cancer help center. Alternative Therapies,7:48-56.

Christensen A J,Edwards D L,Wiebe I S,et al. 1996. Effect of verbal self-disclosure on natural killer cell activity:moderating influence of cynical hostility. Psychosom Med,(58):150-155.

Courtey J G,Longneck M P,Theorell T,et al. 1993. Stressful life events and the risk of colorectal cancer. Epidemiology,4 (5):407-14.

Dale B,Donald K,Roger S. 1993. The effects of music listening and perceived sensory experiences on the immune system as measured by interleukin-1 and cortisol. Journal of Music Therapy,30(4): 194-209.

Doan B,Gray R E,Davis C S. 1993. Belief in psychological effects on cancer. Psycho-oncology,2: 139-150.

Emma O. 2005. Songwriting with adult patients in oncology and clinical haematology wards//Felicity B, Tony W. Songwriting: Methods, techniques and clinical applications for music therapy clinicians,educators,and students. London:Jessica Kingsley Publishers.

Esterling B,Antoni M H,Kumar M,et al. 1990. Emotional repression,stress disclosure responses, and Epstein-Barr viral capsid antigen titers. Psychosom Med,(52):397-410.

Fawzy F I,Cousins N,Fawzy N W,et al. 1990. A structured Psychiatric intervention for cancer patients I changes over time in methods of coping and affective disturbance. Archives of General Psychiatry,47(8):720-725.

Fawzy F I,Fawzy N W,Hyum C S,et al. 1993. Malignant melanoma effect of an early structured psy-chiatric intervention,coping,and affective state on recurrence and survival 6 year later. Archives of General Psychiatry,50(9):681-689.

Fawzy F I,Kemeny M E,Fawzy N W,et al. 1990. A structured psychiatric intervention for cancer patients II changes over time in methods of coping and affective disturbance. Archives of General Psychiatry,47(8):729-735.

Fawzy F I, Fawzy N W, Hyun C S. 1994. Short-term psychiatric intervention for patients with malignant melanoma: Effects on psychological state, coping, and the immune system//Lewis C E, et al. The psychoimmunology of cancer. New York: Oxford University Press.

Geyer S. 1991. Life events prior to manifestation of breast cancer: a limited prospective study covering eight years before diagnosis. J Psychosom Res, 35 (2-3): 355-363.

Holland J C. 1990. Historical overview//Holland J C, Rowland J H. Handbook of psychooncology. New York: Oxford University Press: 3-12.

Jacobsen P B, Sadler U, Booth-Jones M, et al. 2002. Predictors of posttraumatic stress disorder symptomatology following bone marrow transplantation for cancer. J Consul Clin Psycho, 70 (3): 235-240.

Jenny K. 2003. Music therapy in United States cancer settings: Recent trends in practice. Music Therapy Perspective, 21: 89-98.

Kangas M, Henry J L, Richard A. 2002. Bryant posttraumatic stress disorder following cancer: A conceptual and empirical review. Clin Psychol Rev, 22: 499-524.

Kristin M, Patricia E. 2003. Oncology and psycho-oncology//Susan L, Paul K. Handbook of clinical health psychology. England: John Wiley & sons.

Lane D. 1992. Music therapy: A gift beyond measure. Oncology Nursing Forum, 19(6): 863-867.

Lane D, Olness K. 1991. The effect of music therapy on salivary immunoglobulin A levels in children. Pediatric Research, 29: 11A.

Lazarus R. 1981. The stress and coping paradigm//Eisdorfer C, et al. Models for clinical psychopathology. New York: Spectrum.

Lazarus R S, Folkman S. 1984. Stress, appraisal, and coping. New York: Springer.

Lechin F, van der Dijs B, Vitelli-Florez G, et al. 1990. Psychoneuroendocrinological and immunological parameters in cancer patients: involvement of stress and depression. Psychoneuroendocrinology, 15 (5-6): 435-451.

Leslie B, Joanna M. 1995. Where words fail music takes over: A collaborative study by a music therapist and a counselor in context of cancer care. Music Therapy Perspectives, 13: 46-50.

Levy S M, Herberman R B, Lippman M, et al. 1991. Immunological and psychosocial predictors of disease recurrence in patients with early stage breast cancer. Behav Med, 17 (2): 67-75.

Lucanne M B. 1984. The use of songs in music therapy with cancer patients and their families. Music Therapy, 4(1): 5-17.

Maggie W, Steven G. 1998. Personality and coping//Holland J C. Psycho-oncology. New York: Oxford University Press.

Magill-Levreault L. 1993. Music therapy in pain and symptom management. Journal of Palliative Care, 9(4): 42-48.

Mandel S E. 1991. Music therapy in the hospice: 'Musicalive'. Palliative Medicine, 5: 155-160.

Marguerite S L. 1998. The family of the cancer patient//Holland J C. Psycho-oncology. New York: Oxford University Press.

Martin J A. 1991. Music therapy at the end of life//Bruscia K E. Case studies in music therapy. Phoenixville P A: Barcelona: 617-632.

Martin R, Davis G M, Baron R S, et al. 1994. Specificity in social support: Perceptions of helpful and unhelpful provider behaviors among irritable bowel syndrome, headache and cancer patients. Health Psychology, 13: 432-439.

McGrady A, Conran P, Dickey D, et al. 1992. The effect of biofeedback-assisted relaxation on cell

mediated immunity，cortisol，and white blood cellcount in healthy adult subjects. Behav Med，(15)：
343-354.

McKenna M C，Zevon M A，Corn B，et al. 1999. Psychosocial factors and the development of breast
cancer：a meta-analysis. Health Psychol，18 (5)：520-531.

Michael A，et al. 2003. Psychosocial sequelae of cancer diagnosis and treatment//Leon A，et al.
Psychosocial treatment for medical conditions. New York：Brunner-Routledge.

Munro S. 1984. Music therapy in palliative/hospice care. St. Louis M O：Magnamusic-Baton.

Neises M，Nebe T，Schiller A，et al. 1995. Coping with illness/quality of life and immunologic
parameters of patients with breast carcinoma and benign tumors. Gynakol Geburtshilfliche
Rundsch，35(1)：166-171.

O'Callaghan C. 1996. Pain，music creativity and music therapy in palliative care. The American
Journal of Hospice and Palliative Care，13(2)：43-49.

O'Callaghan C. 1996. Lyrical themes in songs written by palliative care patients. Journal of Music
Therapy，33(2)：74-92.

O'Callaghan C. 1997. Therapeutic opportunities associated with the music when using song writing in
palliative care. Music Therapy Perspective，15(1)：32-38.

O'Callaghan C. 1998. Effect of the music therapy introduction when engaging hospitalized cancer
patients. Music Therapy Perspective，16：67-74.

Pennebaker J W，Barger S D，Tiebout J. 1989. Disclosure of traumas and immune function：health im-
plications for psychotherapy. J Consult Clin Psychol，(56)：239-245.

Porchet- Munro S. 1993. Music therapy//Doyle D，Hanks W C，MacDonald N. Oxford book of
palliative medicine. Oxford：OUP：555-559.

Reidulf G Watten. 1997. Use of drugs，coping styles，mental absorption and some outcomes related to
health and social activity. Eur Addic Res，3(4)：192-198.

Richard J G，Philip G Z. 2003. Psychology and life. 16th ed. Boston：Allyn & Bacon.

Salmon D. 1993. Music and emotion in palliative care. Journal of Palliative Care，9(4)：48-52.

Schedlowski M，Jacobs R，Stratmann G，et al. 1993. Changes of natural killer cells during acute psy-
chological stress. J Clin Immunol，13：119-126.

Schlesinger M，Yodfat Y. 1991. The impact of stressful life events on natural killer cells. 2nd ed. In-
ternational society for the investigation of stress conference：Stress，immunity and AIDS. Stress-
Medicine，17(1)：53-60.

Shapiro F. 2002. EMDR 12 years after its introduction：Past and future research. Journal of Clinical
Psychology，58(1)：1-22.

Shulamith K. 2003. Psycho-Oncology//Lee M，Dennis E，Frank L. The health psychology handbook.
America：Sage Publications.

Slivka H H，Bailey L M. 1986. The conjoint use of social work and music therapy with children of
cancer patients. Music Therapy，6A(1)：30-40.

Smith G R，et al. 1985. Psychologic modulation of the human immune response to varicella zoster.
Arch Intern Med，(145)：2210-2212.

Standley J. 1992. Clinical applications of music therapy and chemotherapy：The effects on nausea and
emesis. Music Therapy Perspective，9：91-96.

Tacon A M. 2006. Developmental health contextualism：From attachment to mindfulness-based
therapy in cancer//Abelian M E. Trends in psychotherapy research. New York：Nova Science

Publishers Inc.

Gao Tian. 2008. An introduction to music entraintment desensitization and reprocessing (MER): A new music psychotherapy approach for Post Trauma Stress Disorder (PTSD). American Music Therapy Association 2008 Annual Conference Paper.

Trudy S F. 1982. Music therapy in the treatment of anxiety and fear in terminal pediatric patients. Music Therapy,2(1):13-23.

Van Rood Y,Bogaards M,Goulmy E,et al. 1993. The effects of stress and relaxation on the in vitro immune response in man:a meta-analytic study. J Behav Med,(16):163-181.

Warren B. 1989. Music therapy as an intervention for children with cancer in isolation rooms. Music Therapy,8(1):17-34.

Weber S,Nuessler V,Wilmanns W. 1997. A pilot study on the influence of receptive music listening on cancer patients during chemotherapy. International Journal of Arts Medicine,5(2):27-35.

World Health Organization. 1985. Targets for health for all. Copenhagen,Denmark:World Health Organization,Regional Office for Europe.

WylieM E, Blom R C. 1996. Guided music and imagery with hospice patients. Music Therapy Perspectives,3:25-28.

Zachariae R,Bjerring P,Arendt-Nielsen A. 1989. Modulation of type I immediate and type IV delayed immunoreactivity using direct suggestion and guided imagery during hypnosis. Allergy,(44): 537-542.

聆听式音乐治疗方法对分娩产程时间及分娩疼痛干预的效果研究

魏琪洁　高天

十月怀胎,一朝分娩。分娩实际上是人类繁衍后代、延续生命的一个正常生理过程。随着经济文化及生活水平的提高,人们的整体观念也在发生转变。同时,医学科学的发展导致了医学模式的转变,人们已开始关注到社会、心理因素对分娩过程的影响。

分娩疼痛使产妇处于应激状态,对母婴相当不利,同时延长分娩时间。因此,缩短产程时间,寻求对母婴安全的同时又能有效减轻或消除分娩疼痛,是分娩领域的重要研究问题之一。

由于非药物性分娩方式对产妇和母婴影响较小,因此,该方法已成为世界卫生组织(WHO)提倡的常用技术,也日益引起临床医护人员广泛的关注。

一、分娩的动因、机制及分娩总产程

(一) 分娩的动因

尽管科学家坚持不懈地研究人类分娩动因的起源,也曾经有众说纷纭的学说,但迄今为止尚无一种完美的学说能揭示人类分娩动因的全貌。目前最具有代表性的学说包括神经介质学说、机械学说、内分泌控制学说、免疫学说和宫颈与子宫下段学说等(吴新民和陈倩,2006)。

(二) 分娩机制

分娩机制是指胎儿先露部随着骨盆各平面的不同形态,被动地进行一连串适应性转动,以最小径线通过产道的全过程。

(三) 分娩总产程

总产程即分娩全过程,是指从开始出现规律宫缩直到胎儿、胎盘娩出。临床分为三个产程:

第一产程:又称宫颈扩张期,从规律宫缩开始到宫口开全。初产妇的宫颈较紧,宫口扩张较慢,需 11~12 小时;经产妇的宫颈较松,宫口扩张较快,需 6~8 小时。

第二产程:又称胎儿娩出期,从宫口开全到胎儿娩出。初产妇需 1~2 小时;经产妇通常数分钟即可完成,但也有长达 1 小时者。

第三产程:又称胎盘娩出期,从胎儿娩出到胎盘娩出。需 5~15 分钟,不应超过30 分钟(崔世红等,2003)。

二、影响分娩的重要因素

影响分娩的主要因素是产力、产道、胎儿及精神心理因素。若各因素均正常并能相互适应,胎儿顺利经阴道自然娩出,为正常分娩。

(一) 产 力

产力是将胎儿及其附属物由子宫排出的动力。产力包括子宫收缩力(宫缩)、腹肌和膈肌的收缩力(腹压)以及肛提肌的收缩力。

(二) 产 道

产道是胎儿娩出的通道,分为骨产道和软产道两部分。

(三) 胎 儿

正常分娩,除了有良好的产力和正常的产道外,胎儿的大小、胎位和有无畸形也是顺利分娩的重要因素(吴新民和陈倩,2006)。

(四) 精神心理因素

待产妇进入待产室后,环境陌生、宫缩引起的腹痛、腰酸等不适会导致产妇紧张与焦虑(马新梅等,2004)。而紧张与焦虑能明显增加产妇体内儿茶酚胺的分泌,使宫缩乏力、产程延长。产程延长可导致胎儿宫内窘迫和新生儿窒息,而焦虑与恐惧又可导致产妇的心率、血压上升,不良的心理因素使产妇对自然分娩失去信心,不能勇敢面对分娩时的宫缩痛而改变分娩方式,最后选择剖宫产(欧再娥等,2009)。

影响分娩的四因素中,任何一种因素异常都会导致难产,尤其是产力和精神因素两者之间常常相互制约,精神心理因素不良会造成宫缩乏力、不协调的宫缩及子宫痉挛,使宫颈扩张缓慢或宫颈水肿后停止扩张,从而造成精神心理性难产(严相默,1992)。可见,在分娩中精神心理状态可以明显影响产力,并进而影响产程的进展。

三、产妇焦虑、抑郁情绪对产程的影响

分娩几乎是每一位女性都会经历的生理过程。如何最大限度地减少产妇分娩的痛苦和焦虑,是产科工作的一个主要内容。国内外许多医院开展了无痛分娩,但在无痛分娩尚未普及与完善的今天,缩短产程成为减轻分娩痛苦的重要措施。紧张、焦虑的情绪使产妇植物神经不平衡,导致子宫平滑肌收缩功能紊乱,缺乏有效的宫缩,阻碍了产程的进展,导致产程的延长(匡早香等,2003)。

分娩是女性生命活动中的重要事件。由于分娩过程中存在许多危险和不适,很多产妇对分娩产生焦虑和抑郁情绪。产妇的焦虑和抑郁发生率分别为20％、10％(顾炜等,2002)。目前研究发现临产妇焦虑、抑郁情绪的发生率均较高(梁欣咏等,2007;王书霞,2006;史丽娟等,2004)。国外Kitanmura等(1993)研究显示,产前焦虑、抑郁症

占 16.5%。Wuitchi 等研究表明：去甲肾上腺素可使子宫收缩增强，而去甲肾上腺素与焦虑呈负相关；疼痛与皮质醇之间呈正相关（Wuitchi et al.，1989）。由此可见，焦虑、抑郁可导致子宫收缩力减弱，对疼痛敏感。强烈的疼痛更加重产妇的不良情绪，最后导致产程延长，出血量增多。因此，分娩期不良的心理因素如焦虑、抑郁与宫缩乏力、疼痛敏感、产程延长等呈显著相关性（夏海鸥，2001）。产前焦虑、紧张会造成大脑与内脏的平衡失调，引起肾上腺素、皮质激素水平的增加，使产妇的动脉收缩，血流减少，胎儿供氧不足；此外焦虑、抑郁状态可使产妇体内去甲肾上腺素分泌减少，会导致宫缩减弱，且严重紧张的心理可导致原发或继发宫缩乏力，影响分娩进程，甚至导致产后出血增多（姜乾金，2002）。

由此可见，焦虑、抑郁可导致子宫收缩力减弱，对疼痛敏感度增强，加重产妇的不良情绪，最终导致产程延长，出血量增多。产妇精神紧张，焦虑、抑郁还可导致不协调性宫缩乏力，子宫收缩失去节律性、极性、对称性，从而导致难产、滞产、分娩方式的改变等。而宫缩间歇时由于子宫壁不能完全放松，宫颈扩张及胎先露下降缓慢，导致产程停滞（潘红丽等，2008）。精神紧张因素还可导致腹肌收缩乏力，使第二产程延长（夏明静和佟瑞霞，2001）。

在 1992 年美国妇产学院（ACOG）分娩镇痛委员会就已经提出，理想的分娩镇痛方法必须具备下列特点：对母婴无影响；易于给药，起效快，作用可靠，能满足整个产程镇痛的需求；避免运动阻滞，不影响分娩过程；产妇清醒，可参与分娩过程；必要时可满足手术的需要（金沐和孙来保，2001）。

一个半世纪以来，人们不断地探索如何能使产妇在清醒状态下参与分娩过程，从而实现无痛苦地诞生新生命的目的。然而，虽然目前临床上用于分娩镇痛的方法较多，但迄今尚无一种绝对安全、满意、简单、能普及的镇痛分娩方法（姚天一，2001）

音乐作为一种有效的治疗方式，可以运用在分娩领域。聆听音乐的方法能够减轻产痛，提高产妇分娩的信心和勇气，避免了由于精神紧张造成的产力异常，同时也满足了产妇的心理需求，使产妇能较好地耐受分娩这一痛苦，同时也加速了产程进展，降低了剖宫产率，使产妇能轻松愉快地度过分娩（付凤鸣，1997）。

四、音乐治疗对于分娩过程的干预

音乐对于缓解产妇的痛苦有着其独特的优势和特点，当药物被禁忌或必须要减少麻醉剂的使用时，音乐可以缓解痛苦，这时音乐可以充当重要的角色。国外的文献报告中表明，产妇在宫缩开始时，音乐音量的加大可以使产妇的疼痛减轻（Maranto，1966）。在减轻产妇分娩过程的痛苦方面，音乐作为放松反应的信号，镇痛效果也是十分明显的（Burke，1997）。

1981 年，Clark 等对音乐治疗在分娩领域的应用展开研究，其研究目的是分娩过程中通过运用音乐放松技术减少分娩过程中的紧张，并通过临床应用证明了它的有效性。有 20 名产妇参加了实验。13 名产妇组成实验组，在分娩前进行 6 次独立的产前训练。分娩过程中产妇由音乐治疗师陪伴,播放事前选定的音乐。对照组是由 7 名正常分娩的产妇组成,在音乐治疗过程中,产妇被告知参与实验,在产前的六个阶段中,主要进行音乐放松训练。训练结束后,交给每名产妇一盘预先录制好音乐的磁带并让她在家里训练,产妇与治疗师共同讨论并选择在分娩室使用的音乐。在分娩阶段,产妇进入待产室后通知音乐治疗师,胎儿要出生时,音乐治疗师和特殊设计的带有音频设备的小车随产妇同时进入分娩室。胎儿开始出生时,播放预先选定的音乐,音乐连续播放,极少停止。产妇离开分娩室时,音乐停止。本研究的主要评测工具是含有 15 个问题的体验问卷,问卷由产妇独立完成。使用 T 检验来分析调查问卷的问题。为了确定 Lamaze 家庭训练与胎儿顺产率的关系,设计了一个以 Lamaze 练习、音乐治疗家庭训练频率和持续时间为自变量、胎儿顺产率为因变量的多相关矩阵。实验的结果表明:相对于对照组,实验对象在 7 个指标中的 5 个获得高度满意($P<0.05$),所有参数和的平均值也有显著差异。音乐条件与胎儿顺产率中度正相关(0.610),在家中的产前音乐训练与顺利分娩有适度的关系,音乐训练的次数和每次进行的时间与分娩顺产率正相关,对以上数据的分析表明家庭音乐训练是胎儿顺产率的重要预测参数。研究者也专门指出音乐治疗师在分娩过程中的参与会对结果的满意度产生影响,这项研究的结果显示音乐治疗可以减少分娩过程中的紧张,使产妇获得积极的心理期待(Clark et al.,1981)。

1983 年,Hanser 等的研究目的是关于在分娩过程中,运用音乐使身心放松和降低疼痛作用。实验对象是由 7 名参加 Lamaze 产前训练的阴道分娩产妇组成实验组。2 名受过 Lamaze 产前训练的音乐治疗师对 7 名产妇进行两个阶段独立的音乐训练。该阶段训练包括教会她们在音乐帮助下进行放松和运用呼吸的技巧,并进行引导性音乐想象。在分娩过程的音乐治疗中,音乐治疗师通过观察产妇的呼吸节奏来播放相应的音乐。在 10 次宫缩中播放音乐,在接下来的 5 次宫缩中停止播放,如此循环,这样的过程构成一个重复测量设计(一种运用有关因变量对同一被试进行 1 次以上测量的设计),从而使每个实验对象可以作为自己的对照组,先前的研究没有采用过这种方法,这种方法可以使研究者观察在有无音乐播放时产妇对宫缩的反应。在分娩的第一阶段,音乐治疗师在分娩室记录产妇对疼痛的反应,在分娩的最后阶段,数据搜集停止,音乐治疗师连续播放产妇与治疗师共同选择的音乐,分娩室里的所有人员均可听到音乐,耳机不再使用。采用的观察方法是设计一份记录身体不同部位紧张及放松情况的观察表,每个记录过程记录 1 次宫缩的情况,为了确定观察的可靠性,在每名被试的宫缩过程中,由另外一个观察者独立对产妇的反应进行记录,观察记录结果之间一致性为 93%;产后 1 周内,每位母亲都要完成一份产后问卷,以判断分娩时她是否欣赏音乐以及她应用 Lamaze 技术与放松时对音乐效果的感觉。问答结果显示所有被试都认为音乐治疗是有益的。医院工作人员及其他人员对音乐反应良好,显示音乐参与分娩过程的积极作用。结论显示了 7 名产妇中的每一位产妇每 5 次宫缩过程的平均疼痛反应,非音乐治疗组的母亲对疼痛反应性的每项指标平均得分都比音乐治疗组每位母亲高。用威尔科斯恩(Wilcoxon Signed Ranks Test)符号排列检验进行统计学处理,结果有显著性统计差异($T=0$,$P<0.05$)。同时对相关的变化率也进行了符号排列检验,结果发现非音乐治疗阶段所有产妇均显示出相同的或更多的非适宜性呼吸行为($T=0$,$P<0.05$)。而且言语疼痛反应较音乐治疗时期多,一个例外在音乐与非音乐治疗期间有等量的疼痛性言语反应($T=0$,$P<0.05$)。除两例外,所有的母亲在无音乐期内均显得紧张,但这种差异并无显著性差异(Hanser et al.,1983)。

1986年,Durham 和 Collins 进行的随机实验表明,音乐并不能降低要求进行麻醉的产妇数量。但是,听音乐的产妇对分娩过程的满意度明显增加(Durham and Collins,1986)。

1991年,Allision 的个案研究了音乐治疗在对一名30岁初产妇产前、分娩中及产后的应用。澳大利亚鼓励产妇自然分娩,产妇根据分娩的不同阶段建立自己的呼吸模式,在分娩过程中,产妇去运用这些模式,治疗师更多的起到的是非指导性的、协助的作用。本研究适用于初产妇。音乐治疗师为产妇准备了8盘90分钟磁带的音乐,每盘磁带的音乐目的都不同,在产前1周开始使用。分娩过程中选用"支持性音乐",产妇感到放松;宫缩乏力时,产妇尝试多种体位促进宫缩,肢体随音乐节奏运动,音乐更换为"动力性音乐"用以配合产妇,音量不太大;"支持性音乐"在出生时使用,这是因为产妇最熟悉这段音乐所以容易集中精力。产后3天对产妇的问卷表明:产妇在分娩过程很疼痛(把疼痛从轻到重分成7级,分娩是第6级)的状态中,感受到在这一时间阶段运用的方法是听音乐最有效(另外一个方法是祈祷);产妇认为音乐对分娩很有帮助(把产妇的满意程度从差到好分成10级,产妇认为听音乐的满意程度是8分);产后7天对产妇做了回访,产妇对"支持性音乐"印象最深,在医院时对音乐更敏感,音乐使她感到放松;产妇对治疗师选择的音乐感到满意,希望治疗师在分娩的早期就陪伴她;治疗师应该在产后继续使用"支持性音乐"。另外一个问题,在分娩的最后3小时中,产妇需要用力,由于方法不够正确,产妇的用力反而起到了副作用。因此,如果能有音乐在这一阶段协助产妇将更好(Allision,1991)。

1996年,Marwick 研究小组对30个产妇在不同的产程进行了音乐治疗的实验,产妇自己选择在分娩不同阶段需要的音乐。实验结果表明,只有一半在分娩过程中倾听音乐的产妇要求麻醉(Marwick,1996)。

1996年,Jill Petersen Lex 等进行了聆听音乐和生物反馈干预对产妇心脏变时性控制作用的研究,对产妇的心律及其变化进行了研究。实验随机分为3组,生物反馈训练和聆听选定的音乐(B+M),只聆听选定音乐(M),无任何干预对照组(C),最后实验人数为25个(B+M:8,M:8,C:9)。B+M 和 M 组参加6周的产前训练,产妇坐在可以调节的舒适的椅子上训练,在产前训练阶段由产妇选择她们喜欢的音乐。B+M 组装备有显示肌肉紧张程度测量设备和皮肤温度测量设备。治疗师在产妇适当位置放置心电图电极,给她们播放同样的音乐。产妇宫颈张开4厘米时,记录半小时的心电图。同样记录第一产程宫颈口开到5~6厘米时的心电图。生理参数主要内容有体温记录:记录 B+M 组的右手食指表皮温度;EMG(肌肉紧张程度测量设备)记录:B+M 组的产妇用 EMG 记录仪记录右手臂的肌肉状况。EMG 记录在每一阶段开始前

2 分钟进行,开始时,5、10、15、20 分钟时各记录 1 次;心电图记录:3 个组均运用放置在胸部的 3 个传感器测量心电图。生理反馈阶段的体温:计算手指温度生理反馈阶段的平均值,表明手指温度逐步增高;宫颈口开到 4 厘米时的记录表明 B+M 组和 M 组心跳变化率分别增加了 32% 和 23%;在分娩过程中,实验组和对照组心跳变化率有了区别;与宫颈开口 4 厘米时相比,在 5 厘米时,M 组心跳变化率增加了 24%;6 厘米的参数比较的统计值由于记录不全没有做,导致记录不全是由于产妇或其他一些方面的原因。总共记录了 11 例(B+M:3,M:2,C:6)。记录的数据表明实验组要比对照组的心跳变化率要快。B+M 组的产妇体温稳定增高、肌肉活动持续降低。体温的升高可能表明交感神经活动的降低,进而支配肌肉的松弛,然而,这些现象也可能是由于产妇躺在舒服的倾斜的椅子上导致的。无论如何,这些参数均表明了中央神经系统活动的减少。4 厘米时实验组的心跳间隔变化率比对照组高。5 厘米时和 4 厘米时相比,对照组的心跳变化率下降 14% 而 M 组的增高 24%,B+M 组的也有所增高。子宫口全开时,3 组的心跳的平均值差别很小。心跳的变化率和心脏副交感神经分布密切相关。当较剧烈运动时,由于副交感神经的活性降低,心跳变化率降低。反之,当处于休息或睡眠状态时,由于副交感神经活性增加,心跳的变化率会提高。心跳变化率的变化表明实验组的产妇比对照组的产妇处于更加放松的状态。因此,聆听音乐和生物反馈干预对降低分娩时压力有积极作用(Jill et al.,1996)。

2000 年,Browning 在加拿大安大略省进行了关于分娩中音乐降低疼痛和减缓压力作用的研究。11 名产妇志愿参加了产前音乐治疗训练课程,参加过产前音乐训练的产妇随机分成实验组和对照组。在孕期她们每天都听自己选择的喜欢的音乐并且有人指导她们如何提高专注力。治疗师与产妇建立良好关系、同时帮助产妇选择合适的音乐以及指导她们在分娩时可能用到的方法,指导她们如何进行肌肉放松及相应的呼吸方法,选择的音乐一般是优美的古典音乐。产妇在产后 72 小时接受有关音乐治疗效果的面谈,认为音乐治疗是减轻疼痛的一个好办法,有计划地聆听音乐有助于为胎儿出生做好准备并且能够很好地降低疼痛和减缓压力。同时还提出选择音乐应遵循以下原则:所有音乐均由产妇自己选择;产妇在分娩前应熟悉这些音乐,并且能够每天在放松的情况下听这些音乐;为了避免枯燥,制作几种不同类型的磁带;制作一盘对产妇有特殊意义的音乐磁带在分娩时播放,这盘磁带的另一面可以包含催眠曲用于在胎儿出生后播放;音乐的制作和播放应以产妇口头或肢体的反应为判断原则(Browning,2000)。

2000 年,Sidorenko 的研究表明了医学共振音乐(Medical Resonance Therapy Music,即 MRT-Music)在妇产科临床中的应用效果。"医学共振音乐"是由德国古典音乐家兼音乐治疗师彼得.休伯纳(Peter Hubner)创造的一种方法。它是一种特殊的功能型治疗音乐,能够对大脑皮层产生影响并可进而通过大脑皮层对皮下组织和神经系统的活动区域产生作用,它可以使身体的生物节律与音乐的和谐旋律之间产生自然的共鸣,这种作用可以增强人类心理和生理的抵抗能力并可改善健康状况。研究者在 5 年时间内对 140 例高危孕妇进行了实验。按照怀孕时间对孕妇进行了分组,分别是：12 周以下，18 到 20 周，28 到 30 周，37 到 38 周。每段 MRT－Music 疗程均包括 8 段以上的音乐，每段音乐的长度在 40 到 60 分钟之间。产妇通过耳机收听音乐，音量大小根据个人喜好进行调整。试验结果表明医学共振音乐显示出来的抗焦虑疗效使得产妇镇痛药用量减少 1.5 到 2.0 倍，也缩短了分娩时间和产后住院时间。并且，通过改善产妇的内分泌和心理状态，降低了她们对于疼痛的敏感性，这样，分娩过程就变得自然、非创与安全（Sidorenko，2000）。

2003 年，Phumdoung 和 Good 对 110 例初产妇进行了实验。55 名产妇聆听 3 小时舒缓的音乐，另外 55 名是对照组。采用疼痛视觉模拟评分法对疼痛每 3 小时测量 1 次，结果表明实验组的产妇疼痛程度明显降低（$P<0.001$）（Phumdoung and Good，2003）。

2008 年，Kimber 等的研究试验采用了不同的放松治疗技术，研究者设计了一个随机对照实验来测试按摩疗法对疼痛变化影响的效果。这项实验覆盖时间为怀孕晚期到分娩期间，产妇报告的疼痛程度用"视觉模拟评分系统"来进行评估。实验分 3 组进行，治疗组（采用放松技术的按摩治疗方法）、音乐组（采用放松技术的音乐方法）和对照组（普通方法）。每组有产妇 30 名，其中音乐组中途有 2 名产妇退出。结果显示，治疗组有少许的疼痛平均指数降低，但是这些降低不足以具有统计学意义。对产妇产后 6 周进行了问卷调查，结果表明和对照组相比，治疗组和音乐组产妇的分娩控制量平均值均降低了 6.1（从 33.6 降低到 27.5）。实验结果表明治疗组和音乐组产妇分娩准备更加充分以及对产程具有良好的控制感觉，治疗组和音乐组的治疗均增强了产妇对分娩的积极心理，但仍需将来具有更多更大规模的临床实验来提供更有说服力的数据（Kimber et al.，2008）。

在国内的研究中，于莉的研究目的是结合多种形式的音乐治疗方法在产妇分娩的过程中进行音乐干预，达到减轻疼痛和缓解情绪紧张的作用。研究者采用了两组被试，实验组 4 名被试，对照组 4 名被试，分娩过程为自然分娩。对于实验组，音乐治疗分为两个阶段：产前音乐治疗训练阶段与分娩过程中的音乐对于产妇分娩的减痛干预，运用了音乐配合呼吸、音乐配合身体运动、引导性音乐想象、音乐减痛方法。对照组无音乐治疗的干预。结果显示，实验组较对照组产妇在分娩过程的主观感受上，积极反应的主观报告有一定提高，消极反应的主观报告有一定的降低，其中精神焦虑和紧张程度降低了 58.52％。在分娩整个过程的主观感受中，接受音乐治疗的产妇与没有接受音乐治疗的产妇存在着显著不同，但由于样本量小，没有进行显著性差异的统计学处理。接受音乐治疗的产妇在第一产程中，有音乐干预的条件下比无音乐干预的条件下，其耐痛能力有显著不同，对结果进行了统计学的显著性检验。实验组产妇在分娩过程的疼痛感报告中，显示出有音乐干预的条件下较无音乐干预的条件下，痛觉平均降低 17％（$P<0.001$）（于莉，2003）。

党蓉芳等的研究目的是通过聆听音乐调节产妇精神和心理作用来减轻产痛，以加速产程的进展，将 205 例初产妇随机分为观察组和对照组。在待产室为观察对象，播放平缓、轻柔、优美的轻音乐，音量掌握在 70 分贝以下，直至宫口开全，夜间产妇需要睡眠时停放。对照组不放音乐。观察产程进展情况:记录一、二、三产程及总产程的时间,并计算第一产程宫口开大的速度(平均每小时开多少厘米);宫缩情况:宫缩是否规律、有无宫缩乏力、宫缩过强、不协调宫缩;异常产出现情况(与宫缩和产力有关的);第一、二产程延长,胎头吸引、产钳、剖宫产及其原因加以分析和统计;新生儿出生后的状况及产后出血情况,以及新生儿 Apgar 评分作为记录标准。在第一产程对疼痛的观察反应,观察组中良好和较好者比对照组高出 56.4%($P<0.01$);宫口开大速度,观察组比对照组加快 0.71 厘米/小时($P<0.01$);剖宫产率,观察组比对照组下降 13.3%($P<0.05$)。由此可见,观察组明显优于对照组,用聆听音乐的方法来减轻产痛,可以提高产妇分娩的信心和勇气,同时也加速了产程进展,降低了剖宫产率(党蓉芳等,2003)。

魏碧蓉等的研究目的是音乐疗法对分娩的影响。方法选择足月分娩无明显手术指征的 240 例初产妇,随机分为观察组和对照组各 120 例。观察两组产妇各产程疼痛分级情况,各产程时间、分娩方式、产后出血、胎儿窘迫及新生儿窒息情况。观察组采用双耳式耳机收听音乐,播放时间自由掌握,音量自己控制,直至产后出院。对照组按一般护理常规进行。观察组在第一产程潜伏期、活跃期及第二产程疼痛程度比对照组有所降低($P<0.05$)。研究结果表明,聆听音乐组产妇的镇痛效果明显优于对照组,尤其在第一产程($P<0.01$),且在缩短产程时间、提高顺产率,减少产后出血、降低胎儿窘迫和新生儿窒息发生率等方面与对照组比较,均有显著性差异($P<0.01$)。结论显示过度紧张和焦虑会影响产程进展,增加手术助产率,在分娩过程中辅助音乐疗法对分娩有积极的促进作用(魏碧蓉和林春英,2005)。

程楚云等的研究目的是探讨陪伴联合背景音乐分娩的临床效果。选择愿意阴道分娩的孕妇 719 例,随机分为研究组 359 例,对照组 360 例,研究组宫口开大 2 厘米时安排在有音乐背景的待产室和产房,全产程一对一陪伴,密切监测产程中母婴情况及产程进展,对照组则由轮班助产士按以往常规定时监测及处理,待产室和产房无背景音乐,无家属陪伴。观察两组第一产程宫口开大速度,两组剖宫产原因比较。两组统计资料显示,研究组产妇紧张、疼痛者少于对照组;分娩时与医务人员努力配合的产妇,研究组明显多于对照组;研究组自然分娩率高;宫口开大平均速度研究组比对照组快 0.74 厘米/小时($P<0.01$);临产后的剖宫产率研究组比对照组下降 15.23%($P<0.05$)。由此可见,研究组明显优于对照组,待产室及产房配备有优美的音乐为背景,能缓解产妇紧张情绪和心理恐惧(程楚云等,2006)。

赵然英的研究目的是探索音乐疗法对分娩过程的影响,寻找缩短产程,提高自然分娩,利于产后恢复和护理方法。将 80 例临产的初产妇随机分为观察组和对照组 40 例,对照组接受常规护理,观察组在此基础上接受音乐疗法。采用产前音乐疗法与产时音乐疗法,观察两组产程时间、分娩方式、产妇焦虑和抑郁得分。结果表明观察组总产程平均(11.00±1.50)小时,显著短于对照组(17.00±2.00,$P<0.01$);自然分娩 35 例(87.50%),显著高于对照组 17 例(42.5% $P<0.01$),产前及产后 SAS、SDS 评分与对照组同时段比较显著下降(均 $P<0.05$)。结论显示音乐疗法可减轻产妇痛苦,

缩短产程,利于产后恢复(赵然英,2007)。

五、研究目的

(1)聆听式音乐治疗方法是否能够缩短产妇在分娩过程中不同产程阶段的分娩时间。

(2)聆听式音乐治疗方法是否能够缓解产妇在分娩过程中不同产程阶段的主观疼痛程。

六、研究假设

假设 1:在分娩过程中,实验组被试较对照组被试,第一产程时间明显缩短。

假设 2:在分娩过程中,实验组被试较对照组被试,第二产程、第三产程时间明显缩短。

假设 3:在分娩过程中,实验组被试较对照组被试,第一产程潜伏期主观疼痛程度明显降低。

假设 4:在分娩过程中,实验组被试较对照组被试,第一产程活跃期主观疼痛程度明显降低。

假设 5:在分娩过程中,实验组被试较对照组被试,第二产程主观疼痛程度明显降低。

七、研究方法

(一) 研究对象

研究总体:北京玛丽妇婴医院足月分娩无明显手术特征的初产妇。

研究样本:北京玛丽妇婴医院初产妇。

1. 纳入标准

(1)初产妇,年龄 20~35 岁,阴道产,单胎头位,足月妊娠,孕周在 34 周,骨盆外测量正常,无头盆不称,无妊娠合并症和并发症,无特殊病史。

(2)实验组与对照组均参加过拉马兹训练课程。

(3)听力正常,近两个月没有接受过音乐治疗。

(4)自愿参加。

2. 排除标准

(1)有严重心理障碍者。

(2)骨盆异常、巨大胎儿等难产因素,有严重的内科和产科并发症。

(3)采用硬膜外麻醉与剖宫产方式分娩的被试。

3. 样本量

经查阅文献,没有找到对聆听式音乐治疗方法的效果进行测评的有关文献。因此,本研究将采用小样本量,实验组 30 例,对照组 30 例,本研究将满足入选标准的北京市玛丽妇婴医院初产妇纳入。

(二)分组原则

选取北京市玛丽妇婴医院初产妇为实验组和对照组。选取同一天上午参加拉马兹课程的初产妇为实验组被试,选取同一天下午参加拉马兹课程的初产妇为对照组被试,随机进行分组,实验组与对照组均入组 30 人。由于实验组与对照组均有被试流失,最后完成 37 例被试的全部资料收集,实验组 22 例,对照组 15 例。

(三)实验内容及方法

1. 实验组

1)准备阶段

(1)研究者进行产科培训,掌握一定的产科知识和技能。

(2)取得北京玛丽妇婴医院有关领导的许可。

(3)对研究对象的解释工作:在实施正式干预之前向研究对象解释本次研究的目的、方法、内容、持续时间、研究过程中的注意事项,并填写参加此次研究的知情同意书,以取得她们的积极配合,确保研究工作的顺利开展。

(4)基础资料的收集:研究对象于研究开始时,填写一般资料调查表、临床调查表。

(5)对于研究对象平时听音乐的喜好与频率不施加任何干涉。

2)实验阶段

(1)方法技术。

① 音乐渐进肌肉放松方法。

音乐治疗师评估产妇的音乐爱好,选择令她们愉快和促进放松的音乐,运用音乐与放松技术相结合方法,使产妇在肌肉放松时,伴随着舒缓的音乐与深沉平缓的呼吸,起到减少产妇焦虑和恐惧情绪的作用。

② 引导性音乐想象方法。

引导性音乐想象不是简单的听音乐、放松身体,而是在一种被我们称之为"转换状态"(altered state)的意识形态(一种游离于意识和潜意识之间的状态)中,发挥自己的想象力,使得身体和精神得到深度放松,在音乐的自由联想中深刻地体会大自然和自我生命的美好,产生心理上的"高峰体验",使产妇产生安全、舒适的感觉,在内心建立起对分娩过程的积极心理期待,消除紧张、焦虑与抑郁的情绪。

③ 音乐听觉镇痛法。

产妇在分娩前选择自己喜好的音乐,由治疗师根据产妇喜欢的音乐和人格特性为产妇编制在分娩时不同阶段所使用的音乐,并在分娩过程中播放音乐来缓解产妇的疼痛。

此外,音乐与拉马兹呼吸训练相结合的方式,在分娩临床中得到应用。将音乐同拉马兹训练结合在一起,治疗师根据音乐的节奏来帮助产妇进行呼吸和放松的训练,根据宫缩的不同阶段运用音乐节奏引导产妇做有规律的吸气、呼气动作,可使产妇的注意力转移,精神放松而达到减轻宫缩疼痛的目的。同时,在音乐的诸多要素(如节奏、旋律和速度)中,节奏发挥了重要作用,音乐的节奏对产妇能够起到引导作用,使得她们在紧张不安的情绪下,依然能够有效地使用产前训练中所学习的呼吸方法。

（2）实验方法。

实验组产妇的音乐治疗分为两个阶段。

① 第一阶段:分娩前音乐治疗训练阶段(产前 4 周开始)。

治疗师对于产妇的音乐治疗干预应在产妇妊娠 34 周时开始,妊娠 37 周时结束。34 周时填写自制一般资料调查表,了解产妇基本信息(附录1)。对产妇进行 4 次音乐干预,每周 1 次,每次音乐干预时间为 1~1.5 个小时。

第一次干预内容(第 34 周):使产妇了解音乐治疗在分娩中的作用、音乐渐进肌肉放松训练、引导性音乐想象(附录2),拉马兹呼吸训练;

第二次干预内容(第 35 周):音乐渐进肌肉放松训练、引导性音乐想象、音乐——拉马兹呼吸训练;

第三次干预内容(第 36 周):音乐渐进肌肉放松训练、引导性音乐想象、全程音乐——拉马兹呼吸训练,治疗师与产妇对不同产程中运用的歌曲进行选择;

第四次干预内容(第 37 周):音乐渐进肌肉放松训练、引导性音乐想象、全程音乐——拉马兹呼吸训练,治疗师与产妇共同确定不同产程中使用的音乐。

干预内容中的音乐渐进肌肉放松训练的音乐与引导性音乐想象的音乐均为研究者自行编辑制作的音乐,编辑音乐采用音频文件编辑处理软件——全能音频转换通,对所需要的音乐文件进行编辑。编辑所需要的音乐全部选用竖琴音乐,放松音乐的编辑资料选自竖琴音乐《睡吧,宝贝》、《仲夏之声》、《秋雨》、《冬日幻想》等音乐资料,引导性音乐想象所采用的音乐选自竖琴音乐李斯特《爱之梦》等音乐资料,实验过程中所运用的放松音乐与引导性音乐想象音乐均由研究者根据上述音乐资料进行编辑。在音乐——拉马兹训练中,播放放松音乐,同时加入拉马兹呼吸进行辅助训练。

在产前的音乐干预过程中,研究者同产妇建立了良好的关系,并明确其音乐爱好。在产前音乐干预过程中,研究者设置好个性化的音乐治疗方案,指导产妇熟悉其音乐治疗方案,音乐治疗方案包括上述 4 次干预过程中所运用的音乐肌肉渐进放松方法、引导性音乐想象方法、音乐——拉马兹呼吸训练方法,并进行反复练习。

② 第二阶段。

产妇进入第一产程,进入待产室后,音乐治疗师与产妇见面。在第一产程潜伏期与活跃期,治疗师持续播放音乐肌肉渐进放松训练所使用的放松音乐,由产妇自己进行音乐肌肉渐进放松练习、音乐——拉马兹呼吸练习。此时,治疗师采用产痛评定标准,测量实验组产妇在第一产程潜伏期与活跃期的主观疼痛数值并根据医学内部护理记录实验组产妇在第一产程时间。

产妇进入第二产程,进入分娩室后,音乐治疗师在分娩室持续播放治疗师与产妇共同选择的两组音乐,两组音乐分别为放松音乐与动力性音乐。当产妇进入第二产程,此阶段宫缩时运用动力性的音乐,可使产妇获得力量性的支持,帮助产妇进行分娩;同时,在第二产程的宫缩间歇时间,转换音乐风格,将动力性音乐转变为放松音乐,直至胎儿娩出。此时,治疗师采用产痛评定标准,测量实验组产妇在第二产程主观疼痛数值并根据医学内部护理记录实验组产妇在第二产程时间。

产妇进入第三产程,胎儿娩出后及胎盘娩出时期,此产程疼痛不明显,甚至没有疼痛,不要求产妇报告疼痛感受的评分,此时播放放松音乐并根据医学内部护理记录实验组产妇在第三产程时间。

2. 对照组

对照组产妇的测评:

① 对照组产妇在 34 周时填写自制一般资料调查表,了解其基本信息。

② 在第一产程潜伏期和活跃期、第二产程,采用产痛评定标准,测量对照组在此期间主观疼痛程度。

③ 根据医学内部护理记录对照组产妇第一产程时间、第二产程时间和第三产程时间。

对照组的产妇按照医院的常规程序来进行分娩,不接受任何音乐治疗干预。

3. 资料收集

① 两组被试均在 34 周填写一般资料调查表。

② 两组被试均在临产时填写临床调查表。

③ 两组被试均在分娩过程中测量第一产程潜伏期和活跃期、第二产程主观疼痛数值。

④ 两组被试均在分娩时根据医学内部护理记录第一产程、第二产程和第三产程时间。

(四) 测量工具

1. 产前训练阶段测量

一般人口学资料:

采用自行设计的一般资料调查表,主要包括年龄、性别、民族、宗教信仰、兴趣爱好等相关问题(见附表 1)。

2. 分娩阶段测量

(1) 采用自行设计的临床调查表。

采用自行设计的临床调查表,收集产妇基础条件、第一产程、第二产程、第三产程(见附表 2)。产妇基础条件信息、不同产程时间数据来自于医院内部护理记录,均由产科的助产士与护士收集完成。

(2) 产痛测量方法。

本研究采用 VRS(verbal-rating scale)－ 5 主诉疼痛分级评分法(Carol and Hilary,2005),按 WHO 规定的疼痛分级标准,将产痛分为五级:0 级(无痛):无疼痛感或稍感不适;I 级(轻度痛):腰腹部有疼痛酸胀感,但不影响休息;II 级(中度痛):腰腹部疼痛明显,仍能忍受,常伴出汗、呼吸急促、睡眠受扰;III 级(重度痛):强烈腰腹部疼痛,不能忍受,多伴喊叫、辗转不安,甚至哭闹;IV 级(剧烈痛):腰腹疼痛非常剧烈,不能忍受;V 级:难以忍受的、可怕的痛(见附表3)。

(五) 质量控制

(1) 研究者进行全程干预和资料收集,对两组参与者在态度和情感上做到一致。

(2) 数据录入:数据库建立后,由 2 名输入员(与研究无关的人员)分别录入实验结果,然后交换录入结果,分别进行审核。

(六) 统计分析方法

建立数据库,应用 SPSS17.0 软件进行数据统计处理。计算各项因素的百分率、均值和标准差($\overline{X}\pm SD$);符合正态分布、且两个总体方差相等的两样本间均数比较采用 T 检验;计数资料间的差异比较采用 χ^2 检验;以 $P<0.05$ 为显著性界限对资料进行统计学处理。

效果评价:

(1) 计量资料的描述采用均数±标准差。

(2) 实验组与对照组进行产妇基础条件比较,采用两独立样本均数 T 检验(统计量为 T)。

(3) 实验组接受音乐干预后产妇分娩过程中不同产程时间与对照组比较,采用两独立样本均数 T 检验(统计量为 T)。

(4) 实验组接受音乐干预后产妇不同产程主观疼痛程度与对照组比较,采用 R * C 的卡方检验(统计量为 χ^2)。

八、研究结果

由于实验过程中有部分被试流失,本研究共收集完成 37 例初产妇资料,实验组 22 例,对照组 15 例。

(一) 产妇基础条件比较表(表1)

孕妇基础资料分析:在本研究中,实验组的人数为 22 例、对照组的人数为 15 例,两组 B 超检查均为足月妊娠、单胎头位初产妇,不包括有妊娠合并症及并发症者。两组产妇在年龄、身高、孕周、体质量等条件上基本相同,两组具有可比性,$P_{均}>0.05$,结果见表1。

表 1 产妇基础条件比较

指标	实验组（N=22）	对照组（N=15）	T	P
年龄（岁）	29.4545±2.9395	29.1333±2.7740	0.334	0.741
身高（厘米）	166.0000±4.1519	165.2667±3.3905	0.567	0.575
孕周（周）	275.5455±6.5518	278.6667±5.7030	−1.479	0.143
体质量（千克）	75.1364±2.0998	75.4000±3.4754	0.288	0.775

(二) 实验组与对照组在第一产程、第二产程、第三产程、总产程时间比较表（表 2、图 1）

表 2 产妇产程时间比较（ $\overline{X} \pm S$ ）min

指标	实验组（N=22）	对照组（N=15）	T	P
第一产程时间	336.1364±83.4622	571.8000±115.2452	−7.224	0.000**
第二产程时间	34.5000±14.3386	37.4667±17.5412	−0.564	0.576
第三产程时间	8.5000±4.0912	10.6000±4.6260	−1.454	0.155

** P 值在 < 0.01 的水平上差异极显著。

先将两组第一产程时间、第二产程时间、第三产程时间进行探索性分析，检验其为正态分布（由于此数据是小样本，因此采用 Shaptro-Wilk 检验其为正态分布），进行两独立样本 T 检验（统计量为 T）。表 2 统计结果显示：

实验组第一产程时间与对照组相比较，差异显著，$P = 0.000 < 0.01$；

实验组第二产程时间与对照组相比较，无显著性差异，$P = 0.576 > 0.05$；

实验组第三产程时间与对照组相比较，无显著性差异，$P = 0.155 > 0.05$。

前人的研究证明音乐可以有效地缓解疼痛，本研究对音乐可以有效地缓解疼痛这一结论再次进行了验证，结果如下。

(三) 实验组与对照组在第一产程潜伏期产痛比较表（表 3、图 2）

表 3 产妇第一产程潜伏期主观疼痛程度比较[n(%)]

组 别	例 数	0 级	I 级	II 级	III 级	IV～V 级	χ^2	P
实验组	22	0	19（86.36）	3（13.64）	0	0	14.241	0.001**
对照组	15	0	4（26.67）	8（53.33）	3（20）	0		

** P 值在 < 0.01 的水平上差异极显著。

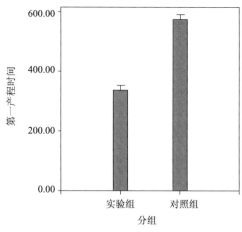

(a) 第一产程时间比较

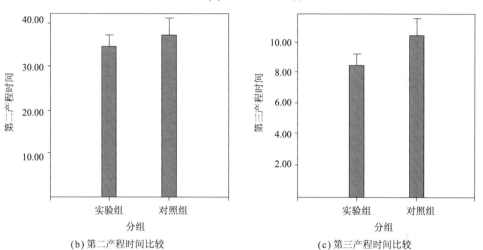

(b) 第二产程时间比较　　　　　　　　　(c) 第三产程时间比较

图 1　产妇不同产程时间比较

第一产程潜伏期主观疼痛程度比较

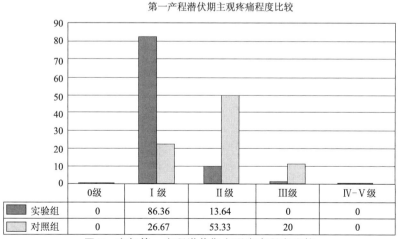

	0级	Ⅰ级	Ⅱ级	Ⅲ级	Ⅳ-Ⅴ级
实验组	0	86.36	13.64	0	0
对照组	0	26.67	53.33	20	0

图 2　产妇第一产程潜伏期主观疼痛程度比较

表 3 结果显示:产妇第一产程潜伏期主观疼痛程度,实验组与观察组相比较,X^2 = 14.241,P = 0.001 < 0.01,表明实验组产妇此阶段主观疼痛程度明显低于对照组。

(四) 实验组与对照组在第一产程活跃期产痛比较表(表 4)

表 4　产妇第一产程活跃期主观疼痛程度比较[n(%)]

组　别	例　数	0 级	I 级	II 级	III 级	IV～V 级	χ^2	P
实验组	22	0	7 (31.82)	15 (68.18)	0	0	23.226	0.000**
对照组	15	0	2 (13.33)	2 (13.33)	6(40)	5 (33.33)		

** P 值在<0.01 的水平上差异极显著。

表 4 结果显示:产妇第一产程活跃期主观疼痛程度,实验组与观察组相比较,χ^2 = 23.226,P = 0.000<0.01,表明实验组产妇此阶段主观疼痛程度明显低于对照组(图 3)。

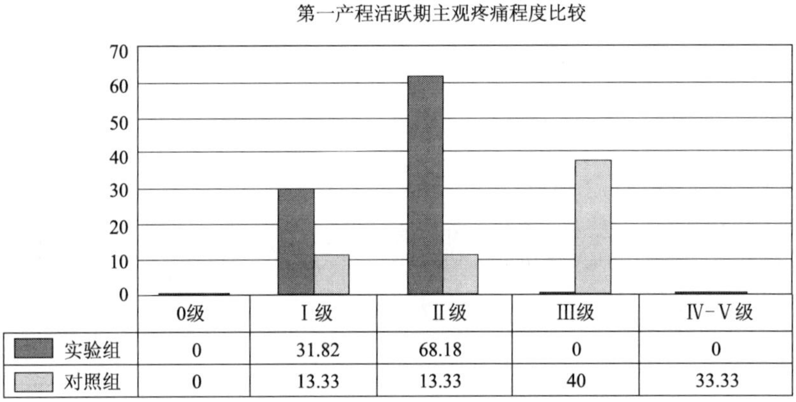

第一产程活跃期主观疼痛程度比较

	0 级	I 级	II 级	III 级	IV-V 级
实验组	0	31.82	68.18	0	0
对照组	0	13.33	13.33	40	33.33

图 3　产妇第一产程活跃期主观疼痛程度比较

(五) 实验组与对照组在第二产程产痛比较表(表 5)

表 5　产妇第二产程主观疼痛程度比较[n(%)]

组　别	例　数	0 级	I 级	II 级	III 级	IV～V 级	χ^2	P
实验组	22	0	12(54.55)	9 (40.90)	1 (4.55)	0	16.379	0.001**
对照组	15	0	1(6.67)	5 (33.33)	5 (33.33)	4 (26.67)		

** P<0.01。

表 5 结果显示:产妇第二产程主观疼痛程度,实验组与观察组相比较,χ^2 = 16.379,P = 0.001<0.01,表明实验组产妇此阶段主观疼痛程度明显低于对照组(图 4)。

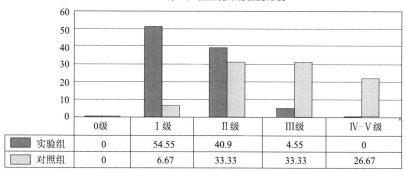

图4 产妇第二产程主观疼痛程度比较

九、讨 论

(一)聆听式音乐治疗方法对产妇第一产程、第二产程、第三产程时间的影响

本研究表2显示,运用聆听式音乐干预方法可有效缩短第一产程时间。实验组在第一产程时间与对照组相比较,具有显著性差异;实验组第一产程时间较对照组明显缩短,实验组第一产程时间5.6小时,对照组9.5小时($P<0.01$),有显著性差异;第二产程时间及第三产程时间实验组与对照组相比较,无显著性差异;实验组第二产程时间、第三产程时间与对照组相比较,均 $P>0.05$,无显著性差异。

分娩几乎是每一位女性都会经历的生理过程,如何最大限度地减少产妇分娩的痛苦和焦虑,是产科工作的一个主要内容。国内外许多医院开展了镇痛分娩,但在镇痛分娩尚未普及与完善的今天,缩短产程成为减轻分娩痛苦的重要措施。对于不同情况的产妇,在产程进展中可能会用不同的药物,这可能会导致产妇担心药物对胎儿的影响;有的产妇可能会侧切,使产妇担心侧切口的愈合;对于产程进展缓慢的,可能会担心难产等。这些因素受产妇的性格、文化程度、家属状况及孕产次的不同影响,因此,在分娩过程中,会产生不同程度的恐惧、紧张、忧虑、烦躁的心理。就毫无生育经验、缺乏正常分娩知识的初产妇而言,分娩时其心理是十分复杂的,一方面她们要忍受从未经历过的宫缩疼痛,另一方面又担心腹中的胎儿是否良好、自己能否顺利分娩,因此对未来充满了紧张、恐惧和不安。焦虑会使产妇子宫缺乏有效的宫缩,子宫平滑肌收缩功能紊乱,阻碍产程的进展,导致产程的延长。

焦虑和紧张可导致一系列的病理生理反应,如交感-肾上腺髓质系统、下丘脑-垂体-肾上腺皮质系统的活动增强,血浆中皮质醇和儿茶酚胺浓度增高,血管紧张素分泌增多,外周血管阻力增加,胎儿宫内窘迫,因而不能顺利分娩(李清亚,2001)。焦虑与恐惧通过神经内分泌系统也可致使内环境紊乱,内环境的紊乱可影响宫缩导致继发性宫缩乏力、产程延长、胎儿宫内窘迫等,反过来又进一步加重焦虑与恐惧,形成恶性循环,最终导致难产和围产期母胎患病率与病死率的增加(Russell and Biswas,1991)。产后出血是产科临床的主要问题之一,占产妇死亡原因的首位。产后宫缩乏力性出血是产后出血的最主要原因,而产程延长或难产可使产妇过度疲劳、精神过度紧张,是宫缩乏力的主要因素(凌荣达和顾美礼,2000)。因此,产程时间的缩短对产妇有非常重要的积极意义。

产妇分娩时的精神作用、态度、情绪、情感等可经常影响产程的时间。精神心理因素不良会造成宫缩乏力、不协调的宫缩及子宫痉挛,使宫颈扩张缓慢或宫颈水肿后停止扩张,从而造成精神心理性难产(严相默,1992)。可见,在分娩中精神心理状态可以明显影响产力,并进而影响产程的进展。由于分娩时产妇对分娩的恐惧,会引发其焦虑、紧张的负性情绪,而焦虑、紧张的负性情绪是导致产程时间延长,加重分娩过程中不适感受的一个主要原因,也是分娩是否能够顺利进行的一个重要因素。因为焦虑、紧张的情绪,产妇的注意力集中在身体不适的感觉上,使这种感觉更加敏锐。如能消除这种焦虑、恐惧的情绪,教会产妇运用音乐治疗方法进行适当的放松,则可以大大加快分娩进程,缩短产程时间。为使产妇处在一种放松的情绪状态中,缩短产妇分娩时间,减轻分娩痛苦,应在分娩前进行音乐渐进肌肉放松训练的学习,在学习过程中研究者指导产妇将音乐同肌肉放松训练结合使用,经过一段时间的练习后,有时甚至一开始播放在放松训练中一直使用的特定音乐就能引起放松的反应。在引导性音乐想象过程中,运用音乐引导产妇想起美妙的事情和草原的宁静,而引导性音乐想象的音乐能够帮助产妇在其进入分娩过程后,减少紧张、焦虑的心境,集中精力主动思考和感受,减轻或消除身体不适感,使产妇处在一种放松的情绪状态中,从而缩短产妇分娩时间。分娩是否顺利取决于产妇的态度,如果认为分娩是件痛苦的事,就会产生恶性循环,恐惧、焦虑的心理状态会提高产妇对身体不适的敏感程度,使身体不适感加剧,反过来会导致更多的恐惧与焦虑。由于在放松状态中,人的易受暗示性会显著提高,感知觉会发生一些奇异的变化,因此,在分娩的第一产程阶段,音乐渐进肌肉放松练习可以用来放松肌肉,而音乐渐进肌肉放松音乐可以通过对产妇的暗示来打破这个恶性循环,消除紧张与焦虑、恐惧的感受,使分娩过程更为顺利。

在第一产程,由于实验组产妇在音乐干预下,处于相对较为良好的放松状态,因此,第一产程时间与对照组产妇相比较,有显著性差异。然而,实验组在第二产程与第三产程音乐干预过程中,产程时间并没有显著性差异,而主观疼痛数值有显著性差异。虽然第二产程时间、第三产程时间与对照组相比较,没有差异性,但是与临床医学指标相比较,还是具有差异性。研究者推测,这种情况出现表明,第二产程时间和第三产程时间可能更多的与生理机制有关,也许与疼痛感受和情绪状态有关,但相关性不大,但此现象有待于进一步的研究。

以上数据表明聆听式音乐治疗方法对于缩短产妇分娩过程中第一产程时间效果显著。

（二）聆听式音乐治疗方法对产妇第一产程潜伏期、活跃期与第二产程主观疼痛程度的影响

本研究表 3、表 4 的数据显示，在产妇进入第一产程潜伏期与活跃期时，有音乐干预的实验组与无音乐干预的对照组比较具有统计学差异。产妇第一产程潜伏期主观疼痛程度，实验组与观察组相比较，$\chi^2 = 14.241$，$P = 0.001 < 0.01$，表明实验组产妇此阶段主观疼痛程度明显低于对照组；产妇第一产程活跃期主观疼痛程度，实验组与观察组相比较，$\chi^2 = 23.226$，$P = 0.000 < 0.01$，表明实验组产妇此阶段主观疼痛程度明显低于对照组。本研究表 5 的数据显示，在产妇进入第二产程的分娩过程中，有音乐干预的实验组与无音乐干预的对照组比较具有统计学差异。产妇第二产程主观疼痛程度，实验组与观察组相比较，$\chi^2 = 16.379$，$P = 0.001 < 0.01$，表明实验组产妇此阶段主观疼痛程度明显低于对照组。

由于分娩时产妇的个体差异性以及临床中的实际情况，音乐治疗师不可能在每个产妇分娩过程中的每时每刻都在其身边，因此产前训练课程中产妇对音乐放松技术的学习尤其重要。在产前音乐干预过程中学习音乐渐进肌肉放松技术、引导性音乐想象的方法与分娩知识教育，可使产妇对分娩过程中的不安全感降低，可控感增强。在分娩过程中播放舒缓平静的音乐以及进行音乐渐进肌肉放松练习，可使产妇原本紧张、焦虑的情绪得以缓解。

第一产程的潜伏期为子宫收缩初期，子宫收缩程度较轻，每次收缩时间 30～50 秒钟，间隔 5～20 分钟收缩一次，此时子宫颈开口 0～3 厘米，此阶段产妇的主观疼痛感受并不非常明显。然而，在第一产程潜伏期，由于心理情绪状态不同，产妇对主观疼痛的感受程度也存在着较大的个体差异性，因此有些产妇在此阶段感受到的疼痛也较为强烈。研究表明焦虑、紧张能影响产妇的痛阈，焦虑伴有警觉程度增高和交感神经活动增强，可使产妇分娩时痛阈降低，对疼痛敏感，更早出现产痛，以致轻微疼痛时也会产生强烈反应（陈淑娟等，2007）。当产妇进入第一产程活跃期前期与中期时，子宫 2～4 分钟收缩一次，每次约 60 秒，子宫开口 4～8 厘米。当产妇进入活跃期后期时，宫缩强烈、且频率增高，子宫收缩时间为 60～90 秒，每 30～90 秒收缩一次。子宫开口 8～10 厘米，此时产妇主观疼痛感受迅速增强，疼痛频繁出现，第一产程活跃期，也是产妇感觉最为痛苦的时间阶段，致使产妇情绪紧张，常常处于负性情绪状态。

因此，在第一产程潜伏期与活跃期，放松状态对于产妇来说非常重要。进入第一产程，由产妇自己进行音乐渐进式肌肉放松练习，在宫缩间歇及宫缩时播放使产妇精神放松的音乐，同时加入拉马兹呼吸进行辅助性配合，可以起到转移宫缩时肌肉紧张、身体疼痛的作用。在分娩过程中采用音乐治疗方法的目的是让分娩疼痛降低到人体所能忍受的程度，并不能完全消除产妇的疼痛感受。在产妇进入第一产程潜伏期与活跃期时，播放在产前训练时使用的放松音乐，可使产妇对产前训练中的音乐产生条件反射，从而自主地进入较为安静、放松的状态，起到缓解疼痛、减轻肌肉紧张的作用。研究表明，放松训练可以降低交感神经张力，使机体紧张水平下降，迷走神经和交感神

经的活动维持在一个良好的平衡状态,有利于对抗各种应激(杨银等,2002);放松训练在治疗焦虑症、恐惧症和综合医院患者的精神症状方面都有满意的研究结果(Demarco and Simatra,2000)。分娩疼痛是一种强烈而复杂的主观感受,是产妇在分娩过程中难以忍受的体验。音乐听觉镇痛治疗通过音乐的特性对产妇进行影响,可以协助产妇在第一产程中减轻宫缩带来的疼痛感受。由于在第一产程中所运用的放松音乐,产妇非常熟悉和喜爱,感觉到放松音乐带给自己的支持,几乎所有的产妇在听到熟悉的放松音乐时,都表示感受到了身体和精神的放松,增强了自己面对分娩疼痛的勇气。在第一产程的整个分娩过程中,几乎所有产妇都认为音乐使她们对疼痛的耐受力增强。在产妇进入第二产程时,此时产妇需要用力向下,将胎儿用力推出产道,因此,在第二产程宫缩时运用动力性音乐,可使产妇获得力量性的支持,帮助产妇进行分娩;同时,在第二产程的宫缩间歇时间,转换音乐风格,将动力性音乐转变为放松音乐,可使产妇在宫缩间歇放松自己的精神和身体紧张部位,为下一次宫缩来临时的用力做好准备。由于分娩过程中使用的音乐是产妇在产前音乐干预中与治疗师一起制定的,产妇通过对所熟悉或喜爱音乐的聆听,刺激身体神经、肌肉及各部分组织,影响其疼痛感受,在主观体验上减轻了疼痛感。几乎所有产妇都表述在第二产程向下用力阶段,自己喜爱的动力性音乐给予自己很好的力量支持。

有些反应未列入表中,其中包括产科医护人员的积极表述等。几位产科医生表述说"所有经过音乐干预的产妇在面对疼痛时都表现出了令人难以置信的勇气与坚强,这让我们对音乐治疗有了非常深刻的认识,感受到音乐治疗的积极作用"。一位产科医师希望音乐治疗师在分娩后继续播放音乐,她说"我很想听到这样的音乐,这使我感觉到非常放松"。一位护士评价说"多好听的音乐啊","在这样的分娩室工作多舒服啊"。产妇陪伴的家人表述"音乐使人感到像在家中一样"。

前人的研究证明音乐可以有效缓解疼痛,本研究对音乐可以有效缓解疼痛这一结论再次进行了验证,从研究结果可以看出,有音乐干预的实验组,其主观疼痛感受明显降低。在本研究所涉及的研究对象中,音乐干预能够降低产妇在不同产程阶段的主观疼痛感受,从而达到减轻疼痛感、有效镇痛的目的。

十、结论与建议

(一)结　论

本研究运用聆听式音乐治疗方法对产妇在分娩过程中进行了缩短产程时间、降低主观疼痛感受的干预,采用产前音乐训练与分娩全过程音乐干预相结合的方法,对 22 例产妇实施音乐干预;对分娩过程中第一产程潜伏期、第一产程活跃期、第二产程主观疼痛程度进行了测量;对第一产程、第二产程、第三产程的时间进行记录;与 15 例对照组的产妇进行了比较,结论如下:

假设 1:在分娩过程中,实验组被试较对照组被试,第一产程时间明显缩短,在本次研究中得到支持。

假设 2：在分娩过程中，实验组被试较对照组被试，第二产程时间、第三产程时间明显缩短，在本次研究中没有得到支持。

假设 3：在分娩过程中，实验组被试较对照组被试，第一产程潜伏期主观疼痛程度明显降低，在本次研究中得到支持。

假设 4：在分娩过程中，实验组被试较对照组被试，第一产程活跃期主观疼痛程度明显降低，在本次研究中得到支持。

假设 5：在分娩过程中，实验组被试较对照组被试，第二产程主观疼痛程度明显降低，在本次研究中得到支持。

(二) 研究的局限性

1. 研究对象的局限性

产妇分娩是具有敏感性和隐私性的问题，治疗师需要在长时间的前期准备工作中得到产妇和医疗机构的配合，有些被试由于各种原因没有选择自然分娩，造成研究者在实验中选择被试的困难。

2. 研究样本的局限性

由于本实验的研究人员非常有限，从选择被试到每名产妇最终的分娩，时间跨度较长。因此，本试验只能采用小样本的方式，这可能对实验的普遍性意义有一定影响，尚待进一步大样本的研究。

3. 研究机构的局限性

由于本实验医疗机构是服务于高端客户的医院，所以几乎没有不采用任何方式进行自然分娩的产妇，因此，本试验的被试全部接受过拉马兹课程训练，这样可能会造成数据偏差。

(三) 对今后研究的建议

(1) 改变研究对象，选择其他医疗机构和未接受过任何其他课程的被试进行研究，进一步验证音乐治疗方法对这些医疗机构产妇的有效性；同时，尚需大样本的研究进一步验证其有效性。

(2) 运用有效的心理症状测评量表，验证产前音乐干预方法对于产妇实施音乐干预前、后的心理情绪状态是否产生影响。

(3) 运用有效的心理症状测评量表，验证在产妇第一产程、第二产程、第三产程分娩过程中，音乐干预对产妇心理情绪状态的影响程度。

参考文献

陈淑娟,周美茜,蒋彩燕等.2007.产妇焦虑、抑郁与分娩疼痛的相关性分析.温州医学院学报,37
　　(4):396.

程楚云,杨艳明,郑月梅.2006.陪伴联合北京音乐分娩359例临床效果分析.中国妇幼保健,21(6):
　　566-567.

崔世红,李杭生,张红霞.2003.妇产科学.郑州:郑州大学出版社.

党蓉芳,李珊,宁晓娥等.2003.音乐减轻产痛加速产程105例临床观察.中国实用妇科与产科杂志,
　　19(7):447.

傅凤鸣.1997.非药物性无痛分娩.实用妇产科杂志,(3):123.

顾炜,李小妹,李雪玲等.2002.松弛疗法对分娩的影响.中华护理杂志,37(10):735-737.

姜乾金.2002.医学心理学.北京:人民卫生出版社.

金沐,孙来保.2001.罗比卡因在分娩镇痛中的应用.国外医学妇产科分册,28(3):148.

匡早香,魏敏,白骏.2003.产妇心理与分娩方式及分娩过程的关系.中华围产医学杂志,(1):35.

李清亚.2001.孕产妇保健必读.北京:金盾出版社.

梁欣咏,刘东光,杨本付.2007.产妇焦虑和抑郁影响因素的Logistic回归分析.中国行为医学科学,
　　16(6):511-512.

凌萝达,顾美礼.2000.难产.重庆:重庆出版社.

马新梅,彭顺平,彭秀等.2004.应用放松性音乐对第一产程待产妇实施护理干预的效果研究.吉林
　　医学,(3):1-2.

欧再娥,许世美,邝素芳.2009.放松性音乐疗法对产妇产程及焦虑心理的影响.海南医学,(6):
　　66-67.

潘红丽,刘菊,井广芝.2008.音乐疗法对分娩的影响.中国煤炭工业医学杂志,(1):31-33.

史丽娟,陈华,沈畏文等.2004.孕产妇焦虑、抑郁情绪及其护理措施的初步研究.中国优生与遗传杂
　　志,12(1):91-92.

王书霞.2006.临产妇的心理状态分析及护理干预.家庭护士,4(38):16-19.

魏碧蓉,林春英.2005.音乐疗法对分娩镇痛效果影响的临床观察.温州医学院学报,35(5):417-418.

吴新民,陈倩.2006.分娩镇痛.北京:人民军医出版社.

夏海鸥.2001.妇产科护理学.北京:人民卫生出版社.

夏明静,佟瑞霞.2001.腹式深呼吸对分娩影响的临床观察.中华护理杂志,36(5):328.

严相默.1992.产科镇痛与生理学基础.实用妇科与产科杂志,(6):296-298.

杨银,杨斯环,张莉.2002.放松训练对脑电、心率变异及情绪的影响.中国心理卫生杂志,16(8):523.

姚天一.2000.分娩镇痛对提高围产质量的重要性.中国实用妇科与产科杂志,16(2):67.

于莉.2003.综合形式的音乐治疗对于分娩的影响之研究.北京:中央音乐学院硕士学位论文.

赵然英.2007.音乐疗法对产妇产程及焦虑抑郁的影响.中国民康医学,19(9):731,739.

Allision Dianne. 1991. Music therphy at childbirth,case studies in music therphy. Kenneth E Bruscia.
　　Phoenixville:Barcelona Publishers,529-544.

Browning C A. 2000. Using music during childbirth. Birth,27(4):272-276.

Burke M A. 1997. Effects of physioacoustic intervention on pain management of postoperative
　　gynecological patients// Wigram T,Dileo C. Music vibration and health. Cherry Hill,NJ:Jeffery
　　Books:107-123.

Clark M,Mecorkle R R,Williams S. 1981. Music therapy assisted labor and delivery. Journal of Music

Therapy,(18):88-100.

Demarco Simatra Jan. 2000. Relaxtion training as a holistic in tervention. Holitic Nursing Practice,14 (3):30-39.

Durham L,Collins M. 1986. The effect of music as a conditioning aid in prepared childbirth education. Obstet Gynecol Neonatal Nurs,(15):268-270.

Hanser S,Larson S C,O'Connell A S. 1983. The effect of music on relaxation of expectant mothers during labor. Journal of Music Therapy,20(2):50-58.

Jill Petersen Lex,Rosailic Rebollo Pratt,Hans-Henning Abel,et al. 1996. Effects of music listening and biofeedback interventions on cardiac chronotropic control of women in childbirth. Music Medicine,(2):182-192.

Kitamura T,Shima S,Sugawara M,et al. 1994. Temporal variation of validity of self-rating questionnaires:Repeated use of the General Health Questionnaire and Zung's Self-rating Depression Scale among women during antenatal and postnatal periods. Acta Psychiatr Scand,90 (6):446-450.

Kimber L,McNabb M,McCourt C,et al. 2008. Massage or music for pain relief in labour:A pilot ran-domised placebo controlled trial. European Journal of Pain,(12):961-969.

Maranto R. 1966. Music therapy in medicine. Obstetrical applications of audio analgesia:Hospital topics. McDowell,Cr,44:102-104.

Marwick C. 1996. Leaving concert hall for clinic,therapists now test music's "charms". Jama,267-268,275.

Phumdoung S,Good M. 2003. Music reduces sensation and distress of labor pain. Pain Manag Nurs, (2):54-61.

Russell K P,Biswas M K. 1991. Psychoprophylaxis:The Lamaze technique for prepared childbirth. Pernoli Ml:Current Obstetric and Gynecological Diagnosis and Treatment. Califormia Appieton and Lange:222.

Sidorenko. 2000. Clinical application of medical resonance therapy music in high-risk pregnancies. Integr Physiol Behav Sci,35(3):199-207.

Wuitchi M,Bakal D,Lipshitz J. 1989. The clinical significance of pain and cognitive activity in latent labor. Obste and Gynecol,73:35.

附　表

附表1　一般资料调查表

以下私密数据仅供音乐治疗师参考,保证绝不外流或作为其他用途,敬请放心填写:填表日期　　　/　　　　/　　　　/

			出生日期		年	月	日
客户资料	姓名		出生日期		年	月	日
	邮箱			联系方式			
	学历		职业			兴趣爱好	
	婚姻状况	未婚	已婚		丧偶	离婚	分居
		其他					
	对音乐的喜爱程度	不喜欢		比较喜欢	非常喜欢		
	平时听音的频率	3次以上/周		1~3次/周	1~3次/月	几乎不听	
	喜欢音乐类型(可多选)	古典音乐　　民族音乐　　轻音乐　　　爵士乐 乡村音乐　　流行音乐　　摇滚乐					
		其他					
	喜欢的乐器						
	不喜欢的乐器						
	喜爱光的颜色						
	喜爱物体形状						
	喜爱的运动						
	感觉最舒适的地方(室外与室内)						
	喜欢的自然景色						
	值得回味的地方						

附表2　临床调查表

人口学资料	姓名			年龄			
	婚姻状况	未婚	已婚	丧偶	分居	离婚	
	基本信息	身高		体重		孕周	
	产程统计	第一产程	宫口打开3厘米以前		小时		分
			宫口打开3~10厘米		小时		分
			第一产程总时间		小时		分
		第二产程			小时		分
		第三产程			小时		分
		总产程时间			小时		分

附表3　产痛评定标准

本研究采用 VRS(verbal-rating scale)- 5 主诉疼痛分级评分法(Carol,Hilary,2005),按 WHO 规定的疼痛分级标准,将产痛分为五级,产痛评定标准分为三个时间段进行测评。

1.第一产程潜伏期,宫口开到 2~3 厘米时测量疼痛数值;

2.第一产程活跃期,宫口开到 9~10 厘米时测量疼痛数值;

3.第二产程,10~20 分钟之间测量疼痛数值。

按 WHO 规定的疼痛分级标准,将产痛分为五级:(请在符合要求的项目前画上记号)

0 级(无痛):无疼痛感或稍感不适;

Ⅰ级(轻度痛):腰腹部有疼痛酸胀感,但不影响休息;

Ⅱ级(中度痛):腰腹部疼痛明显,仍能忍受,常伴出汗、呼吸急促、睡眠受扰;

Ⅲ级(重度痛):强烈腰腹部疼痛,不能忍受,多伴喊叫、辗转不安,甚至哭闹;

Ⅳ级(剧烈痛):腰腹疼痛非常剧烈,不能忍受;

Ⅴ级:难以忍受的、可怕的痛。

音乐聆听对缓解支气管镜
手术中焦虑的研究

王晨琛　高天

一、支气管镜检查简介

支气管镜检查是 20 世纪 70 年代开始应用于临床的一项新的检查技术,此项技术安全性较高、创伤性小、操作便捷,是针对肺癌、肺结核、支气管结核、支气管炎、呼吸道吸入性伤害、气管或支气管狭窄等疾病进行检查的重要方法之一,同时也是对这些疾病进行诊断、治疗和抢救不可缺少的重要手段(徐小萍,2009)。

支气管镜主要分为纤维支气管镜和电子支气管镜两类,其中电子支气管镜技术更为先进,应用更为广泛,它主要是由以下几部分所组成:监视器、导光插头(与监视器连接用来接收和传导光源)、操控部、中空软管(长约 600 毫米,外径约 4 毫米)、软管前端的冷光源摄像头、视频处理系统、计算机储存装置(陈康,2007)。

支气管镜的工作原理为通过冷光源的照明,由摄像头对患者病灶部位进行影像拍摄,视频处理器将影像通过信号转换传输到屏幕,医生据此进行观察、分析、诊断和治疗(陈康,2007)。支气管镜检查操作时间约为 20～30 分钟,医生对患者施行咽喉部麻醉后,将支气管镜从患者鼻腔(或口腔)插入,通过鼻腔(或口腔)、声门、气管,最后到达支气管,此过程会为患者带来不同程度的痛苦体验。为减轻患者的痛苦,保证操作的顺利进行,对患者进行检查前的心理-行为干预及心理疏导是非常必要的(孙丽等,2006;王会苗,2009)。

二、支气管镜检查患者的心理问题及一般治疗方法

(一) 心理问题

支气管镜检查为侵入、有创性检查,按操作程序可归类为小型手术范畴,多数患者在术前、术中、术后会出现不同程度的心理问题。有调查显示,某医院门诊接受支气管镜检查的 546 例患者中恐惧、焦虑占 98.1%,精神紧张、失眠占 90.6%,害怕疼痛占 80.8%,担心手术失败占 80.1%(李淑霞等,2009)。其中患者的恐惧、焦虑情绪所占比重较大,出现率较高。另一研究采用 Zung 氏焦虑量表(SAS)对某医院住院且首次接受支气管镜检查的 300 例患者在术前进行测评(测评得分 $M < 50$ 分为无焦虑,$M \geqslant 50$ 分为有焦虑,分数越高焦虑倾向越明显),结果显示 $M = 55.8$ 分($P < 0.05$),患者普遍存在焦虑情绪(徐小萍,2009)。通过以上研究数据可了解到,患者在接受支气管镜检查的过程中会出现各种各样的心理问题,其中焦虑情绪是普遍存在的。除支气管镜检查外,一些研究还显示出接受其他内窥镜检查的患者术前、术中也会出现不同程度的紧张、焦虑等负性情绪,如

胃镜、肠镜、上消化道内镜、胃管插管、气管拔管等(虎玉风等,1990;龙霖等,2003;王秀玲,2004;黄定珍,2004;马金玲,2010)。

(二) 手术过程中焦虑

焦虑是一种内心紧张不安、预感到似乎将要发生某种不利情况,而又难于应付的不愉快情绪。引发焦虑情绪的因素很多,对于支气管镜检查患者的焦虑情绪,产生的原因有以下几方面:对检查的目的、意义和安全性不了解;对检查的具体配合方法及注意事项不了解;支气管镜的外形所带来的不良视觉刺激、身体刺激及痛苦感受;手术室的陌生环境所带来的恐惧感;担心仪器设备消毒是否彻底;患者之间的消极暗示;以往未成功的检查案例或体验等(林群英,2002;王会苗,2009;曹桂香等,2009)。

支气管镜检查患者的焦虑情绪,具体表现在两个方面:①生理反应:焦虑情绪会引发患有呼吸道疾病、心血管疾病、心脏疾病、高血压疾病的患者血压升高、心率失常;引发患有脑血管疾病的患者严重咳嗽;引发患有咯血疾病的患者大咯血。另外,会导致患者在检查过程中出现心肌缺血、心肌缺氧、心跳加快、心悸、心慌、心率失常、血管痉挛、气管痉挛、神经肌肉高度紧张收缩、口唇发干、胸闷气短、头胀头晕等症状。由于支气管镜检查程序本身会减少患者 15％ 的呼吸供氧量,加之焦虑情绪所致的低氧、缺氧,会引发患者血氧饱和度降低,更严重的会引发患者心脏骤停、休克等危及生命的情况出现。②行为表现:焦虑情绪会引起患者肌肉紧张收缩,致使支气管镜进入鼻腔(或口腔),到达和通过声门时患者出现更为强烈的憋气感、咳嗽、恶心、呕吐、手脚抽搐、突然用手拔镜、痛苦呻吟等行为反应,从而阻碍这一关键步骤的顺利操作,影响医生对患者的及时诊治(周霞等,1999;孙丽等,2006)。综合以上论述可以了解到,患者的情绪状态,尤其是焦虑情绪不容忽视,它不仅是支气管镜检查能否顺利进行的重要因素,更是影响患者在整个检查过程中生命安危的关键性因素。

由于患者的情绪状态对疾病的诊断、治疗及康复均会产生一定的影响,因此医护工作者越来越关注,也更加重视这个问题,并采用多种方式进行干预。在支气管镜检查领域中,对患者情绪状态的干预我国还没有形成一套完整的体系,多是由医护人员在检查和治疗的过程中,采取以心理安慰和行为指导为主的语言干预方法,对部分患者使用镇静剂,增加舒适感,这样既可以增加医生手术操作的容易度,也可以使患者更愿意接受复查(视需要情况而定)(林群英,2002;谢刚敏等,2003;王会苗,2009;曹桂香等,2009;徐小萍,2009;李淑霞等,2009)。

三、音乐对情绪、生理反应的作用研究

(一) 音乐的作用机制

情绪是一个广义的概念,一般依据情绪发生的持久性、强度、紧张度可以将其分为三种状态:心境、激情和应激。与本研究相关的主要是其中的应激状态。坎农-巴德学说指出,应激主要是指机体对各种内、外界刺激因素所做出的适应性反应的过程,它的最直接表现就是精神紧张和焦虑(姜莱,2006)。

从生理机制来讲,在人们的神经系统中,自主神经系统至关重要,它可分为交感神经系统和副交感神经系统。当人们受到外界某种刺激后,交感神经系统被激活,从而引发心跳加速、血压上升等一系列生理唤醒水平上升的现象,随之人们会产生相应的情绪状态。当刺激过后,副交感神经系统开始工作,使得身体的各种生理唤醒水平下降,人们便会进入到放松状态。现代科学已经证实,聆听音乐可以快速激活人们的副交感神经系统,帮助人们更快进入身体和精神的放松状态。同时聆听音乐还可能会刺激脑垂体分泌一种叫做内啡肽的化学物质,这种物质与吗啡的化学结构相似,在血液中的含量升高之后,人们可以体验到明显的欢欣感和愉悦感,从而减轻身体的多种不适感。因此,"从音乐治疗的角度来看,音乐治疗的过程实际上就是一个逐渐让副交感神经系统活动代替交感神经系统活动的过程,同时也是通过体验在内啡肽的作用下产生的愉悦感和审美感,逐渐改变受创伤者自身所经历的痛苦体验的过程"(高天,2011)。

音乐不仅对人们的生理机能具有一定的影响作用,还可以作为环境中其他声音的掩盖物。特别是在医院的大环境下,请患者聆听音乐(特别是戴耳机聆听),可以掩盖环境中医疗器械的声音、患者的哭喊声以及医生对患者病情的探讨声等,从而缓解患者的焦虑、恐惧情绪。同时音乐还可以作为积极的环境刺激,帮助患者在医院这个陌生的环境中增加熟悉、可控感,增强内心的放松、舒适感,从而有利于患者更好的接受治疗,早日康复(高天,2008)。

(二) 音乐在医疗环境中对情绪、生理反应的作用研究

音乐对人们心身反应的作用已经越来越多地被引入到医疗环境中,国外对此进行了很多的研究,随着研究的深入,成立了相关的学术组织——国际医学音乐协会(International Society for Music in Medicine)(于润洋和张前,2006),可见世界上对音乐应用于医疗环境中的重视程度在逐步提高。

1. 音乐对患者焦虑情绪的影响

在国外领域中,针对医疗环境中音乐对患者焦虑情绪的影响,研究者们从早年开始就展开了许多的研究。有研究进行了音乐聆听对 93 例手术患者术前、术中焦虑情绪的影响作用。将被试随机分为实验组和对照组,采用焦虑量表(State Anxiety Inventory,SAI)对两组患者的焦虑程度进行测评,结果显示实验组较对照组的焦虑程度有显著降低($P=0.001$);实验组自身焦虑程度前后测对比显示,后测较前测降低16%($P=0.001$)。研究者认为,音乐聆听可能具有缓解患者术前、术中焦虑情绪的作用。此外,其他一些研究也得出类似结论,音乐聆听对患者的焦虑情绪可能具有一定的缓解作用(Zimmerman et al.,1988;Bolwerk,1990;White,1992;Elliott,1994;Wang and Kulkarni,2002;Lee and Henderson,2003)。

国内近年来也出现了一些相关研究,有研究进行了音乐聆听对眼科手术患者术前焦虑情绪的影响作用,将 174 例患者作为被试,随机分为实验组和对照组,采用 Zung

焦虑自评量表(Self-Rating Anxiety Scale,SAS)对两组患者的焦虑状态进行测评。结果显示,实验组的焦虑程度明显低于对照组($P<0.05$)。其他相关研究同样采用了音乐聆听的方法,对接受不同类型手术的患者术前或术中出现的焦虑情绪进行干预,得出与以上研究类似的结论,研究者普遍认为音乐可能具有缓解患者焦虑情绪的作用(于兆莉和李梅英,2004;卢妙容和刘跃霞,2004;李咏和陆虹,2005;郭俊艳等,2006;王亚婷和杜玉洁,2006)。

在上述国外、国内的研究中,研究者们普遍使用了平静舒缓的放松音乐以及适合患者个人听赏偏好的音乐进行聆听,结论均显示这两种音乐可能具有缓解患者焦虑、恐惧情绪,促进放松,推动手术顺利进行的作用。

2. 音乐对患者生理反应的影响

有相关研究涉及医疗环境中音乐对患者生理反应的影响,其中包括心率、呼吸率、血压、指温、用药量、不适感等。在国外领域中,有研究进行了音乐聆听对局部麻醉小型手术患者术中心率、血压的影响作用,将 80 例患者随机分为实验组和对照组。结果显示,实验组的平均心率明显低于对照组($P=0.006$);实验组的平均收缩压明显低于对照组($P=0.039$);实验组的平均舒张压明显低于对照组($P=0.002$)。研究者认为,音乐可能具有稳定患者术中心率、血压的作用。其他一些研究也显示,音乐对医疗环境中患者的生理反应可以产生积极的影响(Byers and Smyth,1997;Cruise et al.,1997;Lee and Henderson,2003;Mok and Wong,2003;Sendelbach et al.,2006)。

近些年国内也出现了一些相关研究,其中有研究进行了音乐聆听对五官科手术患者术中收缩压、心率的波动程度以及辅助药物用量的影响。将 85 例患者随机分为实验组和对照组,结果显示实验组术中收缩压波动范围 $M \geqslant 30$ 毫米汞柱的比率明显低于对照组($P<0.05$);实验组术中心率波动范围 $N \geqslant 30$ 次/分的比率明显低于对照组($P<0.05$);实验组术中使用辅助药物的比率明显低于对照组($P<0.05$)。研究者认为,音乐可能具有稳定患者术中血压、心率及降低辅助药物使用率的作用。其他相关研究中,观察了音乐聆听对不同类型手术患者的生理反应的影响,结论与上述研究结论类似,均显示音乐可能具有稳定患者术中的心率、血压、呼吸率,减少术中辅助药物用量,缓解术中不适感的作用(卢妙容和刘跃霞,2004;龚辉珍等,2005;李咏和陆虹,2005;王亚婷和杜玉洁,2006;陈玉芬等,2006;徐燕娇等,2007;李四化和李京诚,2007)。

以上论述提示,音乐对医疗环境中患者的情绪、生理反应可能具有积极的影响,音乐对情绪的影响与对生理反应的影响是紧密相关、相互作用的。

四、音乐治疗在内窥镜领域的应用

内窥镜检查作为一项常规检查,是对人体相关部位进行精细检查、诊断和治疗非常重要的方式,它包括胃镜、肠镜、牙科内窥镜、腹腔镜、喉镜、支气管镜等。内窥镜检查为有创性检查,需要侵入身体的相关部位,因此会引起人们生理的不适感,同时也会引发紧张、焦虑、恐惧等负性情绪反应(El-Hassan et al.,2009)。这些负性情绪与生理的不适感是相互影响的,会阻碍检查及治疗的顺利进行。笔者在文献检索的过程中,可以检索到一些国外采用音乐治疗的干预方法对内窥镜检查患者的负性情绪进行干预的研究,中国近年来也逐渐开始进行相关的研究。

(一) 肠 镜

Ovayolu 和 Ucan(2006)研究了音乐聆听方法对肠镜检查患者的焦虑情绪的缓解作用。将 60 例患者随机分为实验组和对照组,实验组在接受常规手术操作的同时聆听放松音乐,对照组仅接受常规手术操作。采用状态焦虑量表(SAI)对两组的焦虑情绪进行术前、术后测量;采用视觉分析量表(Visual Analogue Scale,VAS)对两组术中的满意度进行测量。结果显示,实验组组内对比焦虑分值下降程度明显大于对照组($P < 0.01$),术中满意度明显高于对照组($P < 0.01$)。研究者认为音乐聆听可能具有缓解患者手术中的焦虑情绪、提高手术满意度的作用。

Schiemann 和 Gross (2002)进行了音乐聆听方法对 119 例接受肠镜检查患者的镇静药、止痛药使用比例、手术操作时间以及完成程度的影响研究。结果显示,实验组与对照组患者要求使用镇静药的比例、手术的完成程度不具有统计学显著性差异($P > 0.05$);两组患者要求使用止痛药物的比例、手术的操作时间具有统计学显著性差异($P < 0.05$)。Smolen 和 Topp(2002)对 32 例肠镜检查患者也进行了相同的研究,但结果略有不同,实验组不仅止痛药的用量明显低于对照组($P < 0.05$),镇静药用量也明显低于对照组($P < 0.05$),但是手术操作时间两组不具有统计学显著性差异($P = 0.125$)。

以上各项研究结果显示出,音乐聆听方法对接受肠镜检查患者的焦虑情绪、手术满意度、镇静药物用量以及手术操作时间等方面可能具有积极的影响。

另外有一些研究更侧重于音乐对患者生理反应方面(血压、心率等)的影响。Salmore 和 Nelson(2000)研究了音乐想象放松与音乐聆听相结合的方法对胃镜及肠镜检查患者手术中血压的影响作用。将 30 例胃镜检查患者、33 例肠镜检查患者分别随机分为实验组和对照组。胃、肠镜检查的实验组患者术前接受音乐想象放松,术中接受常规操作并进行音乐聆听。对照组患者仅接受常规的手术操作。结果显示,音乐想象放松与音乐聆听相结合的方法可能具有稳定患者术前、术中血压的作用。另外在此研究中,不仅在术中使用了音乐聆听的方法,在术前还增加了对患者进行音乐想象放松的干预,这是其他研究方法所不具备的。

Dianne 等(2002)进行了只使用音乐聆听方法对接受肠镜检查的 32 例患者术中心率及血压的影响研究,此研究与其他研究不同的是,手术中使用了患者自己选择的音乐进行聆听。结果显示,实验组在手术结束时的心率明显低于对照组($P = 0.00$),实验组术中舒张压明显低于对照组($P = 0.00$)。研究者认为音乐具有降低患者手术中心率及舒张压的可能性。

国内近年来也逐渐出现了一些将音乐聆听应用于肠镜检查的研究,采用了与国外研究相同的方法,即实验组接受常规手术操作的同时聆听音乐,对照组仅接受常规手术操作,分别在两组患者术中焦虑情绪、入镜时间、疼痛感受程度、痛苦感受程度、不适感的耐受性、术中心率、血压等方面进行测评与对比,结果均显示音乐聆听方法在以上情绪及生理反应方面可能具有一定的积极作用。值得关注的是,在这些研究中,有些采用戴耳机聆听的方式,有些采用聆听背景音乐的方式;有些采用聆听舒缓、放松的音乐,有些采用聆听流行、古典类型的音乐,但结果均具有积极作用(李秀芬等,2008;罗维珍等,2008;王焕英,2010;黎小平等,2010;王军等,2010;黄春等,2010;俞力等,2011;余建香和徐建光,2011;黄海珍等,2011)。

(二) 胃 镜

程雪霞等(2006)进行了音乐聆听对接受胃镜检查患者的焦虑情绪、术中疼痛感受程度、术中血压、心率以及手术时间的影响研究。将 100 例患者随机分为实验组和对照组,实验组在接受常规手术操作的同时聆听旋律优美、悦耳动听的音乐或歌曲,对照组仅接受常规的手术操作。对两组焦虑情绪的测评使用 Zung 氏焦虑自评量表(SAS),对两组疼痛感受程度的测评则参考世界卫生组织(World Health Organization,WHO)疼痛程度分级标准(0 级、Ⅰ 级、Ⅱ 级、Ⅲ 级)。结果显示,两组术前焦虑分值不具有统计学显著性差异($P>0.05$);实验组术后焦虑分值明显低于对照组($P<0.05$),术中疼痛感受程度明显低于对照组($P<0.05$),术中血压明显低于对照组($P<0.01$),术中心率明显低于对照组($P<0.05$),手术时间明显低于对照组($P<0.01$)。研究者认为,音乐聆听可能具有缓解患者的焦虑情绪、疼痛感受、稳定术中的血压及心率、缩短手术时间的作用。

邓玉英等(2008)采用了与上述研究相同的方式,对 200 例接受胃镜检查患者的焦虑情绪、心率、血压进行测评和对比,同时还增加了对食管口打开的配合情况的对比研究。对两组的焦虑状态采用焦虑量表(STAI)进行测评,对两组食管口打开的配合情况依据三种情况(顺利、一般、困难)进行测评。结果显示,音乐聆听对患者的焦虑情绪以及食管口打开的情况可能具有积极的作用。周秀敏(2008)采用同样的方式对患者术中恐惧、恶心等不适感进行了测评和对比,结果同样显示音乐聆听可能具有积极的作用。同时,应雪平(2008),易红艳等(2008),王萍等(2009),谢颂平等(2009),郑梅兰等(2010),刘淑芬(2011)的研究也在情绪及生理反应方面支持上述结论。

(三) 鼻内窥镜

徐燕娇等(2007)进行了音乐聆听对接受鼻内镜下鼻中隔偏曲纠正术的患者手术中心率、血压、局部麻醉药用量及疼痛程度的影响研究。将 60 例患者随机分为实验组和对照组。实验组在接受常规手术操作的同时聆听自己喜爱的音乐,对照组仅接受常规手术操作。对于疼痛感受程度的测评依据 WHO 疼痛程度分级标准。结果显示,音乐聆听可能具有稳定患者术中心率、血压,降低疼痛感受程度,减少局部麻醉药用量的作用。同时,张雅丽(2009)和李莉等(2009)的研究也支持该结论。

汪美君等(2011)采用音乐聆听方式不仅对接受鼻内镜手术患者术中疼痛进行了研究,还对患者术中的焦虑水平进行了研究。对两组疼痛感受程度的测评同样依据

WHO 疼痛程度分级标准,对焦虑情绪的测评使用贝克焦虑自评量表。结果显示,实验组术中焦虑水平明显低于对照组($P<0.05$),术中疼痛程度明显低于对照组($P<0.01$)。研究者认为,音乐聆听可能具有缓解患者术中焦虑情绪,降低疼痛感受程度的作用。

(四) 支气管镜

在对国内外文献进行检索的过程中,虽然可以查找到一些音乐治疗用于内窥镜领域的研究,但是在支气管镜领域进行研究的数量较少。

Dubois 等(1995)进行了音乐聆听对支气管镜检查患者术中舒适度的影响研究。将 50 例患者随机分为实验组和对照组,实验组在接受常规手术操作的同时聆听音乐,对照组仅接受常规的手术操作。结果显示,实验组术中舒适度明显高于对照组($P=0.02$),咳嗽程度明显低于对照组($P=0.03$),但呼吸困难感受两组没有统计学显著性差异($P=0.21$)。研究者认为,音乐聆听可能具有促进患者放松、增加术中舒适度的作用。

Colt 和 Powers(1999)进行了音乐聆听对支气管镜检查患者的焦虑情绪的影响研究。该研究选取了美国一家医院中接受支气管镜检查的 60 例患者作为被试,随机分为实验组和对照组。实验组在接受常规手术操作的同时戴耳机聆听音乐,音乐为治疗师选择的钢琴音乐;对照组仅接受常规的手术操作,同时也佩戴耳机,但耳机中并不播放音乐。通过采用特质-状态焦虑量表(State-Trait Anxiety Inventory,STAI)对两组的状态焦虑和特质焦虑分别进行前后测。结果显示,实验组的状态焦虑分数前测为 43.9 分,后测为 44.0 分($P>0.05$),对照组的状态焦虑分数前测为 41.2 分,后测为 41.5 分($P>0.05$),两组进行组内对比和组间对比均无统计学显著性差异。实验组患者的特质焦虑分数前测为 36.4 分,后测为 34.1 分,较前测降低了 2.3 分($P=0.02$),对照组患者的特质焦虑分数前测为 34.7 分,后测为 31.0 分,较前测降低了 3.7 分($P=0.002$),但两组组间进行对比,无统计学显著性差异($P>0.05$)。研究者认为,音乐聆听可能具有缓解患者术中的特质焦虑的作用,但对于状态焦虑没有起到缓解的作用。

Colt 和 Powers 认为以上这一奇怪现象的出现,可能是由于该研究缺乏测量焦虑非常有效的方法。笔者也认为以上实验采用的特质-状态焦虑量表对该研究的效度值得商榷,此量表是对人在相对稳定的状态中焦虑情绪的评定,并不适合于术前、术后使用。因为特质焦虑量表是对人的焦虑人格特质的测量,状态焦虑量表也是针对人们在一个时段内的焦虑情绪进行测量,而术前、术后只是一个具体的时刻,此时使用量表是无法准确测量的。上述研究的结果所出现的,患者术后的状态焦虑有所上升,而特质焦虑有所下降的奇怪现象,正说明了这一点。另外,对患者焦虑情绪的测评也不能仅仅使用焦虑量表,以量表中的问题为主要依据,还应该对患者的生理反应及其他因素进行观测,最后进行综合测评。

国内近年来在该领域的研究,不仅观测了患者焦虑情绪,还观测了患者的生理反应。张静梅和苏包兰(2008)进行了音乐聆听对支气管镜检查患者术中的呼吸率、心率、血压、血氧饱和度和焦虑情绪的影响研究。该研究将 62 例患者随机分为实验组和对照组,实验组保持舒适的姿势聆听 30 分钟自己喜欢的音乐,对照组保持舒适的姿势安静休息 30 分钟。对两组焦虑情绪的测评依据焦虑自评量表(SAS);对两组呼吸率、心率、血氧饱和度采用术前、术中每 5 分钟及术后 5 分钟各记录一次,最后取平均值的方式;对血压采用术前、术后 5 分钟各记录一次的方式。结果显示,实验组术中的呼吸率明显低于对照组($P<0.05$),心率明显低于对照组($P<0.01$),收缩压明显低于对照组($P<0.01$),舒张压明显低于对照组($P<0.01$),但血氧饱和度两组没有统计学显著性差异($P>0.05$)。对术后焦虑情绪的测评显示实验组明显低于对照组($P<0.01$)。研究者认为音乐聆听方法可能具有稳定患者术中呼吸率、血压、心率,降低焦虑水平,增加耐受性的作用。但是在该研究中,研究者并没有明确表明实验组进行的 30 分钟音乐聆听是在术前还是术中,或者是从术前至手术结束。

胡佳佳和杨海英(2010)进行了音乐聆听对支气管镜检查患者术中的血压、心率、痛苦症状以及焦虑情绪的影响研究。将 200 例患者按便利抽样法分为实验组和对照组。对照组按照传统方式对患者进行术前指导。实验组术前 1 天,由护理人员根据患者的喜好选择喜欢的音乐作为次日音乐聆听的曲目,术前进行 30 分钟的音乐聆听(节奏舒缓的音乐),在音乐的伴随下,帮助患者进行肌肉渐进放松训练。术中护理人员陪护在实验组身边,让其用手势来表达自己的感受,护理人员积极地以肢体语言及眼神回应患者,给予患者鼓励,并控制周围环境的干扰因素,保持安静的实验环境。对照组仅接受常规的术前准备和术中操作程序。对两组焦虑情绪的测评采用状态焦虑量表(SAI);对两组的痛苦症状(皱眉、流泪、躁动、咳嗽)的测评依据完全没有、轻度、中度和重度四个标准。结果显示,实验组的焦虑情绪分值术前为 45.5 分,术后为 34.56 分;对照组的焦虑情绪分值术前为 40.98 分,术后为 45.24 分,两组术后焦虑分值比较具有统计学显著性差异($P<0.01$)。实验组术中收缩压低于对照组($P<0.01$),舒张压低于对照组($P<0.01$),心率低于对照组($P<0.01$)。两组痛苦症状显示:完全没有皱眉实验组 6 例,对照组 5 例;完全没有流泪实验组 20 例,对照组 10 例;完全没有躁动实验组 20 例,对照组 11 例;完全没有咳嗽反应实验组 40 例,对照组 36 例。研究者认为,音乐聆听可能具有缓解患者术中焦虑情绪,稳定术中血压、心率,减少术中痛苦感受的作用。笔者注意到,该研究中的实验组与对照组焦虑分值在前测有较大的差异,是否具有统计学意义未见说明。另外研究者在术中对实验组还进行了其他干预方式,因此实验结果是否仅仅是音乐聆听方法所产生的影响,还是与其他方法相结合后产生的影响,研究者并未明确说明。

谢秀文和高建蓉(2010)进行了环境干预对支气管镜检查患者的术中呼吸率、血压、心率、血氧饱和度以及焦虑情绪的影响研究,术中音乐聆听仅作为环境干预的其中一项内容。虽然研究结果显示环境干预可能具有对实验组产生积极影响的作用,但研究者并未明确说明音乐聆听在其中所占的比重。

上述研究所包含的国外相关研究中对患者焦虑水平的评定大部分采用的是特质-状态焦虑量表(STAI),测评结果多数表明该量表不适用于支气管镜检查领域;小部分采用了焦虑自评量表(SAS),测评结果为患者的焦虑水平有所降低;国内一篇相关研究中采用的是状态焦虑量表(SAI),测评结果同样为患者的焦虑水平有所降低。三种不同量表得出两个不同的结果,这一点引发笔者的思考,对于此领域中患者的焦虑水平,该使用哪类量表、哪种方式进行测评更为适合。根据笔者进行实验研究所在医院的支气管镜室临床医生的提示,以及笔者进行预实验时的临床观察得出,支气管镜检查患者手术前、手术中、手术后的情绪状态均会出现波动,并会伴有强烈的生理反应。而STAI、SAS和SAI量表均为测量一个较长时段内稳定的焦虑水平,并不适用于测量手术过程中由于生理的不适感,以及对手术的恐惧感而即刻产生的焦虑反应。特别值得注意的是,由于手术过程会对患者的生理造成非常强烈的不适感,所以在手术刚刚结束的时刻患者无法立即恢复常态,大部分需要10分钟或者更长的时间来恢复,此时并不适合采用填写问卷的方式对患者的焦虑水平进行测评,因此笔者计划采用视觉模拟评分法(Visual Analog Scales,VAS)对患者的焦虑水平进行测评,该方法操作更简单、明了,且花费时间较少。

国外研究中并未涉及到对生理反应的观测,国内研究中对生理反应的观测包括心率、血压、呼吸率、血氧饱和度以及痛苦症状(皱眉、流泪、躁动、咳嗽),其中对患者手术中心率、血压、呼吸率、血氧饱和度的测量方式为每5分钟进行一次数据的收集,最后取得平均值并进行对比。依据临床医生的提示和笔者的临床观察得出,支气管镜通过患者声门为整个手术中对患者刺激最强烈、痛苦感受最强烈、焦虑和紧张情绪最强烈的时刻,此时会造成患者心率的急剧上升及血氧饱和度的急剧下降,因此笔者决定在国内研究的基础上加入对支气管镜通过患者声门时段的心率及血氧饱和度变化幅度的测评,作为本研究的一项研究数据。除此之外,由于本研究所在医院进行支气管镜检查所使用的测量仪器,仅限于心率及血氧饱和度两项数据指标,因此笔者取消了对患者呼吸率及血压的测评。为了获得更为准确的生理反应数据,笔者在国内研究的基础上提高了对患者心率及血氧饱和度的测量频率,由每5分钟改为每3分钟进行一次数据收集。

此外,依据临床医生的提示和笔者的临床观察得出,咳嗽反应是患者的焦虑、紧张情绪以及痛苦感受的重要体现,也是手术操作为患者带来的较为强烈的生理刺激的体现,并对手术操作影响明显。因此笔者决定对患者的咳嗽反应进行记录,作为本研究结果的评定指标之一。但是由于患者咳嗽反应的形式各异、程度各异、持续时间各异,且暂无统一、全面、准确的测评标准,使得取样较为复杂、不宜控制,因此笔者在手术操作过程中,仅采用简单的"有"与"无"对患者的咳嗽反应进行记录。

在国内外的相关研究中均未对手术操作时间进行测评。依据临床医生的提示以及笔者的临床观察发现,当支气管镜通过患者声门时,患者的焦虑、紧张情绪会引发并加重一些生理反应,从而影响手术的正常进行、延长支气管镜通过声门的时间,并进一步增加患者的痛苦感受。因此笔者决定对支气管镜通过患者声门的时间进行测评。依据上述三部分内容,提出下列本研究的目的及假设。

五、研究目的与假设

(一) 研究目的

（1）探讨音乐聆听对支气管镜检查患者手术中焦虑水平的缓解作用。
（2）探讨音乐聆听对支气管镜检查患者手术中生理反应的影响。

(二) 研究假设

假设1：接受音乐聆听的支气管镜检查患者，手术结束后焦虑水平的视觉模拟评分（VAS）分值低于未接受音乐聆听的患者。

假设2：接受音乐聆听的支气管镜检查患者，手术过程中的平均心率低于未接受音乐聆听的患者。

假设3：接受音乐聆听的支气管镜检查患者，手术过程中的平均血氧饱和度高于未接受音乐聆听的患者。

假设4：接受音乐聆听的支气管镜检查患者，手术过程中支气管镜通过患者声门时心率的上升幅度小于未接受音乐聆听的患者。

假设5：接受音乐聆听的支气管镜检查患者，手术过程中支气管镜通过患者声门时血氧饱和度的下降幅度小于未接受音乐聆听的患者。

假设6：接受音乐聆听的支气管镜检查患者，手术过程中支气管镜通过患者声门所用时间少于未接受音乐聆听的患者。

假设7：接受音乐聆听的支气管镜检查患者，手术过程中出现咳嗽反应的比率低于未接受音乐聆听的患者。

六、研究方法

(一) 研究样书

1. 研究类型

本研究为临床实验性研究。

2. 样本构成

本研究选取 2011.12.1～2012.5.31 期间于秦皇岛市第一医院、秦皇岛市第三医院内窥镜室接受支气管镜检查的患者作为被试，共计 82 人，样本构成情况见表1。

表 1　样本构成

组　　别	男（人）	女（人）	合计（人）
实验组	26	16	42
对照组	26	14	40

3. 纳入标准

(1) 首次接受支气管镜检查的患者。

(2) 听力正常。

(3) 自愿参加。

4. 排除标准

(1) 听力障碍。

(2) 手术未完成的患者。

5. 分组原则

将符合入组标准的患者依据就诊卡号码的末尾数进行分组,号码末尾数奇数为实验组、号码末尾数偶数为对照组。

(二) 实验设计

本研究采用对实验组和对照组进行手术前测、中测和后测的设计。实验组在手术前独自或在家属的帮助下从研究者提供的歌曲名单中选择 6 首喜欢或熟悉的歌曲,于手术开始时戴耳机聆听已选择好的歌曲直至手术结束,同时进行常规手术操作。对照组只进行常规手术操作,不接受音乐干预。

本研究的自变量为歌曲聆听,因变量为手术过程中患者的焦虑水平,通过下列几项来体现:① 手术结束后患者的焦虑水平视觉模拟评分(VAS)分值;② 支气管镜通过声门时患者心率的上升幅度;③ 支气管镜通过声门时患者血氧饱和度的下降幅度;④ 支气管镜通过声门所花费的时间;⑤ 患者的平均心率;⑥ 患者的平均血氧饱和度;⑦ 患者"有""无"出现咳嗽反应。

支气管镜检查需要在手术前对患者的鼻腔和口腔以喷射的形式进行 3 次麻药施给,每次喷射间隔 15 分钟,第三次喷射麻药 15 分钟后开始进行手术操作,本研究从患者第三次喷射麻药之后开始。

本研究中研究者对以下数据进行收集及整理:① 实验组与对照组前测、后测焦虑水平的 VAS(视觉模拟评分)分值;② 实验组与对照组手术开始时的心率及血氧饱和度;③ 实验组与对照组手术过程中每 3 分钟的心率及血氧饱和度;④ 实验组与对照组支气管镜通过声门时的心率及血氧饱和度;⑤ 实验组与对照组支气管镜通过声门所花费的时间;⑥ 实验组与对照组手术过程中"有""无"出现咳嗽反应。

(三) 器材设备与测量工具

1. 器材设备

1)研究场所

本研究于秦皇岛市第一医院支气管镜室、秦皇岛市第三医院支气管镜室内进行。

2)研究采用歌曲

研究者在本研究中采用提供曲目单,请患者自己选择喜欢/熟悉的音乐进行聆听的方式。曲目单详见表2。

表2　音乐聆听曲目单

快速、激昂有力(速度)	中速、轻松愉快(速度)	慢速、优美平静(速度)
地道战($\downarrow=144$)	在希望的田野上($\downarrow=104$)	草原上升起不落的太阳($\downarrow=72$)
保卫黄河($\downarrow=144$)	打起手鼓唱起歌($\downarrow=104$)	南泥湾($\downarrow=72$)
中国人民解放军进行曲($\downarrow=132$)	八月桂花遍地开($\downarrow=100$)	天涯歌女 4/4($\downarrow=66$)
没有共产党就没有新中国($\downarrow=126$)	夜来香 4/4($\downarrow=100$)	渔光曲($\downarrow=66$)
我为祖国献石油($\downarrow=126$)	我的中国心($\downarrow=92$)	太阳最红毛主席最亲($\downarrow=63$)
打靶归来($\downarrow=120$)	北京的金山上 4/4($\downarrow=84$)	在那遥远的地方($\downarrow=63$)
回娘家($\downarrow=120$)	红梅花儿开($\downarrow=84$)	敖包相会($\downarrow=56$)
马铃儿响来与鸟唱($\downarrow=120$)	九九艳阳天 2/4($\downarrow=84$)	东方红($\downarrow=52$)
咱们工人有力量($\downarrow=116$)	浏阳河 2/4($\downarrow=80$)	洪湖水浪打浪($\downarrow=52$)
我是一个兵($\downarrow=112$)	莫斯科郊外的晚上($\downarrow=80$)	唱支山歌给党听($\downarrow=50$)

3)歌曲的选择标准

研究者经过预实验以及向医生的咨询了解得知支气管镜检查患者年龄多在50～80岁之间,因此研究者选用他们的年轻时代,即50～80年代较为流行的歌曲作为入组歌曲。同时根据支气管镜检查过程中患者的焦虑水平由高到低、生理反应由激烈到平和的变化趋势(彭勋,2011),选取50～80年代期间速度、风格不同的歌曲入组,并且具体在①快速、激昂有力,②中速、轻松愉快,③慢速、优美平静三类歌曲中选择。

4)歌曲选择方法

研究者通过浏览百度MP3、新浪乐库、九天音乐、酷狗音乐、365音乐网、老人网中搜索50～80年代经典歌曲,以及参考《绝妙好歌:50～70年代中外流行歌曲》《老歌合集50～80年代经典歌曲》两本书中的歌曲,首先统计出重复出现次数较高的60首歌曲,其次在百度图库及歌谱简谱网中搜索此60首歌曲的简谱,通过简谱中对歌曲速度、风格的标注,将60首歌曲按照①快速、激昂有力,②中速、轻松愉快,③慢速、优美平静进行分类,每类中需至少包含15首歌曲,将此34首歌曲作为初次入组歌曲。

待预试验结束后,研究者统计患者对三类歌曲中每一首歌曲的选择次数并进行排名,将每一类中排在第1至第10名的歌曲作为本研究中进行音乐聆听的曲目。由于患者手术前所处等待区域的环境较为嘈杂,且患者多为城市、农村的中老年人,加之预实验中研究者对患者选择歌曲所用时间的观察以及对患者意见的征求,研究者最终确定每组歌曲数目为10首。

2. 音乐播放设备及生理指标观测设备

1)Ipod 一台

2）一分二音频线

3）Iphone4 耳机两套

4）多功能心电监护仪普朗 JP2000－09 一台

3. 测量工具

本研究对实验组和对照组患者的焦虑水平测评采用视觉模拟评分法（Visual Analogue Scale/Score，VAS）。VAS 作为一种评估工具在国内外临床使用较为广泛，常用于疼痛感的评估，也用于其他的感觉方面数据化的表示。基本的方法是使用一把长约 10cm 的游动标尺，一面标有 10 个刻度，两端刻度分别是 0 分和 10 分。0 分表示程度最轻，10 分表示难以忍受的最强烈的程度。在临床使用时，将有刻度的一面背向患者，让患者在直尺上标出能代表自己某种感受程度的相应位置，医生根据患者标出的位置为其评出分数（Kindler et al.，2000）。

```
0     1     2     3     4     5     6     7     8     9     10
├─────┼─────┼─────┼─────┼─────┼─────┼─────┼─────┼─────┼─────┤
无焦虑                                              最强烈焦虑
```

在本研究中，将以上标尺应用于对患者焦虑水平的测量，0 分代表无焦虑，10 分代表最强烈的焦虑。

4. 操作性定义

1）音乐聆听

聆听通过音响设备播放出的，已录制好的歌曲或乐曲。

2）支气管镜

支气管镜主要分为纤维支气管镜和电子支气管镜两类，其中电子支气管镜技术更为先进，应用更广泛，主要是由以下几部分所组成：监视器、导光插头（与监视器连接用来接收和传导光源）、操控部、中空软管（长约 600 毫米，外径约 4 毫米）、软管前端的冷光源摄像头、视频处理系统、计算机储存装置。

3）支气管镜检查

支气管镜检查时间约为 20～30 分钟，医生对患者施行咽喉部麻醉后，将支气管镜从患者鼻腔（或口腔）插入，通过鼻腔（或口腔）、声门、气管，最后到达支气管。支气管镜摄像头拍摄出患者病灶部位影像，视频处理器将影像通过信号转换传输到屏幕，医生据此进行观察、分析、诊断和治疗。此过程会为患者带来不同程度的痛苦体验。

4）手术过程的不同阶段

第一阶段：

第一阶段由支气管镜进入患者鼻腔/口腔开始，至通过患者声门为止，患者在此阶段的焦虑水平最高，生理反应最激烈。

第二阶段：

第二阶段为医生对患者进行活检取样、灌洗取样、刷检取样，患者在此阶段的焦虑水平较第一阶段有所降低，生理反应有所缓和。

第三阶段：

第三阶段为医生清理患者支气管内残留物，以及最后将支气管镜从患者体内拔出的过程，患者在此阶段的焦虑水平较第二阶段有所降低，生理反应趋于平静。

5）焦虑水平

是一种内心紧张不安的状态，是患者在接受支气管镜检查过程中出现的恐惧、紧张、担忧、不安、多虑、痛苦的情绪体验，以及伴随出现的心率失常、血氧饱和度降低、咳嗽、神经肌肉高度收缩紧张等生理反应。

6）心率

用来描述心动周期的专业术语，是指心脏每分钟跳动的次数，以第一声音为准。健康成年人的心率为 60～100 次/分。

7）血氧饱和度

血氧饱和度（SO_2）是血液中被氧气结合的氧合血红蛋白（HbO_2）的容量，占全部可结合的血红蛋白（Hb）容量的百分比，即血液中血氧的浓度，它是呼吸循环的重要生理参数，与吸入的氧气量及身体内的氧气量呈正相关，与心率呈负相关。正常人体动脉血的血氧饱和度为 98%。

8）咳嗽反应

患者在支气管镜检查过程中出现的由于喉部或气管的黏膜受到刺激时所引起的、迅速吸气、随即强烈地呼气、声带振动发声的反应。

（四）研究程序

1. 实验前阶段

1）与院方洽谈

研究者与进行本研究所在医院的领导以及进行支气管镜检查的医师讨论研究的总体设想及具体操作方法。

2）签订合约

研究者为实验组和对照组在接受第三次鼻腔/口腔喷射麻药之后，发放《知情同意书》（见附录 1），请患者及患者家属仔细阅读并签字。

3）告之事宜

（1）研究者与实验组签订《知情同意书》后，告知以下事宜：

① 手术过程中患者身体会有不适感受，请患者尽量放松，以利于手术的顺利、快速进行。

② 请患者在音乐聆听曲目单上共选择 6 首喜欢或者相对喜欢的歌曲，每一类中（快速、激昂有力；中速、轻松愉快；慢速、优美平静）选择两首，在手术开始时研究者会为患者戴好耳机并播放选择的歌曲，手术过程中患者一直保持聆听歌曲的状态，直至手术结束摘下耳机，停止播放歌曲。

③ 手术过程中患者聆听歌曲，不会对手术操作产生负面影响，请患者尽可能将注

意力集中在歌曲上。若在手术过程中患者不愿意继续聆听歌曲,可以举手示意研究者,研究者会停止播放歌曲,为其摘下耳机。

④ 手术开始前,研究者会使用视觉模拟评分法(VAS)对患者术前的焦虑水平进行测评,请患者在左右刻度分别为 0 和 10 的线段上用短竖线划出此刻的焦虑水平;手术结束后,研究者会采用同样方法对患者术后的焦虑水平进行测评。

(2) 研究者与对照组签订《知情同意书》后,告知以下事宜:

① 手术过程中患者身体会出现不适感受,请尽量保持放松状态,以利于手术的顺利、快速进行。

② 手术开始前,研究者会使用视觉模拟评分法(VAS)对患者术前的焦虑水平进行测评,请患者在左右刻度分别为 0 和 10 的线段上用短竖线划出此刻的焦虑水平;手术结束后,研究者会采用同样方法对患者术后的焦虑水平进行测评。

4) 基础资料收集

研究者对实验组和对照组的性别、年龄、户口(城市/农村)进行记录。

5) 手术前患者的焦虑水平测评

研究者请实验组和对照组在视觉模拟评分线段上划出自己此时的焦虑水平。

2. 实验阶段

1) 实验组的研究步骤

① 待患者平躺于手术床上后,研究者对患者此时的心率及血氧饱和度进行记录。之后请患者闭上眼睛,深呼吸,全身放松,待患者全身放松后,告知注意事项。

② 研究者首先为患者左右耳佩戴耳机,之后自己佩戴单只耳机(以保证自己与患者可以同时聆听歌曲,以便及时进行调整)。研究者将音量调节至患者认为最适宜的程度,按暂停键。手术开始,进入第一阶段,研究者开始循环播放患者在"快速、激昂有力"类中选择的两首歌曲,并记录第一阶段开始时间、患者的心率与血氧饱和度的数值。

此外,研究者在本阶段记录支气管镜通过患者声门时的心率与血氧饱和度的数值,以及通过声门所花费的时间。同时,从手术开始的时刻起,研究者每 3 分钟记录一次患者的心率与血氧饱和度的数值,并对患者"有""无"出现咳嗽反应进行记录。

③ 手术进入第二阶段,医生对患者进行活检取样、灌洗取样、刷检取样,研究者开始循环播放患者在"中速、轻松愉快"类中选择的两首歌曲,直至第二阶段结束。在本阶段,研究者依旧每 3 分钟记录一次患者的心率与血氧饱和度的数值,并对患者"有""无"出现咳嗽反应进行记录。

④ 手术进入第三阶段,医生清理患者支气管内残留物以及最后将支气管镜从患者体内拔出,研究者开始循环播放患者在"慢速、优美平静"类中选择的两首歌曲,直至第三阶段结束。在本阶段,研究者依旧每 3 分钟记录一次患者的心率与血氧饱和度的数值,对患者"有""无"出现咳嗽反应进行记录。

⑤ 第三阶段结束,即手术操作全部结束,患者慢慢起身并坐于手术床上,研究者请其在 VAS 视觉模拟评分线段上用短竖线标注出自己此时的焦虑水平。稍后,研究

者询问患者在手术过程中聆听歌曲的感受,并对患者的回答进行记录。

2) 对照组的研究步骤

对照组除不施加音乐聆听干预之外,与实验组的手术程序完全一致。

(五) 统计分析

将获得的实验数据录入 Excel,应用数据分析功能对两组进行双样本异方差 T 检验以及平均值的成对二样本分析 T 检验。

七、结　果

(一) 实验组与对照组一般资料基础水平比较

研究者收集了 87 位患者的数据,经过整理,剔除了 5 个无效样本(2 位患者在手术中途要求摘下耳机、3 位患者未完成手术操作),最终实验组与对照组患者共计 82 位。将实验组与对照组的基本资料收录表 3 中进行数据统计处理。

表 3 两组性别及年龄的基础水平比较

指　标	实验组	对照组	组间差	T	P
男(例)	26	24	2	0.024	0.718
女(例)	16	14	2	0.017	0.653
年龄(岁)	63.86±12.241	61.38±11.725	2.48±0.516	0.938	0.351

表 3 统计分析结果显示,实验组与对照组男女构成情况不具有统计学显著性差异 ($P>0.05$),年龄不具有统计学显著性差异($P>0.05$),两组具有可比性。

(二) 音乐聆听对患者焦虑水平(VAS 分值)的干预效果

1. 实验组与对照组前测 VAS 分值比较

表 4 为两组在视觉模拟评分法(VAS)中得出的前测 VAS 分值比较。

表 4 两组前测 VAS 分值比较

组　别	N(例)	M(分)	T	P
实验组	42	8.31±0.600		
对照组	40	8.15±0.665		
组间差	0.16±0.066	1.121	0.133	

表 4 统计分析结果显示,实验组与对照组前测 VAS 分值不具有统计学显著性差异($P>0.05$),两组具有可比性。

2. 实验组与对照组前测、后测 VAS 分值的组内、组间比较

为了准确观测音乐聆听的干预效果,对两组前测、后测 VAS 分值进行了组间、组

内对比,结果见表 5。

表 5　两组前、后测 VAS 分值组内、组间比较

组　别	N(例)	前测 M(分)	后测 M(分)	差异(分)	T	P
实验组	42	8.31±0.600	5.97±1.075	−2.34±0.475	11.701	0.000***
对照组	40	8.15±0.665	7.81±0.929	−0.34±0.264	2.242	0.031*
组间差		0.16±0.066	1.84±0.146	2.00±0.081	8.308	0.000***

* $P<0.05$；*** $P<0.001$。

表 5 统计分析结果如图 1 所示。

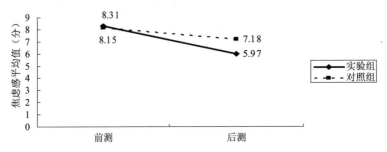

图 1　两组前、后测焦虑水平 VAS 分值比较

(1) 实验组 VAS 分值组内对比显示,后测较前测低 2.34 分,$P<0.001$,差异极其显著,由此提示实验组术中焦虑水平有明显降低。

(2) 对照组 VAS 分值组内对比显示,后测较前测低 0.34 分,$P<0.05$,差异显著,由此提示对照组在没有音乐的条件下,术后焦虑水平亦有一定程度的自行缓解。

(3) 实验组与对照组后测 VAS 分值组间对比显示,实验组较对照组低 2.00 分,$P<0.001$,差异极其显著。由此提示,实验组术中焦虑水平下降幅度明显大于对照组。

(三) 音乐聆听对患者手术中生理反应的干预效果

1. 实验组与对照组手术前心率、血氧饱和度的基础水平比较

表 6 为两组患者平躺于手术床上准备开始手术时的心率、血氧饱和度的基础水平比较。

统计分析结果显示,实验组与对照组患者手术前心率平均值、血氧饱和度平均值不具有统计学显著性差异($P>0.05$),具有可比性。

表 6 两组手术前心率、血氧饱和度的基础水平比较

指　标	实验组	对照组	组间差	T	P
心率(次/分)	80.45±17.864	83.33±18.381	2.88±1.694	0.717	0.238
血氧饱和度(%)	97.64±1.527	97.45±2.995	0.19±0.436	0.366	0.358

2. 实验组与对照组手术中平均心率、平均血氧饱和度的比较

将实验组与对照组患者手术中每 3 分钟的心率及血氧饱和度取平均值进行比较，见表 7。

表 7 两组手术中平均心率、平均血氧饱和度比较

指　标	实验组	对照组	组间差	T	P
心率(次/分)	92.89±18.937	98.23±23.479	5.34±6.027	0.874	0.176
血氧饱和度(%)	97.06±1.139	94.28±14.293	2.78±13.237	1.329	0.157

统计分析结果显示：

实验组手术中平均心率为 92.89 次/分，对照组为 98.23 次/分，实验组较对照组低 5.34 次/分，$P > 0.05$，两组不具有统计学显著性差异。

实验组手术中平均血氧饱和度为 97.06%，对照组为 94.28%，实验组较对照组高 2.78%，$P > 0.05$，两组不具有统计学显著性差异。

表 7 显示实验组与对照组手术中平均心率、平均血氧饱和度均不具有统计学显著性差异。

3. 实验组与对照组支气管镜通过声门时心率的上升幅度、血氧饱和度的下降幅度以及所用时间的比较

1) 两组支气管镜通过声门时心率的上升幅度对比

研究者将支气管镜通过患者声门之前的心率作为基准值，取通过声门时的心率与基准值的差值作为心率的上升幅度，表 8 显示了两组支气管镜通过声门时心率上升幅度的对比。

表 8 两组支气管镜通过声门时心率的上升幅度对比

组　别	N(例)	过声门前(基准值) M(次/分)	通过声门值 M_1(次/分)	上升幅度 M_2(次/分)	T	P
实验组	42	80.45	92.79	12.34±15.993		
对照组	40	83.33	107.78	24.45±28.255		
组间差				12.12±12.262	2.733	0.008**

** $P < 0.01$。

表 8 统计分析结果如图 2 所示。

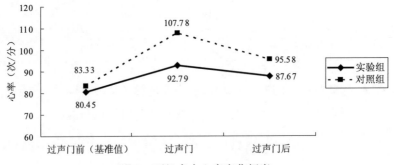

图 2 两组术中心率变化幅度

　　实验组支气管镜通过声门时心率的上升幅度为 12.33 次/分,对照组为 24.45 次/分,实验组较对照组低 12.12 次/分,$P < 0.01$,差异极显著。由此提示,两组支气管镜通过声门时心率的上升幅度,实验组明显小于对照组。

　　2) 两组支气管镜通过声门时血氧饱和度的下降幅度对比

　　研究者将支气管镜通过患者声门之前的血氧饱和度作为基准值,取通过声门时的血氧饱和度与基准值的差值作为血氧饱和度的下降幅度,表 9 显示了两组患者支气管镜通过声门时血氧饱和度下降幅度的对比。

表 9　两组手术中支气管镜通过声门时血氧饱和度下降幅度的对比

组　别	N(例)	过声门前(基准值) M(次/分)	通过声门值 M_1(次/分)	上升幅度 M_2(次/分)	T	P
实验组	42	97.64	88.27	9.37±2.552		
对照组	40	97.45	77.80	19.65±3.620		
组间差				7.28±1.068	0.058	0.006**

　　** $P < 0.01$。

表 9 统计分析结果如图 3 所示。

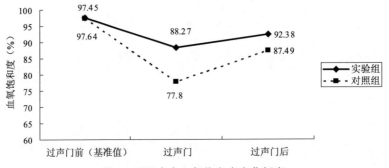

图 3 两组术中血氧饱和度变化幅度

实验组支气管镜通过声门时血氧饱和度下降幅度为 9.37%,对照组为 19.65%,实验组较对照组低 7.28%,$P < 0.01$,差异极显著。由此提示,两组支气管镜通过声门时血氧饱和度的下降幅度,实验组明显小于对照组。

3）实验组与对照组支气管镜通过声门所用时间的比较

表 10 显示了两组支气管镜通过声门所用时间的比较。

表 10　两组支气管镜通过声门所用时间比较

组　别	N(例)	M(秒)	T	P
实验组	42	23.98±16.045		
对照组	40	46.95±40.886		
组间差		22.97±24.841	2.469	0.000 ***

*** $P < 0.001$。

表 10 统计分析结果如图 4 所示。

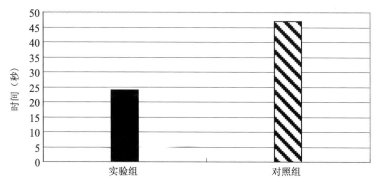

图 4　两组支气管镜通过声门所用时间比较

实验组支气管镜通过声门所用时间为 23.98 秒,对照组为 46.95 秒,实验组较对照组缩短 22.97 秒,$P < 0.001$,差异极其显著。由此提示,两组支气管镜通过声门所用时间,实验组明显少于对照组。

4. 实验组与对照组手术中咳嗽反应比率的比较

表 11 显示了两组手术过程中出现咳嗽反应的比率,并进行比较。

表 11　两组术中咳嗽反应比率比较

组　别	N(例)	咳嗽(例)	出现率(%)	组间差(%)	T	P
实验组	42	13	30.95	11.55	1.388	0.000 ***
对照组	40	17	42.50			

*** $P < 0.001$。

表 11 统计分析结果如图 5 所示。

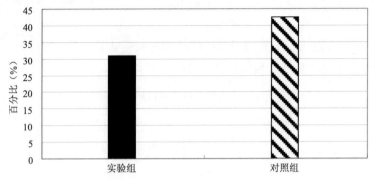

图 5　两组术中咳嗽反应比率比较

实验组患者手术过程中出现咳嗽反应比率为 30.95％,对照组为 42.50％,实验组较对照组低 11.55％,$P < 0.001$,差异极其显著。由此提示,两组患者手术过程中,实验组咳嗽反应的比率明显低于对照组。

八、讨　论

(一) 音乐聆听对支气管镜检查患者术中焦虑水平的干预效果

1. 研究结果讨论

实验组与对照组手术中焦虑水平的测评结果,我们通过表 5 注意到,对照组的焦虑水平在手术过程中也有所降低,这可能与支气管镜检查的程序特点有关。第一阶段支气管镜通过患者声门,患者的焦虑水平及生理反应程度最为强烈;第二阶段随着手术操作程序的变化,患者的不适感逐渐缓和;第三阶段随着手术进入最后清理、结束阶段,患者的不适感降至最低,焦虑水平也随着手术的进行呈递减趋势。另外,在手术过程中随着患者对手术操作步骤的逐渐熟悉,会增加其对手术过程的掌控感,也可以降低手术中的焦虑水平。虽然实验组与对照组的焦虑水平均有降低,但是实验组下降的幅度明显高于对照组($P < 0.01$),说明音乐聆听可能具有更明显的降低患者术中焦虑水平的作用。

由于焦虑情绪会引发患者在手术过程中出现心率失常、血氧饱和度降低、严重咳嗽、神经肌肉高度紧张等生理反应,并且这些反应会严重影响手术的顺利进行以及患者的生命安危(周霞和汪毅,1999;孙丽等,2006;彭勋,2011),因此在手术过程中尽可能帮助患者将焦虑情绪处于相对较低的水平是十分必要的。而音乐作为降低焦虑水平非常简单、有效的方法,可以使人们在聆听的过程中脑垂体分泌出内啡肽,带给人们明显的欢欣感和愉悦感,从而减轻身体的不适感(高天,2011)。同时音乐还可以作为一种强烈的积极刺激,使患者的中枢神经系统集中于此强烈的积极刺激上,从而削弱对不良刺激的感知(高天,2008)。本研究的结果再次验证了前人有关音乐聆听可能具有缓解焦虑情绪作用的观点,同时也说明,聆听音乐可能具有降低支气管镜检查过程中患者的焦虑水平的作用,从而具有临床使用价值。

2. 焦虑水平的测评方法讨论

对于焦虑水平的测评,有很多种方法,国内外一些相关研究中大部分采用《焦虑自评量表》(SAS)以及《状态-特质焦虑量表》(STAI)进行测评。这两个常用的量表是对人在相对稳定的状态中的焦虑情绪进行测评,如 SAS 量表中包含"我的手常常是干燥温暖的"此类问题,评分标准也分为"有时有、大部分时间有"等类别,这些都是来测量人们一段时间内的焦虑情绪,并不适合于术前、术后使用。另外,特质焦虑量表是对人们的焦虑人格特质进行测量的,状态焦虑量表也是针对人们在一段较长时间内的持续焦虑水平进行测量的,而术前、术后只是一个具体的时刻,此时使用该量表是无法对这种即刻产生的焦虑反应进行准确测量的。

另外,这两个量表中包含的问题数量较多,耗时较长,需要患者进行仔细阅读、认真作答才可以得到准确的结果。在本研究中,研究者通过预实验了解到接受支气管镜手术的患者多为老年人,并且按照城市、农村的分类进行比较后得出农村人口偏多。对于这一情况,患者是否可以清楚的阅读问题、明确的理解问题以及准确的回答问题,均会对测评结果产生影响。另外,研究者通过预实验了解到,术前患者需要接受 3 次鼻腔、口腔喷射方式的麻药施给。麻药味苦刺激强烈,患者通常感受很痛苦,此时研究者再让其填写量表回答大量问题,有可能会遭到拒绝,而且答案的准确度也会受到患者身体、情绪状况的影响。手术结束后,大部分患者依旧会延续手术过程中体验到的多种痛苦感受,口腔、鼻腔会有残留血液、其他液体、分泌物等需要患者自己进一步清理,而此时若请患者填写量表回答大量问题,有可能同样会遭到拒绝,而且答案的准确度同样也会受到影响,存在质疑。

综上所述,研究者最终决定在本研究中采用视觉模拟评分法(VAS)对患者手术前、手术后的焦虑水平进行测评。该方法操作简单明了,用时较短,只需在进行测评之前对患者稍加说明,请其在线段上用短竖线标注自己此时的焦虑水平就可以完成测评,且得出的结果也比较准确,同时为患者和研究者都带来了便利。

(二)音乐聆听对支气管镜检查患者术中生理反应的干预效果

支气管镜检查对患者的生理刺激非常强烈,导致患者在手术过程中会出现不同形式、不同程度的生理反应,从而影响手术进程和患者的生命安全。有研究表明,心率与血氧饱和度能够很好地反应患者在手术中的紧张、焦虑水平(孔焱等,2006),所以研究者采用了这两项作为测量紧张、焦虑的指标。同时该研究指出,"在支气管镜手术的全部过程中,当支气管镜通过声门时患者的心率会升至最高,血氧饱和度则下降至最低值。对于入镜不顺利的患者,其血氧饱和度下降及心率增高得更为显著,这可能与声门区的特殊解剖位置有关。声门区位于室带与声带之间,其中室带(又称假声带),左右各一,位于声带上方并与声带平行;声带位于室带下方,左右各一,两声带间的空隙称声门裂(简称声门)。声带张开时呈等腰三角形,是喉腔中最狭窄部分。当支气管镜通过声门时,稍不小心,就易碰到声带,引起声带反射性收缩痉挛,或者剧烈的咳嗽,以上都可引起心率急剧上升,而血氧饱和度下降,甚至出现窒息"的危险(孔焱等,2006)。另外如果患者太过紧张、焦虑,无法放松下来,也会使得鼻腔、咽喉的肌肉处于紧绷状态,导致声门闭合,使支气管镜无法顺利进入,从而影响整个手术的进程。即使支气管镜可以进入,患者也会由于太过紧张而导致心率上升、血氧饱和度下降、缺氧、剧烈咳嗽、挣扎、暂时停止呼吸等一些严重危及生命的情况出现(彭勋,2011)。因此通过声门是整个手术中最重要、最核心的步骤,研究者依据上述内容,在研究中选取支气管镜通过患者声门时心率的上升幅度、血氧饱和度的下降幅度以及所花费的时间进行对比研究。

本研究结果(表6至表8)和表9显示,实验组患者进行音乐聆听干预后,支气管镜通过声门时心率的上升幅度小于对照组,血氧饱和度的下降幅度小于对照组,所花费的时间短于对照组,差异均极显著($P < 0.01$)。从另外一个角度观测,在本研究中,由于过度紧张、焦虑、无法放松而重复入镜的人数,对照组有6名,而实验组仅1名。以上显示音乐聆听可能具有稳定支气管镜通过声门时患者的心率、血氧饱和度,并缩短通过声门时间的作用。

我们注意到(表7)显示,实验组与对照组患者手术中平均心率、平均血氧饱和度没有显著性差异($P > 0.05$),但是两组患者的心率及血氧饱和度差异的标准差均大于差异数本身。这一现象提示出了存在个体差异较大的现象,音乐聆听的干预方式对什么人影响较大,对什么人影响较小,可能是一个进一步研究的方向。其他一些可能的因素,如性别、年龄、城市/农村人口、文化程度、对音乐的喜爱程度、体质差异、人格特征等可以进一步作为调节变量加以考量。

此外,咳嗽也是手术过程中焦虑水平的明显体现,研究结果(表11)显示,实验组手术过程中咳嗽反应率为30.95%明显低于对照组的42.50%($P < 0.01$)。音乐聆听可能会降低患者手术过程中咳嗽的反应率。但是在本研究中,研究者只是简单地将两组患者"是"与"否"出现咳嗽反应作为数据收集的标准,但是针对咳嗽的形式、强度、持续时间等等没有量化的标准可使用,只能进行简单记录,是个遗憾之处。

(三) 本研究的局限性与经验得失

1. 局限性

(1) 由于受到实验条件与实验时间的限制,本研究只采用了小样本,数据的说服力受到一定的限制。在今后的研究中,要尽可能扩大样本量。

(2) 由于受到支气管镜手术室的环境及条件的限制,手术前后研究者均不能与患者进行非常充分、细致的沟通,会导致错过一些患者的主观感受,这对研究结果会产生一定的影响。

2. 经验得失——关于音乐聆听的方式及音乐类别选择的思考

1) 音乐聆听的方式

对于进行音乐聆听所采用的方式,内窥镜研究中更多为采用音响播放的方式(Dubois et al.,1995;张静梅和苏包兰,2008;胡佳佳和杨海英,2010)。在本研究中,采用患者与研究者均戴耳机,通过一分二音频线同时聆听相同音乐的形式,以方便研究者依据具体情况随时更换音乐。由于音乐可以作为掩盖物,将支气管镜检查环境中器械的噪音,手术过程中医生对患者病情的讨论内容等一些有可能增加患者焦虑、紧张感的干扰因素遮盖起来,从而缓解患者由这些外在因素造成的焦虑感(高天,2008),因此研究者认为,在本研究中采取耳机播放的形式比音箱播放的效果更好,但此两种方式之间的差异,目前尚无更多的研究支持。同时,用音乐掩盖手术刺激,通常需要较大的音量。如果使用音箱播放较大音量的音乐,容易造成对手术操作人员的干扰,因此使用耳机具有不影响手术操作人员的优点。

2)音乐类别的选择

对于进行聆听的音乐类别的选择,国内外一些相关研究大部分会选择一首轻柔、无歌词的音乐,来帮助患者放松下来(Schiemann and Gross,2002;Ovayolu and Ucan,2006;李秀芬等,2008;罗维珍等,2008)。在本研究中,研究者基于以下理论,Meadows(1970)的研究发现,学校阶段(初中、高中或大学)决定了人们对音乐的喜爱类型(于润洋和张前,2006)。同时音乐治疗应用于老年领域,对音乐选择的原则为"以使用老年患者 20 岁左右所属年代流行的歌曲为主,因为这个年龄是人的一生中生命力最为旺盛的时期,唤醒患者对这一段人生经历的体验正是唤醒和强化患者生命力的有效方式"(高天,2011)。研究者决定选择患者年轻时较为流行的影视歌曲和怀旧歌曲作为聆听曲目,并且会请患者于手术前在曲目单上选出自己最喜欢/熟悉或相对喜欢/熟悉的歌曲,手术过程中为患者播放。同时,由于音乐作为积极的环境刺激,可以缓解医院为患者带来的陌生、失控、紧张、焦虑、恐惧的感觉。让患者聆听他们所喜爱的音乐,可以更好更迅速地帮助他们重新建立一些控制感和对环境的熟悉感(高天,2008),另外也可以更好地吸引患者的注意力,使他们更多的将注意力集中在自己所聆听到的旋律上,尽可能的沉浸在音乐中,忽略检查带来的身体不适感,降低焦虑水平。

对于所选歌曲的具体类别,研究者也有自己的思考。依据 Shain 的研究显示,首先将音乐与人们的心境相匹配,之后逐渐改变音乐,人们的心境会随之发生改变,且与音乐的改变保持一致性,并朝着研究者希望的方向发展(于润洋和张前,2006)。音乐同步的方法理论也指出"只要应用的音乐可以真正与被治疗者同步,绝大多数被治疗者的情绪会很快与音乐的情绪发生共鸣,并跟随着音乐的改变而改变自身的生理、心理状态"(高天,2008)。另外,依据手术过程可分为三个阶段,每一阶段患者的焦虑水平、生理反应均呈现递减的状态,研究者最终决定选取具有:① 快速、激昂有力;② 中速、轻松愉快;③ 慢速、优美平静特点的歌曲作为聆听的曲目,为患者依次播放。

在实验过程中就研究者的观察,实验组中有多位患者在手术前选择歌曲时脸上露出了笑容,不再是疾病带来的痛苦,检查结束后也有多位患者对研究者主动表达刚才听到的某一首歌曲是他喜欢的,甚至当时都想跟随着唱出来。实验组中有一位男患者,78 岁,手术开始前,刚平躺于手术床上,研究者还没有为其戴上耳机时,他就已经开始主动唱起了自己选择的《我的中国心》,医生对他的演唱也给予了肯定,患者自己也表达唱起歌来很开心,心情放松了,不紧张害怕了,身体也放松了。虽然播放患者喜欢/熟悉的歌曲可以很好地降低他们的焦虑水平,但是在本研究中并未与轻音乐的效果进行比较,这可以作为日后更加深入研究的方向。

在本研究中,关于音乐的选择,研究者存在一些失误,对于歌曲的选择仅仅根据在网络上重复出现的次数来进行,对歌曲的分类仅仅根据乐谱中对歌曲速度、风格的标记来进行,这样的选择难免存在片面性。研究者应在进行预实验时请患者于更广范围的歌曲中选择自己所喜欢的,之后对结果进行统计和整理,并且请音乐学专家对整理出的歌曲进行风格分类,而不是研究者自己依据乐谱标记进行分类。对于最终曲目单中歌曲的数量,研究者也应该在预实验中更仔细的进行考量,最终确定多少首为最适宜。

3)音乐播放的形式

在音乐播放的形式上,国内外一些相关研究大部分会重复播放事先选择好的一首音乐(Dubois et al.,1995;Ovayolu and Ucan,2006;张静梅和苏包兰,2008),而本研究中选择播放多首歌曲,并且播放的每一首歌曲都与患者当下的心理及生理状态同步。即手术第一阶段,通过声门为手术全程最痛苦阶段,支气管镜强烈刺激患者的鼻腔、咽喉,使得患者憋气无法呼吸、精神高度紧张焦虑、生理反应极其强烈。此时播放快速、激昂有力的歌曲可以很好地与患者此时的生理状态匹配,更有效吸引他的注意力,让他觉得有支持、被包围。第二阶段,患者的焦虑水平和生理反应程度逐渐降低,此时开始播放中速、轻松愉快的歌曲,仍然让患者感到音乐带来的共鸣与陪伴。第三阶段手术操作进入尾声,患者的焦虑水平和生理反应程度降至最低。此时开始播放慢速、优美平静的歌曲,依然与患者的状态契合。研究者认为使用这种形式来播放歌曲,可以更好地降低患者的焦虑水平。但是这样的安排,是否比全程使用同一首乐曲或歌曲效果更好,需要进一步的研究验证。

参考文献

高天.2006.音乐治疗导论.北京:军事医学科技出版社:151.

高天.2008.音乐治疗导论.北京:世界图书出版公司:43,44,151,152,156,158.

高天.2011.接受式音乐治疗方法.北京:中国轻工业出版社:11-13,152.

姜乾金,张宁,杨凤池.2006.医学心理学临床心理问题指南.北京:人民卫生出版社:110-124.

于润洋,张前.2006.音乐心理学手册.长沙:湖南文艺出版社:257-264,326-327,341,344,348,407.

曹桂香,罗惠珍,王元珍.2009.支气管镜检查术前心理干预对术后感受的影响.临床肺科杂志,14(9):1250.

陈康.2007.支气管镜原理及应用.医疗设备信息,22(1):38-55.

陈玉芬,陈郁珊,冯丽云等.2006.背景音乐在甲状腺手术中的应用效果观察.护理研究,20(6):1540-1541.

程雪霞,丁冬,汪洁.2006.音乐疗法在胃镜检查中的应用效果.护理研究,20(8):2218-2219.

邓玉英,李秀清,黄慧芳.2008.音乐疗法缓解胃镜检查患者焦虑的效果分析.现代临床护理,(4):42-44.

郭俊艳,王建荣,马燕兰.2006.个体化音乐对腹腔镜手术患者术前焦虑的影响.解放军护理杂志,23(7):11-12.

龚辉珍,顾春妮,杨子平.2005.背景音乐对住院手术患者情绪变化的影响.广西中医学院学报,8(1):75-76.

胡佳佳,杨海英.2010.音乐放松疗法对减轻肺结核患者支气管镜检查术焦虑效果分析.齐鲁护理杂志,16(27):76.

虎玉风,齐玉芬,张勤.1990.老年纤维胃肠镜检查中心理护理特点.中原医刊,(6):20-21.

黄定珍.2004.胃镜检查中的人文关怀探讨.广西医学,26(6):901-903.

黄春,吕龙,谭玉娇等.2010.轻音乐在检查过程中的护理应用.中国医学创新,7(33):92-93.

黄海珍,陈笑瑜,杨佩然.2011.音乐放松疗法对肠镜检查患者生理和心理的影响.齐齐哈尔医学院学报,32(7):1169-1170.

姜莱.2006.音乐反应的生理心理研究文献述评.全国高等音乐教育课程发展与教学研究学术研讨会论文集,34-42.

孔焱,樊萍,谭晓梨.2006.纤维支气管镜检患者不同时间血压心率血氧饱和度的观察及护理.护理学报,13(6):34-36.

林群英.2002.纤维支气管镜术患者的心理护理.广西医科大学学报,(19):175-176.

刘淑芬.2011.音乐对胃镜手术患者的心理应激影响.湖北中医药大学学报,13(3):64.

黎小平,凌红,余志金.2010.轻音乐可缓解结肠镜检查时患者的紧张情绪.现代消化及介入诊疗,15(3):178-179.

李淑霞,徐桂平,黄英姿.2009.纤维支气管镜检查患者的心理护理及健康教育.职业卫生与病伤,24(3):156.

李秀芬,杨立新,殷悦.2008.放松音乐对结肠镜检查患者疼痛影响的研究.中国实用护理杂志,24(8):15-17.

李咏,陆虹.2005.音乐疗法缓解剖宫产病人手术前焦虑的效果分析.现代护理,11(1):8-9.

李四化,李京诚.2007.情绪的自主生理反应特异性实验研究.首都体育学院学报,19(3):64-6.

李莉,梁晶,田梓蓉等.2009.音乐疗法在鼻内窥镜术后撤除鼻腔通气管时的应用研究.护理研究,23(10):2781-2782.

龙霖,李泉清,汪森芹.2003.应用康奈尔健康问卷评价实习护生的身心健康状况.华北国防医药,(2):6.

卢妙容,刘跃霞.2004.背景音乐在五官科手术病人中的应用.现代临床护理,3(6):8-9.

罗维珍,苏冀,刘瑞英.2008.背景音乐在结肠镜检查中的应用.当代护士,(10):67-68.

马金玲.2010.上消化道内镜检查术前心理干预效果的观察.中国实用医药,(6):190-191.

孙丽,姜洁,张绍敏.2006.影响纤维支气管镜检查的因素分析.现代护理,12(20):1935.

汪美君,兰金山,李胜.2011.播放音乐对局部麻醉鼻内镜手术患者焦虑及疼痛的影响.护理与康复,10(10):844-845.

王会苗.2009.纤维支气管镜检查的护理配合.实用医技杂志,16(4):325-326.

王秀玲.2004.胃镜检查患者焦虑护理干预120例.郑州大学学报(医学版),39(5):923-924.

王亚婷,杜玉洁.2006.音乐疗法对PPH手术患者情绪的影响.现代护理,12(15):1390-1391.

王焕英.2010.音乐疗法对结肠镜检患者术前焦虑及生命体征的影响.现代医药卫生,26(1):68-69.

王军,岳巧艳,袁捷等.2010.背景音乐在肠镜检查中的应用.湖南中医药大学学报,30(2):30-33.

王萍,蔡贤黎,徐建鸣等.2009.背景音乐在普通胃镜检查中的应用.上海护理,9(2):52-54.

谢秀文,高建蓉.2010.环境干预对稳定纤支镜检查患者情绪的研究.海南医学院学报,16(5):655-657.

谢刚敏,刘玉馥,冯正直等.2003.心理护理研究方法与内容的进展与展望.现代护理,(9):669-671.

谢颂平,黄杰,李娟娟等.2009.音乐疗法在胃镜检查中的应用.现代预防医学,36(13):2479-2480.

徐小萍.2009.纤维支气管镜检查患者的心理分析及心理干预.现代医药卫生,(11):470-472.

徐燕娇,刘慧,黄素琼等.2007.音乐疗法在鼻中隔偏曲纠正术中的应用研究.护理研究,(30): 2771-2772.

应雪平.2008.音乐干预对减轻成年人胃镜检查前焦虑情绪的研究.临床医学,28(5):102-103.

易红艳,陈双双,钟志民等.2008.胃镜检查中音乐疗法干预患者焦虑效果分析.实用医技杂志,1 (18):2320-2322.

易红艳,陈双双,钟志民等.2008.音乐干预胃镜检查患者痛苦体验的研究.中国实用医药,3(21): 185-186.

于兆莉,李梅英.2004.音乐疗法解除眼科患者术前焦虑的效果.新乡医学院学报,21(5):431-432.

俞力,韩玉芹,冀明等.2011.结肠镜检查中背景音乐应用的效果比较.实用医院临床杂志,8(5): 107-110.

余建香,徐建光.2011.音乐疗法对肠镜检查患者焦虑干预的效果观察.护理与康复,10(2):95-96.

张静梅,苏包兰.2008.音乐疗法对稳定纤支镜检查患者生理指标的作用.现代临床医学,34(2): 133-134.

张雅丽.2009.音乐疗法在鼻内窥镜手术中的应用.中国煤炭工业医学杂志,2(9):1412.

郑梅兰,梁华虹,龚飞跃等.2010.音乐对胃镜检查患者术前焦虑的影响.护理实践与研究,7(16): 16-18.

周霞,汪毅,张燕等.1999.帮助患者做好内镜检查的心理准备.国外医学.护理学分册,(2):90.

周秀敏.2008.胃镜检查中音乐护理干预实施效果评价.河北医药,30(5):729-730.

Bolwerk C L. 1990. Effects of relaxing music on stateanxiety in myocardial infarction patients. Critical Care Nursing quarterly,13(2):63-72.

Byers J F,Smyth K A. 1997. Effect of a music intervention on noise annoyance,heart rate,and blood pressure in cardiac surgery patients. Am J Crit Care,6:183-91.

Cruise C J,Chung F,Yogendran S,et al. 1997. Music increases satisfaction ineldery outpatients undergoingcataract surgery. Canadian Journal of Anesthesia,44(1):43-48.

Colt H G,Powers A,Shanks T G. 1999. Effect of music on state anxiety scores in patients undergoing fiberotic bronchoscopy. Chest,116(3):819-824.

Dianne S,Robert T,Lynda S. 2002. The effect of self-selected music during colonoscopy on anxiety, heart rate,and blood pressure. Applied Nursing Research,16(2):126-136.

Dubois J M,Bartter T,Pratter M R. 1995. Music improves patient comfort level during outpatient bronchoscopy. Chest,108:129-130.

El-Hassan H,McKeown K,Muller A F. 2009. Clinical trial:Music reduces anxiety levelsin patients attending for endoscopy. Alimentary Pharmacology & Therapeutics,30 (7):718.

Elliott D. 1994. The effects of music and muscle relaxationon patient anxietyin acoronary care unit. Heart & Lung,23(1):27-35.

Gardner W J,Licklider J C R,Weisz A Z. 1960. Suppression of pain by sound. Science,132:32-33.

LeeD,Henderson A,Shum D. 2003. The effect of music on preprocedure anxiety in Hong Kong Chinese daypatients. Journal of Clinical Nursing,13(3):297-303.

LeeK C,Chao Y H,Yiin J J,et al. 2011. Effectiveness of different music-playing devices for reducingpreoperative anxiety:A clinical control study. International Journal of Nursing Studies,1823:1-8.

López-Cepero Andrada J M,Amaya Vidal A,Castro Aguilar-Tablada T,et al. 2004. Anxiety during the performance of colonoscopies: modification using music therapy. Eur J Gastroenterol Hepatol, 16(12):1381-6.

Mok E, Wong K Y. 2003. Effects of music on patient anxiety. Aorn Journal, 77(2):396-397.

Ovayolu N, Ucan O, Pehlivan S, et al. 2006. Listening to Turkish classical music decreases patients' anxiety, pain, dissatisfaction and the dose of sedative and analgesic drugs during colonoscopy: A prospective randomized controlled trial. World J Gastroenterology, 12(46):7532-7536.

Salmore R G, Nelson J P. 2000. The effect of preprocedure teaching, relaxation instruction, and music on anxiety as measured by blood pressures in an outpatient gastrointestinal endoscopy laboratory. Gastroenterology Nursing, 23(3):102-110.

Schiemann U, Gross M, Reuter R, et al. 2002. Improved procedure of colonoscopy under accompanying music therapy. Eur J Med Res, 7(3):131-134.

Sendelbach S E, Halm M A, Doran K A, et al. 2006. Effects of music therapy on physiological andpsychological outcomes for patients undergoing cardiac surgery. The Journal of Cardiovascular Nursing, 21:194-200.

Smolen D, Topp R, Singer L. 2002. The effect of self-selected music during colonoscopy on anxiety, heart rate, and blood pressure. Applied Nursing Research, 16(2):126-136.

Uedo N, Ishikawa H, Morimoto K, et al. 2004. Reduction in salivary cortical level by music therapy during colonoscopy examination. Hepatoqastroenterology, 51(56):451-453.

Wang S M, Kulkarni L, Dolev J, et al. 2002. Music and 96 preoperative anxiety: A randomized, controlled study. Anesth Analq, 94(6):1489-94.

White J M. 1992. Music therapy: An intervention to reduce anxiety in the myocardial infarction patient. Clinical Nurse Specialist, 6(2):58-63.

Zimmerman L M, Pierson M A, Marker J. 1988. Effects of music on patient anxiety in coronary care units. Heart & Lung, 17(5):560-566.

第五章

音乐治疗在其他领域的应用研究

音乐同步再加工音乐治疗法对
减轻艺术体操运动员竞赛焦虑的个案研究

王露洁　高天

一、文献综述

(一) 竞赛焦虑

在现代竞技体育运动中,随着重大比赛日益临近,运动员的技战术水平和身体机能状态都会逐渐趋于稳定,到大赛前阶段一般不会有大的变化。但此阶段运动员心理的变化却可能会导致竞技状态的大起大落,并可直接影响到比赛结果。随着运动竞赛的发展和科学研究水平的提高,人们越来越重视心理因素对运动竞赛的影响作用。美国格鲁波先生在 1984 年奥林匹克科学大会上发表论文指出:"低、中级运动员心理因素对技能影响占 20%,生物力学因素占 80%;而优秀运动员正好相反,心理因素影响占 80%,生物力学因素占 20%。"可见,在高水平比赛中心理因素起着决定性的作用。

体育竞赛中的焦虑问题可以说是运动中普遍的现象,即影响运动员比赛成绩的重要因素之一,所以自 70 年代以来一直是运动心理学研究的焦点问题(Spielberger,1972)。

(二) 竞赛焦虑的定义

焦虑指由于不能克服障碍或不能达到目标,而体验到身体和心灵的平衡状态受到威胁,形成的一种紧张,担忧并带有恐惧的情绪状态(朱智贤,1989)。焦虑的另外一种定义为:焦虑是一种恐惧和不安的不愉快状态,伴随有躯体性激活,并常包含着为避免危险和威胁等做出的努力和期待,但对这种危险和威胁无能为力(李文利,钱铭怡,1995)。焦虑状态含有三种主要成分,分别为生理唤醒,情绪体验以及威胁,不确定和担忧的认知表征。体育竞赛与生活中其他类型的竞争有着明显不同的特点。例如,体育竞赛常是面对面的竞争,对手之间相互制约,结果反馈迅速,规则清晰,判罚及时,运动员同时承受高心理负荷和高生理负荷等,这些都与学校考试,公司决策,战场格斗等形式的竞争有明显区别。

Spielberger(1972)将焦虑区分为状态焦虑和特质焦虑。状态焦虑指随时间波动的有强度变化的短暂的情绪状态,是一种可意识到的主观感觉,是植物性神经系统的反应;特质焦虑指焦虑倾向中的一些相对稳定的个性特征,反映了人们在不同的压力条件下状态焦虑反应意向间的差别。Weinberg 指出,在竞赛情景中,运动员在赛前和赛中的焦虑反应将受到其特质焦虑和状态焦虑的共同影响。

Martens(1990)在《竞赛状态焦虑问卷》(简称 CSAI-2)中将焦虑分为认知焦虑、躯体焦虑和自信心三个方面,并以此为依据提出多维度焦虑理论。所谓认知焦虑,是指在竞赛时或竞赛前、后即刻存在的主观上所认知到有某种危险或威胁情景后而感到的担忧。它是一种对自己能力的消极评价或对比赛结果的消极期望所引起的焦虑,主要以担忧失败,对自己讲一些消极的话,以及不愉快的视觉想象为特征。所谓躯体状态焦虑,是指在竞赛中或竞赛前、后即刻存在的对自主神经系统的激活或唤醒状态的情绪体验。这是直接由自主神经系统的唤醒所引起的焦虑,它通过心率加快、呼吸短促、手心冰凉而潮湿,胃部不舒服、头脑不清晰或者肌肉紧张感的提高而表现出来。在 Martens 看来,由于在压力情境下含有与唤醒有关的各种因素,因此,认知状态焦虑与躯体焦虑不仅都有强度上的不同,而且都是由于指向于消极方向的,即都是与消极情绪相联系的。所以,高度的认知状态焦虑和躯体状态焦虑都会使人感到不愉快。所谓状态自信心,是指在竞赛时或竞赛前后运动员对自己的运动行为所抱有的能否取得成功的信念(祝蓓里,1994)。

根据焦虑的一般定义(汤盛钦,1991)和运动情景的特点,可以将竞赛焦虑看作为"对当前的或预计到的具有潜在威胁的竞赛情景产生的担忧,它包含情绪体验,认知表征和生理变化三种成分"(张力为,2000)。凡是参加过体育比赛的人,都可能体验过竞赛状态焦虑,它普遍发生于运动员身上,而且被认为会影响运动的表现,而许多实证的研究也证明出竞赛状态焦虑的确与运动表现有密切的关系。无论是心理学家,运动员还是教练员都对竞赛焦虑给予了高度重视。

(三) 竞赛焦虑的原因

尽管运动员的心理压力和焦虑来源于各个方面,但从整体来看主要有两个因素,内部因素和外部因素。外部因素主要包括:国家需要及上级指标;媒体渲染;运动员之间的参赛竞争。内部因素主要包括:个体心理影响;个体体能、技、战术因素;个体伤病等(邵斌,2003)。

张力为(2000)认为,中国集体主义文化决定了中国优秀运动员的社会支持系统具有鲜明的国家投入、家庭投入特征,巨大的社会投入包含着巨大的社会期待,这种高社会期待可能是运动员赛前焦虑的主要来源。

(四) 有关竞赛焦虑的研究

竞赛焦虑是国内外运动心理学研究中一个比较活跃的领域,这首先是因为它与运动成绩密切相关。国外 60 年代就对竞赛焦虑的研究达到高潮。之后仍有许多这方面的研究,这些研究主要从焦虑的多维性、赛前焦虑、竞赛对焦虑的影响三个方面进行。

Robert 等(1984)对 30 名女子篮球运动员的研究指出,运动员的赛前焦虑状态与每场比赛技术统计成绩和总分密切相关,赛前焦虑状态水平高的运动员都是各组中成绩最差的。

Mahoney 和 Avener(1977)曾报道,成功的体操运动员倾向于运用自己的焦虑激发更好的竞技状态,而不太成功的体操运动员则倾向于进行怀疑性的自我谈话,产生失败的表象。

马启伟(1998)认为:引导运动员认识到焦虑是训练比赛中的一种正常现象,适度的焦虑可能有助于运动表现,只有过度焦虑,才会对运动表现造成损害,这或许是对待焦虑更为积极的,更为有效的态度。

Kleine(1990)发表的对3589名被试的77项关于焦虑与运动成绩的效果量的元分析文章认为,在所有变量上,焦虑与运动成绩的相关都是负相关。

Hanin提出了最佳功能唤醒区(ZOF)的概念,他认为每个运动员都有自己的最佳状态焦虑水平,只有处于这个水平时,运动员才会最充分地发挥自己的竞争能力。

另一类关于竞赛和焦虑关系的研究是调查比赛胜负对焦虑的影响,研究发现,随着焦虑水平增高,获胜希望减小,经常取得成功的选手焦虑水平较低(COX,1985)。Scanlan和Passer(1978)进一步研究了比赛胜负对青年选手状态焦虑的影响。他们发现,足球运动员在比赛失败时反映出比成功时更高的赛后焦虑水平。胜方运动员在赛后的焦虑比赛前低,而负方运动员正相反。年轻运动员如果对比赛不感兴趣,其焦虑水平增强。

以前,人们认为最适宜焦虑水平有助于运动活动水平的发挥,这一观点实际上是基于耶克斯(Yerkes)和多德森(Dodson)关于唤醒-活动关系倒U形的理论假设。倒U形理论认为,唤醒与活动之间是曲线关系。它假设极高和极低的唤醒水平都会对操作活动不利,而适宜的唤醒水平被认为有助于操作活动。

尽管有些研究证实了倒U形假设,但是Martens(1972)认为,研究结果远没有达到一致。一些学者认为,焦虑与运动成绩之间的关系比倒U形理论所作的解释要复杂得多。Mahoney(1979)提出单一力量性任务如举重,可从高水平的焦虑中受益,而许多认知性任务,像打高尔夫球,即使是中等水平的焦虑,也会造成不利影响。Landers(1980)假定,适中水平的唤醒会有助于涉及高信息加工、复杂运动整合以及能量代谢等任务的操作,这同样得到了使人信服的证明。

尽管倒U形假说在唤醒(焦虑)水平与运动成绩之间关系的研究中占据着主导地位,但也引起了许多批评。心理学家发现这一元(生理)唤醒过于简单,于是就有了多元唤醒系统。

70年代以后发展起来的多维度焦虑理论并不完全支持倒U形焦虑论,如前所述这一理论将焦虑分为认知焦虑、躯体焦虑和自信心三个维度。根据三个维度各自的性质以及它们各自随时间而变化的模式,多维度理论对每一个模式与活动关系做出了不同的解释。首先,由于认知焦虑的特征是将自己的注意从对任务有关的线索转移到与任务无关的线索和社会评价上,因此,当认知焦虑增加时,活动水平相应降低,两者呈线性关系;其次,以前的研究已经发现,当积极的成功期望增加时,自信增强,而且积极的成功期望对活动由显著影响,故随着自信的增强,活动水平提高,两者也呈线性关系。最后,多维度焦虑论指出,以生理特征为主的躯体焦虑与活动的关系是倒U形的。Could等(1987)的研究发现,身体焦虑与手枪射击成绩呈倒U形关系,但认知和自信心与成绩不呈倒U形关系。这一结果是对多维度焦虑论的一个支持。

目前运动心理学在认知焦虑与躯体焦虑领域进行的研究比较活跃。Bird 和 Horn(1990)在对中国女子垒球代表队队员的研究中发现认知焦虑的增强与运动操作中发生的心理失误呈线性关系,且不同的心理失误源于不同的认知焦虑。Martens 等在对竞技状态焦虑量表(CSAI-2)进行效度检验时,在几次重大比赛之前的不同时间(几天前,几小时前)用该量表对摔跤运动员和体操运动员进行测试,结果表明:在比赛之前,认知焦虑保持稳定,而躯体焦虑却在赛前剧增。

Hammermeister 和 Burton(1995)在对铁人三项全能选手的状态焦虑研究中发现:铁人三项全能(2.4 英里游泳,112 英里自行车,26.2 英里长跑)选手比另外两种单项耐力选手(如长跑、自行车)经历更多的认知焦虑和躯体焦虑;年龄大些的选手比年轻选手表现出更低的认知焦虑和躯体焦虑;赛前焦虑水平与操作成绩无明显相关。

Jones 等(1991)以男女大学生运动员为被试,研究躯体焦虑、认知焦虑以及自信心的时间变化和起因,对认知焦虑的研究结果显示,男选手在赛前没有变化,女选手随着赛事临近焦虑增强。对躯体焦虑的研究结果显示,男女选手只有在比赛当天出现躯体焦虑增加的变化且随着比赛临近自信心下降,女选手比男选手更严重;男女选手的认知焦虑和躯体焦虑的起因不同,其明显标志是女选手与个人目标和标准相关,而男选手与对手互相比较和胜负有关。

(五) 艺术体操运动员的竞赛焦虑

艺术体操,又称韵律体操,女子项目,起源于欧洲。19 世纪末出现有音乐伴奏的各种身体动作练习。20 世纪初,瑞士日内瓦音乐学院教师雅克-达尔克罗兹(Emile Jaques Dalcroze)创编的韵律体操,将身体练习与音乐结合起来,并从最初的徒手发展为使用轻器械的形式。1962 年被国际体操联合会确定为比赛项目。1963 年起举办世界艺术体操锦标赛。有团体赛、个人全能赛和个人单项赛(黄美林,1991)。

从艺术体操这一项目特点来看,尤其是艺术体操中的集体项目,与体能技能相比,心理状态是艺术体操运动员最佳竞技状态形成的重要因素。由于其动作都是在一定的时间,空间里,人体各部位之间或人体各部位相对于地面或器械的运动,对于运动员身体的空间协调能力弹跳力、柔韧、平衡能力,包括集体配合意识,对队列队形变化的反应,以及对音乐的理解都有着严格的要求。因此,运动员赛前对竞技情境的认知能力,竞赛状态的调控能力的培养就显得尤为重要(李莉,2002)。在比赛中,因为紧张焦虑,出现动作僵硬,器械掉地等现象,严重影响运动员比赛成绩。

(六) 艺术体操运动员竞赛焦虑产生原因

1. 由于在某个动作上容易失败导致紧张

艺术体操运动员需不断地创编可行性的难新动作来取得好成绩,这些难新动作的掌握必须通过一定的时间,如果平时训练的时候,对这些难新动作掌握得不够精确,器械与身体难度动作配合还不够协调,有时会出现器械掉地等现象,有些运动员就会在比赛中每做这个动作都产生自我怀疑,对自己缺乏足够自信,心理产生紧张,焦虑情绪,出现动作失误,影响比赛。

2. 暂时性的技术失调

艺术体操比赛很容易受到外部环境的影响,比如气候、场地、观众、裁判等。会导致有些运动员出现暂时性的技术失调。例如,彩带项目受空气湿度较大,碰到阴雨天气,彩带受潮很容易受潮,打结。有些运动员在比赛中,一旦前面有一个动作出现失误,就产生一种消极情绪,注意力开始分散,也会出现暂时性的技术失调,以至于影响了技术的发挥,造成一连串的失误。

3. 过度紧张情绪

很多原因会造成过度紧张情绪,其中最突出的就是参加像奥运会,世界锦标赛等重大规模的比赛。任务繁重,影响大,教练员对运动员定的目标太高,过高的期望让运动员感到责任重大,从而增加了心理负担,造成比赛思想不够集中,想法太多,以至于影响技术发挥,出现动作失误,还有对自己缺乏信任,自我怀疑。

自信心是建立在对自己能力的评价基础上的自我价值的表达,有些运动员不能正确评价自己的能力,看到竞争对手在以前的比赛中曾战胜过自己,或者对方的生理条件,技术技能都略高于自己,情绪变得消沉,低落,自信心下降,出现心理免疫力差,自我调节控制力差的现象,比赛中就会造成过度紧张情绪,出现失误(顾倩,2002)。

(七) 竞赛焦虑的相关调节方法

在运动心理学领域中,有许多的焦虑调节方法是直接或间接借用了临床心理学和精神病学中的方法,这些方法如应用得当,对调节运动员焦虑是有重要作用的。调节运动员焦虑的方法很多,有些方法可以由运动员自己使用,有些方法由教练员操纵,还有些方法则必须由有经验的运动或临床心理学家实施。

1. 身体焦虑调节法

在临床或运动实践中,身体焦虑调节法有时单独使用,有时与表象训练,行为矫正法和认知法结合使用。身体焦虑调节法所依据的理论假设是焦虑和害怕产生时常伴有心率、呼吸和肌肉紧张的变化,因此,对这些功能进行调节和控制就能导致焦虑反应发生相应变化。在使用身体焦虑调节法时,一开始是由运动心理学家向运动员传授有关技术,并努力使他们掌握这些技术,只有当运动员无需他人帮助,自己能运用这些方法调节情绪时,这些方法的效果才能最好体现出来。要成功地运用以下所述的方法,还必须考虑一些条件,如运动员对这些方法的兴趣和态度以及实施具体方法时所需的环境。

2. 放松训练

美国的雅各布森是国际公认的普及肌肉放松技术和渐进性放松训练法的先驱。20 世纪 30 年代,他的一本书《渐进性放松法》面世,在书中,他介绍了降低肌肉紧张的具体方法。渐进性放松法的基本做法是首先让被试处于一个舒适的位置，然后帮助他或她获得整个身体、身体各个部分，特别是头部和脖子部位等肌肉紧张的精确感觉。这种训练法涉及 60 组不同肌肉。雅各布森的基本假设是，骨骼肌紧张水平和变化与内部情绪唤醒状态紧密相关，即他认为，从外周肌肉输入的信号直接影响中枢神经系统，外周输入信号减少时"脑部的紧张将趋于缓解"。

3. 表象演练

表象演练又称念动训练，想象训练，心理演练等，这些概念虽名称不同，其内容实质都是一样的，表象演练是指有意识地、积极地利用所有感觉在脑中对过去经验进行重视或再创造的过程。使用表象演练的主要目的是降低运动员的焦虑反应，有以下四种方法：

1）表象转移

这一方法是将运动员从应激或失败的情景表象中转移至积极的情景表象中，麦钦伯姆 1977 年在其"应激灌输训练"（Sfressinoculation training）计划中包括以下内容：要求运动员想象引起焦虑的情景，然后，想象在这一情景中使用应付技能。想象的应激情景可分成不同的等级（从不太应激到很应激的情景），同时想象对付不同应激情景的技能。这一方法旨在提高运动员对付真实比赛时应激情景的能力。

2）回想成功的情景或经历

当一个运动员体验到焦虑时，他可以想象以前成功的经历和结果。克拉蒂及其学生所做的一个研究是让七名长跑队员在比赛将要开始时想象成功情景，即他们想象自己获胜。结果，运动员降低了已经体验到的焦虑情绪。总之，运动员可以回忆以前成功的经历，也可以想象将来可能获得成功的情景。

3）技能的心理演练

技能的心理演练也有助于降低焦虑情绪，这体现在以下两个方面。①运动技能的改进可促使运动员的自信心增强；②在赛前进行技能的演练，可使运动员将对比赛的担忧转移至对活动的注意上。

奎特纳等 1983 年指出，音乐可以提高表象水平。音乐的曲调以及由此引起的情绪将对表象起调节作用，例如，轻松优雅的曲调使人产生愉快的情绪，而愉快的情绪有助于产生表象。

4）行为矫正

行为矫正也称行为治疗，它是应用学习心理的原理，特别是条件反射的规律，帮助个体破除旧的不适应情绪或行为，形成新的适应情绪和行为。行为矫正最初应用于学习和心理治疗领域，但现在其中一些方法也已应用于运动队中，实践表明，行为矫正的一些技术对于控制和调节运动员情绪（特别是焦虑）具有不可低估的作用。

（1）满灌法（flooding）。

这一方法要求运动员面临引起焦虑的真实刺激情景，并阻止其逃避性反应，也可以让运动员采用想象害怕情景的方法。涌现法是消除运动员对引起焦虑线索的经典性条件反射反应,当运动员持续地面临强烈的条件性刺激时(如进入曾引起害怕体验的体育馆),这些刺激就会失去力量。尽管这一方法应用于降低运动员焦虑反应方面并不总是成功的,它的一些运动员还是具有快速消除的效果。此外,这一方法必须在有经验的心理学家的监督下使用。

(2) 系统脱敏法。

该法是临床使用最广泛、受到实验研究最多的方法之一,现也常用于运动情景中,它主要用于矫正以焦虑反应为主的不适行为或躲避反应。系统脱敏法由精神医学家沃尔帕(Wolpe)首创,他认为可以系统地创造一些条件来克服习得的恐惧。而克制焦虑最有效的方法是肌肉松弛。如使用雅各布森的渐进性放松法。斯密思 1984 年认为,这一方法对于降低运动员的焦虑反应是很有效的。此外,雷姆(Rimm)等 1979 年指出,这一方法对于降低焦虑反应具有快速效果。

5) 认知调整。

认知调整的直接目的在于矫正被认为是导致不适行为和情绪反应的特殊思想和信念,在认知调整法中,有些方法不仅集中于对患者或运动员的认知调整上,而且也包括放松,表象或其他技术。

(1) 理性——情绪治疗。

这一方法是爱利斯(Ellis)在 50 年代创立的一种心理治疗方法,简称 RET (Rational-Emofive-Therapy)。现在该方法也已用来调节运动员情绪。

(2) 应付技能。

这一方法由麦钦伯姆 1977 年首创,主要帮助运动员对付运动中出现的情绪问题。它既包括认知调整技术,也包括生理应付技能(如呼吸调整、放松训练)。这一方法中的认知调整技术主要使用为了对付应激情景的积极的特殊自我陈述。

(3) 思维中止法。

该法主要用于运动员控制自我挫败(不合理)的思维和表象,它特别适用于反复思考过去的事件以及反复出现一些无意义的思维活动的运动员。

(4) 催眠术。

催眠术是指通过暗示的方法(言语和非言语)诱导被催眠者进入类似睡眠的催眠状态。在催眠状态下,被催眠者意识狭窄,暗示性增高,服从催眠者的指令,只与催收藏者保持单一的热线联系。在催眠者的暗示下,被催眠者的感知觉、记忆、情绪、想象力和随意活动可发生巨大的变化。

(八) 音乐治疗的方法

有关音乐对人体身心状态的影响记载可以追溯到很久以前,现在神经心理学证明,音乐对神经结构,特别是对大脑皮层有直接影响。根据乐曲的不同旋律,速度,节奏等,不同的曲目作用于人的感觉器官,可以使人产生不同的感受。国外大量的研究证实,音乐可以引起各种生理反应,如使血糖降低、呼吸减慢、心跳减慢、皮肤温度升高、肌肉电位降低、皮肤电阻值下降、血管容积增大、血液中的去甲肾上腺素含量增加和肾上腺素的降低等,从而明显地促进人体的内稳态,减少紧张焦虑,促进放松。

一些学者和媒体也有通过调节运动员的情绪,提高运动成绩的相关介绍。如:1982年,朱建华在每次比赛之前,均采用了音乐放松法,聆听几首轻音乐曲子,缓解了紧张的情绪,以正常的心态、协调的技术、充沛的体力投入比赛,取得了三项世界纪录的卓越战绩(李修平,2000)。也有资料表明,可以有意识地利用音乐来控制调节运动员的心理和情绪,在上体育课或对运动员进行训练时,适当地播放一些音乐可以提高学生或运动员学习锻炼的积极性与兴趣,克服由于重复单调的动作所产生的厌烦情绪(骆正,1989)。

近年来,音乐调节与体育运动的结合相关研究也越来越多。体育运动实践音乐能作为提高运动员运动成绩的一种有效手段,而且大量实验研究还证明了音乐对运动员的身心有巨大的影响。

陈钦雄等(1999)对两组青少年运动员做分组实验,结果表明,音乐对运动员心率,呼吸和皮电的变化有显著影响;郭明方等(1998)在研究音乐放松法和中国导引潮功法对射击运动员放松入静的功效中发现:心率、收缩压、皮电均有上升。龚斌(2000)指出,曾有学者对湖南师大体育系男生进行有、无音乐伴奏下功率自行车试验,发现在有音乐的情况下心率下降明显、心肌收缩工作效率提高。洪显君(2002)对业余男子排球队运动员进行音乐运用到有氧耐力训练中的试验,结果显示音乐有利于增强练习者的心肺功能。李京诚(2002)通过被试内设计的试验方法对首都体育学院大学生进行不同方式的放松练习,发现轻松音乐对运动员手指皮电下降的影响较大。苏联的尤格。科贾斯波罗夫(杨更生译,1987)曾做了一项研究,观察音乐对运动员赛前心理准备的作用。他在赛前系统地向159名举重,柔道和古典式摔跤运动员播放三种具有心理调节功能的功能音乐:诱导音乐、松弛音乐和动员性音乐。结果发现,这些音乐能使运动员有效地摆脱赛前的紧张,间接地对他们进行心理暗示,去取得比赛的胜利。单小东(1999)对湖南省建筑学院田径队的20名男,女运动员采用比赛观察,实践总结的方法观察音乐对运动员赛前心理紧张的调节作用发现,音乐对运动员心理活动产生了明显的良好影响。林文波(2000)指出,音乐可以从诱发与宣泄、净化;强化弱化;转化;调节平衡四个方面对人的情感起作用。李京诚(2002)用问卷调查发现轻松音乐对运动员的注意集中、内心平静、身心感觉等主观松弛感产生较大的影响。

二、案例报告

(一) 背景资料

张某,17岁,女,艺术体操运动员,各方面条件非常优秀。第一次出现大的失误:参加全国运动会。在决赛中,做最后一套圈操时,圈从手中脱落,出界非常严重。接下来的动作失误频出,比赛成绩比较糟糕,没有获得名次。这次失败的比赛经历导致之后的一系列比赛状态越来越糟,每次比赛总是会出现失误的状态,自己感觉那种失败的体验好像在脑海里已经定型了。

张某平时的训练完成很好,成功率也比较高。但是一临近比赛,状况就变得比较糟糕。在赛前训练时她就开始担心比赛会失败,脑海里不断"闪回"一些失败的画面,觉得自己的某个动作一定会失败,导致她不敢去想比赛的动作。因为感觉到焦虑,训练水准也越来越低,动作完成的成功率开始下降。对比赛感觉比较悲观,觉得自己肯定不能顺利完成,也没有什么目标。有时会很想放弃训练,觉得自己反正比赛也会失败,刻苦的训练也没有什么意义。

对于失误最大的那次比赛,我希望她能够详细描述一下当时的整个情况和她的感受,但她表示自己有一些遗忘:"当时的很多情况我记不太清楚了。""我不怎么去想那场比赛,想起来也没有什么特别的感觉了。"按照她的表述,我们一起制定了工作计划,有一些创伤记忆是需要处理的。

(二) 方　法

EMDR 称为眼动脱敏和再加工过程,1987 年由 Francine Shapiro 发现并第一次描述了情绪再加工现象(Shapiro,1989)。她在心理创伤经历再加工中首次使用这个技术,她诱发眼球运动来促进大脑两半球阶段性放电的再同步性。这个理论的基础是信息再加工理论(Shapiro,1995)。针对广泛的精神创伤和焦虑,例如用于 PTSD—创伤后应激障碍等。大量研究显示,在针对创伤后因激障碍(PTSD)的治疗中,眼动疗法(EMDR)显示出了非常良好的作用。

高天在经过多年的精神创伤的心理治疗经验中,逐渐地把音乐治疗中的技术与EMDR 的技术相结合,形成了一种新的,专门针对精神创伤的新方法,并将其定名为"音乐同步再加工技术"(Music Entrainment Reprocessing,MER)。

MER 与 EMDR 的操作过程比较类似,但还是有一定的区别。MER 更强调了自主的意象发展对于精神创伤治疗中的重要作用,并通过音乐对意象强有力地推动来促进意象的变化发展,从而加快治疗的进程。MER 在创伤事件的脱敏再加工过程中使用从西方古典音乐中的,具有强烈情绪色彩的经典片段来推动来访者的情绪宣泄和意象的变化和发展。MER 更强调了自主的意象变化和发展对于精神创伤治疗的重要作用,同时治疗师通过持续的语言参予来推动来访者的意象变化和发展,使治疗师的角色和作用以及治疗关系的重要性得到了进一步的发挥和加强。另外,音乐的审美体验有助于将创伤的消极体验转化为积极体验,并帮助来访者达到高峰体验(高天,2008)。

MER 是一种综合的理论取向:包括了心理分析、行为、认知、催眠、人本主义、超个人心理学等各种流派的不同观念和方法。

MER 本身是针对创伤治疗,作者在这里假设运动员的竞赛焦虑可能来源于一次失败的比赛经历(如比赛中糟糕的一天或一连串糟糕的日子),仿佛心理创伤经验在神经系统中被"保留"。当心理创伤的应激源出现在比赛中时,就会出现问题。消极比赛经验的原始情绪是可以被激活的,对于运动员来说心理障碍好像会"莫名其妙地出现"。这通常发生在"最放松"的场合或者是所谓的"最简单"的情境中(运动员特别"害怕失败")。运动员经历着比赛失败的重演。他体验着焦虑和混乱,因此集中在任务上的注意力减少了。所以考虑将这个失败的经历作为一个创伤事件来进行处理。

从四年的临床试用来看,MER 在治疗创伤方面效果非常理想。但是该方法用在缓解运动员竞赛焦虑的研究文献,本次治疗尚属首次。

(三) 步 骤

1. 搜集资料

与张某进行谈话,了解整个情况。对她的状态进行评估,制定计划,确定哪些记忆需要工作。评估她的情绪稳定程度,是否已经准备好面对不愉快的回忆。

2. 稳定化干预

稳定化阶段也是建立良好的和信任的治疗关系的一个重要的环节。治疗师应当利用这一阶段的机会尽快与来访者建立一个积极信任的工作关系。

3. 增加积极体验

与张某讨论了职业生涯中成绩比较好的几次比赛,增加她对于比赛的积极体验。

4. 评 估

(1)"最糟糕的画面"(The worst picture):确定代表创伤事件中最糟糕的,最痛苦的记忆作为开始工作的起始点。

(2)"消极信念"(NC):确定由于创伤事件给来访者带来的负性评价和认知。

(3)"积极信念"(PC):确定来访者希望信念和认知改变的方向。

(4)积极信念效度(VOC):确定来访者对积极信念的认可程度。从 1～7,1 为完全不相信,7 为完全相信。

(5)主观不适感(SUD):确定创伤事件对访者所带来的痛苦和困扰的程度。从0～10,0 为完全没有不舒服的感觉,10 为极度的痛苦。

5. 脱敏、再加工部分

(1)将消极的情绪和身体的不舒服感觉放大化,带着这些感觉进入当时失败的画面。

(2)播放根据同步原理选择好的音乐,同时引导来访者进入"最糟糕的画面"的回忆或想象。治疗师保持与来访者语言沟通,了解来访者的想象内容,并通过提问的方式推动想象的发展。这个过程中治疗师不断地根据想象发展的内容转换适当的,与来访者情绪状态相吻合的音乐。想象变为中性或积极状态时,结束一轮的工作,要求给出 SUD 的分值。

(3)开始下一轮的工作。方法与上一轮相同,但是由于来访者的想象会发生变化,因此音乐的使用也要随之而变化。通常的规律是每一轮工作中,来访者的想象内容越来越积极,所以治疗师所使用的音乐也随之越来越积极。每一轮的时间长度也越来越短,使用的音乐也越来越短。工作直到 SUD 分值价降到零。

6. 植入阶段

与来访者讨论前面处理的创伤事件会对自己产生什么样的积极观念。将已经产生的积极观念或领悟得到进一步发展，这时候将这种积极观念或者领悟作为新的工作起点，选用积极美好的音乐，并引导来访者进入高峰体验，打出 VOC 的分。

7. 评估与结束

与来访者讨论对于接下来训练和比赛的目标，并且一起做一个具体实施目标的计划。然后再填写运动竞赛状态焦虑量表。

(四) 治疗过程

在开始工作前，治疗师让张某填写了《运动竞赛焦虑问卷》，作为实验的前测数据。《运动竞赛状态焦虑量表》(Competitive State Anxiety Inventory-2，CSAI-2)问卷(CSAI-2 questionnaire)，是由美国伊利诺斯大学的马腾斯等人以多维的竞赛状态焦虑理论为指导，而编制成的一种对运动员具有特殊测定价值的状态焦虑问卷。这一量表已由祝蓓里(1993)修订出了中国常模，通过检验，其信都和效度都是比较高的。CSAI－2 量表按 3 个分量表分别记分，分数全距为 9～36 分。分数越高，表明认知状态焦虑、躯体状态焦虑和状态自信心越高。

经过测量，认知状态焦虑为 25 分，躯体状态焦虑 16 分，状态自信心为 14 分。

在正式开始 MER 干预前，共进行了两次谈话。治疗师向她介绍了 MER 的工作程序，解释其中的想象技术的原理和过程，让她对治疗有可预期感，增加她的安全感。张某对治疗师表示了信任，向治疗师讲述了她的运动生涯中每次比赛的成绩，平时的训练情况以及对自己这种一到比赛就变得很糟糕的状态的看法。为了增加积极体验，我在第二次谈话中重点与她讨论了她在职业生涯中成绩比较好的几次比赛。

按照 MER 的操作程序，在稳定化阶段我使用了"安全岛"技术，帮助她在内心世界中构建一个安全的地方，适当远离令人痛苦的情景。在"小溪"(音乐为 MER 专用音乐之《小溪》)的音乐中，她在治疗师的引导下想象出一个自己觉得完全安全，舒服的地方。这说明她具有自我情绪的控制和平衡能力，在内心有一个安全的心理空间。

经过了稳定化阶段，张某表示已经准备好和治疗师一起来面对她的失败经历，可以正式开始 MER 的工作。在就失败最大的那次比赛讨论后，治疗师进行评估。确定代表创伤事件中最糟糕的、最痛苦的记忆作为开始工作的起始点。

WP(最糟糕的画面)：在比赛中，圈从手中脱落出去，一下滚出了场地。

NC：我是比赛失败型运动员。

PC：我能够在比赛中很好地发挥。

VOC(1～7)：2 分(表示她对"我在比赛中能够很好地发挥"这一积极想法认同程度很低)。

SUD(0～10)：8 分(表示这次比赛失常的事件至今对她仍然有极大的消极影响)。

治疗总时长为 1 个月,进行了 5 次共 6 轮的干预。每一次整个过程为 90 分钟至 120 分钟。每一次正式开始前我们有一个讨论,然后进行肌肉渐进放松练习,在放松的状态下引导她仔细地体验自己当前的身体的各种不适感觉,以及消极情绪感受。然后治疗师要求她在体验中将这些躯体的不适感和消极情绪进行放大,然后带着这些躯体感受和情绪感受进入"最糟糕的画面"。

第一阶段:消极情绪的宣泄。

第一阶段共进行了两次治疗,第一次一轮操作,第二次两轮操作。第一轮刚开始时,治疗师使用的音乐是巴赫《c 小调帕萨卡利亚》(Bach"Passagalia")。木管慢慢地吹响第一变奏,附点切分音型,像叹息,主题不动声色地潜伏在低音区。第二变奏几乎不变,只是上三声部的音列总体上呈现下降趋势、束时吹出一个悲凉的颤音,小调音乐带来了一片愁云惨雾的感觉。张某的想象从最糟糕的比赛画面的场景开始:"现在是在整套动作的前半段,我在做动作时没有接住圈,一下就弹到场地外面去了,然后别人递给我,我继续往下做动作,但是接下来的动作已经记不清楚了。"这时候想象出现了一些空白,她表示什么都想不出来。治疗师对她说:"让你的头脑保持这样的空白,看看接下来你的脑海里会自动出现一些什么样的情景。"这时我转换了音乐,使用了戴留斯《两副水彩画》中的第一幅(Delius"1ST Aquarelle"),音乐是从容的慢板,变得有一些忧伤。她沉默了一会儿,随着音乐情绪的变化,想象开始随之发生变化。能够更多的想到当时比赛的其他场景以及一些细节画面。"我是在一个很小的体育馆里比赛,顶上是白色的,有白色的光,裁判坐在前面,整个场地被花盆围起来了,""我把圈捡回来后继续补做下面的动作,但是我的脑子已经乱了,完成得很不好,感觉特别的慌乱,还是坚持完成了比赛,然后等待裁判的打分。""比赛完之后,我和教练队友们离开了赛场,去了餐厅吃饭。"这时候音乐结束了,张某报告 SUD 分数为 7 分。

第二轮她的想象仍然从"我在做动作时没有接住圈,一下就弹到场地外面去了,然后别人递给我,我继续往下做动作"开始,在西贝柳斯《第二交响乐》(Sibelius"2nd Symphony")的音乐下,她开始进入想象。弦乐器以不很明确的旋律线条,奏出第一主题的伴奏,由单簧管和双簧管吹出了民谣风格的旋律,朴实无华,深沉,乐章表现出一种凄怆的田园情绪。"我坐在看台上,在看别人的比赛。我十分紧张,觉得那个人也快要失败了。我捂住眼睛,很怕看别人做动作。"第一个主题以八度音的巴松管配合忽隐忽现的低音大提琴拨奏,而木管和铜管则制造攀升的高潮;第二主题是弦乐二部演奏的虚无飘渺地升 F 大调,传递出一种柔和、怯懦的精神,充满痛苦与救赎的希望。音乐变得忧伤、低沉,她的想象继续往下进行:"我感觉特别的失落和难受,我怎么这么失败,教练好像也离开了我,周围的一切都变得模糊了,就剩我一个人在等成绩""我换下了比赛服,回到了住的地方休息。"这一轮的工作结束后,SUD 分打到 6 分。

在治疗中因为再度体验到比赛失败的痛苦,让张某哭得很伤心,在谈话中她开始愿意向我表露自己真实的想法"我不想以这样的状态结束我的职业生涯,那样我会非常的遗憾","我平时的训练非常刻苦,但一到比赛就失败让我感觉非常的痛苦,难以接受"。在我的询问下,她也愿意更多地谈与教练的关系,"其实我很在乎教练对我的评价,她的离去让我觉得十分自责","在训练中,只要教练一看我,我就会特别紧张",她认为自己后来的比赛状态一直不好,并不是简单的心理素质差,也许那次比赛的失败带给她的伤害太大。而教练在之后并没有给她足够的理解和支持。这次能够勇敢地表达出自己的情绪让她觉得放松了很多,与治疗师的关系也更加得亲近了。

第二阶段:消极情绪向积极情绪的转换。

经过两轮的消极情绪宣泄之后,A 打出的 SUD 分值下降到 5 分。

第三次治疗时治疗师考虑可以直接从美好平静、宽广、优美的音乐开始。在第三轮的治疗中,选用了肖斯塔科维奇《第二钢琴协奏曲》(Shostarovich "2nd Piano concerto")。音乐是慢板,刚开始时非常低沉,忧伤。她的想象仍然从"我在做动作时没有接住圈,一下就弹到场地外面去了,然后别人递给我,我继续往下做动作"开始。这时,钢琴的旋律出来了,音乐变得充满了温柔、诗意,仿佛平静的追忆。更表达出来的一种美好、殷切的期盼。叙述完这句话之后,她停顿了大概 5 秒钟。然后用很平静的音调向我叙述:"我现在能够看见训练馆的样子,很清晰,周围都没有什么人。我在后台站着,面对着墙壁,只有我一个人,一直站在那里。""我没有穿比赛服,没有化妆。面对赛场,心里没有紧张感觉,觉得特别的平静。"这一轮结束后 SUD 为 4 分。

之后的讨论中,她谈到对自己过去失败的比赛能够更多的接受,能够冷静下来分析失败的原因:"也许是我太在乎比赛的结果了。因为平时的训练很刻苦,教练对我的期望很高,我很害怕拿不到好的成绩,让大家对我失望。"

第三阶段:成功比赛记忆的唤起。

第三阶段共进行了两次治疗,一次一轮操作。在第四轮治疗时,因为考虑到她的消极情绪宣泄得比较充分,而且想象出现了比较积极的画面,所以治疗师决定选用巴赫《羊儿正安静的吃草》(Bach "Sheep May Safely Graze"),希望把她的想象往积极的方面引导。张某的想象仍然从描述比赛失败的场景开始。音乐非常的安静,从黑管的演奏开始,慢慢的木琴加入了合奏,整首曲子的节奏非常轻快,充满了温馨的感觉。她的想象在这时突然发生了很大的变化,脸上浮现出笑容:"我正站在比赛场上,做着一套新编的动作。感觉很流畅,器械被我抓得很稳,都在我的控制中,这种比赛状态是比较好的。""现在我的脑海里,全部都是我比赛成功的画面。"这一轮结束后,SUD 打到了 2 分。

结束之后治疗师与她进行了讨论,她表示:"刚开始时我的脑海里仍然充满了那次失败的画面,可是随着音乐的发展,突然那些失败的画面都消失了。""音乐让我觉得很温暖,脑海里出现的全是比赛成功的画面,而且这样的画面越来越清晰。"因为最近几年张某的竞技状态始终都处于低潮期,无法想出自己比赛好的状态是怎样的。对于治疗师和她来说,都认为有这样的感受是一个很大的突破,我们都感觉很高兴,对于接下来的治疗有了更多的期待和信心。

经过对于创伤记忆的处理之后,治疗师考虑需要更多地增加她对于比赛的积极体验。在第五轮治疗时的音乐我选用了戴留斯的《卡林达》(Delius "La Calinda"),音乐充满了欢快、愉悦,让人想要舞蹈。在音乐的联想中,张某体验到自己在比赛中状态很好的感觉,并详细地向我描述这种感觉:"我正在做一个滚球的动作,感觉自己想把这个动作做好就可以做好,比赛都在自己的控制中,教练在旁边看着我,不停地点头,面带笑容,我感觉非常的高兴。""这是一个很大的体育馆,周围的人很少,音乐的声音很大。我坐在那里等成绩,心里特别高兴。教练在旁边陪着我,不断地鼓励我。感觉什么都不一样了,自己特别的有信心,不是很害怕比赛。""我想到颁奖的场面了,我穿着体操服,也画好了妆,现在是表演的时候,有很多的闪光灯,大家都在拍照,心情感觉很好。感觉很久没有这种颁奖的时候了,觉得有些骄傲,有人递给我一大束鲜花。觉得十分轻松,好像甩掉了一个大包袱。"

这一轮结束后,SUD分打到了0分。结束后我们进行了讨论,她向治疗师描述现在的感觉:"我感觉自己自信心增强了很多,在主教练的注视下做动作也不是那么紧张了。我觉得自己完全有能力在比赛中很好地发挥,获得好的成绩。"

第四阶段:高峰体验。

第四阶段进行了一次治疗,也是本次干预的最后一轮。最后一轮治疗治疗师选择了施特劳斯的《死与升华》(Strauss"Death and Transfiguration")作为高峰体验的音乐。治疗师让她在心里想着这样的主题"我能够在比赛中很好地发挥",慢慢地进入到想象中。音乐由竖琴美妙飘渺的音响开始,继而是长笛奏出的令人陶醉的下行乐句和双簧管温暖的上行乐句。开头的音乐再现后,竖琴的动机再次响起,长笛、双簧管和独奏小提琴相继演奏的优美旋律让人恍惚间回到了美好的童年。音乐推动来访者发展积极的意象,这时候"理想"主题从黑暗中缓缓地浮现出来,在圆号和木管乐器高音区闪耀出神圣的光芒,随后弦乐高高地翱翔到绚丽夺目的C大调上,在丰满华丽、光辉四射的和声所展现的浩瀚之境中平静地结束。她闭着眼睛,面带着笑容:"我顺利地完成了比赛,周围是非常热烈的掌声,教练很欣慰地看着我,我站在了最高的领奖台上,仿佛站在云端上,阳光照耀着我。"她的想象在这时达到了高峰体验。

至此对于一个创伤事件的干预结束,VOC分数打到6分。结束之后的谈话中,治疗师与张某讨论了她今年将要参加的3次大型的比赛。谈到她的目标和理想,她希望在接下来的时间里刻苦训练,争取能够在比赛中进入全国前八名。

治疗结束之后,张某再一次填写了运动竞赛焦虑问卷,作为后测的数据。认知状态焦虑试验干预后测量为19分,躯体状态焦虑试验后测量为11分,状态自信心测量为22分(表1、图1)。

表1 运动竞赛焦虑问卷前后测比较

	前 测	后 测
认知状态焦虑	25	19
躯体状态焦虑	16	11
状态自信心	14	22

治疗结束后的第三天进行了一次比赛,是正式比赛前的测验赛,也正好可以作为对这次治疗效果的检验。比赛按照正式比赛标准打分制评分。在比赛中,张某的表情很轻松,面带笑容,整套动作完成得非常流畅,难度动作做得很到位。主教练为了考验

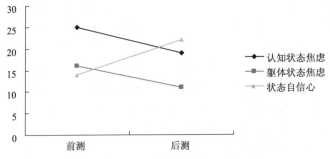

图 1　运动竞赛焦虑问卷前后测比较曲线图

她,几次故意站在离她很近的地方,一直看着她做动作,但她的表现仍然非常稳定,获得了全场最高分。赛后教练召开了总结会,张某与教练组进行了讨论。她认为:"我在经过这一段时间的治疗后,能够勇敢坦然面对之前自己的一系列失败,对于比赛的结果能够用更加平和的心态面对。相对于治疗以前,自信心有了明显提高。我觉得只要自己把平时训练的成果发挥出来,专注于比赛的过程,就能够获得好的成绩,我不是一个比赛就失败的运动员。"主教练说道:"看了你今天的表现,我觉得非常高兴。这是你近几年来表现得最好的一次比赛,甚至是超水平的发挥。我相信对于接下来的比赛,你同样会获得好的成绩。"大家普遍认为这次的治疗获得了明显的效果。

(五) 讨　论

(1) 将 MER 方法用于运动员竞赛焦虑领域是作者做的一个全新的尝试和探索,张某是使用 MER 方法进行干预比较成功的一个案例。她的问题在之前也使用过传统的心理治疗方法进行干预,但是并没有得到很好的解决。这种糟糕的比赛体验导致她在很长的一段时间都缺乏自信心,无法以好的状态准备和参加比赛,也导致了比赛成绩的不理想,她甚至一度想结束自己的运动生涯。在结束治疗后的谈话中,她对治疗时说:"我觉得通过这段时间的 MER 干预,虽然让我又面对了创伤的体验,经历了一个痛苦的过程。但是在你和音乐的陪伴下,让我感觉很安全,觉得有支持,可以鼓起勇气去重新面对自己之前一系列失败的比赛,坦然地面对自己的感受。"能够将这些负面消极的感觉表达出来,有助于减轻她的焦虑和痛苦的感受。对于今年将要参加的三次大型比赛,张某表示出了充分的信心,只要经过刻苦的训练自己完全有实力获得好的成绩。

(2) 经过 MER 干预后,该被试的认知焦虑状态和躯体状态焦虑有明显的下降,而状态自信心则有升高。认知状态焦虑和运动表现是线性的,随着认知焦虑的增加,运动表现下降。认知状态焦虑水平越低,运动员在比赛中发挥得就越好,但适当的焦虑对于运动员来说是好的。从量表的结果来看,说明 MER 方法对于该被试的干预取得了很好的效果。

(3) 在整个治疗中,音乐起到了核心的作用,音乐有力地引发、唤醒、推动和深化了她的情绪宣泄。经过一段情绪的宣泄,在音乐的引导下,她脑海中的负性意象自动地逐渐向中性和正性意象转化,而这种转化的作用,让她的意向能够不断地向前发展。例如在第四轮的想象中,虽然还是从失败的场景画面开始,但因为选用了温馨轻快的音乐,让她的想象发生了很大的变化。脑海里自动出现了自己比赛状态很好的画面,这样的转变在本次治疗里是一个非常大的突破,有着重要的意义,让她开始对自己有了更多的信心,治疗发展到了一个新的阶段,与治疗师的关系也变得更加近了。

有过创伤经历的人通常伴有对创伤事件的部分或全部的记忆缺失的现象,记忆的缺失如果不能补充完整的话,将会保留在潜意识里,大脑的信息加工过程不能对它进行工作。音乐的自由联想可以帮助来访者找回这些失去的记忆,慢慢地回忆起当时的整个比赛状况,甚至当时的一些细节情况和心理上以及情绪上的变化。

在植入阶段,随着张某报告能够想起那种比赛发挥很好的感觉,治疗师使用愉快、振奋的音乐帮助张某最终获得高峰体验。高峰体验在治疗中有很重要的意义:第一,高峰体验可以而且的确具有有益的治疗效果——能消除神经病症状,有些神秘的或如海洋一样广阔无边的体验是如此深刻,以至于永远消除了精神病症状;第二,高峰体验可以改变一个人对世界、对人生、对他人、对自己的看法;第三,高峰体验可以把一个人解放出来,使其具有更大的创造性、自发性、表达力和独特性。

治疗完的测试赛结束后,我们就这次比赛的成功进行了讨论,她感觉非常的兴奋,认为对于比赛自己有了更多的自信,想要好好地训练,在即将到来的比赛中能够正常的发挥自己的水平。

(4) 相对于传统的心理治疗方式,如认知治疗等。在 MER 对创伤记忆的处理过程中,治疗师的作用更为积极。治疗师在这里不再仅仅是被动地被告知来访者头脑中的意象发生了什么样的变化,而是主动地参与到来访者内心的意象的发展和变化过程中去。治疗师并不直接针对她的消极认知"我是比赛失败型运动员"来工作,而是靠音乐引发她的情绪改变。积极的音乐引发了她对于过去比赛成功经验的体验,也因此改变了她的认知。结束时 VOC 分数打到 6 分,说明她已经完全认同了积极的信念"我能够在比赛中很好地发挥"。

治疗师询问来访者看到了什么,并要求来访者报告图像的各个细节,以帮助来访者完成对创伤事件的完整回忆,并推动意象的进一步发展。同时治疗师通过询问的方式帮助来访者把视觉画面与触觉、味觉、听觉等其他感官以及情绪的感受联系起来。

治疗师在这种语言的互动交流中使用各种语言的干预技巧和治疗关系来推动、深化、和鼓励来访者头脑中的意象发展以及情绪的宣泄过程。使来访者能够勇敢地面对创伤记忆和与创伤有关的意象和联想。这样,来访者就不再是孤独地面对创伤的记忆和体验,而是随时得到音乐和治疗师的伴随和支持,因此来访者可以获得更大的安全感和勇气。

(5) 很多运动员产生竞赛焦虑并非因为传统意义上的心理素质不好,比赛容易紧张。在很多运动员潜在焦虑过程导致的压抑源于一个消极的比赛经验,而这种消极的,糟糕的体验被大脑保存了下来,当心理创伤的应激源出现在比赛中时,就会出现问题。消极比赛经验的原始情绪是可以被激活的,所以在比赛中,这种焦虑感觉就会突然莫名地出现,失败的感觉再一次的重演。使用 MER 技术针对运动员的这种创伤进行工作,可以让运动员正确地面对这些消极体验导致的消极信念,树立和强化正确的信念。将注意力专注于比赛的本身,而不是比赛的结果或者其他有影响的方面,从而在比赛中正常的发挥自己的水平。

(6)局限性和对后期的展望:

① 因为条件所限,本文只是一个临床个案报告。MER 在运动员竞赛焦虑领域的应用需要更多的临床试验和大样本量化的定性研究。

② 本个案只是针对了艺术体操这个项目的运动员,今后的研究可以考虑选用其他项目的运动员进行试验,如果有好的效果出现,则更加说明 MER 的治疗效果。

③ 治疗结束后,可以继续追踪观察运动员的多次比赛状况,用多次比赛的成绩来验证 MER 的临床效果。

综上所述,MER 音乐治疗方法应用于减轻艺术体操运动员竞赛焦虑是研究者参阅了大量前人的研究文献之后,将此方法应用于减轻运动员竞赛焦虑的初步尝试,虽然只是个案,但是主观量表和比赛的结果显示出有意义的倾向性。但仍有一些因素可能未被考虑周到,有待于做进一步研究。

参考文献

陈钦雄.1995.音乐对青少年运动员运动后的心率、呼吸、指容和皮电的作用探讨.中国体育科技,31(8):15-16.

龚斌.2000.音乐对运动员的生理影响初探.株洲师范高等专科学校学报,5(3):64-66.

郭明方,邓小丁,刘送宝等.1995.借助生物反馈对射击运动员实施入静放松训练效果的研究.福建体育科技,(5):62-65.

顾倩.2002.艺术体操运动员比赛中心理障碍产生的原因及调控方法.上海体育学院学报,(3):59-61.

高天.2008.美国音乐治疗年会演讲论文.

高天.2006.音乐治疗导论.北京:军事医学科学出版社.

黄美林.1991.艺术体操.北京:人民体育出版社.

洪显君.2002.音乐对有氧耐力素质影响的研究.成都体育学院学报,28(2):95-96.

李京诚.2002.不同放松方法的心理训练对主观松弛感和自主生理反应的影响.北京体育大学博士学位论文.

李莉.2002.艺术体操运动员的赛前焦虑及自我控制.南京体育学院学报,1(3):36-37.

李修平.2000.论音乐对体育比赛和疾病治疗的作用.济宁师专学报,(2):46-47.

林文波.赛前音乐对调整运动员不同的赛前状态的相关因素的分析.丽水师范专科学校学报,22(5):57-60.

李文利,钱铭怡.1995.状态特质焦虑量表中国大学生常模修订.北京大学学报(自然科学版),30(1):108-112.

马启伟,张力为.1998.体育运动心理学.杭州:浙江教育出版社.

骆正.1989.情绪控制的理论与方法.北京:光明日报出版社.

邵斌,吴南菲.2003.大赛前高水平运动员心理压力的成因研究.上海:上海体育学院学报,(3):49-53.

任未多.2000.运动心理学研究进展.北京:高等教育出版社.

单小东.1999.论音乐功能在运动员赛前心理紧张调节中的作用.安徽体育科技,(2):48-50.

汤盛钦.1991.中国大百科全书,心理学.北京:中国大百科全书出版社.

周成林.2000.运动心理测量与评价.海拉尔:内蒙古文化出版社:168-187.

朱智贤.1989.心理学大辞典.北京:北京师范大学出版社.

祝蓓里.1994.运动竞赛状态焦虑量表(CSAI-2问卷)中国常模的修订.心理科学,17(6):358-362.

张力为,符明秋.2000.焦虑、唤醒与运动操作关系的重要理论//张力为,任未多.体育运动心理学研究进展.北京:高等教育出版社.

张力为.2000.赛前情绪的因素结构、自陈评定及注意特征.体育科学,20(4):67-70.

张力为,毛志雄.2007.运动心理学.北京:高等教育出版社.

Bird Horn. 1990. Cognitive anxiety and mental error in sport. Journal of Sport & Exercise Psychology, 12: 217-222.

Could D, Petlichkoff L, Simon J, et al. 1987. Relationship between competitive state anxiety inventory-2 Subscale scores and pistol shooting performance. Journal of Sport Psychology, 9: 33-42.

Cox R H. 1985. Sport psychology: Concepts and application. Dubuque I A: Browen C Brem Pub: 86-105.

Hammermeister Burton. 1995. Anxiety and ironman: Investigating the antecedents and consequences of endurance athletes' state anxiety. The Sport Psychologist, 9: 29-40.

Hanin Y L. Anxiety research in sport // Spielberger C D, Sarason I G, Defares P B. Stress and anxiety (vol. 11). New York: John Wiley & Sons.

Jones, Swain, Gale. 1991. Gender differences inprecompetition temporal patterning and antecedents of anxiety and self confidence. Journal of Sport & Exercise Psychology, 13: 1-15.

Kleine D. 1990. Anxiety and sport performance: A meta analysis. Anxiety Research, 2: 113-131.

Landers D M. 1980. The arousal-performance relationship revisited. Research Quarterly for Exercise and Sport, 51: 77-90.

Mahoney M J. 1979. Cognitive skill and athletic // Kendall P C, Hollon S D. Cognitive-behavioral intervention: Theory, research, and procedures. New York: Academic Press: 423-443.

Mahoney M J, Avener M. 1977. Psychology of the athletic: An exploratory study. Cognitive Therapy and Research, 1: 135-141.

Martens R. Trait and state anxiety // Morgan W P. Ergogenic aidsin muscular performance. New York: Academic Press, 197: 35-66.

Martens R, Vealey R S, Burton D et al. 1990. Competitive anxiety in sport. Champaign I L: Human Kinetics Books: 193-207.

Robert J Sonstroem, Pasquale Bemardo. 1984. Sport psychology intraindividual pregame state anxiety and basketball prerformance: A re-examination of the Invered-U curve. Journal of Sport and Exercise Psychology, 4(3): 235-245.

Spielberger C D. 1972. Anxiety as an emotional state. Anxiety: Current trends in theory and research (vol. 1). New York: Academic Press.

Shapiro F. 1995. Eye movement desensitization and reprocessing basic principles, protocols, and procedures. New York: Guilford.

Shapiro F. 1989. Efficacy of the eye movement desensitization procedure in the treatment of traumatic memories. Journal of Traumatic Stress, 2: 199-223.

Scanlan T K, Passer M W. 1978. Factors related to competitive stress among male young sport participants. Medicine and Science in Sports, 10: 103-108.

团体的音乐同步再加工技术对
中学生考试焦虑情绪缓解作用的实验研究

李艳　高天

一、考试焦虑研究历程

(一) 国内研究历程

我国于 20 世纪 80 年代后期开始对考试焦虑进行科学研究。凌文辁 1985 年发表了《关于"测验焦虑"的研究》文章,使用 Sarason 编制的考试焦虑量表(Test Anxiety Inventory,TAI)对中国大学生的考试焦虑做了测量和因素分析,结果表明:中国女大学生的考试焦虑水平高于男大学生;对于考试,男生比女生有更强烈的厌恶和批判情绪;在考试前,女生出现的焦虑情绪早于男生,而男生在考试过程中的紧张感更强烈;对于考试结果,女生比男生更敏感。叶仁敏(1989)研究发现,考试焦虑与成就动机、智力水平、学业成绩之间都存在显著的负相关(潘根春,2000)。

郑日昌和陈永胜在 1990 年出版了我国第一部较为系统的研究考试焦虑的著作《考试焦虑的诊断与治疗》。中国科学院的王极盛教授一直在从事考试焦虑方面的研究,发表了大量有关考试焦虑的文章。此外,首都师范大学的田宝、郭德俊等人对考试焦虑的一系列研究,对考试焦虑的内部机制,模型构建等作了深入的研究,并得出了有价值的结论(王晓霞,2006)。都为我国未来对考试焦虑研究工作的展开奠定了坚实的基础。

张敏和姬兴华(2007)对我国 1986—2006 年近 20 年发表于核心学术期刊上关于考试焦虑问题的学术论文做了分析。发现从 1986 年 1 月至 2006 年 8 月期间发表在中国期刊网确定的 16 种学术期刊上关于考试焦虑问题的论文共计 116 篇,而且呈逐年递增趋势,这充分说明了我国考试焦虑问题正日益受到重视。

目前我国对考试焦虑的研究主要集中在现状调查和相关研究两个方面。其中,有关考试焦虑与其他因素及行为关系的相关研究是一个十分重要的方面,主要是探讨考试焦虑与人格类型、成就动机、家庭教育等因素之间的关系。通过研究考试焦虑与各种因素的关系,从而为更好地分析考试焦虑的内在特性,以及有效控制考试焦虑水平提供有力依据(张翠莲,2008)。

(二) 国外相关研究

第一篇有关考试焦虑的研究报告发表于 1914 年,是以医学院的学生为研究对象,通过对被试者考试前后体内血糖的指标来判断考试焦虑的水平,结果发现测验焦虑的被试在考试后,血糖量增加了(Folin et al. ,1914)。

1933 年德国研究者 Neumann 出版了世界首部关于考试焦虑的著作《考试前的焦

虑和疾病》。到了 1952 年,考试焦虑的研究有了新的发展。Mandler 和 Sarason 陆续发表了一系列考试焦虑的研究报告,并开发了可操作化的量表,例如考试焦虑问卷成人版（Test Anxiety Questionnaire）和考试焦虑问卷儿童版（Test Anxiety Questionnaire for Children)（周蕾,2005）。考试焦虑与一般性焦虑不同,它是一种特定性的焦虑,具有认知和生理的成分。考试焦虑是由考试情境产生的一种焦虑驱动力,这种力量既可以促进又可以阻碍工作效率(Mandler and Sarason,1952)。

20 世纪 60 年代,考试焦虑的研究有了突破性进展。其中,最有代表意义的是考试焦虑的分类和考试焦虑成分的区分。考试焦虑分为状态性焦虑和特质性焦虑(Spielberger,1972)。

70 年代和 80 年代关于考试焦虑的认知模型和它在注意、学业成绩上的效应的研究和应用有很大的发展(Wine,1982)。认为,认知改变对考试成绩的影响起了关键的作用,考试焦虑的学生将他们的注意力分配到与任务不相关活动和担忧以及自我批评和躯体化上了,而将较少的注意力集中与任务相关的工作上,因此他们的学习成绩下降了(王晓霞,2006)。

80 年代考试焦虑研究进入高速发展时期。考试焦虑的文章开始在各类学术期刊上发表,如《教育心理学》、《儿童发展》、《认知行为治疗和研究》、《心理咨询和治疗》、《人格和社会心理学》等。考试焦虑研究者 Sarason 将这些丰富的考试焦虑研究资源进行了整合,于 1980 年出版了《考试焦虑理论研究和应用》的专著(周蕾,2005)。

90 年代以后,虽然关于考试焦虑的发表文章有所下降。但是它仍然是焦虑、压力和应对方面研究的核心。

二、考试焦虑的表现

Mandller 和 Saraon(1952)根据考试过程中学生认知活动的特点把考试焦虑分成与任务相关的反应和与任务无关的反应两种因素。上去解释考试焦虑的具体表现,即主要从单一的认知角度对考试焦虑要素进行规定。后来的研究者（Spielberger,1967;Sarason,1980;郑日昌,1994;田宝,2001）开始认识到考试焦虑是一种"多维度"现象,并开始尝试从各个角度去抓住考试焦虑的本质。"考试焦虑是个体在面对考试情境时,由不合理的考试信念和低效的考试策略引起的一种紧张不安的情绪状态,它会表现为相应的生理唤醒、认知反应和行为反应特征"(周蕾,2005)。

(1)考试焦虑的生理唤醒特征是指由考试情境所引发的客观身体特征及其体验,包括自主唤醒和与之相伴的对生理信息的感受(情绪性)。考试焦虑的生理唤醒主要是交感性的,伴随某些副交感活动(如胃肠道活动的增强)(表1)(周蕾,2005)。

(2)考试焦虑的认知反应特征指学生面临考试情境时的心理活动和主观认识。其中,担忧是认知反应的主要内容,包括对个人活动过程和结果的担心。中学生在面对考试时,会有对学业不良的担忧、对考场环境和突发情境的担忧(表2)(李焰等,2003)。

表 1　考试焦虑者的生理反应特征

生理系统	具体表现
躯体性焦虑症状	肢体抽动、牙齿打颤、声音发抖、视觉模糊、发冷发热、软弱无力感
心血管系统症状	心跳过速、心理、胸痛、昏倒感
呼吸系统症状	胸闷、窒息感、呼吸困难
胃肠道症状	吞咽困难、消化不良、便秘等
生殖泌尿系统症状	尿意频数、尿急、停经等
植物神经系统症状	口干、潮红、苍白、易出汗、紧张性头疼、起鸡皮疙瘩、毛发竖起

表 2　考试焦虑者的担忧内容

维度	表现
对学业不良的担忧	担心考试的内容是自己没有复习到的、考试题目太难、自己的复习不充分、别人的复习比自己充分等
对考场环境	担心考场不安静、担心监考老师在考场中走来走去、担心周围应试者发出的声音
突发情况的担忧	担心突然生病,不能参加考试
对后果的担忧	担心考糟了,父母会很伤心、老师对我的评价会变差、同学会看不起我等

（3）考试焦虑的行为反应特征。考试焦虑者具有两种典型的行为：一种是延迟行为；另一种是回避和逃避。延迟行为是指考试焦虑的学生常常无故推迟学习计划或任务,他们虽然努力和计划学习,但又无限期地延迟学习活动。有两种原因会造成延迟行为：一是因为厌倦考试材料,不愿意为考试做学习准备；二是因害怕考试失败而延迟(Solomon and Rothblum,1984)。回避和逃避是指主观上不情愿或者实际上拒绝参加考试的行为。这是考试焦虑者错误的自我保护机制,他们认为只要自己不去面对,危险就不存在(周蕾,2005)。

三、考试焦虑的影响因素

影响中学生考试焦虑的因素大体可分为两类：外源性因素和内源性因素。外源性因素来自于社会、学校、家庭(如竞争、升学、就业、父母教养方式等)。内源性因素主要包括人格因素、认知评价、知识准备与应试技能等。廖民先(1994)、叶仁敏(1989)研究发现,中国大部分中学生,成就动机很强,考试焦虑不高,智力水平较好。考试焦虑与成就动机、智力水平、学业成绩之间都存在显著的负相关(潘根春,2000)。

文化因素也会影响考试焦虑水平。不同的文化背景、民族心理、工业化程度及社会竞争力等都是造成考试焦虑的具体原因(范晓玲,2000)。

情绪不稳定的学生有产生考试焦虑的倾向,家庭教育中的过度期待、粗暴干涉和不尊重孩子的做法,都对诱发考试焦虑产生重要作用(程念祖,1996)。

四、考试焦虑的治疗

（一）药物治疗

对于考试焦虑者是否应给予药物治疗至今仍无定论。由于临床上所用的抗焦虑药物常有镇静的效果，患者服药后易产生嗜睡现象，会影响记忆力及思考能力，因此，对考试焦虑的治疗一般不使用临床上的抗焦虑药物，如苯二氮（benzodiazepine）之类的药物。但是有报告曾指出：服用低剂量的乙型交感神经阻断剂（β-blocker）可以抑制因焦虑引起的自主神经系统亢奋现象，达到减轻临场焦虑的效果（翁菁菁和李明滨，1998）。

Hingley（1985）、Dubovsky（1991）、Nies（1990）指出对于选择用来作为治疗临场焦虑的乙型交感神经阻断剂需要注意：这只是一种临时的解决办法，长期服用这种药物虽然潜在的副作用尚不清楚，但服用者可能会产生对药物依赖的危险（高天，1998）。

（二）心理治疗

对于考试焦虑的治疗根据不同的理论有不同的方法，不过大体而言可以分为行为的、认知的和整合的三类治疗方法。

1. 行为的治疗技术

行为治疗主要目的在于，当个体面临紧张的评价情境时，降低考试焦虑者的唤醒和情绪反应。其前提是：情绪唤醒是考试焦虑的主要特征，治疗应集中在降低焦虑或唤醒的水平（Zettle，2003；Cheek et al.，2002）。主要方法有：

（1）放松训练（Relaxation Trainning，RT）

放松训练是考试焦虑非药物治疗中运用最多的一种方法，它也有很多具体的形式。渐进性肌肉放松是考试焦虑治疗中最通用的放松训练方法（Deffenbacher and Suinn，1988）。暗示控制放松是个体通过自我引导暗示词放松以减少焦虑的方法。暗示控制放松可以降低考试焦虑（Denney，1980）。而也有研究则否定这一结果（Marchetti and Patterson，1977）。Johnsont 和 Sechrest（1968）认为，单独使用放松训练减缓焦虑没有什么效果。Richter（1984）认为，具体形式的放松训练相比其他方法来说对考试焦虑具有不同程度的成功效果。

（2）系统脱敏训练（Systemtic Desensitization，SD）

系统脱敏是考试焦虑中运用最广泛的疗法。Wolpe（1958）指出 SD 是诱导个体慢慢地暴露出导致焦虑的情境，并通过放松技巧来对抗和消除焦虑情绪的方法。SD最初被用以控制过度身体反应和面对厌恶性刺激时引发焦虑的现象，是一种最普及的考试焦虑治疗程序（Tobias，1985）。Allen（1971）研究表明，很少有证据表明 SD 能单独促进学习成绩。

2. 认知的治疗技术

认知的治疗技术强调认知过程是考试焦虑的决定因素，它调节着个体对评价情境的紧张情绪和行为反应。主要方法有：

（1）合理情绪疗法（Rational Emotive Therapy，RET）

合理情绪疗法是 Ellis 在 20 世纪 50 年代年提出的，这种方法也是认知疗法中应用最为普遍的一种。合理情绪疗法是教授个体了解和改变他们不合理的信念，帮助被治疗者减少、消除他们已有的情绪障碍（Ellis，1962）。许多研究表明在减缓焦虑方面 RET 是有效的，然而，RET 没有显示出对考试成绩的有意义影响（田宝，2001）。

（2）系统理性重构（Systematic Rational Restruring，SRR）

系统理性重构训练方法的目的是发现与任务无关的想法，通过积极的自我陈述把注意力集中于任务。积极的自我陈述主要有以下三种：①自我指导（例如我要慢慢来，一次解决一个问题）；②应对方式的自我陈述（例如不要担心考试。担心考试对我一点好处都没有）；③自我强化陈述（例如我正在很好地考试。我能控制我的感觉）（Perry and Professor，2004）。

3. 整合的治疗技术

由于考试焦虑结构本身的复杂性和多重性，有越来越多的研究证明，整合性的治疗模式比单一的治疗方法更能全面有效地解决考试焦虑问题。

1）认知－行为改变（Cognitive-Behavioral Modification，CBM）

认知－行为改变是一种影响多种焦虑因素的、包含多方面治疗的方法（Denney，1980）。Hembree(1988)表明，CBM 在降低考试焦虑水平方面是有效的，CBM 总体上提高了考试成绩。Gonzalez(1995)指出，CBM 通过减少担忧认知的强度，特别强调鼓励和激发考试焦虑者积极应对各种紧张情境，从而达到了提高考试成绩的目的。

2）模仿（Modeling，M）

Gallagher 和 Arkowitz（1978）的研究表明，经过模仿治疗的个体（想象一个模型成功地应付了一次考试）比没经过治疗的控制组明显地降低了考试焦虑。Wine (1982)指出，模仿对高考焦虑者有效。也有证据表明，模仿可以成功地应对于考试焦虑相关的担忧和紧张情绪（田宝，2001）。

五、音乐治疗在缓解焦虑方面的研究

焦虑经常在生理、认知及行为三方面表现出来（Feuerstein et al.，1986）。音乐作为一种强有力的感觉刺激形式和多重感觉体验，不仅能使心跳和呼吸速率变缓，还能使血压降低，耗氧量减少，因此可以很好地减缓焦虑和生理疼痛（Medich et al.，1991）。音乐可以作为成功转变意识形态的一种催化剂，在这个过程中选择能够触动人的或能够引发强烈情感的音乐是改变情绪状态和生理指标的主要因素（Bonny and Savary，1973）。

Miluk-Kolasa 和 Matejek（1996)通过对血压、心率、皮肤温度及葡萄糖消耗量的记录发现：音乐能够帮助数千患者恢复平静的状态，表明音乐对于焦虑的生理方面的表现有缓解作用。Standley(1986)研究发现轻柔、缓慢的放松音乐能引起生理指标的缓慢变化,而强烈、快节奏的音乐往往造成生理指标的剧烈变化。当然,对于这一结果也出现了反对的声音,Jellison(1975)通过实验发现让被试在背景音乐中进行实验,会减少实验所引发的被试者焦虑程度,但是他们的血压、脉搏等生理指标却并没有发生变化。此外,O'Connel(1984)也得出了类似的结论。

Kalkan 等(1998)通过实验检测了流行音乐和古典音乐对被试心率、血压、心境状态及记忆表现的影响。结果表明,流行音乐减少了被试记忆测试的准确率,而古典音乐则相反;结果还证明快速音乐对需要集中注意力的任务有负效应;此外,音乐的放松效应有效地降低了焦虑状态(姜莱,2007)。

Samantha 等(2006)实验检测了聆听重金属音乐和重金属音乐的攻击性歌词对100 名青少年被试的焦虑心境状态的影响。最终结果并没有显示出重金属音乐或歌词对情绪的有害影响。

音乐治疗缓解焦虑、紧张情绪的方法已在不同领域和人群中得到了广泛的运用。其中,在舞台紧张、长期住院患者、老年领域和手术患者等方面的应用最为广泛。

Appel(1967)研究系统脱敏法与音乐分析法对成年钢琴家舞台焦虑的研究。其结果表明音乐分析法明显地降低了演奏中的错误率,但是在降低舞台紧张的焦虑方面效果不如系统脱敏法。高天(1998)运用音乐治疗的精神分析方法成功地治疗了一位小提琴演奏员的舞台紧张。Whitehead-Pleaux 和 Baryza 在 2006 年发表的题为《音乐治疗有助于缓解表演焦虑》论文中,充分论证了音乐治疗对表演焦虑的缓解作用。Kim(2005)运用即兴演奏的方法来促进脱敏以及用音乐配合渐进性肌肉放松和想象的方法对 30 位钢琴表演焦虑的女大学生进行 6 周音乐治疗,结果表明这样的方法大大地降低了她们的焦虑水平。

Gross 和 Swart (1982)在音乐治疗对减缓长期住院焦虑患者的研究中发现,与控制组相比实验组在接受 8 周音乐治疗后患者的焦虑得分明显地降低(特性焦虑得分:控制组 55 分,治疗 8 周后实验组 37 分);接受一次音乐治疗后焦虑的得分也能明显地降低(特性焦虑得分:控制组 55 分,一次治疗后实验组 45 分)。

首都医科大学的杨凤池等 2003 年对 39 名择期进行眼底手术的男性患者,进行了音乐对术中患者焦虑水平的影响研究。在术中通过耳机给患者输入他们自己选定的音乐,观察状态——焦虑、抑郁、视觉模拟焦虑和脑电的变化。结果表明,音乐可降低择期眼底手术男性患者的焦虑、抑郁、视觉模拟焦虑水平。

美国费城坦普尔大学医学院的 Krevsky 在 2006 年的"美国胃肠内镜学会"全国会议上报告了一项新的研究。研究人员要求 44 位女性和 29 位男性结肠镜检查的受试者从家里带来自己喜欢的音乐。术前将音乐设置成只有患者能听见。结肠镜检查后,主诊医生、研究员和护士对每一位患者进行疼痛、焦虑和舒适性评估。结果显示,音乐的干预可以有效地减少患者对镇静剂的使用量(Krevsky,2006)。

六、音乐治疗在考试焦虑方面的研究

(一) 国外相关研究

尽管国外在使用音乐治疗缓解焦虑症状方面的研究已有较系统和成熟的技术,但对音乐治疗缓解学生考试焦虑方面的研究却没有相关内容的直接文献。研究者认为这其中的原因主要是因为:

一方面,相对于国外学生来说,国内学生的考试焦虑程度表现较突出。这可能与教育资源的配置不均、家长与社会的教育理念与方法、考生升学就业压力等有关。肯奈提(1990)认为,中国学生的考试焦虑水平之所以明显高于英裔或欧洲种族背景下的学生,是因为孔子的伦理观念在亚洲文化中的渗透,亚洲国家强调学术上的优秀,以成就作为孩子献给父母最好的礼物,往往使得学生产生考试焦虑。

另一方面,音乐治疗方法在国外被广泛地应用在医院、老人院、监狱等场所,主要在智障、精神病、神经损伤、孤独症、手术等领域的人群中运用更多。很多发表的论文其研究课题也多是围绕这些领域展开的。这也是导致在缓解学生考试焦虑方面的研究较少的一个因素。

研究者对在美国音乐治疗协会的期刊、世界音乐治疗协会期刊、国际核心期刊数据库—包括艺术与人文科学引文索引(A & HCI),谷歌学术搜索工具条,教育资源信息中心(ERIC)等进行了全面搜索,仅寻找出两篇与之较为相近的文章。

一篇是 Stratton (1992) 对 90 名在校大学生进行的实验研究。研究目的在于,测量被试在有无音乐的情况下,对心理测试的行为的活动量反应。Stratton 首先告知被试,将会参加一个心理测试并且他们的行为和成绩是可以观测到的。接着把他们随机分为实验组与对照组:实验组被安排在播放轻音乐的大厅里等候;对照组则在另一间寂静的大厅内等候,结果显示:实验组的活动量远低于没有听音乐的对照组的活动量,($P<0.01$)差异显著。

另一篇是 Lai 等于 2008 年在苏格兰《当代护士教育》上发表的论文《随机交叉实验研究音乐对考试焦虑的影响》研究的目的是:评估柔和、平缓的慢板音乐对护士生考试焦虑的效果。实验选取了 38 位平均年龄为 19.4 岁的护士专业学生,将这些学生进行随机分配,分为音乐组和对照组各 16 位。在教室对音乐组的学生们进行了 40 分钟的音乐干预,对照组的同学则没有音乐的干预而是进行定期测试。采用配对 T 检验,在没有状态焦虑情况下和有考试焦虑情况下对手指温度、脉搏率进行检验。调查结果显示,音乐干预确实有效地降低了考试焦虑、状态焦虑以及减少了脉搏率,增加了手指温度($P=0.05>0.001$)。另外,音乐组与没有音乐干预的对照组相比,检测的前后具有显著性差异($P=0.001$)。结果表明,柔和、平缓的慢板音乐有效地减少了焦虑。

(二) 本研究的方法技术

1. 音乐同步再加工(MER)技术概述

高天经过多年精神创伤心理治疗的经验积累,在音乐引导想象(Guided Imagery Music,GIM)和眼动脱敏再加工(Eye Movement Desensitization and Reprocessing, EMDR)技术的基础上提出的一种针对精神创伤的新方法——音乐同步再加工(Music Entrainment and Reprocessing,MER)技术。

在 MER 治疗中,治疗师选择与来访者情绪、情感相匹配的音乐引发来访者的想象,在音乐想象的过程中去修通来访者在创伤经历中所固着的各种感知觉如:视觉、听觉、嗅觉、皮肤觉、运动觉等。MER 不仅吸收了 EMDR 的操作性和针对性强的优点,同时,还结合了音乐引导想象中音乐对情绪宣泄的巨大作用和对意向影响的强大作用,通过音乐想象中意向的改变,改善消极认知,从而改善情绪(高天,2007)。

自 2004 年至 2009 年,高天已用 MER 技术治疗了 60 多例来访者,成功处理了 75 个创伤性事件或不良经历。另外,赵鑫、王露洁分别在 2009 年的硕士毕业论文中也都具体报告了 MER 技术取得的研究成果。该技术在多年的临床实践中显示出了非常强有力的治疗效果,特别是在 5.12 四川地震后的心理救援工作中发挥了很好的作用。

2. MER 技术作用于考试焦虑治疗的核心理念

运用 MER 技术作用于考试焦虑的治疗,首先要选择能将被试的情感状态和考试焦虑有关的想象相结合的音乐曲目。主要是运用音乐对情绪的巨大影响作用,使被试在同样的想象中伴随越来越积极、放松的音乐,从而削弱被试焦虑情绪的困扰力度,达到治疗目的。随着被试想象的不断发展,音乐作品的强烈程度和紧张程度逐渐地减少。让来访者自己在想象的过程中,不断地产生越来越积极的联想,通过联想,每个人产生不同解决问题的方法。

我们知道,过去已经发生了的事情不能改变,但是我们可以通过改变当事人对这些事件的心理和情感体验,从而改变这些消极事件对当事人的影响。音乐具有改变一个人的内心体验的巨大力量,因此音乐就可以成为治疗师改变当事人的心理情绪体验的强大工具(高天,2007)。焦虑的产生通常与负性的体验和想象有关,例如:想到考试可怕的场面,或想到考试后的结果。MER 方法采用同样的想象却伴随积极放松的音乐,这样一来就削弱了消极情绪的困扰力度,唤醒生理水平的影响就被大大地降低了。

(三) 研究总体构想

考试焦虑是个体在面对考试情境时,由不合理的考试信念和低效的考试策略引起的一种紧张不安的情绪状态(周雷,2005)。

在以往的音乐治疗对于考试焦虑方面的研究中,研究者普遍认为,对考试焦虑者所产生的焦虑情绪进行直接干预就能达到降低其焦虑水平目的。因此,大都是运用音乐放松方法直接对考试焦虑情绪进行干预,本研究认为这种方法并未能从根本去缓解考试焦虑者焦虑情绪。在前人研究的基础上,本研究提出了考试焦虑情绪与考试的负性体验和想象有关的观点,运用 MER 的方法对被试者进行干预,探索干预考试焦虑的新方法。

1. 研究目的

(1)探讨音乐同步再加工(MER)技术对高三学生考试焦虑情绪的缓解作用。

(2)探讨音乐同步再加工(MER)技术团体模式的应用。

2. 研究思路

本研究以研究音乐同步再加工(MER)技术对于中学生的考试焦虑情绪是否具有缓解作用,同时,探讨 MER 技术团体模式的应用为目的。采用文献综述、问卷调查与团体实验等研究方法。

基本研究思路:本研究采用实验组和对照组的前后测设计。实验组接受 2 次(共计约 2 小时)的 MER 技术实验;对照组不接受任何实验。本研究的自变量为实验组接受的实验技术,即每次 1 小时,连续 2 次的 MER 技术实验;因变量是学生考试焦虑情绪的变化情况。在整个研究过程中,研究者本人担任实验组和对照组的实验设计和实施工作,以控制实验者误差。

在实验进行的前一周分别对实验组与对照组进行焦虑自评量表(SAS)、考试焦虑量表(TAS)前测数据的收集;在实验处理阶段即考前两天,只对实验组进行 MER 技术干预,对照组不进行任何干预;MER 技术干预结束后,即刻对实验组与对照组进行焦虑自评量表(SAS)和考试焦虑量表(TAS)数据的收集。

3. 研究假设

假设:团体音乐同步再加工(MER)技术对于被试学生因考试压力引起的考前焦虑情绪有明显缓解作用。

4. 本研究的创新点

本研究基于前人曾做过的音乐治疗在考试焦虑方面研究,提出了考试焦虑情绪与考试的负性体验和想象有关的观点,运用 MER 的方法对被试者进行干预,探索干预考试焦虑的新方法。

(1)本研究首次运用团体模式音乐同步再加工(MER)技术进行实验研究。

(2)本研究首次将音乐同步再加工(MER)技术引入到缓解高三学生考试焦虑情绪中来,探索干预考试焦虑的新方法。

(3)本研究选取较大样本,对高三学生考试焦虑的干预进行实验研究,探索音乐治疗的效果。

七、研究方法与程序

(一) 研究方法

1. 被　试

本研究被试为 317 名高三学生,样本构成情况见表 3。样本选取北京第二十中学、上海亭林中学、新疆伊宁市新源二中高三年级各两个班,随机确定其中一个班为实验组,另一个班为对照组。所选取的同一学校的两个班级,经调查了解学生在教学安排、教师配备及日常生活、作息时间、学习成绩等方面都大致相同,两组具有可比性。所有样本均无严重心理障碍、听力正常、未接受过音乐治疗且自愿参加。

表 3　样本构成

被试学校	组　别	男(人)	女(人)	小计(人)
北京第二十中学	实验组	21	19	40
	控制组	21	19	40
上海亭林中学	实验组	29	30	59
	控制组	30	29	59
新疆伊宁市新源中学	实验组	30	30	60
	控制组	30	29	59
总计(人)	实验组	80	79	159
	控制组	81	77	159

2. 器　材

本实验所采用的音乐,全部来自高天副教授编制的 MER 技术音乐组合(乐曲的选择在导师的指导下完成);音乐播放设备为山水牌 CD 音响(型号:MC-1303C)。

3. 测量工具

1) 焦虑自评量表(SAS)

焦虑自评量表(Self-Rating Anxiety Scale, SAS):由 Zung 于 1971 年编制。用于在临床上评估被试的焦虑水平,量表含有 20 个反应焦虑主观感受的项目,每个项目按症状出现的频度分为四级评分,其中 15 个为正向评分,5 个为反向评分。20 个项目得分相加即得粗分,经过公式换算,即用粗分乘以 1.25 以后取整数部分,就得标准分。按照中国常模结果,SAS 标准分的分界值为 50 分,其中 50~59 分为轻度焦虑,60~69 分为中度焦虑,69 分以上为重度焦虑。SAS 广泛地作为咨询门诊中评估焦虑症状的一种测量工具(姜长青,2005)。

2) 考试焦虑量表(TAS)

考试焦虑量表(Test Anxiety Scale，TAS)，该量表由美国著名临床心理学家Sarason 教授于 1978 年编制完成，是目前国际上广泛使用的最著名的考试焦虑量表之一。TAS 共 37 个项目，全部以"是"或"否"作答。其中有 5 个项目为反向记分。这一量表的计分方式为：计算回答"是"的题目的总和，其数目即为量表总分。Newman于 1996 年曾提出，量表总分在 12 分以下的属于低焦虑水平，分数在 12～20 分之间的属于中等焦虑程度，分数在 20 分以上的属于高焦虑水平。TAS 得分在 15 分以上，则表明该被试的确感受到了因要参加考试而带来的相当程度的不适感。该量表经国内外大量研究使用，证明具有较高的信度和效度(Zeidner，1998；王才康，2001)。我国王才康曾对中文版的 TAS 量表的信度和效度作了检验，结果表明，TAS 的内部一致性信度为 0.64，重测信度为 0.62，折半信度为 0.60。TAS 总量表分和 TAI(测验焦虑量表，Test Anxiety Inventory)的担心(worry)分量表的相关为 0.48，和 TAI 的情绪性(emotionality)分量表的相关为 0.60。说明中文版 TAS 量表有较好的信度和效度(王才康，2001)。

测量考试焦虑的量表非常丰富，但该量表自编制以来一直得到广泛的使用，是一个测量考试焦虑的经典工具。与其他测量考试焦虑的工具相比，此量表的特点在于：其测量的内容主要是考试焦虑的特质方面，即哪些人通常更容易感到考试焦虑，而非仅仅测量某次考前的焦虑状态的严重程度。这一测量特点带来了该量表在施测和应用方面的一些优势。从施测角度来说，由于不太受到状态的影响，该量表的施测既可以在考试期间，也可以是在平时。从得分的意义方面来说，测量特质性的考试焦虑，鉴别出通常容易受到考试焦虑困扰的学生，比测量状态性的考试焦虑通常更具有实践意义，鉴别出具有较高考试焦虑特质的学生，对其预先进行辅导和治疗，有利于促进学生的学业成就。

(二) 研究程序

1. 实验前阶段

1) 与校方洽谈

研究者与实验学校的老师(主持该项实验的教师)讨论实验的总体设想和具体安排。

2) 签订合约

研究者给所有参加本次研究的学生发放一份"知情同意书"，由学生签名，收到签名的知情同意书就视为与每位同学建立了完成该实验的约定。

3) 告知事宜

研究者在与被试者建立书面约定后，告知如下事宜：第一，考试焦虑是普遍存在的问题，研究表明学习一些技能能够极大地改善焦虑。本实验的目的是帮助学生缓解考试焦虑，增强考试时的自信心。第二，向被试简要介绍实验方法。第三，告知被试将由两个不同的小组，实验组和对照组，实验组在考前两天开始实验，对照组不施加任何干预。实验组与对照组同时填写问卷和量表。考虑到平等原则,在实验结束后,研究者会对对照组进行 MER 技术的考试焦虑治疗。

4)时间安排

确定被试接受实验的时间表,时间表规定实验过程中的具体安排。实验于考前两天开始实施,连续两天在同一时间段进行,共进行两次,每次约 1 小时。

5)收集材料

实验材料的收集主要分为两类:一类是被试的背景材料,包括听力情况和已有的所接受相关技能训练的情况;另一类是相关变量的资料,包括前测资料:焦虑自评量表(SAS)数据、考试焦虑量表(TAS)数据;后测资料:焦虑自评量表(SAS)数据、考试焦虑量表(TAS)数据。

实验材料收集时间的安排:被试的背景材料和前测资料在考前一周进行收集;后测资料 SAS、TAS 数据在实验结束后收集。

2. 确定负责老师

每个学校确定两位负责老师。实验组与对照组各一位,主要负责学生的组织工作、收发问卷。

1)实验阶段

由于 MER 的团体干预模式的特殊性(团体模式的方法较个体模式简单),这一阶段在导师高天副教授的指导下,本部分省略了稳定化阶段、认知有效性量表(VOC)的评分过程和躯体扫描阶段。

2)确立目标

在实验当场,给实验班级的每一位同学发放一份主观不适感受度评分表(见附录四)。

研究者让被试想象自己最没有把握的一门高考科目,接着引导被试闭上眼睛去想象一个固定的画面:考场的铃响了,这门最没把握的高考科目要开始了……要求被试从考试画面开始想象,可以进行任何念头的想象,伴随着音乐进行自由联想,直到音乐结束。然后,让被试慢慢睁开眼睛,并针对刚才想象的画面,在主观不适感受度评分表上进行评分。

3)脱敏和再加工

第一轮:请被试闭上眼睛,找到一个自己感到最舒服的姿势坐好并放松。接着,请被试仔细体验自己的心跳和身体一切不舒服的感觉(如:有的人会心跳加快、有人会感到胸口发闷、有人会觉得双臂和双手紧张、有人会感到头疼……)。"仔细体会这种不舒服的感觉,让它在你的身体上再多停留一会儿……不断地放大它,让这种不适感变得越来越强烈……让我们带着所有这些不舒服的感觉回到刚开始的固定画面:你听到考场的铃响了,考试就要开始了……你无论想象什么都可以,想象考试非常成功、很失败或与此无关任何东西都可以,直到音乐结束……"

与此同时,音乐慢慢响起,选择的音乐分别为:巴赫《托卡塔——d 小调托卡塔与赋格》、巴赫《来吧,甜美的死——作品 BWV478 号》、肖斯塔科维奇《第二钢琴协奏曲——第二乐章》。每段乐曲播放时间约 3 分钟,由研究者根据现场情况定度,第一轮音乐播放共约 10 分钟。乐曲选择的原则是:乐曲所表达的情绪从焦虑不安过渡到忧伤继而转到明朗,乐曲其紧张程度逐渐降低。

第一轮结束后,"好深呼吸,慢慢睁开眼睛,现在请给想象到的考试情景的不舒服感觉,在主观不适感受度评分表上进行打分。"研究者对评分的情况作大致的了解。

第二轮:依照第一轮的模式重复进行一遍,第二轮音乐分别选择的为格里格《霍尔堡组曲第 4 曲——抒情曲》、肖邦《e 小调第一钢琴协奏曲第二乐章》浪漫曲、舒曼《大提琴与钢琴奏鸣曲——慢板乐章》。乐曲选择的原则是乐曲所表达的情绪从忧伤逐步过渡宁静、安详的音乐环境中,音乐带领着被试的情绪逐渐地平静下来。

第三轮:请被试闭上眼睛,引导被试体验身体放松的感觉,"深呼吸、放松、把身体的重量交给椅子,让自己的身体完全放松……"在放松的状态下,同样重复上一轮,回到刚开始的固定画面,直到音乐结束……第三轮音乐选择分别为舒曼《大提琴与钢琴奏鸣曲》慢板乐章、格里格《摇篮曲》、比才《卡门——幕间曲》。乐曲选择的原则是音乐的情绪由宁静、温馨、抒情向明朗和轻快方向过渡。所播放音乐的情绪始终走在被试的前面。

第四轮:依照第三轮的模式重复进行一遍,直到主观不适感受度打到零分。第四轮音乐选择分别为巴赫《羔羊将安然放牧——康塔塔第 208 号》、比才《卡门——幕间曲》、戴留斯《卡林达》。乐曲选择的原则是乐曲的情绪逐步向优美、抒情、轻松快乐方向过渡。

第五轮:研究者请被试闭上眼睛,引导被试想象积极认知"这次考试我一定能考好、我对这次考试充满了信心、这次的考试我一定能发挥好等"。让被试带着这种积极的观念,再次回到最初的画面(听到考场的铃响了,考试要开始了……)。这时选择能够为被试带来高峰体验的音乐瓦格纳的歌剧《罗恩格林》(第一幕序曲)。

第二次实验时,先对前一次的实验进行回顾,然后脱敏再加工,检查是否有反弹。如果有反弹,就从反弹处继续脱敏再加工;如果没有,则进行下一部分内容。

4) 结束实验

3. 实验后阶段

实验结束后,研究者对实验组和对照组成员进行即时后测。然后根据组别,对每个被试各量表的前测、后测分别给予分类和编号。研究共收集了 322 个被试数据,经过整理,剔除了 5 个无效样本(未完成整个实验过程),将 317 个被试实验数据录入 SPSS11.5 统计分析软件进行数据处理。

八、结　果

(一) 实验组与对照组基础水平比较

为了检验音乐同步再加工(MER)技术干预的有效性,首先要保证实验组和对照组在前测上是同质的。从表 4、表 5 中可以看出，实验组和对照组的焦虑自评量表（SAS）、考试焦虑量表（TAS）总分差异不大，统计分析结果表明，实验组与对照组在 SAS、TAS 量表上的前测得分均不存在显著性差异。

表 4　实验组与对照组在 SAS 量表上的基础水平比较

地区	组别	男　生				女　生			
		N	M(SD)	T	P	N	M(SD)	T	P
北京	实验组	21	46.00(2.86)	0.722	0.239	19	47.05(4.45)	1.326	0.101
	控制组	21	46.14(3.99)			19	47.42(5.51)		
上海	实验组	29	46.28(3.92)	0.722	0.239	30	47.13(4.67)	0.081	0.468
	控制组	30	46.27(3.68)			29	47.24(5.59)		
新疆	实验组	30	46.33(3.79)	0.169	0.434	30	47.33(5.24)	0.033	0.487
	控制组	30	46.43(3.82)			29	47.38(5.65)		

表 5　实验组与对照组在 TAS 量表上的基础水平比较

地区	组别	男　生				女　生			
		N	M(SD)	T	P	N	M(SD)	T	P
北京	实验组	21	18.00(2.72)	1.101	0.142	19	19.63(3.25)	0.438	0.333
	控制组	21	17.71(3.32)			19	19.53(2.99)		
上海	实验组	29	18.17(2.49)	0.216	0.415	30	19.80(2.83)	0.157	0.438
	控制组	30	18.03(2.47)			29	19.69(2.58)		
新疆	实验组	30	17.47(3.41)	0.157	0.438	30	20.07(3.06)	0.447	0.329
	控制组	30	17.33(3.19)			29	19.96(3.17)		

（二）MER 干预后实验组与对照组焦虑水平比较

音乐同步再加工（MER）干预后，两组被试在焦虑自评量表（SAS）和考试焦虑量表（TAS）的总分上产生了显著的差异。实验组的焦虑自评水平和考试焦虑水平均显著低于对照组。

组间比较是从横向的角度，将实验组和对照组的前后测量表得分进行比较。为了更深入了解 MER 技术的实验效果，还需要从纵向角度，分别考查实验组、对照组组内的差异显著性。统计分析结果表明（表 6、表 7），实验组组内在 SAS 和 TAS 的得分均表现出了显著差异（$P < 0.05$）。对照组组内在 SAS 和 TAS 的得分没有显著性差异。

表6　SAS量表两组前、后测的组内及组间差异比较

组　别	N	前测 M(SD)	后测 M(SD)	差　异	百分比	T	P
实验组	159	46.69(4.16)	45.45(2.07)	−1.24	2.66%	2.223	0.02*
对照组	158	46.81(4.71)	47.08(4.52)	0.27	0.58%	0.946	0.18
组间差		0.12	1.63	1.51	3.24%	2.301	0.02*

* $P<0.05$。

表7　TAS量表两组前、后测的组内及组间差异比较

组　别	N	前测 M(SD)	后测 M(SD)	差　异	百分比	T	P
实验组	159	18.86(2.96)	18.17(2.17)	−0.69	3.66%	2.179	0.02*
对照组	158	18.71(2.86)	18.95(2.52)	0.24	1.28%	0.363	0.36
组间差		0.15	0.78	0.93	4.94%	2.42	0.01**

* $P<0.05$，** $P<.0.01$。

1. 实验组与对照组 SAS 量表分值差异

统计分析的结果：

（1）实验组前测分数为46.69，后测分数为45.45；实验组后测分数低于前测分数1.24，$P<0.05$。差异显著。

（2）对照组前测分数为46.81，后测分数为47.08；对照组后测分数高于前测分数0.27，$P>0.05$。无显著性差异。

（3）实验组后测分数为45.45，对照组后测分数为47.08；实验组后测分数低于对照组后测分数1.51，$P<0.05$。差异显著。

由 SAS 量表得出的实验结果可以看出，实验组在接受 MER 干预后，焦虑自评量表得分明显降低，对照组焦虑自评量表得分反而呈升高趋势（图1）。

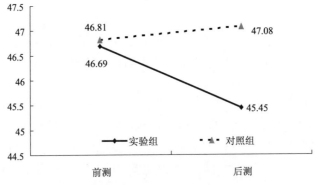

图1　实验组与对照组在 SAS 量表上的前、后测平均值（分）比较

2. 实验组与对照组 TAS 量表分值差异

统计分析的结果:

(1)实验组前测分数为18.86,后测分数为18.17;实验组后测分数低于前测分数0.69,$P<0.05$。差异显著。

(2)对照组前测分数为18.71,后测分数为18.95;对照组后测分数高于前测分数0.24,$P>0.05$。无显著性差异。

(3)实验组后测分数为18.17,对照组后测分数为18.95;实验组后测分数低于对照组后测分数0.93,$P<0.01$。差异极显著。

由 TAS 量表得出的实验结果可以看出,实验组在接受 MER 干预后考试焦虑得分明显降低,对照组的考试焦虑得分反而升高(图 2)。

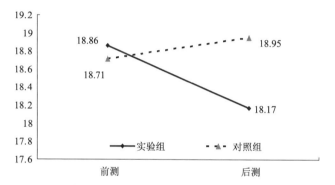

图 2 实验组与对照组在 TAS 量表上的前、后测平均值(分)比较

3. 实验组在 SAS、TAS 量表上的前后测差异比较

表 8 实验组在 SAS、TAS 量表上的前后测差异比较

地区	量表		男　生					女　生				
			N	M(SD)	差　异	T	p	N	M(SD)	差　异	T	p
北京	SAS	前测	21	46.00(2.86)	−0.86	1.826	0.04*	19	47.05(4.45)	−1.13	2.22	0.02*
		后测	21	45.14(0.85)				19	45.74(2.62)			
	TAS	前测	21	18.00(2.72)	−0.57	2.169	0.02*	19	19.63(3.25)	−0.58	2.001	0.03*
		后测	21	17.43(2.54)				19	19.05(2.90)			
上海	SAS	前测	29	46.28(3.92)	−1.11	2.301	0.02*	30	47.13(4.67)	−1.3	2.882	0.00**
		后测	29	45.17(1.54)				30	45.83(2.98)			
	TAS	前测	29	18.17(2.49)	−1.03	2.963	0.00*	30	19.80(2.83)	−0.73	2.42	0.01**
		后测	29	17.14(1.94)				30	19.07(1.80)			
新疆	SAS	前测	30	46.33(3.79)	−1	2.223	0.02*	29	47.33(5.24)	−1.86	3.342	0.00**
		后测	30	45.33(1.63)				29	45.47(2.78)			
	TAS	前测	30	17.47(3.41)	−0.87	2.282	0.02*	29	20.07(3.06)	−1	3.52	0.00**
		后测	30	16.60(2.01)				29	19.07(1.80)			

*$P<0.05$,**$P<0.01$。

研究顺便分析了性别因子差异(表8),统计分析结果如下:

(1) 实验组女生在 SAS 量表和 TAS 量表前后测的分数均高于实验组男生;

(2) 实验组女生在 SAS 量表上的前后测差异均高于实验组男生。

九、讨 论

音乐同步再加工(MER)技术自高天 2004 年提出以来,至今已经历了 6 年。在这段时间里,此技术大多是针对个案进行治疗,用团体模式进行干预的研究,本论文研究尚属首例。因此,本研究将作为一种新的尝试和探索,将这种技术运用于中学生考试焦虑群体,为中学生的心理健康干预提供参考。

在这一部分,首先简单回顾研究的测量结果;其次对整个研究过程中的收获与存在着一些不足和遗憾的方面进行讨论。

(一) 测量结果的讨论

1. SAS 量表结果的讨论

由 SAS 量表得出的数据结果可以看出,经过音乐同步再加工(MER)技术的实验,实验组焦虑自评水平降低了 2.66%,差异显著($P<0.05$)。对照组焦虑自评水平升高了 0.58%,$P>0.05$,无显著差异。由组间比较得出:两组的 SAS 量表前测基础水平基本相同,两组后测焦虑水平相差 3.24%,差异显著($P<0.05$)。

实验结果表明,经过音乐同步再加工(MER)技术的实验后,实验组的焦虑自评水平明显降低。支持了本文的假设,即音乐同步再加工(MER)技术对于被试学生因考试压力引起的考前焦虑情绪有明显缓解作用。

2. TAS 量表结果的讨论

由 TAS 量表得出的实验结果可以看出,经过音乐同步再加工(MER)技术的干预,实验组的考试焦虑水平降低了 3.66%,差异显著($P<0.05$);而对照组考试焦虑水平升高了 1.28%。由组间比较得出,两组的 TAS 量表前测基础水平基本相同,两组后测焦虑水平相差 4.94%,差异极显著($P=0.01$)。

实验结果表明,经过音乐同步再加工(MER)技术的实验后,两组考试焦虑水平差异显著。这也支持了本文的假设,即音乐同步再加工(MER)技术对于被试学生因考试压力引起的考前焦虑情绪有明显缓解作用。

3. SAS 量表、TAS 量表综合比较的讨论

实验结果表明,经过音乐同步再加工(MER)技术干预后,实验组采用的 SAS 量表和 TAS 量表焦虑水平都分别降低了 2.66% 和 3.66%。大量研究已证实,音乐能够缓解人们的焦虑情绪,运用音乐治疗的技术针对不同领域、不同人群进行缓解焦虑的研究本文也已在综述部分进行了列举。

由于高三学生正处于由青春期向青年期过渡这一重要的人生阶段,在这个特殊时

期的学生群体,他们所面临的问题和关注的焦点更多地集中在升学压力和考试压力所引起的焦虑情绪上。因此,对这一特殊群体实施干预,变得很有意义。实验结果表明,MER对实验组考试焦虑水平的干预较焦虑自评水平作用更明显。

(二) 研究过程的收获

由于团体模式干预的研究不仅对研究者的理论研究水平有较高要求,也对其实践经验要求较高。同时由于实验样本数量的限制较大、需要投入的时间多、工作量大、要求配合的条件也较多等。因此,限制了团体模式干预的开展和实施,干预研究的成果也较少。本研究采取问卷调查、标准化干预步骤,在短时间内对学业处于特殊时期的高三学生进行团体实验,打破了传统团体辅导干预的诸多束缚,并取得了较理想的效果。

在经过MER干预后,我们从原始数据中可以观察出有些被试在实验后焦虑程度有明显改善,而有些被试的作用并不明显,甚至几乎无效。这可能是由于性格特征、性别差异、对音乐的反应程度和喜好不同等个体因素造成的。

研究发现北京、上海和新疆的被试学生对同样的音乐反映有所差异。三地的学生对音乐的领悟能力没有明显的差别,但是北京和上海的学生对现代音乐的熟悉程度高于新疆学生。我们观察到大城市的高中学生所使用的音乐播放设备比较便捷,可以随时下载世界各地的音乐,而对古典音乐的兴趣较少。而新疆的学生接触现代音乐的便捷程度相对较低,但是对古典音乐的兴趣相对较为浓厚。

对北京、上海和新疆317名高中生,本文将所有测量工具都进行了男女生差异比较,结果表明(表8),女生考试焦虑得分普遍高于男生,这说明女生考试焦虑程度比男生严重,这一结果与以往研究结果一致(凌文铨,1985)。在经过MER干预后,实验组女生在SAS量表中所呈现的前后测数据差异较实验组男生大。这就意味实验组女生在接受MER干预来缓解自我焦虑方面效果比实验组男生明显。可能的原因有以下几方面:第一是女生对音乐的敏感性,女生比较容易受所播放音乐的影响,情绪往往比男生更容易产生波动;第二是女生的思维方式与男生有一定的差异,女生多习惯于形象思维,男生更倾向于逻辑思维,而在MER的干预中,被试需要更多地运用形象思维进行想象;第三是性别角色上的不同,女生生性温和,容易受人支配,而男生特别是在青春期的青少年,不容易接受治疗师的组织和安排。

另外,在实验过程中观察到新疆实验组学生对古典音乐的兴趣较北京和上海实验组更浓厚。对于这一现象,是本研究没有想到的,这方面需要进一步地研究。通过实验还观察到MER技术对于平时学习成绩较好,但遇重大考试成绩不佳的学生更有效,对于这一现象需在今后做进一步研究。

在实验的过程中,研究者发现当被试学生被问及"一说到考试,你会想到什么?"他们的第一反应几乎都是负面的情绪,如"紧张、压力","考试可怕的场面","大脑一片空白","害怕、发愁","头痛"等。而通过MER技术的干预,实验组的学生的焦虑水平要低于控制组的焦虑水平,且差异显著。在实验的过程中,可以观察到实验组的班级中部分同学很期待接受 MER 技术的干预,他们认为:"通过一遍遍重复去回忆考试可怕的场面,现在想想考试不那么让人害怕了。经过这样的干预,反而能使自己从高强度的学习负荷中解放出来,感到很轻松、解乏。"

(三) 本研究的不足与展望

由于本干预研究被试对象学业紧张,空余时间少,在实验结束后对被试未能作跟踪研究,也就无法考察被试在半年、一年乃至更长时间的考试焦虑水平变化情况,以及音乐同步再加工(MER)技术的有效持续时间。建议加入跟踪研究以及更多质的研究,并从个案分析的角度来考察被试在各个层面的变化情况。

本研究采取了为期两天的团体干预,这在团体干预中实属少见,为了能更好地验证音乐同步再加工(MER)技术的有效性,建议今后的研究中,除了对被试的数量再进行增加外,可以配合采用个体干预与团体干预相结合的模式,将量的研究与质的研究相结合。

适度的考试焦虑可以使机体处于一种良好的应激状态,从而提高个体的思考能力和反应速度,因而对学习是必要和有益的。但过度和长期的考试焦虑不仅会影响学习成绩,还会对人的身心健康造成一定的损害。因此,对于考试焦虑的干预治疗,如何既能使被试在接受干预后保持较好应激状态从容应试,又不会使干预造成过犹不及的局面。这种度的把握在今后的实验研究中是一个很值得考察和研究的方向。

十、结 论

经过音乐同步再加工(MER)技术的实验,实验组被试学生因考试压力引起的考前的焦虑情绪有明显缓解。

参考文献

高天.2007.音乐治疗学基础理论.北京:世界图书出版公司.

刘翔平.2001.战胜考试焦虑:考生必备的心理素质.北京:北京出版社.

郑日昌.1994.中学生心理咨询.济南:山东出版社.

程念祖.1996.考试焦虑与个性特征及家庭教育初步分析.中国心理卫生杂志,(5):221.

范晓玲.2000.考试焦虑量表在湖南地区的试用结果分析.中国临床心理学杂志,(8):51-52.

高天.1998.音乐家的舞台紧张以及音乐治疗的应用.中央音乐学院学报(季刊),(2):74-79.

姜莱.2007.音乐情绪反应及生理反应的文献研究.中国音乐学院硕士研究生毕业论文:18-22.

姜长青.2005.心理咨询师(三级).北京:民族出版社:191-194.

肯奈提.1990.焦虑测验中的种族差异.现代外国哲学社会科学文摘,(3):33-35.

廖民先.1994.中学生学习焦虑心理及其调控.现代教育研究,(1).

李恩中,翁旭初,韩璎等.2003.语言与音乐刺激下脑功能活动的 MR 功能成像研究.中华放射学,(5):22-26.

李连英.2006.普通高中生考试焦虑问题的研究.河北师范大学硕士学位论文:9-10.

李焰,张世彤,王极盛.2003.中学生考试焦虑影响因素的问卷编制.心理科学,26(2):352-359.

凌文轻.1985.用TAI量表对中国大学生考试焦虑的测量与分析.心理学报,(2):137-143.

刘春艳.2007.接受式音乐疗法缓解中学生考试焦虑作用的实验研究.四川师范大学硕士学位论文:
47-50.

刘春艳,吴娟,朱玲玲.2006.音乐疗法及其在国内精神障碍治疗中的临床应用.医学教育探索,(5):
986-988.

潘根春.2000.初中学生考试焦虑心理的调查与思考.杭州教育学院学报,(1):97-101.

普凯元.1996.音乐治疗原理.音乐艺术,(3):71-73.

田宝.2001.高中生考试焦虑影响考试成绩的模式和对策研究.首都师范大学博士学位论文:21,23.

田宝,郭德俊.2003.认知训练对不同类型考试焦虑的作用.心理发展与教育,(1):64-69.

翁菁菁,李明滨.1998.考试焦虑症.台湾医学,2(3):332-334.

王才康.2001.考试焦虑量表在大学生中的测试报告.中国心理卫生杂志,15(2):96-97.

王晓霞.2006.高三学生考试焦虑影响因素调查及其干预研究.山西大学硕士学位论文:3-6.

王露洁.2009.MER音乐疗法对减轻艺术体操运动员竞赛焦虑的个案报告.中央音乐学院硕士学位
论文.

杨凤池,李梅,张曼华等.2003.音乐治疗对眼底手术病人焦虑的影响.中国心理卫生杂志,17(4):
256-257.

叶仁敏.1989.状态-特质焦虑指导手册.上海师范大学教科所内部资料:1-4.

张培庆.2006.高三学生的考试焦虑与应对方式探究.福建师范大学硕士学位论文.

张旻琰.2003.音乐放松技术对学生考试焦虑情绪的缓解作用.中央音乐学院硕士学位论文:8-11.

朱晓峰.2003.系统脱敏合并音乐治疗高中生考试焦虑研究.医学理论与实践,(1):34-35.

周蕾.2005.高中生考试焦虑、考试观和影视策略的关系研究及团体辅导的干预实验.北京师范大学
硕士学位论文:13.

张翠莲.2003.高中生学业自我效能、人格特征及考试焦虑的相关研究.福建师范大学硕士学位
论文.

张敏,姬兴华.2007.近20年我国考试焦虑问题研究的定量分析.淮北职业技术学院学报,6(2):
94-96.

赵鑫.2009.音乐同步再加工技术针对由创伤性事件引发的抑郁症的个案研究.中央音乐学院硕士
学位论文:10.

郑希付.2003.关于考试焦虑的认知因素研究.心理科学,26(1):47-49.

Allen G J. 1971. Effectiveness of study counseling and desensitization in alleviating test anxiety in
college students. Journal of Abnormal Psychology:282-289.

Appel S S. 1967. Modifying solo performance anxiety in adult pianists. Journal of Music Therapy,
(13):2-16.

Bonny H, Savary L. 1973. Music and your mind: Listening with a new consciousness. New York:
Harper & Row.

Cheek J R, Bradley L J, Reynold J, et al. 2002. An intervention for help elementary students reduce
test anxiety. Professional School Counseling,6(2):162-164.

Deffenbacher J L, Suinn R M. 1988. Sytematic desensitization and the reduction of anxiety. Counseling
Psychologist,16:9-30.

Denney D R. 1980. Self-control approaches to the treatment of test anxiety// Sarason I G. Test
anxiety:Theory research and applications:209-243.

Dubovsky J. 1991. Beta-blockers:Effects on performing musicians. Medical Problems of Performing

Artists,6(2):61-68.

Ellis A. 1962. Reason and emotion in psychology. New York:Lyle Stuart.

Feuerstein M,Papciak A S,Belar C D,et al. 1986. Alexithymia and pain in an outpatient behavioral medicine clinic. International Journal of Psychiatry in Medicine,16(4):347-357.

Folin O,Demis W J,SmillieW G. 1914. Some observations on emotional glycosuria in man. Journal of Biological Chemistry,17:519-520.

Gallagher J W,Arkowitz H. 1978. Weak effects of covert modeling treatment of test anxiety. Journal of Behavior Therapy and Experimental Psychiatry,9:23-26.

Gonzalez H P. 1995. Systematic desensitization,study skill counseling,and anxiety-coping training in the treatment of test anxiety. Test Anxiety Theory Assessment and Treatment:117-132.

Gross J,Swart R. 1982. The effects of music therapy and anxiety of chronically ill patients. The Journal of the American Association for Music Therapy,2(1):4352.

Hembree R. 1988. Correlates,causes,effects,and treatment of test anxiety. Review of Educational Research,58:47-77.

Hingley V D. 1985. Performance anxiety in music:A review of the literature dissertation abstracts international. University Microfilms,47:86.

Jellison J A. 1975. The effect of music on stress responses and erbal report// Madsen C K R. D. Greer R D,Madsen C H. Jr. Research in music behavior modifying music behavior in the classroom. New York:Teachers College Press:206-219.

Johnson S M,Sechrest L. 1968. Comparison of desensitization and progressive relaxation in treating test anxiety. Journal of Consulting and Clinical Psychology,32:280-286.

Kalkan M T,Korpinar M A,Morgul A,et al. 1998. The effect of electromagnetic field with a frequency of 144 MHz on the blood parameters and behavior of rats. Proceedings of the 1998 2nd International Conference,20(22):82-84.

Katkin E S. 1975. Electrodermal lability A psychophy siological analysis of individual differences in responset to stress// Sarason I G, Spielberger C D. Stress and anxiety. New York: Wiley & Sons.

Kim Y. 2005. Combined treatment of improvisation and desensitization to alleviate musicperformance anxiety in female college pianists:A pilot study. Medical Problems of Performing Artists,20(1):17-24.

Krevsky M D. 2006. Music helps patients tune out test anxiety during colonoscopy procedure. Science Daily. Temple University.

Lai H L,Chen P W,Chen C J,et al. 2008. Randomized crossover trial studying the effect of music on examination anxiety. Nurse Education Today,28(8):909-916.

Mandler G,Sarason S B. 1952. A study of anxiety and learning. Joumai of Abnormal and Social Psychology,10(47):166-173.

Marchetti A,Patterson A S. 1977. Effects of cue-controlled relaxation,a place botreatment and no treatment von changes in self reported and psychophy siological indices of test anxiety among college students. Behavior Modification,1:47-72.

Medich C,Stuart E M,Deckro J P,et al. 1991. Psychophysiologic control mechanisms in ischemic heart disease:The mind-heart connection. Journal of Cardiovascular Nursing,5:10-26.

Miluk-Kolasa B,Matejek M. 1996. The effects of music listening on changes in selected physiological parameters in adult pre-surgical patients. Journal of Music Therapy,33:208-218.

Nies A S. 1990. Clinical pharmacology of beta adrenergic blockers. Medical Problems of Probleming

Artists,5(1):27-32.

O'Connell A S. 1984. The effects of sedative music on test-anxiety in college students. Unpublished master ' s thesis. University of the Pacific,Stockton.

Orr T B. 2003. Fighting the fear of test taking. Current Health,26(7):23-25.

Perry B,Professor A. 2004. Decreasing math anxiety in college students. College Student Journal, 38:2.

Richter N C. 1984. The efficacy of relaxation training with children. Journal of Abnormal Child Psychology,12:319-344.

Samantha K,Jim M,Mike O,et al. 2006. Effects of rap and heavy mental music lyrics on adolescent behaviors. http://clearinghouse. missouriwestern. Edu/manuscripts/325. Asp.

Sarason I G. 1980. Stress,anxiety and cognitive interference:Reactions to tests. Journal of Personality and Social Psychology,(46):929-938.

Solomon L J,Rothblum E P. 1984. Academic procrastination:Frequency and cognitive-behavioral correlates. Journal of Counseling Psychology,31:503-509.

Spielberger C D. 1972. Test anxiety:Theory,assessment,and treatment. Washington D C:Taylor & Francis:3-14.

Standley J M. 1986. Music research in medical / dental treatment: Meta-analysis and clinical applications. Journal of Music Therapy,23:56-122.

Stratton V N. 1992. Influence of music and socializing on perceived stress while waiting. Perceptual and Motor Skills,75:334.

Tobias S. 1985. Test anxiety:Interference defective skills and cognitive capacity. Educational Psychologist,3:135-142.

Whitehead-Pleaux A M,Baryza M J,Sheridan R L. 2006. The effects of music therapyon pediatric patientspain and anxiety during donor site dressing change. Journal of Music Therapy,43(2): 136-153.

Wine J D. 1980. Cognitive-attentional theory of test anxiety//Sarason I G. Test anxiety:Theary, research and application. Washington D C:Hemisphere:349-385.

Wolpe J. 1958. Psychotherapy by reciprocal inhibition. Stanford C A:Stanford University Press.

Zeidner M. 1998. Test anxiety:The state of the art. New York:Plenum Press:211-212.

Zettle R D. 2003. Acceptance and commitment therapy(ACT)vs systematic desensitization in treatment of mathematics anxiety. The Psychological Record,53:197-215.

五行音乐、西洋音乐、流行音乐
对应激后经络电流值影响的比较研究

宋娜　高天

音乐治疗在我国发展不过短短二十几年的时间,中国的学者就已经开始探索本土化的音乐治疗道路了。在中国音乐治疗中有一个明显的特点就是中医理论的影响,一些中国的学者们从传统医学领域出发研究人体与音乐的联系,并从古代中医典籍寻找到大量的理论基础,发展中国本土的音乐治疗。中医音乐治疗的理论源头是阴阳五行学说,乐理、医理同源,均建立在中国哲学阴阳五行的基础之上(朱杰等,2006)。《吕氏春秋·大乐》开宗明义:"音乐之所由来远矣,生于度量,本于太一。太一出两仪,两仪出阴阳,阴阳变化,一上一下,和而成章。"这里最早使用了"音乐"这一复合名词,道出音乐起源于"太一",指出音乐的本质是宇宙阴阳的消长变化,具生命之气势、阴阳之灵变、宇宙之情调(刘蓝,1999)。这是从阴阳的角度讲的。如果从五行的角度讲,古代医书《黄帝内经》中也最早提到了"五音疗疾"的说法。古人们认为五脏有病,其发声常出现与之相应的音阶,五音还会通过调节情志变化,进而影响与之相应脏腑的功能活动。五行音乐疗法是目前从传统中医学领域提出的音乐治疗的主要理论和方法之一,一些中国的研究人员为此进行了大量的临床实践,以期求证五行音乐的效用。但尽管中国的古代文献有不少关于音乐治疗的理论记述,由于缺乏古人是如何用音乐来治病的操作性记录,所以五音究竟是如何在治病中使用的目前尚不清楚(高天,2007)。而且由于对这一领域的研究时间尚短,临床研究难免有些不完善,所以有待于进一步的验证。

一、五行音乐疗法的理论

我国古人对于音乐的治疗作用一直都是相当肯定的,从古代医书中我们可以看到中国各个历史时期都有大量的关于音乐疗疾的理论记载。春秋战国时期,中医经典著作《黄帝内经》云:"角为木音通于肝,徵为火音通于心,宫为土音通于脾,商为金音通于肺,羽为水音通于肾。"这是关于音乐治疗最早的记载。两汉时期,史学家司马迁在《史记·乐书》中曾记载,音乐可以"动荡血脉、通流精神而和正心也"。魏晋时的阮籍在《乐论》中写道"乐者,使人精神平和,衰气不入,天地交泰,远物来集,故谓之乐也"。元代名医朱震亨更明确指出"乐者,亦为药也"(普凯元,1992)。唐宋时期,音乐治病已较广泛地应用于实践。欧阳修曾说:"吾尝有幽忧之疾,而闲居不能治也。受宫音数引,久而乐之,不知疾在体也。"金元时期,四大名医之一的张子和,善用音乐治病,如"以针下之时便杂舞,忽笛鼓应之,以治人之忧而心痛者"。至明代,对音乐治病的机制有了进一步的认识,张景岳在《类经附翼》中对音乐治病有专篇《律原》,提出音乐"可以通人地而合神明"(马前锋等,2006)。清代医书《医宗金鉴》,更进一步深入地将如何发五音、五音的特点与治病的机理作了详细的说明(燕国材等,1988)。这里的五音指五种调式音乐,角、徵、宫、商、羽分别做主音,便构成了角调式、徵调式、宫调式、商调式和羽调式五种不同调式的音乐(郝万山,1996)。

五音与五行的关系。古人喜欢将所有事物都用五行来分类,音乐也不例外。五行是中国古代的思维理论模式,就是指金、木、水、火、土。在我国古代,五行说被运用于数、理、化、天、地、生、农、医、音律、历法、度量等诸多方面,把具有某种相同或相似性质的事物分别纳入五行模式,用生克关系表示他们之间的相互作用。按照五行学说,木、火、土、金、水五行依次对应于音乐的五音角、徵、宫、商、羽,对应于人体五脏的肝、心、脾、肺、肾(肖鉴铮,1997),五音也对应五志怒、喜、思、忧、恐(李潮坤,2007)。中医的音乐疗法是根据五音音乐的特性与五脏五行的关系来选择曲目,进行治疗的(马前锋等,2006)。

五音与五脏的关系。《黄帝内经》云:“天有五音,人有五脏,天有六律,人有六腑”,又云:“角为木音通于肝,徵为火音通于心,宫为土音通于脾,商为金音通于肺,羽为水音通于肾。”(杜德业,1999)说明了五音归属于五行,五脏可以影响五音,五音亦可调五脏(朱杰等,2006)。于是便沟通了五音、五脏和气的五种运动方式的内在联系(郝万山,1996)。

《黄帝内经》还记载了五脏相音理论,即五脏均有特定的声音,对针灸取穴有“病变于音者,取之经”之说,认为五脏有病可以通过听声音而得知,可以根据音声的变化来调理健康状态(高也陶,2005)。《史记》中的“宫动脾”、“商动肺”、“角动肝”、“徵动心”、“羽动肾”简言之就是“五音内动五脏”。就人与外界环境的统一性而言,自然和社会环境中所产生的各种声音,也可归纳为五音。因此相对应地外来的五音,也能对五脏产生影响,这简言之为“五脏外发五音”(马前锋等,2006)。可惜的是,2000多年来,关于五脏相音理论只有经典记载,没有详细的描述和应用方法。记载的也不完全,乃至有错(高也陶等,2006)。如今,学者们又重新开始了关于五脏相音的理论和临床研究。

五音与情志的关系。音乐与情绪有密切的关系,古代医者认为不同的音乐可以使人产生不同的情绪,这在古书中有大量的记载:

《乐记》中写道:“夫民有血气心知之性,而无哀乐喜怒之常,应感物而动,然后心术形焉。是故志微、噍杀之音作,而民思忧;啴谐、慢易、繁文、简节之音作,而民康乐;粗厉、猛起、奋末、广贲之音作,而民刚毅;廉直、劲正、庄诚之音作,而民肃敬;宽裕、肉好、顺成、和动之音作,而民慈爱;流辟、邪散、狄成、涤滥之音作,而民淫乱。”(曹蓓和王许无,1994)。这一论述比较全面地概括了音乐与情绪的一致性(马前锋等,2006)。

《管子·地员》:“凡听徵,如负猪豕,觉而骇。凡听羽,如鸣马在野。凡听宫,如牛鸣箆中。凡听商,如离群羊。凡听角,如雉登木以鸣,音疾以清。”形象地描述了徵音躁急动悸、羽音深广激荡、宫音浑和厚重、商音悲切嘶厉、角音清脆直扬等意象。躁急像火,深广激荡像水,浑和厚重像土,悲切嘶厉像金,清脆直扬像木(赖文,2000)。

《内经》把人的情志活动归纳为喜、怒、忧、思、悲、恐、惊,称为“七情”,并认为脏腑功能活动是“七情”产生的物质基础。脏腑功能活动正常,则人的情志活动亦正常。反之,人体脏腑功能失常,则人的情志活动亦失常。同时,七情亦可作为致病因素而直接作用于脏腑而产生病变。情绪致病特点为“怒伤肝、喜伤心、思伤脾、悲伤肺、恐伤肾”。而音乐是这些情绪(情感)变化的表现形式(马前锋等,2006)。

总之,古代先民认为五音与五行、五脏、五志是有对应关系的。在《素问·阴阳应象大论》及《素问·金匮真言论》中就把角、徵、宫、商、羽五音分别与木、火、土、金、水"五行";与肝、心、脾、肺、肾"五脏";与怒、喜、思、悲(忧)、恐"五志";与呼、笑、歌、哭、呻"五声"等多方内容对应紧密地联系在一起(赖文,2000)。该理论将音乐与人的生理、病理联系起来,认为声调的不同,对人体五脏生理或病理活动以及人的情志变化有着相应的不同影响(靳瑞等,2005)。古书中对五行音乐治病疗疾的记载非常多,这也成为后来的学者研究中国传统音乐治疗的理论依据。

现代人在对古籍理论的认识基础上,从不同的角度理解并解释了五行音乐学说。

首先,对五行音乐基础理论的不同理解有:

吕德鹏和杜德业(1996)从中医经络理论、阴阳学说和气机等中医基础理论的角度探讨音乐治疗对人体的作用。首先,从经络理论来讲,当脏腑功能失调,可通过经络传导反映到体表,体表的组织器官有病也可通过经络而影响相应的脏腑功能。他们认为音乐可以疏通经络,使经络气血运行和畅,从而调节脏腑功能,达到治疗的目的。其次,从阴阳五行属性的角度分析音乐的属性。情绪激昂的音乐为阳,柔和的音乐属阴。选择音乐时针对患者的阴阳偏盛或偏衰对症治疗,阳病阴治,阴病阳治,调理人体的阴阳平衡。最后,从音乐治疗对人体气机的调节作用来说,使用欢快的音乐,可以使人感到心情舒畅,通过这种音乐的移情作用,透过人体的经络系统,使经气疏通,使患者的呼吸畅快。

赖文(2000)对前人关于五行、五音的归属关系持不同看法,她认为:并非先有五行学说再套合五音,而是先有对五音的不同感受和由此而引发的不同意象,然后才有五音对五行学说的归属。她还认为上古音乐治疗的方法与修心养气之道相似,概括为反情比类、辨志择乐、调和阴阳。

张武等(1990)认为音乐是一种与人的语言和其他声音有相似之处而又有所不同的特殊信息,它是一种能量。它具有量子能级的频率关系,这种频率通过对人体内器官产生谐振而使人体的功能信息系统和生理全息系统产生良性的导向调节作用而产生疗效。

蔡建伟(2000)也是从音频与人体的关系来解释音乐治疗的,他认为人脑细胞的活动、胃肠活动、心脏活动和植物神经活动都有一定的节奏。当人体音乐节奏的频率与人体内部各器官的振动节奏相协调时,可使人体发生有益的共振,达到心理上的平衡。当人体患病时,体内节奏不正常,借助相应的乐曲,产生和谐的音频,促进人体各种振频活动的协调,从而调节情绪,促进功能恢复,达到治疗的目的。

普凯元(1992)从乐调的特质探讨五音与脏腑的生克关系,认为宫调式和徵调式色彩较为明亮,给人以欢乐、激励的感觉,具有健脾、养心的作用;商调式介于两者之间,使人感到欣慰,具有清肺的作用;羽调式和角调式色彩较为黯淡,给人以舒缓、平和的感觉,具有补肾、舒肝的作用。

王旭东(2005)从中国的七情理论出发探讨五音与五脏、七情的对应关系,认为情志的失调可以通过"相生、相克"来获得平衡,就是中医理论中的"怒胜思"、"喜生思"。

比如一个人很忧郁,愤怒的音乐会与之相克,高兴的音乐与之相生。中医心理学"七情理论"的"以情制情"理论,也被广泛应用到音乐治疗的实践中。以五音调式编配的各种乐曲,可以直接作用于人体的五脏系统。例如:宫作用于脾,商作用于肺,徵作用于心,角作用于肝,羽作用于肾。

高也陶等人在《黄帝内经》五脏相音理论的基础上探讨声音频率与疾病的关系,在原有理论的基础上加入了自己的理解:认为五脏均具有一定的振动频率,而且这些频率相应于五声音阶的频率,可以根据五脏声音的频率变化作为诊断和治疗的依据,提示应当进行何种经络调理和饮食调理,最终达到治未病的目的。他们整理出自己的一套理论并出版了四部专著:《阴阳二十五人的经络调理》、《阴阳二十五人的饮食调理》、《〈黄帝内经〉二十五音频率分析及图谱》、《中华传统养生历(2006 丙戌年)》,同时在各种杂志上发表了多篇论著(高也陶等,2003;高也陶和吴丽莉,2004;高也陶等,2004a、b;高也陶和石春凤,2004;高也陶和江浩,2005;高也陶,2005)。

他们还利用自己研发的二十五音分析仪来进行听音辨病的临床研究,验证五脏相音理论的正确性(高也陶和石善全,2005;高也陶和石春凤,2004)。在这些临床研究中有些实验结果并不完全吻合五脏相音的对应关系,仍有待进一步研究。

其次,在五行音乐的具体使用方法上,学者们也提出了各自的看法,主要存在以下三种:

第一种看法是根据五行学说的相生相克规律进行辨证施乐来调节人的情绪。

卢银兰等根据《礼记·乐记》提出的"反情"、"比类"两个音乐治疗方法(赖文,2000),认为对五志过极而导致的内伤,可依据以情胜情的原理,利用情调相反的音乐去克制或纠正情绪的偏胜;也可以依据疏导的原理,利用健康的同向情调的音乐来帮助偏胜情绪的宣泄(卢银兰和赖文,2002)。

杜德业(1999)认为祖国医学治病的根基为辨证论治[①],音乐疗法应通过五行学说的相生相克规律进行辨证施乐。在现代精神疗法中运用五行相克规律调节人体情志的疗法辨证施乐,其治疗法则为思胜恐即土克水,恐胜喜即水克火,喜胜悲即火克金,悲胜怒即金克木,怒胜思即木克土。

第二种看法是因人而异进行辨证用乐来调节情绪。

范欣生支持在具体音乐的选择上要因人而异,因为音乐的形式多种多样,不同旋律、速度、响度的音乐,对人体的生理、心理影响有所差异,产生不同的音乐效果。人的生理、文化素质各不相同,性格特点迥然有异,疾病千变万化,这都要求音乐治疗要遵循辨证施乐的原则(范欣生,2002)。

第三种看法综合了上述两种观点,主张既要遵循五行相生相克的规律又要按照因

---

① 又称"辨证施治"。中医认识疾病和治疗疾病的基本原则。是理法方药运用于临床的过程,也是中医学的基本特点之一。即运用四诊八纲、脏腑、病因、病机等中医基础理论,对患者表现出来的症状、体征进行概括分析,判别为某种性质的证,称辨证;根据辨证的结果,确定相应的治疗方法,称论治。辨证是决定治疗的前提和依据,论治是治疗疾病的手段和方法,二者是诊治疾病过程中相互联系不可分割的两个方面。

人而异的辩证施乐原则才能更好地调节人的情绪。

郝万山(1996)认为五行有太过、不及的变化,五种调式的音乐也各有太类、少类和正类的区分。太类有泻的作用、少类有补的效果,正类则平调阴阳、平补平泻。他将其创作的五种正调音乐(正宫调式、正商调式、正角调式、正徵调式、正羽调式)分别规定了其功能和适用范围,肯定了调式的作用。但他在文章末尾也提到,在具体选择使用这五种调式的时候也可根据自己的感受,去选择听后最感舒适的调式去用。还可几个调式轮流听,或以一调为主,兼听其他。

李潮坤(2007)对五音音乐疗法的辩证用乐模式与郝万山的说法相似,但又有所不同。他认为音乐在情感结构上除音乐调式外,还包括音乐情绪、音乐节奏、音乐力度和声波范围等基本因素。中医学有关五音和脏腑、情志关系的理论和辩证论治的观点,遵循"太少有别、四季有常、协调脏腑、调节五志、匹配人格"的基本法则,参照阴阳模型、时季模型、脏腑模型、情志模型、人格模型五大辩证用乐模型,实施个性化的五音音乐疗法。

祝倩和韩先伦(2008)根据五行相生、五行相克、五行相关以及辨明虚实、"虚则补其母,实则泻其子"等规律,对不同的疾病有针对性地进行选择听用。如商调音乐对肺为调,对脾为泻,对肾为补,对肝为克。其他各调式与相应的脏腑也产生不同的调、泻、补、克的作用。按此规律,结合不同系列的五行音乐,辩证施乐,对症听用。也可采用自然选择法,根据自己的感受,选择听后最感舒适的调式使用,或以一调为主,兼听其他。这也与郝万山的说法一致。

从上述观点可以看出,在用乐方法上学者们观点不尽相同,由于缺少古人是怎样操作使用五音音乐的具体内容,所以在具体使用方法上难免会有不同看法,但一致的是都强调辩证用乐,只是如何"辩证"现在还没有统一的说法。

二、五行音乐疗法的临床研究

目前关于五行音乐疗法的研究主要集中在:利用五脏相音理论验证五脏与五音的对应关系、从中医经络与心理应激方面研究音乐与经络的关系、五行音乐与情绪的关系这三个方面。

(一) 五脏与五音的对应关系研究

《黄帝内经》中记载五脏均有特定的声音(五脏相音),可以根据声音的状况调理健康状态,只是这一理论已经失传了2000多年(张介宾,1965)。2002年,Gimzewsky利用原子力显微镜发现细胞壁的振动频率在不同的生存状态下变化,由此创立了细胞声学理论。提出了有望通过监测细胞壁的振动频率改变,在细胞结构尚未发生病态改变前,就发现病变(Pelling,2004)。受这一研究的启发,很多学者想通过声音频率的改变来检测分辨对应的人体脏器的病变,以证明《黄帝内经》中的五脏相音理论。

高也陶等(2005)的研究是关于男性年龄与五脏相音的关系。理论根据是出自《黄帝内经》"五脏相音"的:"羽音属肾,肾气随着年龄的增长也有增长、强盛和衰竭的过程"。选用被试 61 个健康男性,利用电脑音频分析仪进行二十五音①分析,根据年龄分为 2 组,年轻组 30 人(19～39 岁,虚岁),年长组 31 人(40～60 岁,虚岁),方法是:受测人员每人测试 3 次,以第三次结果进入检测数据库,每次读相同的 10 个字,其中宫、商、角、徵、羽各两字,以读音出现频率最多音为检测结果,最后将测出的 25 音结果归纳为宫、商、角、徵、羽五音。结果显示男性羽音的频率比其他四音高,而且男性年龄越大,发羽音越多,且两组间差异显著($P<0.05$)。作者的结论为:这符合古籍中提到的五音与五脏的对应关系:羽音对应肾。也符合肾为男性命门之火的说法及肾气与男性生长相关的理论。

高也陶等(2006)还做了一个关于女性年龄与五脏相音关系的相关研究。方法与上述相同,结果显示:不同频率的五音分布两组间比较有统计学差异($P<0.0001$),女性发角音的频率明显高于其他四音,且年轻女性发徵音的频率较高,都有统计学差异($P<0.0001$),作者的结论为:女性发角音增多的现象,验证了叶天士"女性以肝于先天"的说法。此外,年轻女性发徵音增多,徵音对应于心,调理与心相关的经络对年轻女性的健康有所帮助。

高也陶等(2005)还对胆结石老年人患者进行五脏相音的检测研究。目的在于探讨机体发生病态(胆石症)时,是否有声音的改变,进而证明《黄帝内经》中五脏相音理论中的角对应于肝。选取 30 名胆石症患者作为实验组,将其分为二组,男 15 人,女 15 人;健康男性 31 人、女 43 人二组作为对照组,一共四组,分别是:①男性患者;②男性健康;③女性患者;④女性健康。实验方法与上面两个实验相同。结果是:老年胆结石患者男性和女性的发音均偏向于角音,性别之间无统计学差异($P>0.05$),老年女性胆结石患者与健康女性的发音检测结果均为角音多,无统计学差异($P>0.05$)。老年男性胆结石患者的发音检测结果是角音多,有统计学意义($P<0.001$),与正常男性对应于肾脏的羽音偏多是不同的。

结论:角音对应于肝脏,胆与肝互为表里,健康老年男性应当以对应于肾脏的羽音增多,患有胆结石后发音转到了角音,对应于胆和肝。

郑贤月(2008)对女性平和体质者的声音特征进行研究,目的是为中医闻声辨证提供客观依据。以 20 岁到 50 岁平和体质者女性 223 例为研究对象,分为年轻组(20～35 岁)和年长组(36～50 岁)。方法是使用二十五音分析仪采集研究对象的 10 个读音信息(10 个读音为:黄、虫、素、石、古、玉、天、竹、明、比),具体方法同前。结果显示:平和体质女性随着年龄的增长角音出现率增多,随着年龄的减小徵音、羽音出现率增多($P<0.001$)。结论为:女性随着年龄的增长频率越来越低,年龄增长角音多年龄减小羽音多证明了临床上治少女重肾、青壮年妇女重肝的依据。角对应的是肝,羽对应的是肾,肝肾皆为女子先天,肝肾功能的好坏对体质的形成起重要作用。

上述研究方法的根据是古籍《黄帝内经》中的"五脏相音"理论,他们在前人理论的

---

① 《黄帝内经·灵枢·阴阳二十五人第六十四》:阴阳二十五人相应于二十五音,即宫、商、角、徵、羽五音,每音再分五个音,则为五五二十五音,与阴阳二十五型人相应。

基础上加入了自己的理解:"《黄帝内经》认为的脾、肺、肝、心、肾五脏所相应的五音,用现代科学的语言来描述,就是说五脏均具有一定的振动频率,而且这些频率相应于五声音阶的频率"(高也陶等,2006)。研究者认为当五脏发生病变时,声音频率也会改变。一旦声音频率发生改变,其对应的五音也会发生变化,进而说明其对应的脏器也发生了病变。从实验结果看,根据五脏相音理论,上述结论证明了角音与肝、羽音与肾、商音与肺的对应关系。

(二) 五音与经络的关系研究

李璞珉等(1996)根据"六字诀"①与五脏的对应关系,利用仪器验证五脏相音理论。选用被试 51 例,分为两组:预备测试(青年组)(18~22 岁)20 人,正式测试组(0~65 岁)31 人,采用电脑经络探测系统仪,分别读"呼、噀、呵或哈、嘘、吹"五个音,测量对应的脾经、肺经、心经、肝经、肾经的相应穴位的电流值,每穴发声 3 次,重复记录 3 次,每次值差<5μA,为有效值。并由此观察五脏的电信号值变化。最后,再进行五脏静息状态的电信号值与发五声相关脏腑的电信号值变化的统计学处理。实验结果:预备实验(青年组)五脏静息状态的电信号值与发五声相关脏腑的电信号值变化有显著性差异($P<0.05$);正式测试组五脏静息状态的电信号值与发五声相关脏腑的电信号值变化有显著性差异($P<0.001$),男、女性别在静息与发音状态下电信号值比较结果无显著性差异($P>0.05$)。不同年龄段在静息与发音状态电信号值比较结果统计学上无显著性差异($P>0.05$)。结论为:五音与五脏存在对应关系。

魏育林等(2005)做的实验是关于宫调体感音乐声波在健康人体内传导的研究。目的是要研究宫调体感音乐声波在正常人体的循经传导特性,以及不同经脉、不同性别对宫调体感音乐的敏感性差异。采用北京市健康大学生 33 人作为被试,其中男 16 人、女 17 人。年龄 20~25 岁。均选取左下肢进行测试。节选由魏育林策划、石峰设计和作曲的宫调体感音乐《深山日暮钟声远》中反复出现的一个宫音乐句(4 小节共30 秒)作为测试用的音乐。方法是将水下宫调体感音乐作为声信息自足底输入人体,检测不同穴位及同水平组织对照点对该音乐声波接收情况。实验结果:足部各原穴对音乐声波存在敏感性差异,足三里对音乐声波敏感性高于对照点($P<0.05$),三阴交、阴陵泉对音乐声波的敏感性存在性别差异。结论:宫调音乐声波仅在胃经循行的下肢部位存在循经传导现象,不同经脉、不同性别对音乐声波的敏感性存在差异。该实验反映了宫调音乐声波与胃经的关联,根据五行学说宫调对应脾,作者认为脾胃相络属,由此推测胃经对宫调音乐体感声波具有选择性。

周象贤(2001)认为单纯接听宫调或羽调音乐相对于安静休息更能减缓应激;宫调音乐与羽调音乐在减缓应激中按五行相应相动的关系分别对脾经与肾经起着针对性的作用。实验方法:先让 84 名被试先接受"电击"和"作文"两种应激。然后分为 3 组,

---

① 六字诀出自孙思邈所述"肺之有疾,当用噀,噀能抽肺之疾。心之有疾,当用呵音能静其心,和其神。肾之有疾,当用吹音能抽肾之疾"。即呼、噀、呵、哈、嘘、吹。

实验组中一组听正宫调音乐,另一组听正羽调音乐,对照组安静休息。结果显示:两种心理应激之间无显著差异($P>0.05$)。两种应激状态下,各原穴应激前后电流值差别很大,均达极显著水平($P<0.01$),单纯接听正宫调音乐或单纯接听正羽调音乐相对安静休息差异显著($P<0.01$),两音乐组之间差异不明显,而两音乐组各穴位后测电流值均小于静息组,且达到了极显著水平($P<0.01$)。结论:相对安静休息,单纯接听正宫调或正羽调音乐更能有效减缓应激,但正宫调音乐与正羽调音乐之间没有表现出显著的差异。

周萍和周象贤(2003)想要借聆听角调音乐对应激后经络电流值回复影响的观察,来证明角调音乐应"肝"而具"调达"特性。在某中学随机抽取49名健康的学生,分为2组,实验组35人和对照组14人,使用石峰作曲的五行音乐中的角调式音乐,实验方法:2组都接受应激,被试要根据作文题目在10分钟内快速写作完成。应激后,实验组聆听角调音乐10分钟,对照组静静休息10分钟。各组被试均在应激前、后即刻及音乐干预(或静息)后即刻分3次采集各穴位电流值。结果:施予应激前,实验组与对照组应激前后六经原穴的电流值差异不显著,应激后两组电流值均显著上升($P<0.01$)。音乐干预后,两组各穴位电流都有所回落,但实验组穴位电流值回落比较显著($P<0.05$)。结论:按照中医理论,角调音乐"条畅平和",应五行之木,属肝。肝具疏泄、升发、调达之性。再加上该实验观察到通过角调音乐干预后,被试经穴电流值显著回落,渐复常态。作者由此证明角音能疏肝理气,调达气机,改善"七情所致"的气机失调。

上述研究是从中医经络的理论来检验五行音乐对人体五脏的作用。很多学者认为经穴与五脏六腑是有关联的:当脏腑功能失调,则可通过经络传导反映到体表,体表的组织器官有病也可通过经络而影响其相应的脏腑(吕德鹏、杜德业,1999)。通过测量经络电流值的变化来证明音乐与经络所对应的脏腑之间的联系,上述结果显示五音与五脏相对应。

总的来说,上述两类研究都是依据中医传统典籍中陈述的五脏与五音的关系进行的局部的验证,而且实验结果都倾向于支持这一中医典籍的论述。

(三) 五音与情绪的关系研究

将五行音乐运用于临床不同领域的患者,测查其所引起的身心反应,但就目前的研究来看五行音乐主要集中用于不同患者的情绪改善。具体研究如下。

杨宇飞等(1999)做的是关于五行音乐对晚期癌症患者辅助治疗的研究。临床观察分为三个阶段进行:第一阶段对20例不同肿瘤的患者进行了初步调查医患双方对音乐选择的符合率,方法:一方面让患者听五种调式的音乐而不告知曲名和属性,让患者根据自己听音乐的感觉选出喜欢或不喜欢的曲调;另一方面由医生运用中医理论对患者进行脏腑辨证,按辨证结论根据中医理论中五音与五脏的关系选乐。最后比较医患双方对音乐选择的符合率,结果显示辨证符合率为45%。结论是五行音乐与脏腑辨证有一定相关性。45%的辨证符合率低于或接近随机水平。第二阶段进行音乐疗法治疗恶性肿瘤的初步观察。选择被试111人,分两组,一组接受音乐治疗,另一组除接受音乐治疗外同时接受音乐电疗。按照中医脏腑辨证结论选乐和配穴,每次治疗40分钟,一般每日1次,持续3个月。如需用两种音乐,则交替使用。结果发现音乐疗法配合电疗可以在一定程度上改善部分患者的部分症状如失眠、头晕、逆、腹泻、心悸、疼痛等,另测得音乐治疗对抑郁患者的不良情绪有一定的改善作用。第三阶段的研究目的是测查中医五行音乐电针改善恶性肿瘤患者的抑郁状态。选择被试92例,治疗组和对照组各46例,对照组只听自己喜爱的五行音乐;治疗组听五行音乐,同时接受音乐电针治疗,根据辨证选穴选乐。每次30分钟,每日1次,共4周。结果显示:治疗组患者抑郁评分均较治疗前显著降低($P<0.001$),对照组的疗效评估同样显示为有统计学意义($P<0.001$),治疗组与对照组之间的疗效无统计学显著差异($P>0.05$)。结论:是否使用音乐电针对患者的抑郁状况无影响。项春燕等(2004)之后还做了一个相同的研究,所得结果与上述相同。

当然除了项春燕等人,还有中日友好医院的李佩文等(2001)也将五行音乐应用在了肿瘤患者身上测查其抑郁状态,但其具体操作方法不同。具体研究为:选用被试182人,随机分为2组,治疗组128例,对照组54例。对照组采用常规抗肿瘤治疗,治疗组采用音乐治疗加常规抗肿瘤治疗。音乐治疗每日1次,每次30分钟,15天为一个疗程,共有2个疗程。使用五行音乐"辨证施乐"。这里提到的辨证施乐指根据患者病症、体质、心理状况、文化背景、性格、爱好、音乐欣赏能力、治疗目的等因素,选定曲目。结果:治疗组心理测试(SDS、SAS、MMPI、HAMD)结果及免疫指标(T-C亚群、NK-C活性)均优于对照组($P<0.05$)。结论:说明音乐疗法能调节肿瘤患者情绪,优化情感效应,改善躯体症状,增强免疫功能,调动体内积极因素,提高机体的自我调解力。

王智(2006)用音乐疗法对抑郁症患者情绪改善进行疗效观察,选用被试64人,分为治疗组和对照组2组。治疗组采用中国五行音乐,根据患者的喜好自行选择2~3首音乐,每天聆听2次,每次30分钟,4周为一个疗程。对照组不作音乐治疗,只做常规。结果:2组于治疗前、治疗1周、2周、4周时分别进行综合医院情绪测评表(HAD)进行评测,显示治疗组与对照组比较差异明显($P<0.05$)。结论:音乐可以缓解情绪。

马龙(2002)将五行音乐运用在了精神分裂领域,目的是为测试精神分裂症患者对五音疗法的身心反应。方法是:采用30例精神分裂症患者作为被试,治疗前逐个询问目前不适症状及不良感受并记录。把患者按现有条件分为4组,分别聆听五行音乐,每种音乐收听3天为一轮,每日1次,约50分钟,直到循环完毕。每轮过后,由固定护士对患者逐一调查并记录其反馈,最后由专人进行统计归纳。结果是:角、徵、宫、商、羽五音,对精神分裂症患者均有着愉悦身心、精神舒畅的良好效应。程度以商调较好,羽、角、宫次之。

古丽丹(2004)将五行音乐运用于积极想象技术中,目的是为探讨五行音乐所引发的意象主题和五行象征之间的关系,观察五行音乐与引导意象相结合的效果。采用《易经五行疗效音乐》CD,从5种音乐中各选取开始的第一段(约3分钟)来作为实验材料。被试为大学生 62 人。方法:分别听 5 种音乐,写下听音乐时出现的想象情景,再写 3 个形容词形容刚才听音乐时的感受(主题)。将想象内容分为 16 类。对每一行音乐所引发的想象主题进行频数统计,结果显示:宫乐所引发的音乐主题主要集中在幽静、娱乐、生长 3 个。羽乐引起的想象主题分布更为分散:其中受威胁的主题最为明显,其次是分离、斗争、回忆、阴暗。角乐的想象主题主要表现为幽静、娱乐、生长。徵乐主要表现为娱乐、热闹和劳作。商乐所反映的主题主要体现在荒凉、回忆、劳作。对五行音乐和想象主题做列联分析,可以看出 $X^2 = 577.185$,相伴概率 519,小于 0.01,结论:五行音乐所引起的想象内容基本上反映了五行的象征意义。例如:宫乐所引发的音乐主题主要集中在幽静、娱乐、生长,这与土乐沉静、优雅的风格相符合,因此五行音乐和想象主题显著相关。

这一研究与前面的研究有很大的不同,它是将五行音乐用于积极想象技术中,而前面的研究是被动聆听五行音乐测查其反应。

三、研究目的与假设

通过对我国近年来关于五行音乐的实验研究报告的纵览,作者认为这些研究是我们对古代五行音乐理论在临床治疗的应用领域做出的重要积极的贡献。应该特别指出的是高也陶等人根据发声音频辨疾的方法,以及郑贤月等人五行音乐自由联想的方法都是非常独特和有创见性的。但是我们也看到,现有的大部分实验研究通常都使用着一个共同的实验设计:使用无音乐干预作为对照组,使用五行音乐作为实验组,进行两组间的对照。经过统计学处理后,发现两组数据具有显著性差异,从而得出结论,五行音乐在临床治疗中具有显著疗效。但是作者认为,这样的结论似乎存在着某些牵强之处,因为所有这些实验者们均没有进行五行音乐与非五行音乐的对比研究,例如五行音乐与西洋音乐,或与流行音乐做对比研究,因而不能说明五行音乐的干预与无音乐干预之间的差别是由于五行音乐的特质所造成的,还是所有音乐均可能造成类似的临床疗效,应该说这是一个实验设计上的缺陷。只有进一步对五行音乐与非五行音乐(例如西洋音乐,或流行音乐)进行对比研究,才能证实五行音乐在针对人体特定的脏器疾患中具有特殊的作用。

本研究的目的在于通过五行音乐与非五行音乐的对比研究,确定 3 种不同类型的音乐对人体的特定脏器是否具有不同的影响。本研究在周萍、周象贤对五行音乐的解释以及角调式对肝脏对应经络电流值的影响的研究基础上,进一步增加非五行音乐干预,对比五行音乐与非五行音乐对人体肝脏相对应的经络电流值是否存在差异。在本次试验中,我们采用了前面研究中最常用的,石峰和郝万山所制作的五行音乐中的角调式音乐、西洋音乐和流行音乐作为刺激变量,选择肝经的经络电流值恢复作为因变量,进行对比研究。本研究的假设是:

假设 1:原穴的导电性显著高于非经非穴。

假设 2:在应激条件下,各原穴电流值显著上升。

假设 3：相对于安静休息，聆听音乐更有助于减缓应激。

假设 4：角调式音乐较西洋音乐对于人体应激后经络电流值回复具有更明显的影响。

假设 5：角调式音乐较流行音乐对于人体应激后经络电流值回复具有更明显的影响。

假设 6：聆听角调式音乐对应激后肝经原穴的电流值影响显著大于其他经穴。

四、研究方法

（一）被试选择

选取 2009 年 2 月至 2009 年 4 月在北京市民族中学初一年级 4 个班的学生，共计学生 77 例，病例纳入标准如下：

（1）被试为自愿同意参与本研究的初中学生。

（2）被试身体健康，无身心疾病。

将符合病例纳入标准的被试按照完全随机分组分为 3 个实验组和 1 个对照组，再将实验组平均分为 3 个组（即实验一组、实验二组、实验三组），年龄为 12～16 岁。本研究具体被试的构成见表 1。

表 1　被试的选择与构成　　　　　　　　　　　（单位：人）

组　别	男	女	合　计
实验一组	7	12	19
实验二组	10	9	19
实验三组	9	10	19
对照组	8	12	20
合　计	34	43	77

（二）场所及设备

场所：

北京市民族学校阅览室。

设备：

（1）音乐播放工具：MP3 音乐播放器若干，由深圳世纪东唐通讯设备有限公司生产，内存 256 MB。音乐播放器中分别存放 3 种音乐：

古典音乐：《五行音乐》之角调音乐 1 盒。由中华医学音像出版社（北京）和音乐中国出版社（台北）联合出版。石峰作曲，郝万山为中医顾问，中央音乐学院民乐团演奏。

流行音乐：歌曲《记得》出自专辑《真实》，发行公司：华纳唱片，无人声伴奏版。

西洋音乐：《天鹅》古典音乐，出自专辑"Sunlit Reverie"，圣桑（法）作曲，唱片公司：Real music。

（2）穴位诊断治疗仪（HB-EDT-A 型）。该仪器可记录所测穴位的电流量，由河北威远医用电子仪器有限公司于 1998 年 4 月出品。

（3）心理应激源:等难度作文题 10 道。由多位教学经验丰富的中学教师编制而成并保密,分别制作成式样完全相同的小卡片以备被试随机抽取。

（4）秒表 1 块。用于快速作文和听音乐时监控时间。

（5）医用酒精、棉签若干。用于采测穴位电流值前清洗各穴位处皮肤。

（6）统计分析使用的 SPSS 16.0 统计软件。

（三）实验变量

1. 变量的定义及操作

本研究的自变量有二:应激和音乐干预。

自变量(A)"应激"为作文型应激:让被试限时 10 分钟快速作文 1 篇。

自变量(B)"音乐干预"有三个条件。条件一:应激后听西洋音乐 10 分钟。条件二:应激后听流行音乐 10 分钟。条件三:应激后听角调式音乐 10 分钟。条件四:应激后立即安静休息 10 分钟。

2. 变量的确定与测量

本研究的因变量:各原穴穴位电流值。

在应激前后及音乐干预后分 3 次分别用穴位诊断治疗仪采集各原穴穴位电流值(应激后所采相应穴位电流值作为应激是否有效的参考)。

3. 无关变量的控制

（1）为避免穴位诊断治疗仪在使用过程中主观因素的影响,在采集穴位电流值时,将诊断治疗仪的金属探头垂直于穴位点的皮肤上,不施加任何外力,并在每次探测前用医用酒精清洗被试者被测部位皮肤。同时,本实验自始至终由固定的 3 人操作,此 3 人都是中医药大学针灸专业的人员,以排除因主试不同而带来的误差。

（2）为避免被试效应,实验采用单盲设计,即实验前不告知被试该研究的目的,待全部实验结束后再予以解释。

（3）为避免实验环境带来的影响,本次研究自始至终在同一房间内进行,室内环境保持一致。

（4）为避免音乐长度不够,流行音乐和西洋音乐采取循环播放。

（5）为避免歌词带来的主观影响,流行音乐采用无人声的音乐版。

（四）操作程序

本实验采用 SAS 8.2 产生的随机数字进行完全随机分组,将被试 77 例随机分为 4 组,1 个对照组 20 例,3 个实验组,每组 19 例。本研究分为三个阶段:

阶段一:对原穴与非经非穴的电流值进行比较,已证明原穴的导电性能高于非经非穴的理论。操作方法为:用穴位诊断治疗仪依次采集被试的左右侧肤体太渊、大陵、神门、太白、太冲、太溪六个原穴及上肢一非经非穴等处的电流值。

阶段二:比较在应激前后原穴的电流值的变化,已确定在应激条件下,原穴电流值上升的理论。采用作文型应激,操作方法为:实验组与对照组均接受应激,主试手握10张作文题小卡片,作文题相互遮盖,嘱被试随意抽取其中之一作为其快速写作之题。指导语:"本次实验是测试你快速作文的能力,请在这10道题中抽一个作为你的试题。完成时限很短仅为10分钟。请珍惜一分一秒积极思考。"主试于倒计时第8、5、3、2、1分钟及最后30秒报时催促以加强被试紧张度。限时一到,立刻按即定上述顺序采测各穴位电流值。

阶段三:比较静息、角调式音乐、西洋音乐、流行音乐这四种不同条件下原穴电流值的变化,已区分不同的音乐类型对减缓应激的作用差别,以及证实五行音乐中的角调式音乐对肝经是否较其他音乐具有更好的作用。操作方法为:给3个实验组分别听西洋音乐、流行音乐、角调式音乐3种不同的音乐,对照组不听音乐。在应激程序过后,立即嘱实验组被试取随意坐姿用耳机接听音乐10分钟,音量适中。其中条件一用西洋音乐,条件二用流行音乐,条件三用角调式音乐。指导语:"请戴好耳机取随意坐姿欣赏音乐10分钟。"控制组则为安静休息,指导语:"请在室内取随意坐姿安静休息10分钟。"音乐干预(或静息)后即刻采集各穴位电流值。

(五) 统计分析方法

建立数据库,应用 SPSS16.0 软件进行数据统计处理。采用 repeated measure 和 T 检验两种方法,求得数据以 $P < 0.05$ 为显著性界限对资料进行统计学处理。

五、结　果

(一) 阶段一各经穴与非经非穴处电流值的比较(表 2)

表 2　非经非穴与各经穴电流值差异比较

变异来源	穴位(I)	穴位(J)	平均数之差(I−J)	标准差	P
应激前	非经非穴	左太渊	−10.286	2.011	0.000 **
		右太渊	−12.390	2.063	0.000 **
		左大陵	−21.558	1.298	0.000 **
		右大陵	−9.338	2.010	0.000 **
		左神门	−6.870	2.073	0.001 **
		右神门	−5.974	1.779	0.001 **
		左太白	−7.026	1.566	0.000 **
		右太白	−6.883	1.855	0.000 **
		左太冲	−2.468	1.148	0.035 *
		右太冲	−3.740	1.482	0.014 *
		左太溪	−6.416	1.568	0.000 **
		右太溪	−5.844	1.517	0.000 **

变异来源	穴位(I)	穴位(J)	平均数之差(I−J)	标准差	P
应激后	非经非穴	左太渊	−25.286	2.531	0.000**
		右太渊	−25.364	2.197	0.000**
		左大陵	−21.948	2.398	0.000**
		右大陵	−21.494	2.721	0.000**
		左神门	−16.156	2.093	0.000**
		右神门	−17.532	2.205	0.000**
		左太白	−17.351	2.159	0.000**
		右太白	−16.935	2.308	0.000**
		左太冲	−11.455	1.846	0.000**
		右太冲	−11.883	1.797	0.000**
		左太溪	−14.597	1.866	0.000**
		右太溪	−15.909	1.918	0.000**
治疗后	非经非穴	左太渊	−23.740	2.311	0.000**
		右太渊	−23.818	2.196	0.000**
		左大陵	−20.403	2.425	0.000**
		右大陵	−19.948	2.722	0.000**
		左神门	−14.610	2.112	0.000**
		右神门	−15.987	2.281	0.000**
		左太白	−15.805	2.159	0.000**
		右太白	−15.390	2.259	0.000**
		左太冲	−9.909	2.178	0.000**
		右太冲	−10.338	1.957	0.000**
		左太溪	−13.052	2.085	0.000**
		右太溪	−14.364	2.162	0.000**

* $P<0.05$，** $P<0.01$。

从表 3 可看出，在应激前、应激后和治疗后非经非穴与双侧肢体所有原穴的电流值都有显著性差异。而且非经非穴与其他所有原穴的平均数之差都为负，即非经非穴的电流值显著低于所有原穴，说明原穴比非经非穴导电性更强，更具有低阻抗性。

表 3　应激前各组被试穴位平均电流值差异分析

	N	平方和	均 方	F 值	P
组　间	77	699.612	233.204	2.454	0.070
组　内	77	6 936.213	95.017		
合　计	77	7 635.826			

（二）阶段二应激前后穴位电流值的变化

从表 3 中可以看出，应激前（对照组和实验组）各组被试总体穴位电流值无显著差异,说明各组被试的总体基线水平一致。为了更好地说明被试的身心状态是否一致,下表进一步分析相同穴位的不同组别之间电流值的差异。

表4的结果表明应激前各组被试的相同穴位电流值没有显著差异($P>0.05$),说明在应激前实验组和对照组被试的身心状态基本处于同一水平。

表 4　应激前各穴位电流值结果的方差分析

穴　位	N	平方和	均　方	F 值	P
左太渊	77	111.128	37.043	1.527	0.215
右太渊	77	451.785	150.595	2.239	0.091
左大陵	77	1 006.383	335.461	1.166	0.329
右大陵	77	1 160.829	386.943	1.190	0.320
左神门	77	262.835	87.612	2.455	0.070
右神门	77	140.499	46.833	1.275	0.289
左太白	77	471.200	157.067	1.249	0.298
右太白	77	786.753	262.251	1.402	0.249
左太冲	77	331.082	110.361	1.111	0.350
右太冲	77	950.858	316.953	2.322	0.082
左太溪	77	613.118	204.373	0.654	0.583
右太溪	77	746.056	248.685	1.148	0.336

从表5可以看出各组被试的相同穴位电流值在应激前后都有显著差异($P<0.01$),说明作文应激因素对各经穴的影响是显著的。为进一步考察音乐对应激的干预提供了保证。

表 5　应激前后各穴位电流值结果的方差分析

穴　位	N	平方和	均　　方	F 值	P
左太渊	77	10 519.944	10 519.944	31.252	0.000 **
右太渊	77	7 797.465	7 797.465	22.958	0.000 **
左大陵	77	8 115.614	8 115.614	20.886	0.000 **
右大陵	77	6 958.588	6 958.588	16.160	0.000 **
左神门	77	4 294.258	4 294.258	15.373	0.000 **
右神门	77	6 331.329	331.329	20.582	0.000 **
左太白	77	5 176.830	5 176.830	22.673	0.000 **
右太白	77	4 889.640	4 889.640	19.488	0.000 **
左太冲	77	4 041.873	4 041.873	21.594	0.000 **
右太冲	77	3 403.515	3 403.515	19.484	0.000 **
左太溪	77	3 460.896	3 460.896	11.434	0.001 **
右太溪	77	4 935.980	4 935.980	19.195	0.000 **

** $P<0.01$。

从表6看出,应激后治疗组和对照组的各穴位平均电流值在组间差异不明显($P>0.1$)。为了避免应激会对随后的音乐治疗有交互作用,下表进一步分析应激后各穴位电流值在不同组别的差异。

表6　应激后各组被试穴位平均电流值差异分析

	N	平方和	均　方	F 值	P
组　间	77	740.976	246.992	1.731	0.168
组　内	77	10 417.730	142.709		
合　计	77	11 158.706			

表7的结果表明应激后各组被试的相同穴位电流值没有显著差异($P>0.05$),说明应激后对照组和实验组被试的身心状态一致,为下一步音乐治疗做好了准备,也就是说应激因素不会对音乐治疗造成干扰。

表7　应激后各组相同穴位电流值结果的方差分析

穴　位	N	平方和	均　方	F 值	p
左太渊	77	1 368.720	456.240	2.108	0.107
右太渊	77	2 172.328	724.109	2.019	0.119
左大陵	77	2 114.605	704.868	1.440	0.238
右大陵	77	2 373.070	791.023	1.476	0.228
左神门	77	652.037	550.679	1.636	0.189
右神门	77	279.239	759.746	2.003	0.121
左太白	77	1 701.655	567.218	1.773	0.160
右太白	77	829.032	276.344	0.878	0.457
左太冲	77	544.912	181.637	0.660	0.579
右太冲	77	1 401.754	467.251	2.268	0.088
左太溪	77	1 038.394	346.131	1.057	0.373
右太溪	77	1 079.329	359.776	1.209	0.313

(三) 阶段三不同类型音乐对应激后穴位电流值影响的比较

从表8得出,实验组在聆听音乐后、对照组在静息后,大陵、神门、太冲三个穴位电流值产生了显著差异,说明聆听音乐对减缓应激有显著作用(该表说明的是所有组总的变化)。为进一步检验聆听音乐与静息是否存在功效差异,特做表9。

表8　音乐聆听前后各组穴位电流值的方差分析

穴　位	N	平方和	均　方	F 值	P
左太渊	77	1 518.393	1 518.393	3.439	0.066
右太渊	77	14.344	14.344	0.032	0.858

穴　位	N	平方和	均　方	F 值	P
左大陵	77	2 963.506	2 963.506	7.035	0.009**
右大陵	77	6 889.438	6 889.438	17.807	0.000**
左神门	77	1 302.443	1 302.443	4.239	0.041*
右神门	77	1 436.206	1 436.206	4.664	0.032*
左太白	77	773.101	773.101	3.725	0.193
右太白	77	67.491	67.491	0.398	0.529
左太冲	77	2 136.924	2 136.924	8.248	0.005**
右太冲	77	1 503.165	1 503.165	5.995	0.016*
左太溪	77	440.718	440.718	2.315	0.130
右太溪	77	162.132	62.132	0.817	0.368

* $P<0.05$，** $P<0.01$。

表 9　音乐聆听后组间差异的比较

音乐(I)	音乐(J)	平均数之差(I−J)	标准差	P
静息	西洋	1.157 33	3.165 23	0.716
	流行	7.390 41	3.165 23	0.022*
	角调	0.815 23	3.165 23	0.797
静息	静息	−1.157 33	3.165 23	0.716
	流行	6.233 08	3.205 55	0.056
	角调	−0.342 11	3.205 55	0.915
流行	静息	−7.390 41	3.165 23	0.022*
	西洋	−6.233 08	3.205 55	0.056
	角调	−6.575 19	3.205 55	0.044*
角调	静息	−0.815 23	3.165 23	0.797
	西洋	0.342 11	3.205 55	0.915
	流行	6.575 19	3.205 55	0.044*

* $P<0.05$。

从表 9 中显示静息组与所有音乐组的电流平均差值都为正"＋"，说明施予音乐干预比静息在减小应激方面更有效。静息组与流行音乐组有显著差异（$P<0.05$），并且流行音乐组与静息组的电流平均差值为负"—"，说明流行音乐组比静息组有更显著的效用。流行音乐组和角调式音乐组有显著差异（$P<0.05$），并且流行音乐组与角调式音乐组的电流平均差值为负"—"，说明使用流行音乐比使用角调式音乐能更好地缓解初一学生应激。西洋音乐组与角调式音乐组无显著差异（$P>0.05$），说明使用西洋音乐和使用角调式音乐在减缓应激的效用上无明显差异。但是西洋音乐组与角调式音乐组的电流平均差值为负"—"，说明西洋音乐比角调式音乐效用稍好一些。4 组减缓应激功效的排列为：静息 ＜ 角调式音乐 ＜ 西洋音乐 ＜ 流行音乐。但是除了流行音乐组与静息组的差异显著($P>0.05$)外,西洋音乐组、角调式音乐组与静息组的差异都不显著($P>0.05$),所以流行音乐对减缓应激最有效,其他两组音乐与静息无显著差异。

由于在五脏相音理论中,角音对应于肝,而肝经对应的原穴为太冲穴,为了进一步了解角调式音乐是否对减缓太冲穴(肝经)应激有特殊的作用,所以再做太冲穴音乐治疗后差异的组间对照研究、音乐干预前后角调式组各经穴电流值的差异比较。

从表10可看出,流行音乐组与静息组、角调式音乐组、西洋音乐组都是有显著差异的($P<0.05$);而且流行音乐组与其他三组的平均电流值之差都为负"一",说明流行音乐组对减缓太冲穴应激最有效。静息组与其他三组的平均电流值之差都为正"十",说明音乐治疗组比对照(静息)组更能减缓太冲穴的应激。西洋音乐组、角调式音乐组与静息组无显著差异($P>0.05$),但西洋音乐组、角调式音乐组与静息组的平

表10　太冲穴音乐干预后的组间对照分析

穴　位	音乐(I)	音乐(J)	平均数之差(I−J)	标准差	P
左太冲	静息	西洋	0.67	3.264	0.838
		流行	9.60	3.886	0.014 *
		角调	−1.27	3.264	0.697
	西洋	静息	−0.67	3.264	0.838
		流行	4.312	1.882	0.025 *
		角调	−0.61	3.305	0.855
	流行	静息	−9.60	3.886	0.014 *
		西洋	−4.312	1.882	0.025 *
		角调	−6.67	3.305	0.043 *
	角调	静息	1.27	3.264	0.697
		西洋	0.61	3.305	0.855
		角调	6.67	3.305	0.043 *
右太冲	静息	西洋	1.68	3.055	0.583
		流行	8.32	3.055	0.007 **
		角调	3.00	3.055	0.327
	西洋	静息	−1.68	3.055	0.327
		流行	10.00	3.094	0.002 ***
		角调	4.68	3.094	0.132
	流行	静息	−8.32	3.055	0.007 **
		西洋	−10.00	3.094	0.021 ***
		角调	−9.050	3.886	0.021 *
	角音	静息	−3.00	3.055	0.327
		西洋	−4.68	3.094	0.132
		角调	9.050	3.886	0.021 *

* $P<0.05$;** $P<0.01$。

均电流值之差都为负"—",也就是说西洋音乐组和角调式音乐组在减缓太冲穴的应激方面比静息稍好一些。西洋音乐组与角调式音乐组的平均电流值之差为正"＋",说明角调式音乐比西洋音乐在减缓太冲穴电流应激方面稍好一些。综上所述,在减缓太冲穴的应激效用上,流行音乐最好,角调式音乐、西洋音乐与静息无显著差异($P>0.05$)。

表 11　音乐干预前后角调式组各经穴电流值的差异比较

穴　位	应激后	音乐干预后	T	P
左太渊	42.211±4.437	31.579±3.784	1.360	0.191
右太渊	44.526±4.344	35.842±4.899	−0.411	0.686
左大棱	47.474±5.075	36.211±3.745	1.401	0.178
右大棱	42.105±5.311	32.211±4.121	1.279	0.217
左神门	41.053±4.210	30.053±3.732	1.745	0.098
右神门	43.789±4.468	28.158±3.732	1.467	0.160
左太白	46.842±4.104	31.421±3.218	2.279	0.035 *
右太白	42.474±4.071	32.895±3.393	0.986	0.047 *
左太冲	35.895±3.805	23.579±2.857	2.106	0.050
右太冲	39.842±3.293	27.947±2.878	1.704	0.106
左太溪	42.632±4.151	28.474±3.206	1.295	0.212
右太溪	44.579±3.958	28.789±2.941	1.418	0.173

* $P<0.05$。

从表 11 可看出,聆听角调式音乐后所有穴位的电流值都有所降低,说明聆听角调式音乐对减缓应激是有效的,但只有太白穴在聆听角调式音乐前后的所受的影响最为显著($P<0.05$)。左太冲穴的概率 P 值等于 0.05,接近显著性水平,但右太冲穴的概率 P 值大于显著性水平,说明聆听角调式音乐对太冲穴的影响不是非常明显。

六、分　析

(一) 各经穴与非经非穴电流值结果比较

经过统计分析得知,本研究中各原穴在应激前、应激后和施予音乐干预后的电流值明显高于非经非穴处皮肤的电流值,并且差异十分显著(表 1)。

由于本实验是基于周萍、周象贤对五行音乐的解释以及角调式音乐对肝脏对应经络电流值的影响的研究基础上设计的,所以也采用了与其相同的穴位电流值测量法。中医理论认为,循经感传现象在人群中普遍客观的存在着,循经感传现象是人体机能调整的一种反映,感传与人体的生理、病理过程密切相连(张缙等,1991)。虽然大量研究表明原穴与非经非穴相比,具有电阻偏低、电容和电位偏高的特点(王海,2008),本研究结果也支持原穴具有低电阻性这一理论,但是关于原穴与非经非穴导电性能高低的说法目前是仍有争议的,在本次实验中也确实观察到有个别被试的非经非穴电流值要明显高于原穴,对于这一问题的解释或许可留待后续研究。

(二) 应激可引起经络电流值上升

从本实验的结果看,应激前后各穴位的电流值差异显著(表 2 至表 6),这说明应激源(作文)使人体生理上发生了变化,产生了应激反应,人处在应激状态下皮肤电位发生了改变,引起了经络电流值的上升。

这一结果与 Selye 对应激的定义相吻合:"'应激为身体对加于它的任何要求做出的非特异性反应',即指机体对外界情境的刺激所作出的应答反应,是非特异性的生理生化反应"(周萍,1995)。与魏赫斯娄的研究结果也相一致,他指出:"能直接引起情感性反应的刺激,最能引起皮肤电反射。"并且皮肤电阻的大小"明显有赖于心理或感觉兴奋所产生的生理反应和强度"(周象贤,2001)。与周萍、周象贤的"角音对应激后经络电流值回复影响的观察"结果也相符。

(三) 聆听不同音乐对缓解应激效果不同

本研究运用穴位电流值的变化作为机体状态变化的衡量指标。通过对应激前后数据的方差分析比较(表 7 至表 11),结果表明:

(1) 无论流行音乐组、西洋音乐组还是角调式音乐组在减缓应激方面都优于静息组,充分肯定了音乐对于减缓应激的效果。这与周萍、周象贤所做的"角调式音乐组对应激后经络电流值回复效果高于静息组"(周萍,2003)、"正宫调正羽调音乐对应激后经络电流值回复效果高于静息组"(周象贤,2001)两个实验结果相一致。

(2) 三个实验组中流行音乐组减缓应激的效果显著高于其他两个实验组。而西洋音乐组和角调式音乐组之间没有显著差异,流行音乐组与角调式音乐组之间有显著差异,且流行音乐组在减缓应激方面优于角调式音乐组。也就是说在本实验中流行音乐对于减缓初一学生应激反应的效果最明显。之所以会得出这样的结果,笔者认为原因可能是由于受试群体的年龄为 12~16 岁这个年龄段,流行音乐正好符合这一时期青少年的音乐偏好,而且本研究使用的流行音乐节奏比较舒缓,比较容易引起情绪上的共鸣,达到放松的目的,从而使经络电流值下降。另外,角调式音乐在本次实验中的效果不及流行音乐,也并不能由此否定角调式音乐的效果,因为已有前人的实验证实角调式音乐能够减缓应激(周萍和周象贤,2003),而且本实验结果也显示角调式音乐在减缓应激方面优于静息组。只是之前的研究没有将角调式音乐与其他种类音乐放在一起比较,笔者认为临床中对于音乐的使用要同时考虑到个体的差异,这种差异不一定仅仅是年龄、音乐喜好,也可能还包括文化背景、音乐教育程度等诸多因素,所以要做到因人而异才能达到更好的效果。

(3) 聆听三种音乐后神门、大棱、太冲三个穴位的电流值回落最为显著。这与中医理论的"心主神明论"相一致。"心主神明论"认为,人的生命活动最高主宰是"心神",人体的心理活动和生理活动就是统一在"心神"之下的。由此可见,凡是能够引起人体心理和生理变化的就必然会引起"心"的变化。另外,情绪的产生皆与心、肝二脏的功能状态有关,《类经·会通类》云:"肝藏血,血舍魂,肝气虚则恐,实则怒……心藏脉,脉舍神,心气虚则悲,实则笑不休"(张孝娟和黄晓玲,2006)。所以本研究中音乐能够减缓应激从而使神门(心经原穴)、大陵(心包经原穴)、太冲(肝经原穴)穴位电流值显著回落,正好印证了以上中医理论。

(4) 流行音乐组对太冲穴的电流值回落影响最显著,而角调式音乐组和西洋音乐组对太冲穴的电流值回落影响不显著,且角调式音乐组和西洋音乐组没有显著差异(表8至表11),聆听角调式音乐对太冲穴(肝经原穴)影响不显著,对太白穴的影响最显著(表10)。本研究中使用的角调式音乐按照中医理论应该是对应于"肝",但是本实验结果没能证实角调式音乐对肝经的作用大于其他经络,因此在本实验中也没能证实角调式音乐对肝脏有特殊的作用。至于角调式音乐为什么会对太白穴(脾经)有显著影响还有待进一步研究。

七、讨　论

音乐治疗想在中国有更好的发展,必然面临着走本土化道路的问题,古代中医理论中蕴含着大量的音乐治疗思想,如果能将其科学的应用于临床研究,必定能推动音乐治疗事业向前发展。但是由于在《黄帝内经》中关于五脏相音的理论已失传过久,后人只是根据自己的理解去制作和使用五行音乐,难免会存在对《黄帝内经》中"五音"理解和使用的偏差。

由实验结果来看,本实验没有证实《黄帝内经》的理论中所提出的,角调式音乐存在对肝脏的特殊作用。当然,我们临床试验中使用的五行音乐是不是《黄帝内经》中的"五音",还可以探讨。《黄帝内经》中的"五音"究竟是指五个具有固定音高频率的五个声音,还是指中国音乐中的五个调式?《黄帝内经》中的"五音"究竟指的是什么? 还有待商榷。

如果说五音是指宫、商、角、徵、羽五个固定音高频率的声音,那么中国音乐历史上并无固定的绝对音高的传统,任何一个音既可以是宫音,也可以是商音,或徵音……虽然在明代朱载堉制定了乐律,但是也仅仅是停留在理论上,对中国的音乐文化并没有产生任何影响。因此,任何一个音高都可能对应任何一个脏器,说某一个音能够作用于某一个脏器就无从谈起了。

如果说《黄帝内经》的五音是指五个调式,而五个调式皆有其固定的情绪特点(五情或五志)进而影响人的情绪,乃至于最终影响个体的五脏,那么这个说法又不符合音乐的基本常识,因为我们知道决定音乐情绪色彩的主要因素并不是调式,而更多地取决于速度,和声等等因素。例如同样一首商调式的乐曲,慢速演奏就可能非常的悲伤,但是如果快速演奏就可能非常欢快。在周象贤的《正宫调正羽调音乐对应激减缓作用的经穴电流值变化观察研究》研究中没有发现宫调式音乐与羽调式音乐对减缓应激的差异,也从另一个侧面说明今天的人对五脏相音理论理解可能流于字面含义。

另外,由于本实验只涉及了中学生(12～16 岁),对于其他年龄层被试在聆听不同种类音乐后经穴电流值的变化没有涉及。从本实验结果来看,初中学生聆听音乐后只对太白、太冲、神门有显著影响,且聆听角调式音乐对太白影响最为显著,究其原因也许是与被试不同年龄的身体发育状况有关。在《黄帝内经》中强调不同年龄层的不同机体体质充盈程度不同,"女子七岁,肾气盛,齿更发长。二七而天癸至,任脉通,太冲脉盛,月事以时下,故有子……"、"丈夫八岁,肾气实,发长齿更。二八肾气盛,天癸至,精气溢泻,阴阳和,故能有子……"(张登本和孙理军,2009)。可见,中医认为不同的年龄段其经脉的通达程度也不同,但聆听音乐后几个穴位的特殊反应是否就是与体质充盈程度有关? 也有待进一步探讨。

本实验得出了聆听流行音乐对中学生的应激的减缓最有效这一结论,这显然与被试人群的音乐喜好有关。在本研究中我们发现,很多被试在聆听自己不喜欢的音乐后,经穴电流值不但没下降,反而升高了很多。我们曾就此现象与郝万山教授探讨。郝教授认为我们样本都是中学生,他们喜欢流行音乐,当然流行音乐效果好。但是如果仅仅是因为个体的音乐偏好就可以改变实验结果的预期,这本身就说明了音乐的调式并不能像很多人理解的那样可以影响人的情绪和生理状态,而更多地取决于个体的欣赏习惯。这恰恰证明了音乐治疗的一个最基本的原则:个体喜欢的音乐就是有效的音乐。我们纵观目前中国大众所喜爱的音乐风格特点,可以看到绝大多数人更喜爱流行音乐,其次是西洋古典音乐,最后才是中国传统音乐,这和我们本次实验的结果吻合。

中医理论博大精深,五脏相音理论仍需更好的理解以便于更好的应用于临床,本研究的结果只是仅仅对目前一些人对于五行音乐的研究结果和临床做法提出一点质疑。

参考文献

蔡光蓉,乔宜,李佩文等.2001.音乐疗法在肿瘤临床的应用.中国心理卫生杂志,15(3):179-181.

蔡建伟.2000.谈音乐疗法与身心健康.中国民间疗法,(11):46.

曹蓓,王许无.1994.从《内经》理论谈音乐疗法的优势.北京中医药大学学报,(4):9-10.

杜德业.1999.五行学说对音乐疗法的理论价值.中国音乐治疗学会十周年会庆暨第五届学术年会.

范欣生.2002.音乐疗法.北京:中国中医药出版社:127.

高天.2007.音乐治疗学基础理论.北京:世界图书出版公司:17.

高也陶,江浩.2005.阴阳二十五人的饮食调理.北京:中医古籍出版社:1-230.

高也陶,李捷玮,潘慧巍等.2006.五脏相音——<黄帝内经>失传2000多年的理论和技术的现代研究.医学与哲学(人文社会医学版),27(9):51-53.

高也陶,潘慧巍,吴丽莉.2004.阴阳二十五人的经络调理.中华医学研究,(4):1-8.

高也陶,施鹏.2004.《黄帝内经》阴阳二十五人分型的数学建模.医学与哲学,(25):41-44.

高也陶,石春风.2004.《黄帝内经》中阴阳二十五人对应的二十五音.中华医学研究,(4):577-580.

高也陶,时善全,贺佳等.2005.《黄帝内经》"五脏相音"与男性年龄之关系的现代研究.中医杂志,(46):12-13.

高也陶,时善全,潘慧巍.2005.试论纳米技术进入中医基础理论研究的可能性.中西医结合学报,(3):426-428.

高也陶,时善全,吴丽莉等.2004.循经传感磁疗贴的磁场强度变化研究.中华医学研究,(4):50-52.

高也陶,时善全.2005.黄帝内经二十五音频率分析及图谱.北京:中医古籍出版社:1-181.

高也陶,吴丽莉.2004.从音声研究看人文与医学科学的交汇.医学教育探索,(3):30-31.

高也陶.2005.中华传统养生历(2006 丙戌年).北京:中医古籍出版社:1-143.

高也陶等.2005.老年人胆石症患者的五脏相音检测研究.全国针法灸法临床与科研学术研讨会暨
　　脊柱病研究新进展论文汇编.

古丽丹.2004.积极想象技术在音乐治疗中运用的探索.华南师范大学硕士学位论文.

郝万山.1996.五音治疗原理.中国音乐治疗学会第四届学术交流会.

靳瑞,刘刚,袁立霞等.2005.音乐治疗在中医临床中的应用及前景新释.中医药学刊,(3):400-
　　401,406.

赖文.2000.乐药疗与五音配五行五脏.南京中医药大学学报(社会科学版),1(3):119-122.

李潮坤.2007.刍议五音音乐疗法的辨证用乐模型.中国音乐治疗学会第八届年会论文集.

李璞珉,饶尤宗,石立军.1996."五音对五脏"的心理生理研究.首都师范大学学报:自然科学版,17
　　(4):110-113.

刘蓝.1999.论音乐起源于"太一".天津音乐学院学报,(3):28-33.

卢银兰,赖文.2002.近20年来音乐疗法的研究概况.上海中医药杂志,(1):46-49.

吕德鹏,杜德业.1999.从中医经络理论探讨音乐治疗对人体的作用.中国音乐治疗学会十周年会庆
　　暨第五届学术年会.

马龙.2002.精神分裂症患者对五音疗法之反馈.中国音乐治疗学会第六届学术年会论文集.

马前锋等.2006.中国传统的音乐治疗研究.心理科学,(6):1470-1473.

普凯元.1992.音乐治疗的中医学理论.医学与哲学,(9):25-26.

汪东丽,时善全,贺佳等.2006.《黄帝内经》"五脏相音"与女性年龄之关系的现代研究.中西医结合
　　学报,(1):10-12.

王海.2008.经穴与脏腑靶器官相关联聚焦性与弥散性功能效应特性规律的实验研究.黑龙江中医
　　药大学博士学位论文.

王旭东.2000.怡情悦志——中医娱乐疗法.南京:南京大学出版社.

王智.2006.音乐治疗对抑郁症患者情绪改善的疗效观察.辽宁中医杂志,33(7):846.

魏育林,屠亦文,梁甜甜等.2005.宫调体感音乐声波在健康人体内传导的研究.中国针灸,25(2):
　　43-46.

项春燕,郭全,杨宇飞等.2004.中医五行音乐对恶性肿瘤病人抑郁状态的临床护理研究.第二届国
　　际中西医结合,中医肿瘤学术研讨会.

项春燕等.1999.中医五行音乐在晚期恶性肿瘤治疗中的初步应用.中国音乐治疗学会十周年会庆
　　暨第五届学术年会会刊.

肖鉴铮.1997.音乐与五行说.交响.西安音乐学院学报,(3):14-15.

燕国材等.1988.中国心理学史资料汇编.北京:人民教育出版社:26-32.

张登本,孙理军.2009.黄帝内经.北京:新世界出版社:3-4.

张介宾.1965.类经.北京:人民卫生出版社:110.

张缙,李永光.1984.循经感传规律性的研究.黑龙江中医药,(3):24-28,35.

张武等.1990.心身疾病的心理音乐治疗.中国音乐治疗学会首届学术交流会文献汇编.

张孝娟,黄小玲.2006.中医临床心理学.北京:中国医药科技出版社:19-23.

郑贤月.2008.女性寒热体质者的声音特征研究.北京中医药大学博士学位论文.

周萍,周象贤.2003.角音对应激后经络电流值回复影响的观察.中国临床心理学杂志,11(3):
　　228-229.

周萍.1995.七情学说与应激理论.医学与哲学,16(9):484-485.

周象贤.2001.正宫调正羽调音乐对应激减缓作用的经穴电流值变化观察研究.湖南师范大学硕士学位论文.

朱杰,石育才,樊志红.2006.雅韵怡情和乐平心.中国临床康复,10(23):160-162.

祝倩,韩先伦.2008.论中医五行音乐治疗亚健康的优势和前景.中国康复医学会疗养康复专业委员会2008年学术会议(解放军杭州疗养院海勒疗养区).

Pelling A E,Sehati S,Gralla E B,et al. 2004. Local nanomechanical motion of the cell wall of saccharomyces cerevisiae. Science,305:1147-1150.

科 学 出 版 社

科龙图书读者意见反馈表

书　　名 _____

个人资料

姓　　名：_____　年　　龄：_____　联系电话：_____

专　　业：_____　学　　历：_____　所从事行业：_____

通信地址：_____　邮　编：_____

E-mail：_____

宝贵意见

◆ 您能接受的此类图书的定价

　　20 元以内□　30 元以内□　50 元以内□　100 元以内□　均可接受□

◆ 您购本书的主要原因有(可多选)

　　学习参考□　教材□　业务需要□　其他_____

◆ 您认为本书需要改进的地方(或者您未来的需要)

_____

_____

◆ 您读过的好书(或者对您有帮助的图书)

_____

_____

◆ 您希望看到哪些方面的新图书

_____

_____

◆ 您对我社的其他建议

_____

_____

_____

　　　谢谢您关注本书！您的建议和意见将成为我们进一步提高工作的重要参考。我社承诺对读者信息予以保密，仅用于图书质量改进和向读者快递新书信息工作。对于已经购买我社图书并回执本"科龙图书读者意见反馈表"的读者，我们将为您建立服务档案，并定期给您发送我社的出版资讯或目录；同时将定期抽取幸运读者，赠送我社出版的新书。如果您发现本书的内容有个别错误或纰漏，烦请另附勘误表。

回执地址：北京市朝阳区华严北里 11 号楼 3 层

　　　　　　科学出版社东方科龙图文有限公司经营管理编辑部(收)

　　　　　　邮编：100029